Heilende Botenstoffe

Dr. Diethard Stelzl

Dr. Diethard Stelzl

Heilende Botenstoffe

Informationen zur Gesundheit aus dem Universum

Shaker Media

Bibliografische Information der Deutschen Nationalbibliothek
Die Deutsche Nationalbibliothek verzeichnet diese Publikation in der Deutschen Nationalbibliografie; detaillierte bibliografische Daten sind im Internet über http://dnb.d-nb.de abrufbar.

Printed in Germany.

ISBN 978-3-95631-611-1

Shaker Media GmbH • Postfach 101818 • 52018 Aachen
Telefon: 02407 / 95964 - 0 • Telefax: 02407 / 95964 - 9
Internet: www.shaker-media.de • E-Mail: info@shaker-media.de

Inhaltsverzeichnis

Das in diesem Buch vorgestellte Konzept baut auf universalen Ordnungskriterien, schamanischen Erkenntnissen und Erfahrungen jahrelangen theoretischen und praktischen Arbeitens auf. Sämtliche in diesem Buch beschriebene Angaben und Empfehlungen erfolgen jedoch ohne jegliche Gewährleistung, Garantie oder Haftung seitens des Verlages oder des Autors.
Es sei ausdrücklich darauf hingewiesen, dass weder das vorliegende Konzept als Ganzes noch Teilbereiche daraus eine ärztliche Betreuung oder medizinische Behandlung ersetzen können oder wollen. Die vorgestellten Techniken und ausgesprochenen Empfehlungen sollten mit dem jeweiligen Arzt des Vertrauens individuell abgesprochen werden. Danach sind eigenverantwortlich selbst die entsprechenden Entscheidungen zu treffen.

EINFÜHRUNG

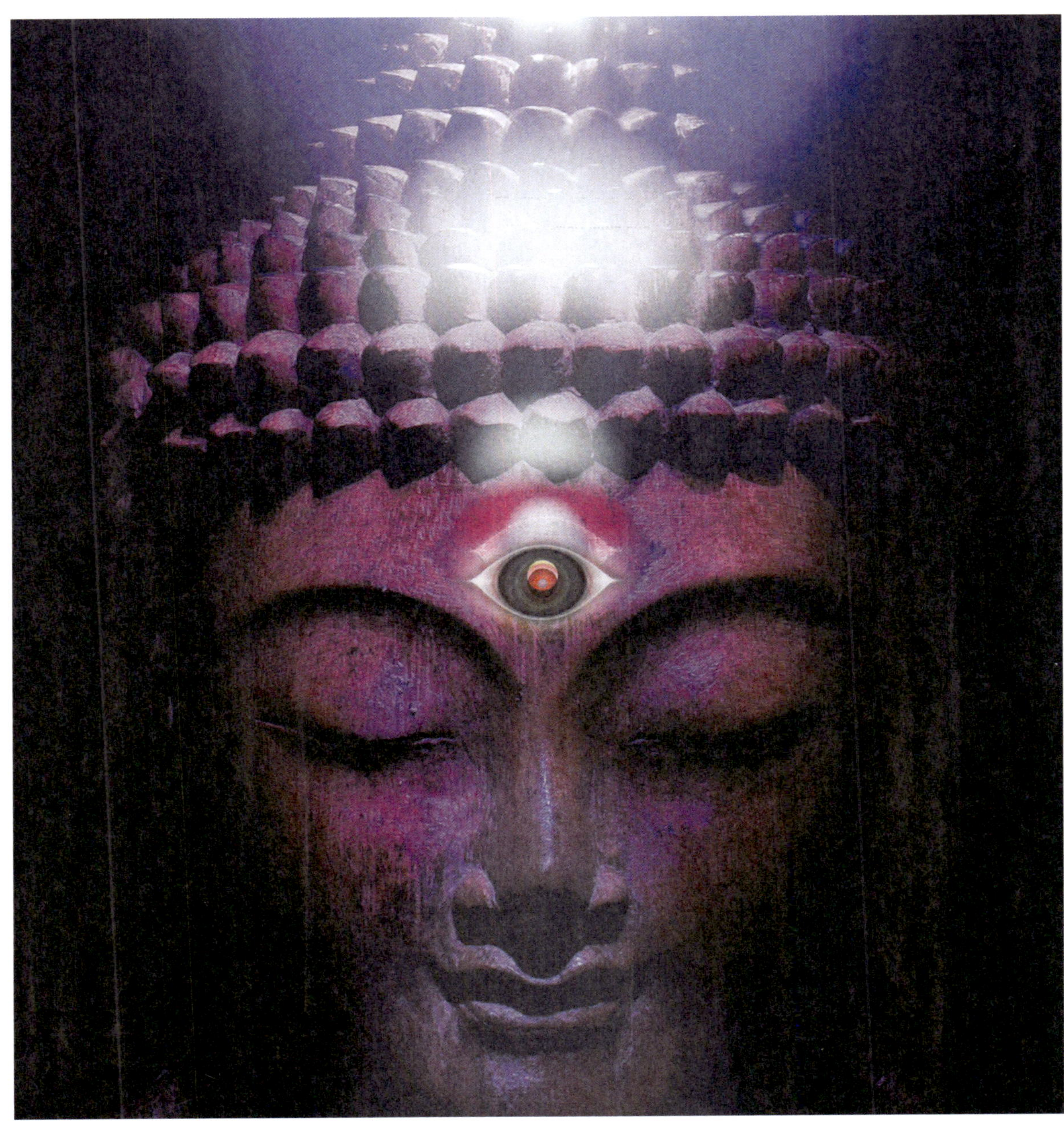

Quelle: Raum&Zeit 205/2017, Seite 51

EINFÜHRUNG

Das heutige Universum bzw. die große Vielzahl verschiedener gegenwärtiger Universen sind auf das Engste wechselseitig miteinander verbunden. Nach neuesten wissenschaftlichen Erkenntnissen des genialen Biochemikers und Biophysikers BURKHARD HEIM (1925 bis 2001)[1], die er mit 64 Gleichungssystemen mathematisch eindeutig bewiesen hat, ergibt sich der Aufbau wie folgt:

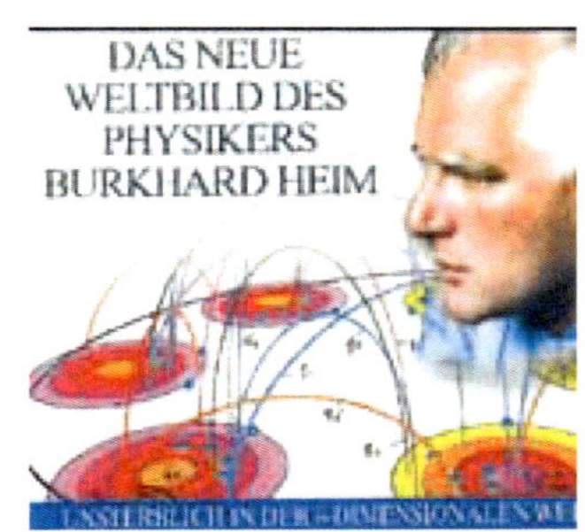

Quelle: Cover gleichnamige CD

DIE QUANTENFELD THEORIE VON BURKHARD HEIM

Dimension	Bereich	Teilbereich	Bedeutung
X12 = G4	HYPERRAUM	Hintergrundraum	Gott, Weltengeist, Urquelle
X11 = G3			Göttlicher Wille
X10 = G2			Gottmenschentum
X09 = G1			Freier menschlicher Wille
X08 = J02		Information	Seele: individuell und universale Akasha–Chronik
X07 = J01			Unbeseelte Entitäten
X06 = S02		Struktur – Organisation – Speicherung	Universale Datenbänke = äonische Dimension
X05 = S			Morphogenetische Felder = entelechiale Dimension
X04 = Z (R04)	RAUM – ZEIT – KONTINUUM	Zeit	Zeit – Raumzeit
X03 = R03		Irdischer Raum	Länge x Breite x Höhe: Mentalebene der Gedanken
X02 = R02			Länge x Breite: Astralebene der Gefühle
X01 = R01			Länge: physische Ebene der grobstofflichen Materie

Quelle: Burkhard Heim

1 HEIM, BURKHARD. „Einheitliche Beschreibung der materiellen Welt". Resch-Verlag, Innsbruck 1990, Seite 14ff

In diesem Modell durchdringen und beeinflussen sich

INFORMATION - ENERGIE - STOFF als wesentliche Komponenten in Form von Energiefeldern, verdichteten Schwingungen und Materie wechselseitig.

Der Mensch als kreativer, göttlicher Co-Schöpfer vereinigt in sich ebenfalls alle diese zwölf Dimensionen in drei Gruppen von jeweils vier Einheiten als

A. INFORMATION
in der Dimension

12: Die Urquelle als Weltengeist
11: Die „Göttliche Matrix" als universale Ordnung
10: Das androgyne Gottmenschentum
09: Den freien menschlichen Willen als einmaligem Gottesgeschenk

B. ENERGIE

in der Dimension

08: Als Seelenwesen mit eigener Datenbank im menschlichen Jenseits
07: Als seelenloses Wesen (Zombie) ohne eigene Datenbank
06: Als universale, allumfassende Datenbank mit den Weisheits- und Wissens-Impulsen aller Wesenheiten über alle Zeiten hinweg
05: Den Datenbänken von Gedanken, Gefühlen, Worten und Taten einer bestimmten Spezies als morphische und jenen bestimmter, familiärer Gruppen als morphogenetische Felder

C. STOFF

feinstofflich in den Dimensionen

04: Element FEUER, geometrisch definiert mit Länge x Breite x Höhe und TIEFE = dem unbegrenzten Raum. Beim Menschen umfasst dies die Bereiche von Überbewusstsein, spiritueller Identität, Spiritualaura, elektrischer Lichtenergie, doppelter Polarität, Hohem Selbst als Steuerinstanz, Kosmischem Plan sowie unsterblichem, universalem Bewusstsein
03: Element LUFT, geometrisch definiert mit Länge x Breite x HÖHE als begrenzter Raum. Beim Menschen beinhaltet dies den freien Willen, das Wachbewusstsein, die Gedanken, das ICH und das EGO als Steuerinstanz, die Mentalaura, Entscheidungen, Aufgaben und Zielsetzungen sowie die Willensenergie
02: Element WASSER, geometrisch bestimmt als Länge x BREITE = Fläche (Kreis, Quadrat, Dreieck). Beim Menschen befindet sich hier die Welt der Gefühle, die Astralaura und der Ätherbereich, das Langzeitgedächtnis, Resonanzverhalten, Sinneswahrnehmungen, die Körpersteuerung und die Energieoptimierung als elektromagnetische Lebensenergie - -- -

grobstofflich in der Dimension

01: Element ERDE: geometrisch definiert als STRECKE für den physischen Körper, Materie, Masse, Dichte als alternder, „dunkler Spiegel", ausgestattet mit magnetischer Vitalenergie

Jeder einzelne Mensch ist in dieses universale System voll eingebunden.

Das beinhaltet auch die spirituellen, mentalen, emotionalen, fein- und grobstofflichen Aspekte des menschlichen Seins und damit die große Bedeutung externer und interner Informationssysteme, vor allem über BOTENSTOFFE, in den Bereichen der Elemente Luft durch NEUROTRANSMITTER in Form von Nervenimpulsen, dem Element Wasser durch HORMONE über körpereigene Flüssigkeitssysteme sowie biochemisch über das Element Erde als PEPTIDE, STEROIDE, AMINOSÄUREDERIVATE u.a.

Wenn wir daran denken, dass der Mensch etwa

- 50-80 Billionen Körperzellen besitzt mit
- Jeweils 100.000 chemischen Reaktionen pro Sekunde
- Bis zu 100 Millionen Mikrotubuli in einer Schaltgeschwindigkeit von 1000 Bits pro Sekunde als „Einstein-Rosen-Brücken" dimensionslos verbindend aktiv sind
- 50 Millionen sterbende Zellen pro Sekunde hat, die sofort ersetzt werden
- Ein GEHIRN, das zu 80% aus Wasser besteht, besitzt zusätzlich Fette, die wiederum zu etwa 25% aus Omega -3-Säuren entwickelt werden.
- Das menschliche Gehirn etwa 2% des Körpergewichtes ausmacht, aber 20% der gesamten Lebensenergie verbraucht, was eine optimale Sauerstoffversorgung notwendig macht.
- 100 Milliarden Neuronen im Gehirn vorliegen, die ein „Feuerwerk an Informationen" an den HYPOTHALAMUS im Vorgang der Homöostase abgeben. Letzterer entscheidet dann über die Abgabe entsprechender Hormone als „negative feed-back-Hemmung" über deren Nichtaktivierung. Hier werden u.a. Körpertemperatur, Blutdruck, PH-Wert, Blutzuckergehalt, Hormonhaushalt, Hungergefühle und Schlafverhalten kontrolliert.
- In jeder Sekunde Billionen winziger Blutkörperchen durch das Tunnelsystem seiner Adern fließen lässt, von denen die roten Blutkörperchen (Erythrozyten) durchschnittlich alle 120 Tage komplett ersetzt werden.

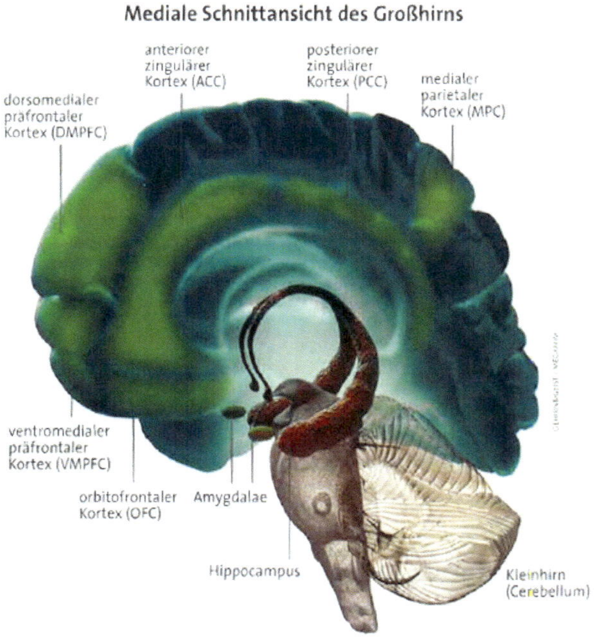

Mediale Schnittansicht des Großhirns

Quelle: Zeitschrift "Gehirn & Geist"
www.gehirn-und-geist.de/artikel/1165513

- Bei einem Gewicht von 70 kg und einer Körpergröße von 1,70m als Außenbegrenzung die HAUT hat, die rund 12 kg schwer und 1,8 qm groß ist. Sie erneuert sich innerhalb von vier Wochen vollständig.
- Sich Fettzellen im Körper entweder
- direkt unter der Haut befinden, Herz und Muskelgewebe versorgen oder
- das Gehirn erhalten und im Bauchraum liegen. Dort nehmen sie zu, wenn das Gehirn z.B. Stresshormone wie Cortisol und Adrenalin aussendet. Der Bauch wird dann automatisch größer.
- Bei jedem Einzelnen durch die LUNGE täglich bis zu 20.000 Liter Luft strömen, wobei bei jedem Atemzug 10^{22} Bits an Informationen ein- und austreten.
- Sich das Lungengewebe der Lungenoberfläche (ohne Rauchen) in etwa acht Tagen vollständig wieder neu aufbaut
- über wichtige Körperorgane permanent mit dem Außen verbunden ist, vor allem mit der elementaren, fundamentalen Schumannwelle des Erdmagnetfeldes von 7.83 Hz. Diese Frequenz von 7.83 Hz besitzt – wie bekanntlich auch das menschliche Herz, die Epiphyse = Zirbeldrüse, der Hippocampus und der Hypothalamus als wichtigste Steuerungsorgane des Menschen.

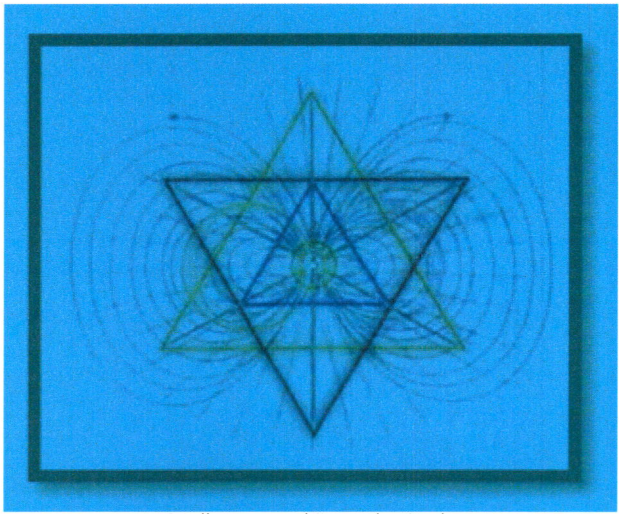

Quelle: www.gehirn-und-geist.de

Aus all diesen Angaben, die man noch beliebig ergänzen könnte, geht eindeutig hervor, wie wichtig in diesem komplizierten und umfangreichen System die Weitergabe aufbauender INFORMATIONEN ist.

DIES GESCHIEHT WEITGEHEND ÜBER ENTSPRECHENDE REGELKREISE, DIE ÜBER BOTENSTOFFE, VOR ALLEM HORMONE, NEUROTRANSMITTER UND PEPTIDE, DAS GESAMTE, KOMPLIZIERTE KÖRPERSYSTEM OPTIMAL STEUERN.

Aus diesem Grunde kann die Bedeutung von BOTENSTOFFEN für die Gesundheit, die Jugendlichkeit und das Allgemeinbefinden niemals über-, sondern nur unterschätzt werden, was dieses Buch u.a. aufzeigen möchte. Dabei findet – wie oben bereits erwähnt - die zentrale Regulation über das menschliche Herz und das Gehirn mit der Frequenz von 7.83 Hertz (Hz) statt. Diese wird symbolhaft wie folgt dargestellt:

- ausgehend von der Epiphyse = Zirbeldrüse zum
  - LIMBISCHEN SYSTEM mit der emotionalen Verknüpfung, dem
  - THALAMUS mit der Erfassung des Ist-Zustandes, dem
  - HYPOTHALAMUS mit der entsprechenden Reaktion darauf und zur
  - HYPOPHYSE als wichtige Steuerdrüse und Speichermedium menschlicher Ahnenprogramme

STÖRUNGEN VON BOTENSTOFFEN SIND DABEI IMMER EIN HINWEIS DAFÜR, DASS WIR AUS DER EINHEIT ALLEN SEINS HERAUSGEFALLEN SIND UND DESHALB DABEI SIND, UNS SELBST ZU ZERSTÖREN.

Grund genug, sich mit der umfassenden Bedeutung dieser wichtigen Informationsträger eingehend zu befassen und sie danach in aktiver Selbstverantwortung zum eigenen Wohle positiv als bedeutenden SELBST-HEILUNGSMECHANISMUS und als Weg zu anhaltender Gesundheit, Leichtigkeit, Lockerheit, Fröhlichkeit, Freude, innerem Frieden und Harmonie einzusetzen.

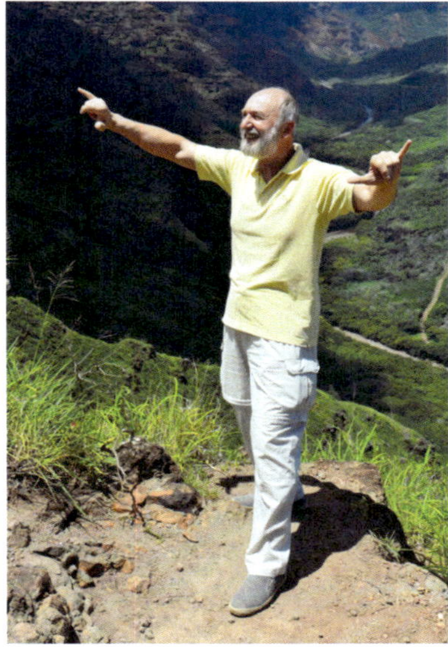

Quelle: Diethard Stelzl

Vertrauen Sie nicht (nur) den grobstofflich-materiellen, chemischen Produkten der global präsenten Pharmakonzerne, sondern hören Sie (noch) mehr auf Ihre „innere Stimme" und das, was Ihr grobstofflicher Körper Ihnen als dichter, „dunkler Spiegel" mitteilt und in Form von Negativpotenzialen im Rahmen der individuellen Körpersprache zeigt.

<< mens sana in corpore sano >> =

<<gesunder Geist in einem gesunden Körper >>

Interessant ist in diesem Zusammenhang der Sachverhalt, dass der grobstoffliche, menschliche Körper sowohl die Geistigen Gesetze in den einzelnen Zonen als auch deren maßgebliche Negativpotenziale widerspiegelt, wie nachfolgend aufgezeigt.

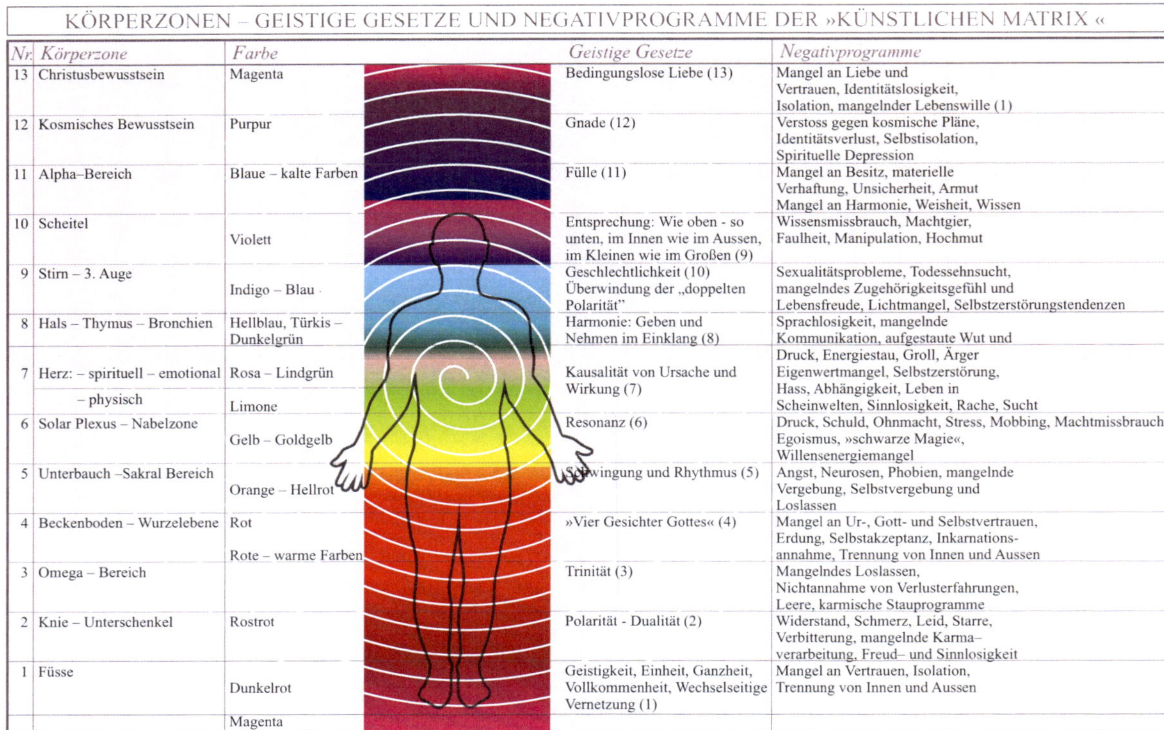

KÖRPERZONEN – GEISTIGE GESETZE UND NEGATIVPROGRAMME DER »KÜNSTLICHEN MATRIX «

Nr.	Körperzone	Farbe	Geistige Gesetze	Negativprogramme
13	Christusbewusstsein	Magenta	Bedingungslose Liebe (13)	Mangel an Liebe und Vertrauen, Identitätslosigkeit, Isolation, mangelnder Lebenswille (1)
12	Kosmisches Bewusstsein	Purpur	Gnade (12)	Verstoss gegen kosmische Pläne, Identitätsverlust, Selbstisolation, Spirituelle Depression
11	Alpha-Bereich	Blaue – kalte Farben	Fülle (11)	Mangel an Besitz, materielle Verhaftung, Unsicherheit, Armut Mangel an Harmonie, Weisheit, Wissen
10	Scheitel	Violett	Entsprechung: Wie oben - so unten, im Innen wie im Aussen, im Kleinen wie im Großen (9)	Wissensmissbrauch, Machtgier, Faulheit, Manipulation, Hochmut
9	Stirn – 3. Auge	Indigo – Blau	Geschlechtlichkeit (10) Überwindung der „doppelten Polarität"	Sexualitätsprobleme, Todessehnsucht, mangelndes Zugehörigkeitsgefühl und Lebensfreude, Lichtmangel, Selbstzerstörungstendenzen
8	Hals – Thymus – Bronchien	Hellblau, Türkis – Dunkelgrün	Harmonie: Geben und Nehmen im Einklang (8)	Sprachlosigkeit, mangelnde Kommunikation, aufgestaute Wut und
7	Herz: – spirituell – emotional – physisch	Rosa – Lindgrün Limone	Kausalität von Ursache und Wirkung (7)	Druck, Energiestau, Groll, Ärger Eigenwertmangel, Selbstzerstörung, Hass, Abhängigkeit, Leben in Scheinwelten, Sinnlosigkeit, Rache, Sucht
6	Solar Plexus – Nabelzone	Gelb – Goldgelb	Resonanz (6)	Druck, Schuld, Ohnmacht, Stress, Mobbing, Machtmissbrauch, Egoismus, »schwarze Magie«, Willensenergiemangel
5	Unterbauch –Sakral Bereich	Orange – Hellrot	Schwingung und Rhythmus (5)	Angst, Neurosen, Phobien, mangelnde Vergebung, Selbstvergebung und Loslassen
4	Beckenboden – Wurzelebene	Rot Rote – warme Farben	»Vier Gesichter Gottes« (4)	Mangel an Ur-, Gott- und Selbstvertrauen, Erdung, Selbstakzeptanz, Inkarnations-annahme, Trennung von Innen und Aussen
3	Omega – Bereich		Trinität (3)	Mangelndes Loslassen, Nichtannahme von Verlusterfahrungen, Leere, karmische Stauprogramme
2	Knie – Unterschenkel	Rostrot	Polarität - Dualität (2)	Widerstand, Schmerz, Leid, Starre, Verbitterung, mangelnde Karma–verarbeitung, Freud– und Sinnlosigkeit
1	Füsse	Dunkelrot	Geistigkeit, Einheit, Ganzheit, Vollkommenheit, Wechselseitige Vernetzung (1)	Mangel an Vertrauen, Isolation, Trennung von Innen und Aussen
		Magenta		

Quelle: Diethard Stelzl

Von Bedeutung ist ebenfalls, dass das menschliche System eingebunden ist in die Schwingungen und Aussagen der zwölf Dimensionen und das universale Umfeld. Die Steuerung erfolgt über selbstorganisatorische, informative Regelkreise und deren entsprechende „perfekte" Energiefelder, die über das Wasser im Körper als bestem Speicher- und Informationsweiterleitungsmedium eventuell Störpotenziale selbständig und optimal mit Heilinformationen positiv bearbeitet und umpolt, sofern dies der einzelne Mensch mit seinem freien Willen und den Entscheidungen seiner Gedanken zulässt.

> „Wir Menschen haben einen vergänglichen, alternden, sterblichen, grobstofflichen Körper als materiellen, „dunklen Spiegel". Aber wir sind viel mehr als das. Wir sind ewiges, unsterbliches, vollkommenes, mit allem Sein wechselseitig verbundenes, universelles Bewusstsein als kreativ, göttlicher Co-Schöpfer."

Mensch und Universum sind auf das Engste miteinander verbunden. Wir alle sind deshalb wichtige und einflussreiche kreative göttliche Co-Schöpfer als „verlängerter Arm der Urquelle". Diese Wechselwirkung besteht nach dem Geistigen Gesetz der Entsprechung von Innen nach Außen und von Außen nach Innen, von Oben nach Unten und von Unten nach Oben, im Kleinen wie im Großen und im Großen wie im Kleinen. Eingebunden sind diese allumfassenden Ursachen – wie bereits erwähnt - in die 12 Dimensionen des Universums.

TEIL I: BEDEUTENDE UNIVERSALE RAHMENBEDINGUNGEN

KOMMUNIKATIONSZENTREN UND SPEICHERZONEN DES MENSCHLICHEN GEHIRNS

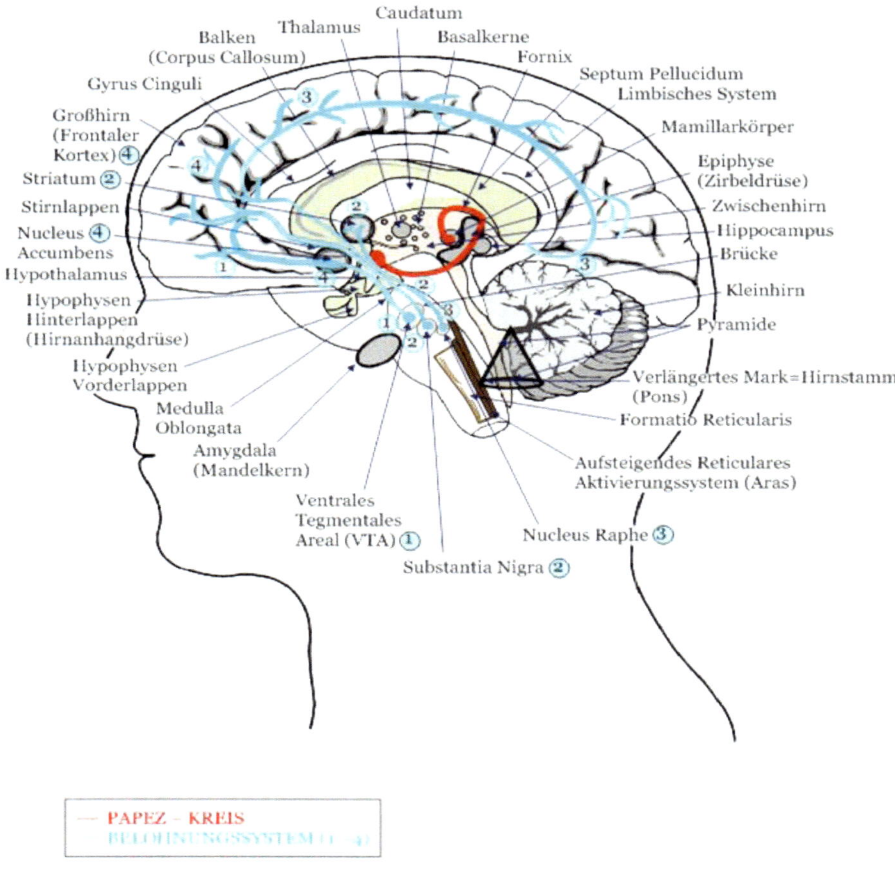

Quelle: Diethard Stelzl

1. INFORMATION UND ENTROPIE

1.1 Allgemeines

Der Begriff INFORMATION geht zurück auf das lateinische Wort informare, was »bilden«, »Form und Gestalt geben« bedeutet. Er wird meist mit »Übertragung von Wissen« gleichgesetzt, in der Regel unter Verwendung von Symbolen und Codes. Wichtige Kriterien sind das Prinzip der Unterscheidbarkeit und die Ebene der Bedeutung (Semantik).

In der Naturwissenschaft wird ein Informationsaustausch durch die Wechselwirkung subatomarer Elementarteilchen bewirkt. Die maximale Geschwindigkeit für die Übertragung jedweder Information ist nach dem derzeitigen Stand der Wissenschaft die Lichtgeschwindigkeit.

Information wird stark beeinflusst durch die individuelle Rolle eines einzelnen oder mehrerer Beobachter.

1.2 Information und Entropie

ENTROPIE (gr. Entropia: »Umwandlung«) ist ein thermodynamischer Begriff, der Zustände im Mikrokosmos beschreibt, die zur Beobachtung eines bestimmten Sachverhaltes im Makrokosmos herangezogen werden. Jedem Zustand eines thermodynamischen Systems entspricht ein spezifischer Wert an Entropie. Letzteres wird als Ordnungsmaßstab eines vorliegenden Systems gesehen.

INFORMATION ist mit dem Begriff der ENTROPIE eng verbunden. Durch mechanische Signale wird Kommunikation in räumlicher und/oder zeitlicher Abfolge weitergegeben. Information ist an ein Trägermedium gebunden und wird durch elektromagnetische Wellen, beispielsweise das Licht, vermittelt. Sie hat keine Masse und kann deshalb mittels Licht auch in Lichtgeschwindigkeit, im Fall von Telepathie und Teleportation auch mit Überlichtgeschwindigkeit weitergegeben werden. Als eigentliche Träger und Übermittler von Information gelten die ELEKTRONEN von LICHTQUANTEN = PHOTONEN und ATOMAREN SYSTEMEN. Erstere besitzen keine Ruhemasse, letztere schon.

INFORMATIONEN werden dabei als Ausgangsprogramme verdichteter Energieformen verstanden, die an ein Trägermedium gebunden und durch entsprechende Wellenpakete elektrisch, magnetisch oder elektromagnetisch ausgerichtet, weitergegeben werden.

2. Der materiell-stoffliche Aufbau von BOTENSTOFFEN

Bei der materiellen Grobstofflichkeit in einem physischen Körper handelt es sich um den am niedrigsten schwingenden Bereich des Menschen. Hier sind quasi wie in einem „dichten, dunklen Spiegel" Anheftungen, Verdichtungen, sonstige Negativpotentiale, Störungen und weitere Ursachen von Krankheiten gespeichert. Diese können nach dem eingangs beschriebenen System durch entsprechende positive Informationen, beispielsweise in Form von BOTENSTOFFEN, gesundheitsfördernd verändert werden.

Jeder Mensch hat einen sterblichen, vergänglichen, physischen Körper als „dunklen Spiegel", aber er ist viel mehr als das im Außen Erkennbare. Wie bereits eingangs kurz erwähnt,

ER IST UNSTERBLICHES, EWIGES, VOLLKOMMENES, MIT ALLEM SEIN IM UNIVERSUM WECHSELSEITIG VERBUNDENES, GÖTTLICHES BEWUSSTSEIN.

2.1 Die vier Elemente der Evolution

Interessanterweise kamen für den Aufbau der BOTENSTOFFE nur die bereits eingangs kurz beschriebenen vier Elemente der menschlichen Evolution als Lichtwesen aus dem Licht kommend im „Abstieg in die Materie" vor, nämlich:

WASSER	72,0%	Sauerstoff	=	Blau
ERDE	13,4%	Kohlenstoff	=	Gelb
FEUER	9,1%	Wasserstoff	=	Rot
LUFT	2,5 %	Stickstoff	=	Grün
ÄTHER	1,3%	Calcium	=	Orange
	1,2%	Phosphor	=	Limone
	0,5 %	Schwefel, Spurenelemente		
	= 100 %			

2.2 Das „Göttliche Bewusstsein" in unseren Zellen

Die menschliche Evolution in der Verdichtung der Elemente ergab also aus dem Licht kommend dessen so genannten Abstieg in die Materie. Aus der (notwendigen) Erfahrung der Dunkelheit heraus bewegte er sich als „aufstrebender" Mensch langsam wieder dem Licht entgegen, um schließlich als „vollkommener Mensch" seine eigene Identität aufzugeben und wieder mit der Urquelle zu verschmelzen.

Wasserstoff ist ein chemisches Element mit dem Symbol H (für lateinisch hydrogenium „Wassererzeuger"; von altgriechisch ὕδωρ hydōr „Wasser" und γίγνομαι gignomai „werden, entstehen") und der Ordnungszahl 1. Im Periodensystem steht es in der 1. Periode und der 1. IUPAC-Gruppe, es nimmt also den ersten Platz ein. Wasserstoff ist das häufigste chemische Element im Universum, jedoch nicht in der Erdrinde. Er ist Bestandteil des Wassers und beinahe aller organischen Verbindungen. Somit kommt gebundener Wasserstoff in sämtlichen lebenden Organismen vor. Wasserstoff ist das chemische Element mit der geringsten Atommasse. Sein häufigstes Isotop, das auch als Protium bezeichnet wird, enthält kein Neutron, sondern besteht aus nur einem Proton und einem Elektron. Unter Bedingungen, die normalerweise auf der Erde herrschen (siehe auch Normalbedingungen), kommt nicht dieser atomare Wasserstoff vor, sondern stattdessen die dimerisierte Form, der molekulare Wasserstoff H2, ein farb- und geruchloses Gas. Bei bestimmten chemischen Reaktionen tritt Wasserstoff vorübergehend atomar als H auf, bezeichnet als naszierender Wasserstoff. In dieser Form reagiert er besonders stark mit anderen Verbindungen oder Elementen. Kurz nach der Entstehung des Universums waren nach der mutmaßlichen Vernichtung der Antimaterie durch ein geringes Übermaß der Materie und der Kondensation eines Quark-Gluon-Plasmas zu Baryonen nur mehr Protonen und Neutronen (nebst Elektronen) vorhanden. Bei den vorherrschenden hohen Temperaturen vereinigten sich diese zu leichten Atomkernen, wie 2H und 4He. Die meisten Protonen blieben unverändert und stellten die zukünftigen 1H-Kerne dar. Nach ungefähr 380.000 Jahren war die Strahlungsdichte des Universums so gering geworden, dass sich Wasserstoff-Atome einfach durch Zusammenschluss der Kerne mit den Elektronen bilden konnten, ohne gleich wieder durch ein Photon auseinandergerissen zu werden. Mit der weitergehenden Abkühlung des Universums formten sich unter dem Einfluss der Gravitation und ausgehend von räumlichen Dichteschwankungen allmählich Wolken aus Wasserstoffgas, die sich zunächst großräumig zu Galaxien und darin zu Protosternen zusammenballten. Unter dem wachsenden Druck der Schwerkraft setzte schließlich die Kernfusion ein, bei der Wasserstoff zu Helium verschmilzt. So entstanden erste Sterne und später die Sonne. Sterne bestehen weit überwiegend aus Wasserstoff-Plasma. Die Kernfusion von Wasserstoff 1H zu Helium 4He erfolgt hauptsächlich über die Zwischenstufen Deuterium 2H und Helium 3He oder über den Bethe-Weizsäcker-Zyklus. Die dabei frei werdende Energie ist die Energiequelle der Sterne. Der in unserer Sonne enthaltene Wasserstoff macht den größten Teil der gesamten Masse unseres Sonnensystems aus. Auch die Gasplaneten bestehen zu großen Teilen aus Wasserstoff. Unter den extremen Drücken, die in großen Tiefen in den großen Gasplaneten Jupiter und Saturn herrschen, kann er in metallischer Form existieren. Dieser „metallische" Kern ist elektrisch leitfähig und erzeugt vermutlich das Magnetfeld der Gasplaneten. Außerhalb von Sternensystemen kommt Wasserstoff auch in Gaswolken vor. In den so genannten H-I-Gebieten liegt das Element molekular und nichtionisiert vor. Diese Gebiete emittieren Strahlung von etwa 1420 MHz, die sogenannte 21-cm-Linie, auch HI- oder Wasserstofflinie genannt, die von Übergängen des Gesamtdrehimpulses herrührt. Sie spielt eine wichtige Rolle in der Astronomie und dient dazu, Wasserstoffvorkommen im All zu lokalisieren und zu untersuchen.	**WASSERSTOFF** **ROT** **H** **4. DIMENSION**	Wasserstoff ist das erste positiv geladene Atom mit nur einem Elektron in der Reihe der chemischen Elemente; steht für freien menschlichen Willen, Identität und Individualität; gemeinsam mit dem negativ geladenen Sauerstoffatom verbindet es sich im Dipolcharakter zu Wasser (H2O), dem wichtigsten Aufbaustoff für Leben überhaupt; als Wasser ist es besonders wichtig für Haut, Lungen, Leber, Nieren, Herz und Gehirn
Stickstoff (lateinisch Nitrogenium) ist ein chemisches Element mit der Ordnungszahl 7 und dem Elementsymbol N. Es leitet sich von der lateinischen Bezeichnung nitrogenium ab (von altgriech. νίτρον nitron „Laugensalz" und γένος genos „Herkunft"). Die deutsche Bezeichnung Stickstoff erinnert daran, dass molekularer Stickstoff Flammen löscht („erstickt") oder dass in reinem Stickstoff Lebewesen ersticken. Im Periodensystem steht es in der fünften Hauptgruppe, bzw. der 15. IUPAC-Gruppe oder Stickstoffgruppe sowie der zweiten Periode. Elementar tritt Stickstoff nur in Form zweiatomiger Moleküle auf (molekularer Stickstoff, auch Distickstoff, Summenformel N2); er ist mit 78 % der Hauptbestandteil der Luft. In der Erdkruste kommt anorganisch gebundener Stickstoff selten vor; von Bedeutung ist er nur in Salpetervorkommen. Im Laufe der Evolution hat sich ein Stickstoffkreislauf der Ökosysteme ausgebildet: Als Bestandteil von Proteinen und vielen anderen Naturstoffen ist Stickstoff essentiell für Lebewesen, die ihn in einem energieintensiven Prozess	**STICKSTOFF** **GRÜN** **N** **3. DIMENSION**	

(Stickstofffixierung) organisch binden und bioverfügbar machen. Dies geschieht zum Beispiel enzymatisch an einem Eisen-Schwefel-Cluster, welcher ein Kofaktor des Enzyms Nitrogenase ist. Schon im 19. Jahrhundert erkannte man, dass ein großer Teil der pflanzlichen Materie Stickstoff enthält und ein wichtiges Bauelement aller Lebewesen ist. Er ist das wesentliche Element der Proteine und Proteide (Eiweiße) und der DNS. Stickstoff ist daher auch Baustein aller Enzyme, die den pflanzlichen, tierischen und menschlichen Stoffwechsel steuern. Stickstoff ist für das Leben auf der Erde unentbehrlich. <u>Stickstoff in der Luft</u> Die Lufthülle der Erde besteht zu 78,09 Vol-% (75,53 % Gewichtsanteil) aus molekularem Stickstoff. Lediglich eine kleine Anzahl von Mikroorganismen kann ihn nutzen, ihn in ihre Körpersubstanz einbauen oder auch an Pflanzen abgeben. Pflanzen können, soweit bekannt, den gasförmigen Stickstoff der Luft nicht unmittelbar nutzen. Die Überführung in eine Form, die von den Pflanzen verwertbar ist, geschieht durch: • *Knöllchenbakterien:* Diese Bakterien dringen in die Wurzeln der sogenannten Leguminosen ein. Sie ernähren sich von den Assimilaten der Pflanze. Im Tausch dafür liefern sie der Wirtspflanze Ammonium. Dieses wurde durch ein spezielles Enzym, der Nitrogenase, unter hohem Energieaufwand aus dem Luftstickstoff reduziert. Diese Lebensgemeinschaft ist eine Symbiose. Sie ermöglicht den Leguminosen die Besiedelung auch schlechter Standorte, weshalb der Mensch diese Pflanzen insbesondere im ökologischen Landbau zur Anreicherung des Bodens mit Stickstoff nutzt. Hier stellen Leguminosen die Hauptstickstoffquelle dar. • *Freilebende Mikroorganismen:* Die nichtsymbiotische Stickstoffbindung beruht auf der Fähigkeit einiger freilebender Mikroorganismen (zum Beispiel Azotobacter und Cyanobakterien), Luftstickstoff zum Aufbau von körpereigenem Eiweiß zu verwenden. Bei ackerbaulicher Nutzung wird die Größenordnung der Bindung von atmosphärischem Stickstoff durch freilebende Mikroorganismen mit 5–15 kg/ha und Jahr angenommen. • *Elektrische Entladung bei Gewittern:* In niederschlagsreichen Gebieten können jährlich 20–25 kg N pro ha durch Regen dem Boden zugeführt werden. Das geschieht bei elektrischen Entladungen, wenn sich Sauerstoff und Stickstoff zu Stickstoffoxiden verbinden. Letztendlich reagieren diese Oxide mit dem Regenwasser zu Salpetersäure und im Boden können Nitrate entstehen. • *Ammoniaksynthese:* Die Chemiker Fritz Haber und Carl Bosch haben zu Anfang des 20. Jahrhunderts ein Verfahren entwickelt, mit dem aus Luftstickstoff und Wasserstoff Ammoniak hergestellt werden kann. Die durch das Haber-Bosch-Verfahren möglich gewordene Nutzung des Stickstoff der Atmosphäre hat zur wesentlichen Ertragssteigerung landwirtschaftlicher Produktionen beigetragen. Die Ernährungssicherung konnte damit wesentlich verbessert werden. Die Pflanze baut aus dem aufgenommenen Ammoniak pflanzliches Eiweiß auf, das Mensch und Tier als Nahrung und zum Aufbau des eigenen Körpereiweißes dient. Im menschlichen und tierischen Organismus wird das Eiweiß zum großen Teil wieder abgebaut und mit dem Kot und Harn ausgeschieden. Zum heutigen Zeitpunkt wurde im Schnitt bereits jedes dritte Stickstoffatom in der Biosphäre einmal von der Düngemittelindustrie verarbeitet. • *Autoabgase:* Durch die Verbrennung fossiler Energieträger (Benzin, Diesel) werden durch den Autoverkehr Stickstoffverbindungen freigesetzt. Bei dem Verbrennungsvorgang entstehen Stickoxide (NOx, vor allem Stickstoffdioxid NO2, aber auch Stickstoffmonoxid NO und andere NOx-Verbindungen). In der Vergangenheit wurden diese direkt in die Umgebung entlassen. Heutzutage besitzen einige Autos Katalysatoren, welche diese Verbindungen reduzieren: NOx wird im Katalysator zu Ammoniak reduziert. Dieses wird im Beisein von Wasser in Ammonium umgewandelt (Ammoniak/Ammonium-Gleichgewicht in angesäuerter Lösung: NH3 + H3O+ ⇔ NH4+ + H2O). Sowohl die oxidierten als auch die reduzierten Stickstoffverbindungen werden über die Luft verfrachtet und tragen zu einem beträchtlichen Teil zur Eutrophierung benachbarter Ökosysteme bei.	**STICKSTOFF** **GRÜN** **N** **3. DIMENSION**	Stickstoff ist das am häufigsten vorkommende freie Element; essenziell für alle Lebensformen

Sauerstoff (auch Oxygenium genannt; von griechisch ὀξύς ‚oxys' „scharf, spitz, sauer" und γεννάω ‚gen-' „erzeugen, gebären", zusammen „Säure-Erzeuger") ist ein chemisches Element mit dem Elementsymbol O. Entsprechend seiner Ordnungszahl 8 steht es an achter Stelle im Periodensystem und dort zusammen mit den Elementen Schwefel, Selen, Tellur, Polonium und Livermorium, die die Chalkogene bilden, in der sechsten Hauptgruppe, bzw. 16. IUPAC-Gruppe. Sauerstoff ist bezüglich seines Gewichts mit 48,9 %das häufigste Element der Erdkruste und mit rund 30 % das zweithäufigste Element der Erde insgesamt (Eisen ist an 1. Stelle). Elementar tritt Sauerstoff überwiegend in Form eines kovalenten Homodimers auf, also einer Verbindung aus zwei Sauerstoff-Atomen und mit der Summenformel O2, bezeichnet als molekularer Sauerstoff, Dioxygen oder Disauerstoff. Es ist ein farb- und geruchloses Gas, das in der Luft zu 20,942 % enthalten ist. Es ist an vielen Verbrennungs- und Korrosionsvorgängen beteiligt. Fast alle Lebewesen benötigen Sauerstoff zum Leben (in der Regel geben Pflanzen aber während der Photosynthese mehr Sauerstoff ab, als sie verbrauchen). Sie entnehmen ihn meistens durch Atmung aus der Luft oder durch Resorption aus Wasser (gelöster Sauerstoff). In hohen Konzentrationen dagegen ist er für die meisten Lebewesen giftig. Die metastabile, energiereiche und reaktive allotrope Form aus drei Sauerstoffatomen (O3) wird Ozon genannt. Atomarer Sauerstoff, das heißt Sauerstoff in Form freier, einzelner Sauerstoffatome, kommt stabil nur unter extremen Bedingungen vor, beispielsweise im Vakuum des Weltalls oder in heißen Sternatmosphären. Er hat jedoch eine wesentliche Bedeutung als reaktives Zwischenprodukt in vielen Reaktionen der Atmosphärenchemie. Sauerstoff besitzt zwei unterschiedliche angeregte Zustände, die beide eine deutlich größere Energie als der Grundzustand besitzen. Bei beiden Zuständen sind die Spins der Elektronen entgegen der Hundschen Regel antiparallel ausgerichtet. Der stabilere angeregte Sauerstoff wird nach der quantenmechanischen Bezeichnung für diesen Zustand auch Singulett-Sauerstoff (1O2) genannt. Die beiden Singulett-Zustände unterscheiden sich dadurch, ob sich die beiden Elektronen in einem (Termsymbol: 1Δg) oder beiden π*-Orbitalen (Termsymbol: 1Σg) befinden. Der 1Σg-Zustand ist energetisch ungünstiger und wandelt sich sehr schnell in den 1Δg-Zustand um. Der 1Σg-Zustand ist diamagnetisch, der energetisch stabilere 1Δg-Zustand zeigt jedoch aufgrund des vorhandenen Bahnmomentes (die der Projektion des Bahndrehimpulses auf die Kern-Kern-Verbindungsachse entsprechende Quantenzahl – symbolisiert durch Σ, Π, Δ etc. – hat im 1Δg-Zustand den Wert ±2) Paramagnetismus vergleichbarer Stärke wie der von Triplett-Sauerstoff.	**SAUERSTOFF BLAU O 2. DIMENSION**	Bestandteil allen organischen Lebens, jedes feste und flüssige Molekül im menschlichen Organismus enthält Sauerstoff; am Ende der Atmungskette entsteht neben Wasser auch Adenosintriphosphat (ATP), der Hauptenergielieferant im Inneren unserer Zellen; Sauerstoff ist Voraussetzung für alle Stoffwechselvorgänge und unterhält alle Verbrennungsvorgänge im Organismus; dient der Stärkung der körperlichen und geistigen Leistungsfähigkeit; hilft gegen Abgeschlagenheit, Depressionen, Herz-Kreislaufbeschwerden, zelluläre Sauerstoff- Mangelversorgung; der stündliche Sauerstoffbedarf eines Menschen in Ruhe liegt bei etwa 20 Litern, jener eines Schwerarbeiters bei stündlich 400 Litern
Kohlenstoff (von urgerm. kul-a-, kul-ō(n)- ‚Kohle') oder Carbon (von lat. carbō ‚Holzkohle', latinisiert Carboneum oder Carbonium) ist ein chemisches Element mit dem Elementsymbol C und der Ordnungszahl 6. Im Periodensystem steht es in der vierten Hauptgruppe, bzw. der 14. IUPAC-Gruppe oder Kohlenstoffgruppe sowie der zweiten Periode. Es kommt in der Natur sowohl in gediegener (reiner) Form (Diamant, Graphit) als auch chemisch gebunden (z. B. in Form von Carbiden, Carbonaten, Kohlenstoffdioxid, Erdöl, Erdgas und Kohle) vor. Aufgrund seiner besonderen Elektronenkonfiguration (halbgefüllte L-Schale) besitzt es die Fähigkeit zur Bildung komplexer Moleküle und weist von allen chemischen Elementen die größte Vielfalt an chemischen Verbindungen auf. Diese Eigenschaft macht Kohlenstoff und seine Verbindungen zur Grundlage des Lebens auf der Erde.	**KOHLENSTOFF GELB C 1. DIMENSION**	Durch Kohlenstoff ist der Prozess der Entwicklung organischen Lebens auf der Erde erst möglich geworden. Er spielt eine wichtige Rolle bei der Photosynthese der Pflanzen. In elementarer Form findet er sich als Graphit oder Diamant; Besonders wichtig ist er für den Gewebeaufbau, für Knochen, Muskeln, Sehnen, das Bindegewebe und für die Haut

Geologisch dagegen zählt es nicht zu den häufigsten Elementen. Man findet Kohlenstoff in der unbelebten Natur sowohl elementar (Diamant, Graphit) als auch in Verbindungen. Die Hauptfundorte von Diamant sind Afrika (v. a. Südafrika und die Demokratische Republik Kongo) und Russland. Diamanten findet man häufig in vulkanischen Gesteinen wie Kimberlit. Graphit kommt relativ selten in kohlenstoffreichem metamorphem Gestein vor. Die wichtigsten Vorkommen liegen in Indien und China. Am häufigsten findet man Kohlenstoff in Form anorganischen Carbonatgesteins (ca. 2,8 · 1016 t). Carbonatgesteine sind weit verbreitet und bilden zum Teil Gebirge. Ein bekanntes Beispiel für Carbonat-Gebirge sind die Dolomiten in Italien. Die wichtigsten Carbonat-Mineralien sind Calciumcarbonat (Modifikationen: Kalkstein, Kreide, Marmor) CaCO3, Calcium-Magnesium-Carbonat (Dolomit) CaCO3 · MgCO3, Eisen(II)-carbonat (Eisenspat) FeCO3 und Zinkcarbonat (Zinkspat) ZnCO3. Bekannte Kohlenstoffvorkommen sind die fossilen Rohstoffe Kohle, Erdöl und Erdgas. Diese sind keine reinen Kohlenstoffverbindungen, sondern Mischungen vieler verschiedener organischer Verbindungen. Sie entstanden durch Umwandlung pflanzlicher (Kohle) und tierischer (Erdöl, Erdgas) Überreste unter hohem Druck.		

In der althebräischen Schriftensammlung der KABBALA wird in ihrem ältesten Teil, dem SEPHER JEZIRA, der Schöpfungsprozess beschrieben. Der amerikanische Forscher GREGG BRADEN hat in seinem Buch, „The God Code" dargelegt, dass es eine direkte Beziehung zwischen den Buchstaben des hebräischen Alphabets und den chemischen Elementen gibt, die in der DNS enthalten sind. Er weist auch darauf hin, dass der so genannte Abstieg in die Materie an bestimmte Elemente gebunden ist.

Element	Chem. Zusammen-setzung	Ordnungs-zahl	entsprechender hebräischer Buchstabe
FEUER	Wasserstoff	1	J
LUFT	Stickstoff	5	H
WASSER	Sauerstoff	6	W
ERDE	Kohlenstoff	6	W (G)

2.3 BOTENSTOFFE als körpereigene Informationsträger

Im Universum werden Informationen durch praktisch unsterbliche (10^{36} Jahre Lebensdauer) ELEKTRONEN weitergegeben, die gewisse Eigenschaften von Bewusstsein besitzen dürften. Sie haben Ladungen und Drehmomente, aber keine Masse. Man kann sie als eine Art unsichtbares Hyperlicht ansehen. In Form von Gedankenimpulsen bewegen sich diese mit dem Universum laufend verbundenen Informationspakete in Überlichtgeschwindigkeit. Ihre mögliche stoffliche Komponente kann also als eine „Verdichtung erstarrter Gedankenimpulse" angesehen werden.

Menschliche Botenstoffe besitzen also vor allem eine unsichtbare, ewig bestehende, universale INFORMATIONSKOMPONENTE auf der Grundlage der eigenen Evolution über die Elemente. Sie verbinden das individuelle mit dem einen göttlichen Bewusstsein und damit den höchsten spirituellen Ebenen.

Daneben zeigen sich höchstschwingende Informationsprogramme „aus dem Licht kommend" immer auch als niedrigerfrequente ENERGIEFELDER, die unser Leben überhaupt erst ermöglichen, vor allem über den Ätherbereich

als Liebes-, Licht-, Willens-, Lebens- und Vitalenergie

BOTENSTOFFE haben jedoch auch materielle, grobstoffliche, vor allem biochemische Auswirkungen auf jede einzelne Zelle und jedes Organ, sowie das komplizierte Zusammenspiel zwischen den in der Einführung erwähnten oftmals unübersehbaren Regulationssystemen des menschlichen Körpers.

1. LIEBESENERGIE 7.83 Hz → 783 →

2. LICHTENERGIE 11.9 Hz → 119 →

3. WILLENSENERGIE 690 Hz → 690 →

6 9

4. LEBENSENERGIE 330 Hz → 330 →

5. VITALENERGIE 141 Hz → 141 →

TEIL II: BOTENSTOFFE: NEUROTRANSMITTER, HORMONE UND PEPTIDE

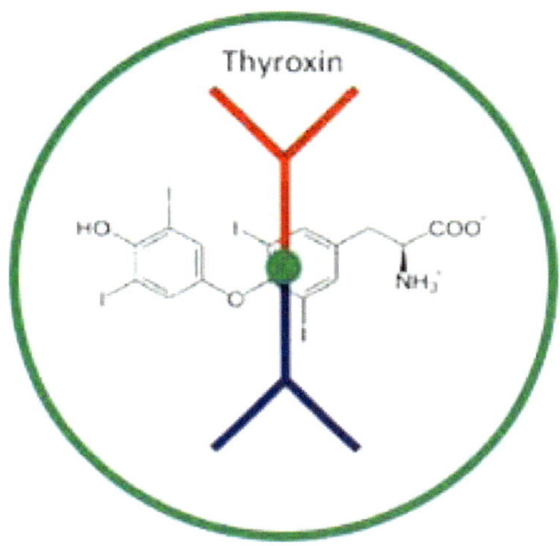

1. EINTEILUNG UND ZUORDNUNG VON BOTENSTOFFEN

1.1 NEUROTRANSMITTER (NTR)

NEUROTRANSMITTER (von griech. Neuron = Nerv und lat. Transmittere = übertragen) sind körpereigene Botenstoffe, welche Informationen über Synapsen zwischen verschiedenen Nervenzellen weitergeben.

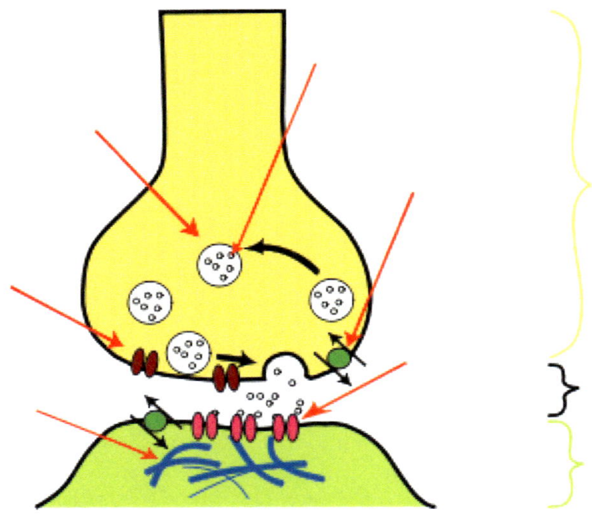

Quelle: Zeitschrift „Gehirn & Geist" Nr. 04/2015, Seite 45.

Synapsen als Verbindungsstellen reagieren auf chemische Signale bestimmter Botenstoffe, NEUROTRANSMITTER (NTR) genannt, die das nachgeschaltete Neuron hemmen oder anregen. Dabei werden im Zellkörper des Neurons die Neurotransmitter in sogenannte Vesikel verwandelt, die entlang von Mikrotubuli zur Synapse wandern.

Hierbei handelt es sich um Signalträger des Gehirns und des Nervensystems, die Neuronen anregen oder – mit meist begrenzter lokaler Wirkung – hemmen. Es gibt:

- Neuropeptide oder Cytokine als reaktionsausgerichtete Signalstoffe des Gehirns oder
- Endorphine zur Vermittlung von Schmerzen, Gefühlen des Glücks, der Fröhlichkeit und der Lockerheit.

Dabei veranlassen in die Synapsen einfließende, elektrische Impulse die Ausschüttung dieser Signalträger, die danach wieder abgebaut werden.

Im zentralen Nervensystem (ZNS) ist der wichtigste anregende Neurotransmitter GLUTAMAT. Die bedeutendsten hemmenden sind GABA (Gamma-Aminobuttersäureacetat) und GLYCIN. Weitere wichtige sind ACETYLCHOLIN, DOPAMIN, SERATONIN, MELATONIN und NORADRENALIN.

LICHT (ELEMENT FEUER) IM KOPF UND IM HERZEN

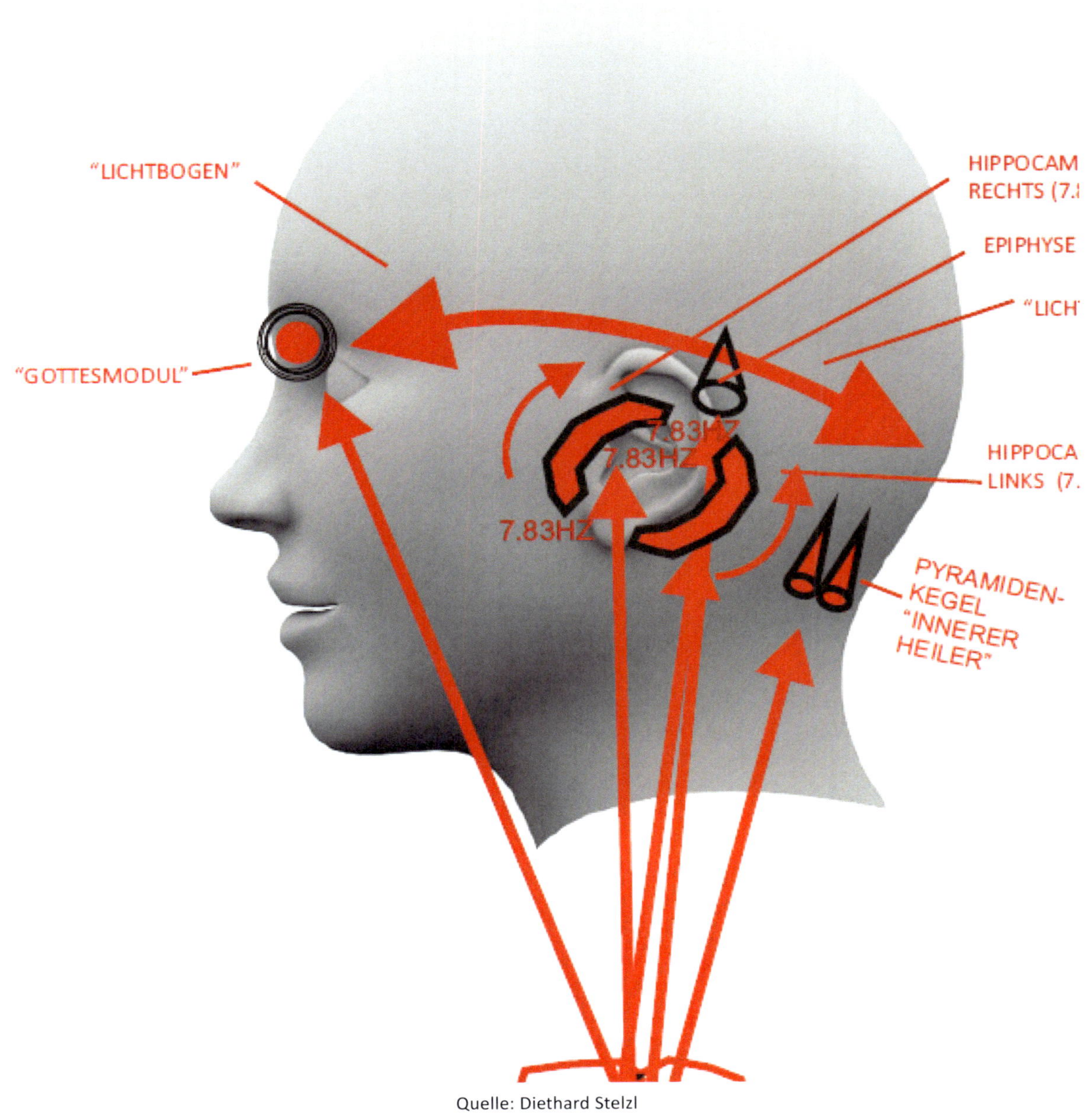

Quelle: Diethard Stelzl

1.1.1 Spezielle Neurotransmitter des Elementes FEUER

ELEMENT FEUER = ÜBERBEWUSSTSEIN = WASSERSTOFF (H) à ROT = SPIRITUELLE ZENTRALSTEUERUNG		
Dimethyltryptamin (DMT)		Epiphyse
SEROTONIN	ASW-Aktivierung, blutdruckausgleichend	Epiphyse-Dickdarm
MELATONIN	STEUERUNG des Tag-Nacht-Rhythmus	Epiphyse

1.1.2 Allgemeine Neurotransmitter des Elementes LUFT

ELEMENT LUFT = WACHBEWUSSTSEIN/KOPFHIRN = STICKSTOFF (N) à GELB = WICHTIGE NERVENIMPULSE		
PREGNENOLON		Nebennieren, Hippocampus
PROGESTERON	7,83 Hz	im Herzen, Hypothalamus, Epiphyse, Hippocampus
Corticosteron		Nebenniere
Cortistatin	tiefschlaffördernd	Großhirnrinde
DOPAMIN	„Glückshormon“	Mittelhirn, Zentralnervensystem (ZNS)
Glutamat	Zellstoffwechsel	ZNS
Glutaminsäure	Immunsystemstörung	ZNS
GLUTATHION (GSH)	Antioxidantium	Leber
OXYTOCIN	„Kuschelhormon“	Hypothalamus, Hypophyse
Acetylcholin (Ach)		Stammhirn
Aldosteron		Stammhirn, Nebennierenrinde
Noradrenalin		Stammhirn, Nebennierenrindenmark
Galanin		Stammhirn, Nebennierenrindenmark
Gamma-Aminobuttersäureacetat (GABA)	wichtigstes „Glückshormon“	Hypothalamus, Hypophyse
Makrophagen-Aktivitätsfaktor (MAF)	aktiviert Vitamin D	
Antinuclear-Antibodies (ANA)	Immunsystemaktivierung	

GEDANKEN (ELEMENT LUFT) IM KOPF

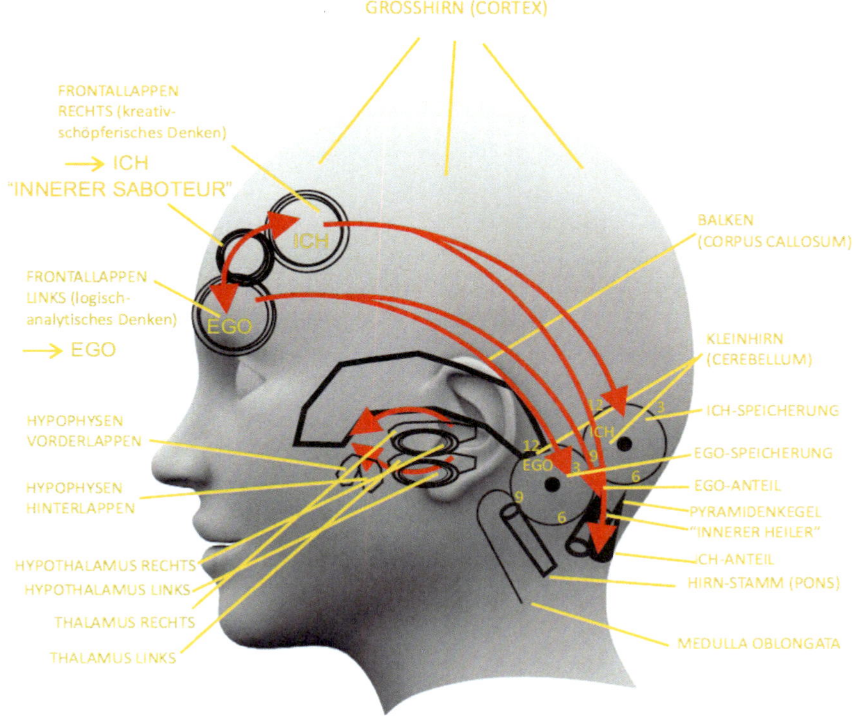

Quelle: Diethard Stelzl

Das bildlich und emotional verstandene und „verinnerlichte Wissen" arbeitet über den Hippocampus rechts als Langzeitgedächtnis, welches über die Gefühle mit dem Zellgedächtnis des Bauchhirns verbunden ist. Negative Informationen sind im Beta-Speicher, positive im Alpha-Speicher gelagert.

Lernvorgänge bewirken neue Verschaltungen im Gehirn in Form neuronaler Netze, die durch öftere Benützung, Anwendung und Übung immer weiter und dichter ausgebaut werden. Die Koordination dieses permanenten Lernverhaltens liegt beim Hippocampus, vor allem rechts. Damit stellt dieser im Gehirn das meistgenutzte Areal mit einem hohen Stoffwechsel und den damit verbundenen Gefahren dar, die vor allem von der Amygdala ausgehen.

Hierzu gehören Wassermangel, Dauerstress, negative Glaubenssätze, belastende Gedankenprogramme, Traumata, Psychosen, Schuldzuweisungen, Phobien, Ängste, Blockaden, Karma-, Ahnen- und Fremdmuster. Sie alle führen zu einer Reduzierung von Dendritenbäumen und einer Abnahme der Synapsenverbindungen zwischen den Neuronen. Dies schädigt die Nervenzellen des Hippocampus, der als Folge die Kontrolle der Selbstzerstörungsprogramme der Amygdala nicht mehr ausreichend wahrnehmen kann. Negatives Denken, Depressionen, Burnout und Stress nehmen zu. Einzelne Emotionen befinden sich in nachfolgenden Bereichen des WASSERS im Gehirns, ähnlich dem Dickdarm im Bauch.

1.2 HORMONE (H)

Der Begriff, HORMON (griech. Horman = anregen) gilt für biochemische Botenstoffe vor allem zur Weiterleitung von Informationen, verbunden mit dem Element Wasser. Er wurde im Jahr 1905 erstmals von ERNEST STARLING (1866-1927) verwendet. Dabei handelt es sich um körpereigene Signalträger, die von endokrinen (im Innen wirkenden Drüsen) in den Blutkreislauf eingeführt werden, um an anderen Körperstellen, Organen und Zellen bestimmte Wirkungen und/oder Regulationsfunktionen als INFORMATIONEN auszulösen.

Wie verändern Sie Ihr Spiegelbild?

... indem Sie am Spiegelbild etwas ändern?

... indem Sie an sich etwas verändern?

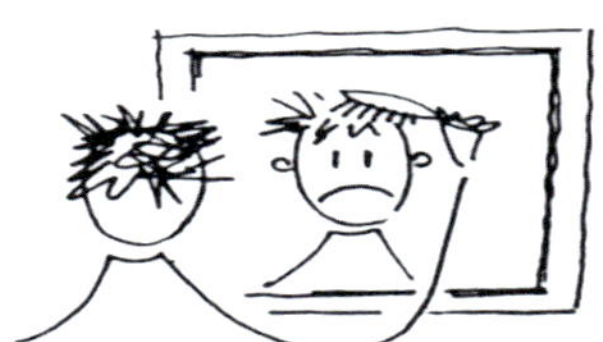

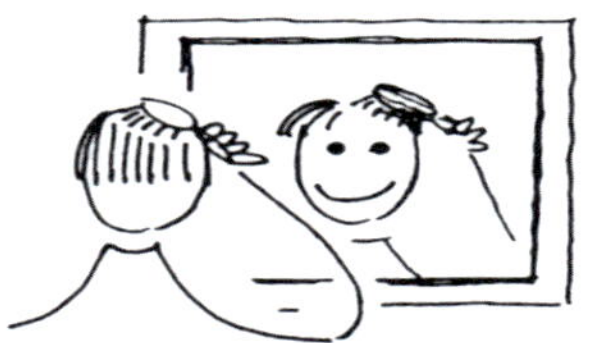

Quelle: Diethard Stelzl

Hormone sind kristalline Substanzen mit einer besonderen Funktion im Körper. Sie spielen als körpereigene Botenstoffe eine wichtige Rolle, z.B. bei der Immunabwehr, Zuckerverwertung, Stress, Schlaf, Ausheilung von Verletzungen, Wachstum, Schwangerschaft und Krebs. Hormone beeinflussen das Verhalten, Empfindungen, die Einlagerung von Kalzium in die Knochen, das innere Milieu (Natrium, Kalium), Blutkreislauf, Blutzusammensetzung (Kalziumgehalt), Blutvolumen, Blutzuckerspiegel, Hunger, Durst, Stoffwechsel, Energieverbrauch, Grundumsatz, Wärmeproduktion, Temperaturregulation, Reproduktion (Blutungen, Geschlechtsorgane, Schwangerschaft, Geburt, Milchproduktion), Zellwachstum und Körperwachstum.

1.2.1 Allgemein–wirkende Hormone des Elementes WASSER

ELEMENT WASSER = UNTERBEWUSSTSEIN/BAUCHHIRN = SAUERSTOFF (O) à GRÜN		
Erythropoietin (EPO)	Bildung roter Blutkörperchen	Nieren
Glutamin (GLN)	Verletzungen, Verbrennungen	Dünndarm
Kisspeptin	antikarzinogen	Hypothalamus
Thyreoliberin	stimuliert Ausschüttung von T3 und T4	Hypothalamus, Schilddrüsen
THYROXIN	fördert Energiestoffwechsel bei Schilddrüsenunterfunktion	Schilddrüsen
Thyroidea-stimulierendes Hormon (TSH)	regt Jodaufnahme an	Hypothalamus
Vasopressin = ADH	gefäßverengend, blutdruckerhöhend	Hypothalamus
(GH)-Wachstums-Releasing-Hormon (GHRH)	wachstumsfördernd	Hypophyse
Zytokine	fördern das Zellwachstum und die Bildung roter und weißer Blutkörperchen antikarzinogen, Multiple Sklerose	Nieren
Antinuclear Antibodies (ANA)	Immunsystemaktivierung	
BX-Antitoxin-Peptid (BX)	Abbau von Vergiftungen der Mitochondrien	

EMOTIONEN (ELEMENT WASSER) IM KOPF

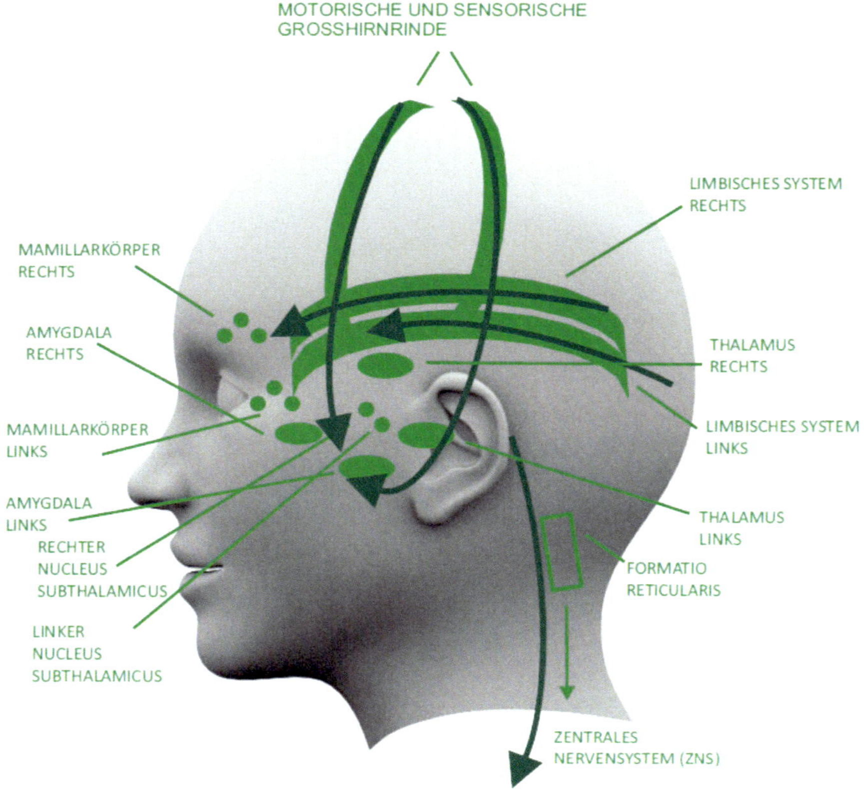

Quelle: Diethard Stelzl

1.2.2 Speziell-wirkende Hormone des ELEMENTES WASSER zur Steuerung diverser Regelkreise

1.2.2.1 Wasser-, Blut-, Zucker-, Fett- und Mineralstoffwechsel

Adrenocorticotropes Hormon (ACTH)		Hypophyse, Nebennieren,
Arginin – Vasopressin (AUP)		
Albumin		
Aldosteron („Dursthormon")		Nebennierenrinde
Angiotensin II (RAAS-System)		Nieren
Atriales Natriueretisches Peptid (ANP, ANF)		Harn, Herz
Calcitonin (calciumsenkend)		C-Zellen der Schilddrüse
Heparin	Blutgerinnung	Mastzellen
Histamin	Allergien	Endothelzellen des Darms
Leptin	hemmt Hungergefühle baut Fett ab	Magenschleimhaut, Hypothalamus
Parathormon (PTH)	erhöht Calcium im Blut	Nebenschilddrüse
Pituitrin		Neurohypophyse
Renin	blutdruckerhöhend im RAAS Wassermangel	Leber
Zytokine	fördern das Zellwachstum und die Bildung weißer und roter Blutkörperchen, antikarzinogen	Nieren

Es sind meist indirekt auf Organe, Gewebe und Zellen wirkende Signalstoffe, die zu physiologischen Wirkungen führen.

1.2.2.2 PARATHORMONE

Botenstoffe, die nicht alle Kriterien von Hormonen erfüllen.

1.2.2.3 PHYTOHORMONE

Diese sind Pflanzensignal- und -farbstoffe, die Wachstums-, Entwicklungs- und Druckprogramme weitergeben. Hierzu gehören Ethylen, Aurine u.a.

1.2.2.4 PHEROMONE

Diese sind meist Duftstoffe, die im Umfeld bestimmte Wirkungen und Verhaltensweisen auch zwischen Individuen derselben Gattung bewirken.

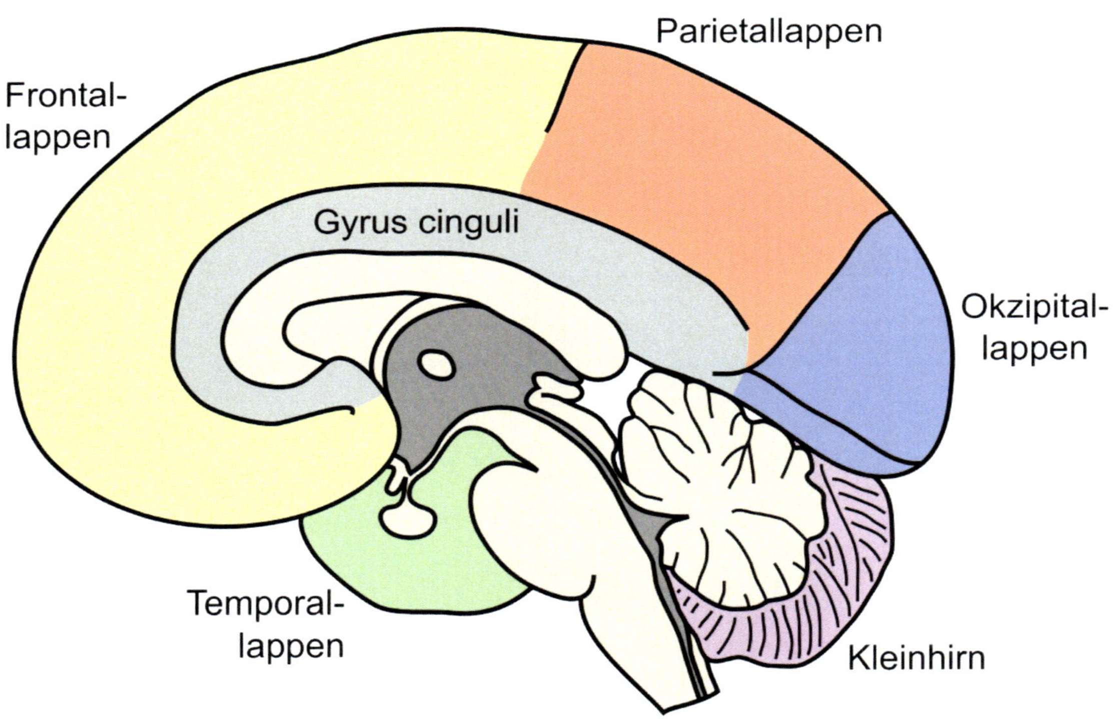

Quelle: https://upload.wikimedia.org/wikipedia/commons/thumb/0/06/Gehirn,_medial_-_Lobi_deu.svg/1280px-Gehirn,_medial_-_Lobi_deu.svg.png

1.3 PEPTIDE UND SONSTIGE SIGNALTRÄGER (P)

1.3.1 Allgemein-wirkende Peptide des Elementes ERDE

ELEMENT ERDE = PHYSISCHER KÖRPER = KOHLENSTOFF (c) à GELB

1.3.1.1 Wachstum von Knochen, Muskeln und Sehnen

Diosgenin	(wie YAMS-Wurzeln knochenverdichtend)	Leber
Insulin-ähnlicher Wachstumsfaktor	(IGF-1)	Leber
Insulin-ähnlicher Wachstumsfaktor	(IGF2) Wachstumsentartungshemmer	Leber
Mepyramin	äußerlich für Hautprobleme, Anti-Histamin	

1.3.1.2 Geschlechtsspezifisches SEXUALVERHALTEN

Androstendion (ASD)	= Androgen	Nebennierenrinde, Hoden
Androsteron (ADT)	→ testosteronähnliches Androgen	Leber
	→ testosteronähnliches Androgen	Hoden
Dehydrotestosteron (DHT)	wichtigstes geschlechtsunspezifisches Sexualhormon	Nebennieren
	antrophische Vaginitis	Plazenta
ÖSTRADIOL = Estradiol }		Hypothalamus
ÖSTROGENE = Estrogene }	wichtigste weibliche Geschlechtshormone	Ovarien, Nebennierenrinden
ÖSTRON = Estron	postmenopausales weibliches Sexualhormon	Ovarien
ÖSTRIOL = Estriol		Plazenta
OXYTOCIN	wichtig bei Geburtsprozess	Hypophyse
PROLAKTIN	fördert Milchfluss und Brustdrüsenwachstum	Hypophyse
TESTOSTERON	Androgen, bei beiden Geschlechtern, fördert Geschlechtsmerkmale	Hoden, Ovarien

1.3.1.3 LEBENSWEITERGABE

Anti-Müller-Hormon	weibliche Geschlechtsorgane, Unfruchtbarkeit	Ovarien
Choringonadotropin (CH) = LH-ähnlich	Ei-Einnistung	Plazenta
FOLLIKELSTIMULIERENDES HORMON (FSH)	Fruchtbarkeit	Adenohypophyse
Follistatin	FSH und LH-stärkend	Nieren, Ovarien, Hypophyse
Gestagene	weibliche Geschlechtshormone	Gebärmutter
Gonadoliberin (GnHR)	Fruchtbarkeitsstörungen	Hypothalamus, Hypophyse
Gonadotropine	= FSH und LH	Adenohypophyse
Inhibin	FSH freisetzend	Hoden, Eierstöcke
LUTEINISIERENDES HORMON (LH)	fördert Eisprung	Adenohypophyse

1.3.1.4 Individuelles STRESS-Verhalten

Adrenalin		Stammhirn, Nebennierenmark
Anisomycin = Flagecidin		Hippocampus
Corticotropin	ACTH-Aktivierung	Hypothalamus
Corticosteron	(wie Cortisol)	Zentralnervensystem (ZNS9
CORTISOL	kontrolliert ADRENALIN (HPA-Achse)	Nebennierenrinde, Leber, Nebennieren
Cortison		Nebennieren
Adrenocorticotropes Hormon (ACTH)		Nebennieren, Adenohypophyse
N-Methyl-D-Aspartat (NMDA)	Nervenimpulsstärkung, Morbus Parkinson	ZNS, Hippocampus
NORADRENALIN	wichtigster NTR im ZNS und SNS	Nebennierenmark
OXYTOXIN	stressabbauend, baut CORTISOL ab	Hypothalamus, Hypophyse
Renin	Wassermangel im RAAS baut Stress ab	Leber

STRESSHORMONE wie Adrenalin und Noradrenalin werden nach der „REFLEX-STUDIE“ des ECOLOG-Institutes durch Handystrahlen und deren elektromagnetische Felder (EMF) aktiviert. Sie beeinträchtigen das Immunsystem und zeigen krebsfördernde Wirkungen. Außerdem schädigen sie die menschliche DNS.

Des Weiteren werden durch die Handystrahlen das Glückshormon „Serotonin“ und das Schlafhormon Melatonin dramatisch eingeschränkt und zwar um 36.7 bis 95.5 Prozent gemäß einer Studie aus dem Jahr 2007. Außerdem wird durch Handystrahlung der körpereigene Schutzmechanismus der „Blut-Hirn-Schranke“ abgebaut. Die schädlichen Strahlen dringen gemäß einer US-amerikanischen Studie aus dem Jahre 2003 bei Erwachsenen neun Zentimeter tief in das Gehirn ein, bei Kindern noch tiefer, teilweise in den ganzen Kopf hinein. Sie führen zu Gehirntumoren, vor allem Neurozytomen, die dreimal so oft bei Handybenutzern auftreten als bei Nichtbenutzern.

1.3.1.5 Persönliche ANGST-Programme

Neuropeptid Y (NPY)	Angststeuerung im ZNS	Peripheres Nervensystem (PNS)

1.3.1.6 Nahrungsaufnahme- und verarbeitung

Agouti-ähnliches Protein (AgRP)		Nucleus Arcuatus
Cholecystokinin (CKK)	Gallenaktivierung	Duodenum, Jejunum, Darm
Gastro-Inhibitorisches Peptid (GIP)	Insulinaktiverend	Magen-Darm-Trakt
Gastrin = Polypeptid 101	prod. Magensäure	Magen, Duodenum
Gastrin-Releasing-Peptid (GIP)	Insulin- und Glukagonaktivierend	Lunge, Gehirn
GHRELIN	Appetitanregend → Adipositas	Magenschleimhaut
GLUKAGON	Blutzuckerspiegelerhöhung	Langerhans-Inselzellen Typ A
Glycin		Hirnstamm
INSULIN	Blutzuckerspiegelsenkung → Diabetes	Langerhans-Inselzellen TYP B
Melanin-konzentrierendes Hormon (MCH)	Nahrungsverbrauchskontrolle	Hypothalamus
Melanotropin-Release-Inhibiting-Hormon (MIH)	Regulierung des Essens	Hypothalamus
Melanozyten-stimulierendes Hormon	Hungerregulierung	Hypothalamus, Hypophyse
Motilin	stimuliert Fettabbau in der Nahrung	Dünndarm
NEUROPEPTID Y (NPY)	Hungersteuerung im Gehirn	Peripheres Nervensystem (PNS)
Orexin A und B	Gewichtsverlust	Hypothalamus
Pankreatisches Hormon	hemmt den Gallenfluss	Langerhans-Inselzellen F
Pepsin	fördert den Proteinabbau in der Nahrung	Magen
Peptid-Tyrosyl-Tyrosin (PYY)	kontrolliert die Nahrungsaufnahme	Dünndarm
Sekretin	stoppt die Magensäureproduktion	Zellen des Duodenums
Somatomedin = IGF 1	wachstumsfördernd	Leber
SOMATOSTATIN	hemmt die STH, INSULIN, GLUKAGON-Produktion	Langerhans-Inseln Typ D
Somatropin	wachstumsfördernd, Mangel führt zu Fett	Adenohypophyse
Vasoaktives Intestinales Peptid (VIP)	hemmt die Magensäureproduktion	Duodenum

2. WIRKUNGSWEISEN VON ALLGEMEINEN BOTENSTOFFEN

BOTENSTOFFE sind biochemische oder/und bioelektrische Substanzen mit Impulsen, die Informationen zwischen verschiedenen Individuen einer Gattung weitergeben oder/und das Zusammenwirken eines bestehenden Organismus in Form einer optimalen Kommunikation der einzelnen Zellen regulieren.

Obwohl oftmals bei der Bestimmung von Botenstoffen keine eindeutige Aussage über ihre Zuordnung möglich ist, können diese doch in bestimmte Gruppen aufgeteilt werden, wie auf den eingangs beschriebenen Seiten geschehen.

Diese versorgen den gesamten Organismus mit Informationen. Dies geschieht über Botenstoffe, meist Hormone. Sie wirken als Katalysatoren, das heißt, sie nehmen an bestimmten biochemischen Prozessen im Rahmen des Stoffwechsels nicht direkt teil, doch ohne ihre passive Anwesenheit würden diese Prozesse nicht stattfinden. Die Arbeit der Chakras, der endokrinen Drüsen und des hormonellen Systems ist für die gesamte Energie- und Informationsversorgung des Organismus von großer Bedeutung.
HORMONE werden von Kläranlagen nicht abgebaut und gelangen somit über Seen und Flüsse oftmals wieder zurück in das Trinkwasser. Dies gilt für die Anti-Baby-Pille, Medikamentenrückstände, Schmerzmittel, Antibiotika usw. aber auch für industrielle Schadstoffe und Düngemittel wie DDT, PB, PBDE und viele mehr.

2.1 „Glückshormone“

2.1.1 ... mit aufregulierenden Wirkungen

- SEROTONIN
- DOPAMIN

2.1.2 ... mit rückregulierenden Effekten

- GABA
- MELATONIN
- ACETYLCHOLIN
- GALANIN

2.2 „Stresshormone“

- ADRENALIN
- ANISOMYCIN
- CORTISOL
- NORADRENALIN

2.3 „Sexualhormone“

- ADRENOCORTICOTROPES HORMON (ACTH)
- ANDROSTENDION (ASD)
- ANDROSTERON
- DEHYDROEPIANDROSTERON (DHEA)

- FOLLIKELSTIMULIERENDES HORMON (FSH)
- GESTAGENE
- GONADOTROPINE
- Laktotropin (LTH)
- LUTEINISIERENDES HORMON (LH)
- ÖSTRADIOL = ESTRADIOL
- ÖSTRIOL = ESTRIOL
- ÖSTROGENE - ESTROGENE
- ÖSTRON – ESTRON
- OXYTOXIN
- PREGNENOLON
- PROGESTERON
- PROLAKTIN
- TESTOSTERON

2.4 „VERBINDENDE HORMONE"

- OXYTOXIN
- PROLAKTIN

2.5 SCHILDDRÜSEN-HORMONE

- Parathormon (PTH)
- SOMATOSTATIN
- SOMATOTROPES WACHSTUMSHORMON (STH)
- SOMATOTROPIN
- SOMATROPIN
- Thyreoidea-stimulierendes Hormon (TSH)
- THYROXIN (T4)
- TRIJODTHYRONIN (T3)

2.6 SONDERHORMONE

- ADIURETIN
- ADRENOCORTICOTROPES HORMON (ACTH)
- ALBUMIN
- ALDOSTERON
- ANGIOTENSIN I und II
- ANTIDIURETISCHES HORMON (ADH)
- CORTISON
- DAOSIN = DIAMINOOXIDASE (= ANTIHISTAMIN)
- DIMETHYLTRYPTAMIN (DMT)
- ERYTHROPOIETIN (EPO)
- GHRELIN
- GLUTAMIN
- GLUTAMINSÄURE
- GLUTATHION
- HEPARIN
- HISTAMIN
- MEPYRAMIN

- MOTILIN
- PREGNENOLON
- RENIN
- VASOPRESSIN

2.7 „FREISETZUNGS (=RELEASING)-HORMONE"

- CORTICOTROPIN–RELEASING–HORMON (CRH)
- Gonadotropin-Releasing-Hormon (Gn RH)
- Growth-hormone-releasing hormone (GH RH)
- Prolaktin–Releasing–Hormon (PRH)
- Thyreoidea-stimulierendes Hormon (TSH)
- THYREOLIBERIN (TRH)

2.8 STOFFWECHSELHORMONE

- CHOLECYSTOKININ
- GASTRIN
- GHRELIN
- GLUKAGON
- GLUTAMAT
- GLYZIN
- INSULIN
- LEPTIN
- MOTILIN
- NMDA-Rezeptor = N-Methyl-D-Aspartat
- PEPSIN
- SOMATOSTATIN
- TAURIN

2.9 Pflanzenfarbstoffe = Flavonoide

Farbstoffe sind in etwa 8000 Verbindungen in Pflanzen natürlich vorhanden. Eine besondere Rolle spielen dabei die FLAVONOIDE, die zur Gruppe der sekundären Pflanzenfarbstoffe gehören. Sie bestehen biochemisch aus Flavon (= 2 – Phenylchroman) verbunden durch einen Tetrahydropyran-Ring. Sie wurden in den 1930er Jahren durch den Nobelpreisträger ALBERT VON SZENT-GYÖRGYI NAGYRAPOLT (1893-1986) entdeckt.

Unter den zahlreichen Wirkungen von Flavonoiden, die in vitro- und in vivo-Versuchen nachgewiesen wurden, sind die wichtigsten:

- antiallergisch
- antiviral und antimikrobiell
- antioxidativ
- antiproliferativ und antikarzinogen

Flavonoide wirken über mehrere Mechanismen. Im Vordergrund stehen dabei die Interaktion mit Enzymen, die Aktivierung von Zellen, ihre Eigenschaft als Radikalenfänger, sowie die Beeinflussung verschiedener Signaltransduktionswege in den Zellen. Flavonoide hemmen über dreißig Enzyme im menschlichen Körper. Sie aktivieren verschiedenste Zelltypen des Immunsystems.

Pflanzenfarbstoffe = Flavonoide: Licht wird zu Leben und Wärme

Apigenin (hellgelb)		Sellerie, Kamille
Berberin (gelb)		Berberitze
Betanin = Betanoin (rot)		Rote Rüben
Carotine (a-, b-, g- Carotin)	Infektionen	Karotten
Chlorophyll (blattgrün)	Oxidation	Algen
CURCUMIN	entzündungshemmend, antikarzinogen	Gelbwurz
Cyanidin = Anthocyan	rot → königsblau	Holunder, Rotkohl
Hypericin	rot, Antidepressivum	Johanniskraut
Indigo	blau	Indigostrauch
Isoquercetin	blutgefäßstärkendes Anti-Histamin	Mangos, Birnen
Linarin	Morbus Alzheimer	Baldrian, Leinkraut
LUTEIN	gelb, Retina-Makula-aufbauend	Paprika, Eidotter
Lycopin	rot, Antioxidantium	Tomaten
Quercetin	rot, antikarzinogen	rote Rüben, dunkle Beeren
Rutin	rot, Schutz vor UV-Strahlen	Stiefmütterchen, Holunder
Safranin T	rot → violett	Safran
Taxifolin	weiß → hellgelb, antikarzinogen	Lärche
Wogonin	entzündungshemmend, antikarzinogen	Baikal-Helmkraut
Zeaxanthin	orange, Retinapigment, wandelt Licht in Wärme um	Mais, Spinat, Eigelb

3. KÖRPEREIGENE ORGANE ZUR HERSTELLUNG BIOCHEMISCHER SIGNALSTOFFE

3.1 Grundlagen

Im hochkomplizierten Regelsystem des menschlichen Organismus werden Botenstoffe in zahlreichen Körperorganen hergestellt.

3.2 Hormonbildende Zellen in bestimmten Organen

Nur bestimmte Zelltypen setzen Hormone frei. Verantwortlich dafür sind gewisse Enzyme, die ausschließlich in den genannten Zellen vorhanden sind und individuell die Hormonfreisetzung regeln. Diese befinden sich in endokrinen Drüsen, wie u.a.

- den HIRNANHANGDRÜSEN = Hypophysenlappen
- dem Hypothalamus in beiden Gehirnhälften
- der EPIPHYSE = Zirbeldrüse
- den SCHILDDRÜSEN
- den NEBENNIEREN rinden und dem Nebennierenmark usw.
- in den Langerhans-Inseln des PANKREAS = BAUCHSPEICHELDRÜSE
- dem GENITALBEREICH

Im Einzelnen sind es diese besonderen Zellen, die in den nachfolgenden Organen, vor allem den endokrinen Drüsen, bestimmte Botenstoffe herstellen.

3.2.1 Die endokrinen Drüsen

DARSTELLUNG DER WICHTIGSTEN DRÜSEN

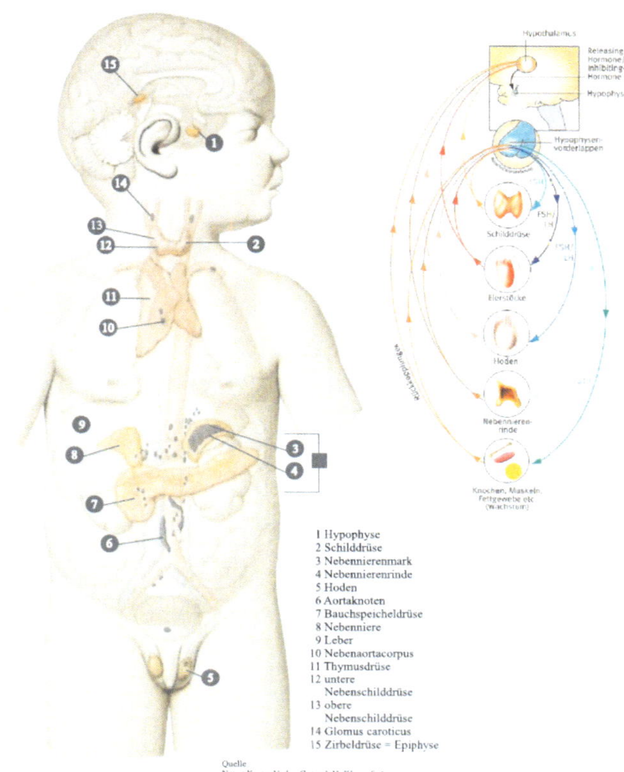

Quelle: Zeitschrift FOCUS Nr. 0972014, Seite 81

3.2.2 Zentrales (ZNS), Autonomes (ANS) und Vegetatives Nervensystem (VNS): Parasympathikus und Sympathikus

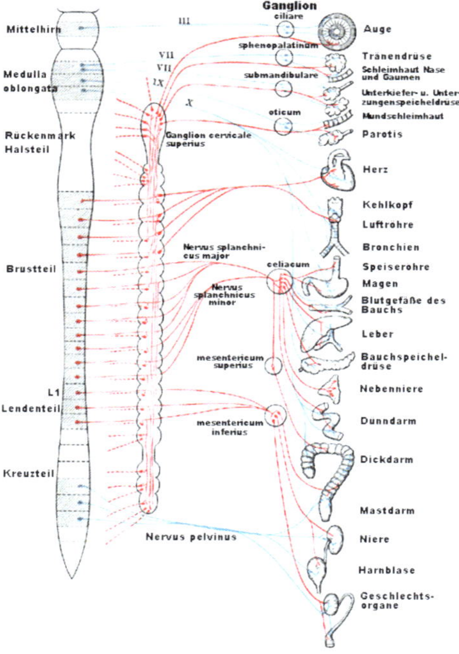

Quelle Zeitschrift FOCUS Nr. 0972014, Seite 81

Das VEGETATIVE NERVENSYSTEM (VNS): PARA-SYMPATHIKUS UND SYMPATHIKUS

Neben der dritten Komponente des vegetativen Nervensystems, dem ENTERISCHEN NERVENSYSTEM (ENS) gibt es die gegensätzlichen Wirkungen des Sympathikus und des Parasympathikus. Letzterer ist verantwortlich für Lockerheit, Ruhe und Erholung, ersterer für Kampf- und Fluchtverhalten, sowie das „Totstellen". Hier wird der Neurotransmitter ACETYLCHOLIN aufgebaut.

Das VEGETATIVE NERVENSYSTEM (VNS) ist u.a. zuständig für

- Die Erhaltung der HOMÖOSTASE wie Körpertemperatur, Blutdruck, Osmose über GABA und ADH
- Die Regulierung des Stoffwechsels, des Hungergefühls, der Nahrungs- und Wasserbearbeitung über TRH und TSH
- Den Schlaf- und circadianen Rhythmus über OREXIN
- Die Steuerung des Sexualverhaltens und MELATONIN der Fortpflanzung über OXITOCIN.

3.2.3 DAS MENSCHLICHE GEHIRN

Das menschliche GEHIRN besteht aus 10^{11} bzw. 100 Milliarden Nervenzellen = Neuronen. Letztere verfügen pro Zelle über jeweils 10.000 Schaltstellen = Synapsen, die sie mit einer Geschwindigkeit von 1000 Schaltungen pro Sekunde einsetzen. Das sind 10^{18} Vorgänge pro Sekunde.

Jede Nervenzelle verfügt über 100 Millionen MIKROTUBULI als Bestandteile des Zellskeletts, die wichtige Nährstoffe aus dem Zellkörper zum Synapsenende bewegen und somit bedeutende informationsverarbeitende Funktionen wahrnehmen.

Den ältesten, ersten Gehirnbereich beim Menschen stellt das REPTILIEN- oder R-GEHIRN dar. Es reagiert rein instinktiv mit dem Überlebensprogramm Kampf-Flucht-Totstellen. Es steuert die meisten vegetativen Körperfunktionen wie Atmung, Puls, Herzschlag und Körpertemperatur.

Beim zweiten Gehirn oder M-Gehirn handelt es sich um das LIMBISCHE SYSTEM, welches aus

AMYGDALA-HYPOTHALAMUS und HIPPOCAMPUS besteht, mit Gefühlen arbeitet, weitestgehend verbunden durch die Frequenz der Liebesenergie von 7.83 Hertz. Es verwertet Signale auf der Basis der vier Grundprogramme

ANGST – NAHRUNG – KAMPF und FORTPFLANZUNG in einer emotionalen Verarbeitung der aufgenommenen Umwelt- und Umfeldinformationen.

Der dritte Gehirnbereich ist der NEOKORTEX, zuständig für Sprechen und Schreiben sowie die höheren Denkfunktionen. Die Informationen werden ganzheitlich verarbeitet und als durch Bilder, Geräusche, Gerüche und sonstige Sinneseindrücke unterlegte Wahrnehmungen aufgenommen, verarbeitet und mit höherschwingenden Hirnfunktionen verbunden. Man spricht in diesem Zusammenhang auch von der EMOTIONALEN INTELLIGENZ.

Das MENSCHLICHE GEHIRN wiegt durchschnittlich 1400 Gramm. Das sind 1/40stel des jeweiligen Körpergewichtes, was einen Anteil von 2.5% ausmacht. Es verbraucht jedoch 22% der Energie, welche im Ruhezustand verbraucht wird. Damit liegt der Kalorienverbrauch im Vergleich zum Körpergewicht um 350% höher als beispielsweise bei den Menschenaffen.

Normalerweise wird das Gehirn mit dem aus der täglichen Nahrung gewonnenen Glukose = Einfachzucker versorgt. Dies geschieht durch den Abbau des hauptsächlich in der Leber und den Muskeln gespeicherten Glykogen. Wird keine Nahrung zugeführt, beginnt die Leber nach etwa 3 Tagen KETONKÖRPER aus dem vorhandenen Körperfett aufzubauen. Hierbei handelt es sich vor allem um BETA-HYDROXYBUTTERSÄURE oder 3-HYDROXYBUTANSÄURE, die besonders effektiv ADENOSINTRIPHOSPHAT (ATP) bereitstellen und die Gehirnzellen vor den für MORBUS ALZHEIMER und MORBUS PARKINSON verantwortlichen Giftstoffen schützen.

REGELMÄSSIGES FASTEN UNTERSTÜTZT DIESEN REINIGUNGS- UND HEILUNGSVORGANG.

Die Aufnahme einfacher Fette als MITTELKETTIGE TRIQLYZERIDE (MCTs) führt bereits kurzfristig zu einer substantiellen Zunahme von HYDROBUTTERSÄURE und damit u.a. zu einer nachweisbaren Verbesserung der kognitiven Fähigkeiten des Präfrontalkortex.

KOKOSÖL IST REICH AN MCT's.

FASTEN Sie regelmäßig 24 Stunden innerhalb eines Zeitraumes von vier Wochen. Empfehlenswert ist hierfür der elfte Tag nach Vollmond.

3.2.3.1 Wichtige Komponenten

3.2.3.1.1 Die Bedeutung des PRÄFRONTALEN CORTEX

Eine besonders wichtige Funktion kommt der Aktivierung des PRÄFRONTALEN KORTEX zu, einem der in der menschlichen Evolution am Schluss entstandenen Teile des Gehirns. Diese liegen im linken und im rechten Schläfenlappen, wobei links das nach außen gerichtete, objektbetonte, logisch-analytische Denken mit seiner zweidimensionalen Wahrnehmungsverarbeitung sitzt und rechts das nach innen orientierte, subjektbetonte, kreativ-schöpferische Entscheiden mit seiner dreidimensionalen Wahrnehmungsverarbeitung liegt. DIES IST DAS NEUE GEHIRN mit seinem NEUEN DENKEN in Synergie als Glückseligkeit, Frieden, Freude, Mitgefühl, ein langes Leben, Regeneration, Wohlstand, anhaltende Gesundheit und Liebe. Entsprechende Meditationen stärken diesen Zustand, der von selbst aus dem eigenen Inneren aufsteigt.

Der PRÄFRONTALE KORTEX stellt unsere Verbindung zum Hohen Selbst her, dem „Botschafter Gottes" in uns, der Steuerinstanz unseres Überbewusstseins und unserer spirituellen Identität und damit dem INDIVIDUELLEN SCHLÜSSEL ZUR ERLEUCHTUNG und dem UNIVERSALEN BEWUSSTSEIN, welches

Alles mit Allem verbindet, das VERSCHRÄNKUNGSPRINZIP DER QUANTENPHYSIK.

3.2.3.1.2 NEURONALE NETZE leiten Informationen

NEURONALE NETZE bilden sich durch die Verbindung von Millionen Nervenzellen = Neuronen. Die einzelnen Zellen entwickeln Bündel von Nervenfasern, die sich weit verzweigt mit anderen Einheiten verbinden und über diese komplizierten Netze unterschiedliche Signale senden, die wiederum diverse Gedankenprogramme, Gefühlsmuster und Aktionsparameter weiterleiten. Diese Weitergabe spezieller Informationsimpulse bezeichnet man als „feuern". Bestimmte Programmierungen sowie deren Nervenbahnen im limbischen System entstehen bereits im Mutterleib und bilden unsere Grundmuster.

In den ersten Lebensjahren ist das kindliche Gehirn ganz auf Datenaufnahme ausgerichtet. Nach der Geburt sind die Gehirnfrequenzen des Neugeborenen wie folgt eingestellt:

Geburt bis 2. Lebensjahr – Delta Wellen

2. bis 6. Lebensjahr – THETA Wellen

7. bis 16. Lebensjahr – ALPHA und BETA-Wellen

Während der Pubertät werden über 80% der Nervenverbindungen wieder gelöscht, da der heranwachsende Jugendliche lernt, seine individuellen Umfelddaten kennenzulernen. Etwa 70% der Negativprogramme eines Siebenjährigen bilden sich bis zum 4. Lebensjahr und spiegeln seine Umfeldbedingungen wider. Diese Emotionen werden größtenteils instinktiv in der Amygdala gespeichert sowie im PRÄFRONTALEN CORTEX bearbeitet. Dort sitzt das COGNITIVE FÜHLEN UND DENKEN und werden Entscheidungen getroffen.

COGNITIVE EMOTIONEN ergeben sich bewusst und entstehen im jeweiligen Moment. INSTINKTIVE EMOTIONEN wirken toxisch und bilden Negativpotenziale, an welche sie sich erinnern. Sie zeigen sich als TRAUMATA und Angst, Schuld, Wut, Stress, Kummer, Neid, Geiz, Wollust, Ärger, Groll, Triebhaftigkeit usw. im limbischen System. Sie sind jedoch formbar und veränderlich und spiegeln unsere Lernerfahrungen wider.

3.2.3.1.3 MITOCHONDRIEN als „Stromkraftwerke der Zellen"

MITOCHONDRIEN sind die Stromkraftwerke der Zellen. Sie beeinflussen die menschliche Vitalität und den individuellen Alterungsprozess, sie entsorgen alte Zellen und ersetzen sie durch neue. Sie werden beeinflusst durch die persönliche Ernährung und Bewegung. Ihre DNS lassen jene Gene zum Zuge kommen, die den Gesundheitszustand des Gehirns und seine Langlebigkeit fördern. Sie steuern auch die Herstellung und Weiterleitung von Lebensenergie.

Zu einer optimalen Beschaffenheit der Mitochondrien trägt der Botenstoff GLUTATHION maßgeblich bei. Er fördert die WEIBLICHE LEBENSKRAFT. Die gesamte DNS-Substanz der Mitochondrien jedes Menschen entstammt ausschließlich der Mutterseite der Familie.

Die Mitochondrien arbeiten mit Kohlenhydraten als Hauptenergiequelle, Wasser als H_2O und Kohlendioxid als CO_2 fallen als Abfallprodukte dieser AEROBEN ENERGIEGEWINNUNG an. Gespeichert werden diese Energien in der „chemischen Batterie" des Moleküls ADENOSINTRIPHOSPHAT (ATP), vor allem in den Leberzellen. Dabei entstehen u.a. auch Sauerstoffabbauprodukte als sogenannte reaktive Sauerstoffspezies (ROS), besser bekannt unter der Bezeichnung FREIE RADIKALE. Diese spielen eine wichtige Rolle beim Verlauf der APOPTOSE, des Selbstzerstörungsmechanismus der Zellen. Dabei entscheiden deren Mitochondrien, ob einzelne Zellen leben oder sterben. Dieser Sachverhalt ist von großer Bedeutung für die Zerstörung von Gehirnzellen bei allen NEURODEGENERATIVEN ERKRANKUNGEN. Deren Ursachen sind im wesentlichen FREIE RADIKALE als chemische Stoffe, die Gewebesegmente zum Oxidieren bringen und auch Proteine, Fette und DNS Schaden zufügen und wahrscheinlich auch für den persönlichen Alterungsprozess verantwortlich sind. Ihre Gegenspieler sind ANTIOXIDANTIEN, vor allem in Form gewisser Botenstoffe wie GLUTATHION.

Einzelne Zellen können Tausende von Mitochondrien besitzen, die bis zu 40% des gesamten Zellmaterials ausmachen können.

3.2.3.1.4 Der PLEXUS CHOROIDEUS

Ein Plexus choroideus, auch Plexus chorioideus oder Plexus chorioides geschrieben, ist ein baumartig verzweigtes Adergeflecht in einem der Ventrikel des aus dem Neuralrohrlumen hervorgegangenen Hohlraumsystems des Gehirns. Jeder der vier Ventrikel besitzt ein solches Adergeflecht, auch als Zottenwulste bezeichnet. Die Plexus choroidei bilden die Gehirn- und Rückenmarksflüssigkeit (Liquor cerebrospinalis) und geben sie ab in das Ventrikelsystem als inneren Liquorraum.

Die Bildung des Liquors erfolgt im Wesentlichen durch eine Ultrafiltration des Blutes. Zusätzlich wird durch aktive Ausschüttung (Sekretion) eine gegenüber dem Blut erhöhte Konzentration an Natrium und Magnesium erzielt. Die gebildete Liquormenge liegt bei etwa 0,3-0,4 ml/min, also rund 500 ml pro Tag. Das in den Liquorräumen enthaltene Volumen von ca. 150 ml wird damit erneuert und das Ventrikelsystem somit von den Bildungsorten in den Seitenventrikeln her durchströmt in Richtung der im vierten Ventrikel gelegenen Öffnungen in den Subarachnoidalraum als äußeren Liquorraum.

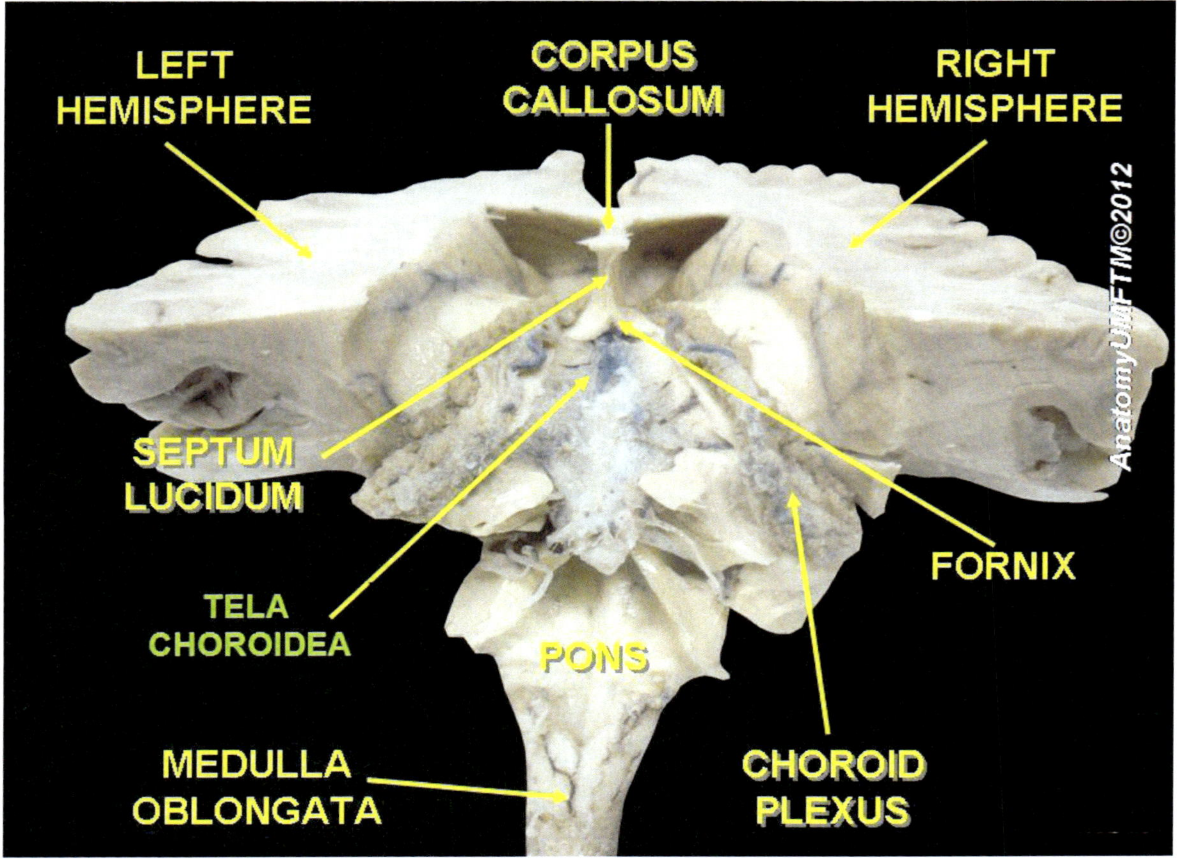

Quelle: https://de.wikipedia.org/wiki/Plexus_choroideus#/media/File:Slide7oo.JPG

Ein Plexus choroideus besteht aus einer Einstülpung der weichen Hirnhaut (Pia mater) und deren epithelialem Überzug aus Zellen der Neuroglia, spezialisierten Ependymzellen, des aus der Wand des embryonalen Neuralrohrs hervorgegangenen Neuroepithels. Dieses einschichtige kubische Epithel des Ependyms weist hier als Lamina choroidea neben Kinozilien auch zahlreiche Mikrovilli an der Oberfläche auf. Darunter befindet sich die aus der Pia mater stammende gefäßreiche Bindegewebsschicht, die Tela chorioidea, mesenchymalen Ursprungs. Über Seitenäste der Arteria carotis interna sowie der Arteria cerebri posterior (caudalis) werden die Adergeflechte mit Blut versorgt.

3.2.3.2 Das STAMMHIRN

Das Stammhirn ist verantwortlich für die Herstellung der folgenden Botenstoffe:

Acetylcholin
Adrenalin
Aldosteron
Noradrenalin = Norepinephrin

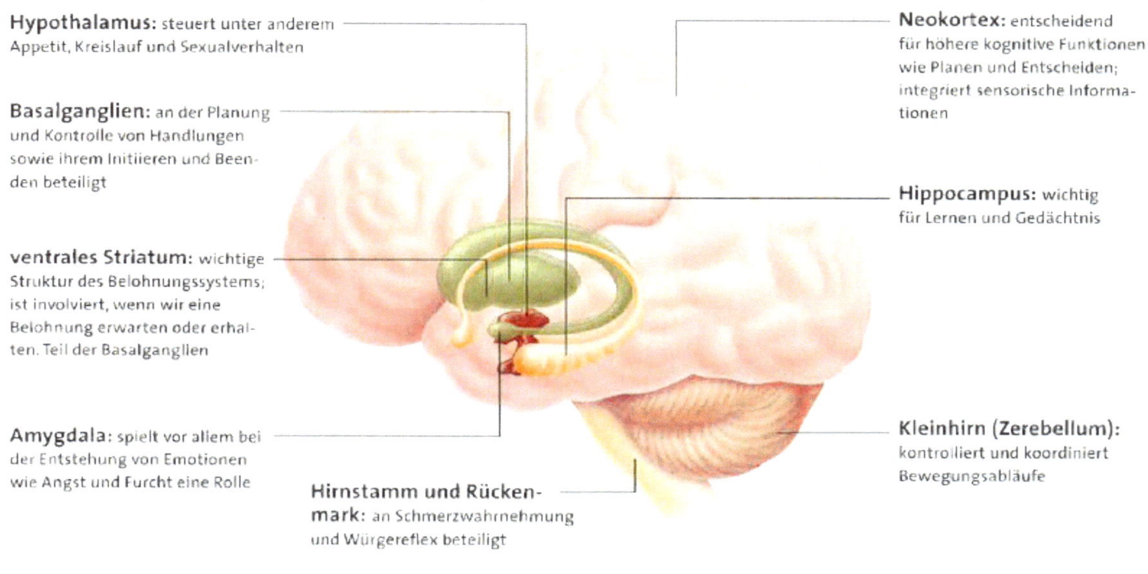

Quelle: Zeitschrift – „Gehirn & Geist", Nr. 4/2015, Seite 69

3.2.3.3 Das ZWISCHENHIRN

Dieses besteht aus den folgenden Organen, welche die aufgeführten Botenstoffe herstellen:

3.2.3.3.1 Die Zirbeldrüse oder die Epiphyse

Die Zirbeldrüse oder Epiphyse, anatomisch auch Glandula pinealis (deutsche Bezeichnung wohl nach der Zirbelkiefer (Pinus cembrum) bzw. der Form ihrer Zapfen; synonyme Fachausdrücke siehe weiter unten) ist ein kleines Organ im Epithalamus (einem Teil des Zwischenhirns). In der Zirbeldrüse wird von den Pinealozyten das Hormon Melatonin produziert. Die Hormonproduktion findet überwiegend nachts statt. Über das Melatonin werden der Schlaf-Wach-Rhythmus und andere zeitabhängige Rhythmen des Körpers gesteuert. Eine Fehlfunktion kann – außer einem gestörten Tagesrhythmus – sexuelle Frühreife oder Verzögerung bzw. Hemmung der Geschlechtsentwicklung bewirken. Die wichtigsten Botenstoffe der EPIPHYSE sind Serotonin und Melatonin.

Die Epiphyse (griech. Epiphysis = „der Aufwuchs) oder Zirbeldrüse (lat. glandula pinealis) ist ein erbsengroßes Organ im Zwischenhirn, größtenteils bestehend aus sekretorischen Nervenzellen (Pinealozyten).

Die EPIPHYSE = Zirbeldrüse wird auch als „1. AUGE GOTTES" bezeichnet. Sie stellte die erste (feinstoffliche) materielle Verdichtung des Menschen in seiner Evolution überhaupt dar und kann Änderungen von Schwankungen des Sonnenlichtes erfassen, Bilder aufnehmen und wiedergeben sowie MELATONIN und andere Hormone herstellen. Auch heute besitzt die Epiphyse nachweislich wichtige photosensorische Fähigkeiten, auch wenn die physischen Augen nicht mehr arbeiten.

Die Wirkung von Melatoningaben auf Personen, die unter Jetlag leiden, wurde 1986 von Josephine Arendt untersucht. Die drei Melatoninrezeptoren Mel1a, Mel1b und Mel1c wurden 1995 von Steve Reppert und D. R. Weaver kloniert. Im Oktober 1995 wurde Melatonin vom Bundesinstitut für gesundheitlichen Verbraucherschutz und Veterinärmedizin (BgVV) als „arzneilich wirksame Substanz" eingeordnet, was bedeutet, dass es als Nahrungsergänzung nicht mehr in Deutschland frei verkäuflich ist.

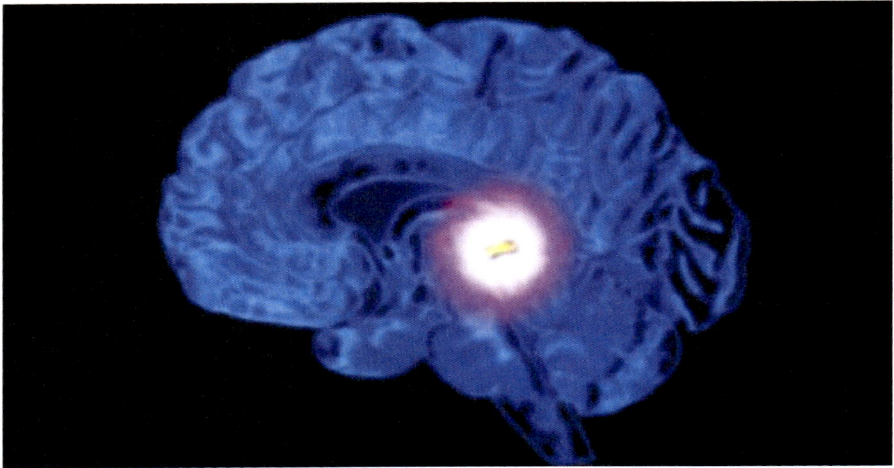

Quelle: http://www.pravda-tv.com/wp-content/uploads/2015/02/drittes-auge.jpg

Das „1. Auge Gottes“ steht auch in enger Verbindung mit dem HYPOTHALAMUS und seinen Regelkreisen, steuert mit einer Frequenz von 7.83 Hz den Biorhythmus und die Eigenliebefrequenz. Es schützt vor freien Radikalen. Außerdem ist es für die Abgabe von DIMETHYLTRYPTAMIN (DMT), dem „Spirit-Molekül“ als bekanntestem halluzinogenem Neurotransmitter (NTR), zuständig.

3.2.3.3.2 Die Hypophyse

Releasing Hormone, LH, FSH, TSH, ACTH, GH (RG)
Somatotropes Wachstumshormon (STH), Thyrotropin
Somatropin, Prolaktin, MSH, Galanin
Adrenocorticotropes Hormon (ACTH), Kisspeptin
Gonadotropin
Adiuretin/Vasopressin, Oxytocin

Die HYPOPHYSE (griech. Hypophysis = „das nach unten hängende Gewächs“ hat eine absolut dominierende Bedeutung bei der Steuerung des Hormonsystems im menschlichen Organismus. Sie verbindet die spirituelle Identität des Überbewusstseins mit Sitz im Zwischenhirn mit dem Hypothalamus, dem zweiten wichtigen Regulationsorgan des Informationssystems der Botenstoffe mit dem restlichen Organismus.

Der Hypophysenvorderlappen kontrolliert die Tätigkeit von Schilddrüsen, Nebennierenrinden, weiblichen Keimdrüsen, Brüsten sowie das Wachstum der Hauptskelettteile, der wesentlichen Muskeln und weiblichen inneren Organe. Der andere Teil der Hypophyse, der Hypophysenhinterlappen, beeinflusst unter anderem die Arbeit von Brustdrüsen, Nieren und von männlich angelegten Organen.

Der Hypophysen-Vorderlappen = Adenohypophyse wirkt als Speichermedium für weibliche Ahnenprogramme und ist mit der linken Schilddrüsenhälfte verbunden, der Hypophysen-Hinterlappen = Neurohypophyse wirkt als Speichermedium für männliche Ahnenprogrammen und ist mit der rechten Schilddrüsenhälfte verbunden.

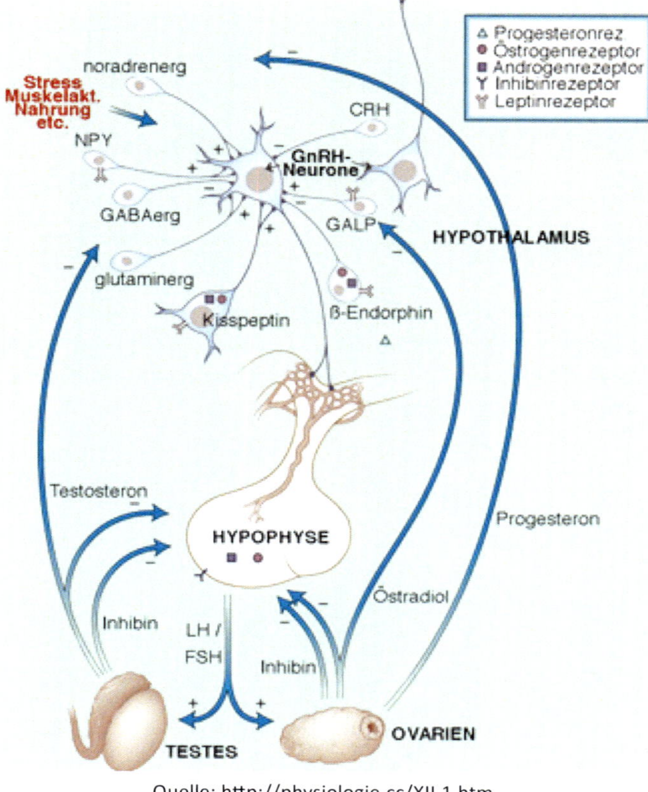

Quelle: http://physiologie.cc/XII.1.htm

Die Hypophyse besteht aus drei Teilen:

3.2.3.3.2.1 Der Hypophysenvorderlappen oder die Adenohypophyse

Der Vorderlappen (HVL) bildet Glandotropine - ACTH, TSH, FSH, LH, Prolaktin und GH - und steuert damit die Hormonfreisetzung peripherer Drüsen (Glukokortikoide, Schilddrüsenhormone, Geschlechtshormone), Ovulation und Spermatogenese, Wachstum und Brustdrüsenentwicklung. Er ist verantwortlich für die Herstellung

- Des Wachstumshormons SOMATOTROPIN (STH)
- Dem PROLAKTIN (LSH, LTH)
- Des auf die Keimdrüsen = Gonaden wirkenden FOLLIKELSTIMULIERENDEN (FSH) und des LUTEINISIERENDEN HORMONS (LH)
- Des die Nebennierenrinde stimulierenden ADRENOCORTICOTROPEN HORMONS (ACTH)
- Und des die Schilddrüse anregenden THYROIDEASTIMULIERENDEN HORMONS (TSH)

3.2.3.3.2.2 Der Hypophysenzwischenlappen

Der Zwischenlappen bildet Melanotropine = Melanozyten-stimulierende Hormone (MSH), Peptidhormone, welche auf Melanozyten wirken und die Pigmentierung erhöhen (der MSH-Spiegel steigt in der Schwangerschaft, was die Pigmentierung - zusammen mit erhöhten Östrogenspiegeln - erklärt). MSH wirkt nur bei

Anwesenheit funktionstüchtiger Rezeptoren. Melatotropine und ACTH stammen vom selben Vorläufermolekül - Proopiomelanocortin (POMC) - ab (s. auch dort).

- OXYTOXIN sowie das
- ANTIDIURETISCHE HORMON (ADH) = VASOPRESSIN/ADIURETIN

3.2.3.3.2.3 Der Hypophysenhinterlappen oder die Neurohypophyse

Der Hinterlappen (HHL) entsteht aus dem neuralen Ektoderm. Fasern aus dem Nucleus supraopticus und paraventricularis setzen Vasopressin (=ADH) und Oxytoxin frei. Dazu müssen diese Kerne im Rahmen entsprechender Regelungsvorgänge angeregt werden, z.B. durch Blutdruckabfall oder Wassermangel (ADH) oder einem Saugreiz an der Brustwarze (Oxytoxin).

3.2.3.4 Der Hippocampus

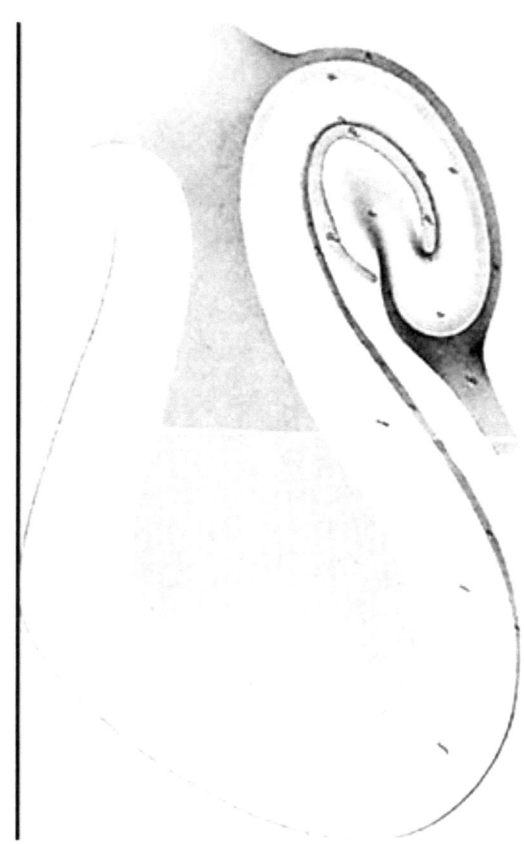

© Camillo Golgi: Sulla fina anatomia degli organi centrali di sistema nervoso. V. Sulla fina anatomia di grande piede d'Hippocampo. Milan, Ulrico Hoepli, 1886 / public domain
Quelle: http://www.spektrum.de/alias/dachzeile/vom-hirnpferd/1014261

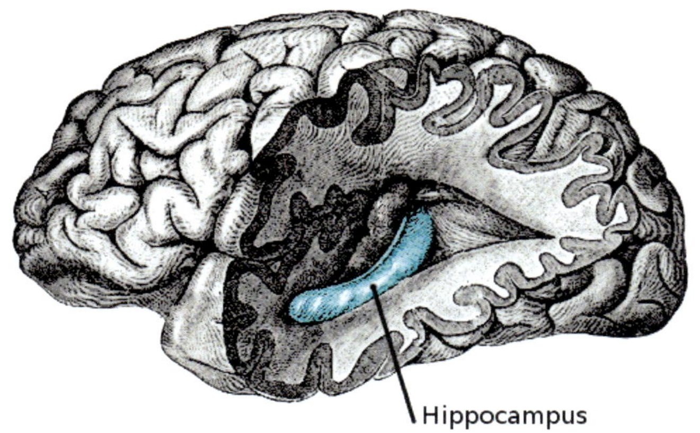

Quelle: https://en.wikipedia.org/wiki/Hippocampus

Der Hippocampus (lat. Seepferdchen) gehört zu den ältesten Gehirnbereichen und liegt als zentrale Schaltstation des Limbischen Systems im Temporallappen sowohl der linken als auch der rechten Gehirnhälfte vor.

Der Hippocampus bildet, ausgehend vom Limbischen System, eine funktionelle Ergänzung zur Amygdala. Er beruhigt und korrigiert deren oft extreme Impulse im Hinblick auf eine allgemeine Stresskontrolle. Er bildet den Ausgangspunkt für verschiedene wichtige Regelkreise.

Der Hippocampus verbindet die Organe unserer Sinneswahrnehmung und deren Verarbeitungsstellen miteinander, also

- die linke, logisch-analytische (EGO-Komponente) mit der rechten, kreativ-schöpferischen Gehirnhälfte (ICH-Komponente)
- den vorderen Präfrontal-Cortex mit beiden Schläfenlappen mit dem Kleinhirn und seinen (EGO-und-ICH) Steuerungszentren
- das Zwischenhirn als Sitz des Überbewusstseins mit dem Groß- und Mittelhirn des Wachbewusstseins

Sowohl der HYPOTHALAMUS als auch die AMYGDALA aktivieren das Corticotropin-Releasing-Hormon (CRH), welches das Adrenocorticotrope Hormon (ACTH) und damit alle weiteren Stresshormone herstellt. Diese bestimmen dann die hormonellen und neuronalen, somit die neurobiologischen und biochemischen Stressimpulse.

AMYGDALA und HIPPOCAMPUS steuern Stress und Emotionen über den Bereich der „emotionalen Intelligenz“ im Limbischen System und Thalamus in Bezug auf Angst, Angriff, Flucht oder Totstellen bzw. Ohnmacht. Letztere versucht zu lernen, ausgleichend einzuwirken, zu vermitteln, Kopf- und Bauchhirn miteinander zu verbinden.

Einmal ausgelöste Stressreaktionen werden über den HIPPOCAMPUS mit dem PRÄFRONTALEN CORTEX und damit den Entscheidungszentren des Gehirns verbunden, um von dort korrigierende Befehle für die Amygdala zu erhalten, damit die dort ursprünglich ausgelöste Stressreaktion unterbunden wird.

Die logisch-analytisch aufgebaute linke Gehirnhälfte lernt mit den dort sitzenden Sinnesorganen: Schmecken, Riechen, Fühlen, Hören und Sehen, objektbezogen, nach außen gerichtet. Es bildet sich weiter durch Wiederholungen mit dem Kurzzeitgedächtnis, oft ohne zu begreifen und Emotionen mit dem Erlernten zu verbinden, sodass der Lerninhalt nicht dauerhaft gespeichert und behalten wird. Dies geschieht im HIPPOCAMPUS LINKS in Wortsequenzen.

Der HIPPOCAMPUS RECHTS speichert „verinnerlichtes Wissen“ in Bildern ab. Die kreativ-schöpferisch aufgebaute, rechte Gehirnhälfte nimmt mit den dort liegenden, 4-fach höher schwingenden, Sinnesorganen: Hellschmecken, Hellriechen, Hellfühlen, Hellhören und Hellsehen Informationen subjektbezogen nach innen gerichtet über den Bereich der „EMOTIONALEN INTELLIGENZ“ des Limbischen Systems und des Thalamus der rechten Gehirnhälfte auf. Hier gilt die Devise:

„MIT DEM HERZEN DENKEN UND DEM VERSTAND FÜHLEN“

Der Hippocampus spielt eine zentrale Rolle im Rahmen der Verbindung von Kurzzeit- und Langzeitgedächtnis im Gehirn, damit dem allgemeinen Lernverhalten, der Konzentration, dem Auftreten von Gedächtnislücken sowie der Aufarbeitung mentaler Erinnerungen. Er ist auch für die Koordination der unterschiedlichen Gedächtnisinhalte der beiden Gehirnhälften zuständig, sowie der mit diesen verbundenen Emotionen. Er steuert auch die Feinmotorik, z.B. das Zittern (Tremor).

Neben der AMYGDALA ist im Rahmen der praktischen Informationsregulation der HIPPOCAMPUS das wichtigste Organ des Zwischenhirns, welches wie das Herz und die Erdfrequenz der fundamentalen, elementaren Schumann-Welle auf 7,83 Hertz (Hz) pro Sekunde schwingt, also in einem hohen Theta- bzw. niedrigen Alpha-Bereich. Er wird von der AMYGDALA und dem „Inneren Saboteur“ negativ beherrscht oder kontrolliert diese positiv.

Er ist deshalb verbunden

- mit dem Limbischen System, dem Thalamus und Hypothalamus
- Mit dem präfrontalen Cortex der beiden Schläfenlappen, wo Entscheidungen getroffen werden, sowie dort, wo Sinneswahrnehmungen emotional verarbeitet und ausgewertet werden.
- mit der Epiphyse, oder Zirbeldrüse, der spirituellen Zentralsteuerung des 1. Auges Gottes als Sitz des Hohen Selbst als Steuerungsinstanz des Überbewusstseins.

3.2.3.5 Das Limbische System

Hier ist die hormonelle Übertragung auf die „Empfänger“-Zellen abgestimmt.

GABA (Gamma-Amino-Buttersäure-Acetat)
↑
Serotonin
↑
Dopamin

Dieses ist im Gehirn für die Verarbeitung persönlicher Emotionen, für das individuelle Triebverhalten und für die Ausschüttung von ENDORPHINEN zuständig.

Es bildet einen doppelten Ring um die Basalganglien und den Thalamus aus alten Großhirnbereichen des Allocortex und besteht u.a. aus folgenden Arealen:

- Hippocampus
- Fornix
- Corpus mamillare
- Gyrus cinguli
- Corpus amygdaloideum (Amygdala, Mandelkern)
- Nuclei anterioventrales des Thalamus
- Gyrus parahippocampalis
- Septum pellucidum

In Verbindung mit dem Mittelhirn spricht man vom MESOLIMBISCHEN SYSTEM. Hiermit hängen auch gewisse Bewusstseinsstörungen zusammen wie:

Depressionen, posttraumatische Erfahrungen, Autismus, Phobien, das „URBACH-WIETHE-SYNDROM", MORBUS ALZHEIMER, bipolare Störungen, Paranoia, Schizophrenie, MORBUS PARKINSON, Belohnungs- (Nucleus accumbens) und Suchtverhalten (Striatum)

3.2.3.6 Der Thalamus

Dieses Organ (griech. Thalamos = Kammer) füllt den bedeutendsten Bereich des Zwischenhirns als Sitz des Überbewusstseins und der spirituellen Identität aus. Er besteht aus zahlreichen Kernarealen mit einer starken Anbindung an die Großhirnrinde des Neocortex.

Auch der Thalamus ist in der linken und rechten Gehirnhälfte zweigeteilt vorhanden. Je nach Einfluss auf die Großhirnrinde spricht man von spezifischen und unspezifischen Thalamuskernen.

In den verschiedenen Thalamuskernen werden Sinneswahrnehmungen und andere Körperinformationen angenommen, ausgewertet und an die betreffenden Nervenzellen und zuständigen Synapsen weitergeleitet. Deshalb wird der Thalamus auch als „Tor zum Bewusstsein" angesehen.

3.2.3.7 Der Hypothalamus

Der Hypothalamus empfängt von allen Sinnesorganen, vom autonomen Nervensystem und der Psyche sämtliche aufgenommenen, verarbeiteten und weiter geleiteten Informationen in Form spezifischer elektrischer Impulse. Er stellt die Befehlszentrale und wichtigste Schaltstelle im menschlichen Gehirn dar. Er kontrolliert ebenfalls durch Schwingungskontakt die Aktivitäten der Zirbeldrüse, der Hypophyse und das wichtige System der sieben bereits beschriebenen endokrinen Drüsen. Diese lösen alle biochemischen metabolischen Prozesse im Körper aus und kontrollieren auch die Funktion von Hormonen, Enzymen und chemischen Botenstoffen.

Oxytoxin, Somatostatin, Leptin, Ghrelin

↑

Vasopressin = Antidiuretisches Hormon (ADH)

↑

Corticotropin-releasing-Hormone (CRH)

Gonado-releasing-Hormone wie Gonadoliberin (GnRH)

Der HYPOTHALAMUS (griech. Hypo = unter, thalamos = Kammer) befindet sich im Zwischenhirn (Diencephalon) in der Nähe der Sehnervkreuzung (chiasma opticum). Verbunden ist er mit der Hypophyse (vor allem dem Hinterlappen) nach dem Thalamus. Zwischen beiden befindet sich der NUCLEUS SUBTHALAMICUS als ursächliches Organ für Tremorsymptome und Einschränkungen der Grobmotorik, wie bei MORBUS PARKINSON.

DER HYPOTHALAMUS STEUERT DIE VEGETATIVEN FUNKTIONEN DES MENSCHLICHEN ORGANISMUS ÜBER BESTIMMTE HORMONE

Hierbei ist die linke Gehirnseite für die analytischen, rationellen und durch die Logik maßgeblich beeinflussten Aufgaben gekennzeichnet, während die rechte Gehirnseite mehr den musischen und intuitiven Anteil an Gehirnarbeit leistet. Die Sehnerven vernetzen diese lichtelektrischen Reize kreuzförmig mit dem Hypothalamus, in dessen Region und Einflusssphären die zwei wichtigsten Steuer- und Regulationsdrüsen des Gehirns, die Epiphyse und die Hypophyse liegen. Von den genannten Drüsen verfolgen die Sehnerven weiter ihre Bahn in das Dach des Mittelhirns, welches für visuelle Aktivitäten zuständig ist. Von dort geht der Weg weiter zu den Schaltstellen des Hypothalamus, wo dann schließlich die Nervenfasern zur Sehrinde umgebildet werden und einen eigenen Teil des Stammhirns ausmachen. Er hat die Frequenz 7.83 Hz als fundamentale „Schumann-Welle".

3.2.3.8 Der Subthalamus oder Thalamus ventralis

ist eng mit den Basalganglien verbunden und regelt bestimmte Aktivitäten der Thalamuskerne. Diese Vorgänge werden größtenteils vom NUCLEUS RETICULARIS kontrolliert, bevor sie von letzterem an das Zentralnervensystem weitergeleitet werden. Dieses hat Verbindungsfasern zur Großhirnrinde und ist mit letzterer auch informativ engstens vernetzt.

3.2.3.9 Der Nucleus subthalamicus

Dieser gehört entwicklungsgeschichtlich zum ventralen Diencephalon und liegt in der Mitte der Capsula interna. Er steht vor allem mit dem Pallidum in Verbindung. Dabei wird er vom motorikfördernden Teil des Pallidums gehemmt und wirkt auf den motorikhemmenden Teil des Pallidums erregend. Deshalb übernimmt er eine wichtige hemmende Funktion von Bewegungsimpulsen.

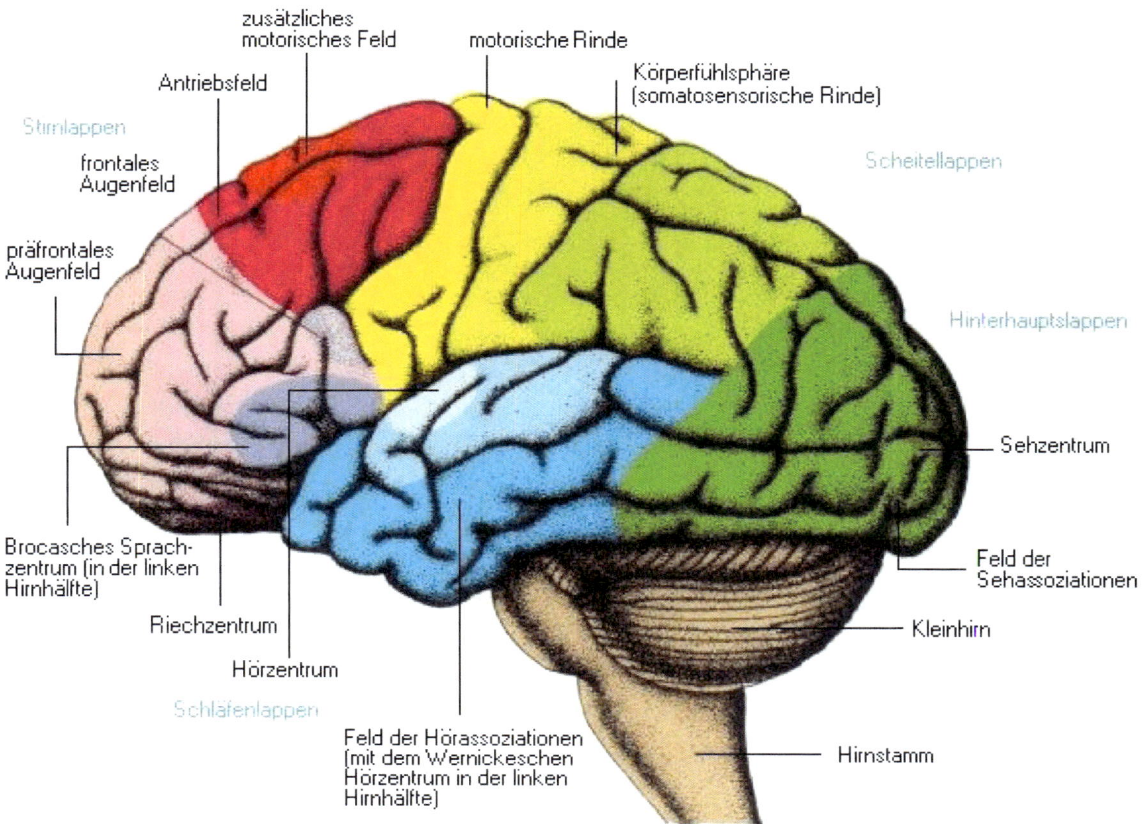

Quelle: http://www.wissen.de/sites/default/files/styles/lightbox/public/wissensserver/jadis/incoming/m3hirn.jpg?itok=rM6VOPvU

3.2.3.10 Das Mittelhirn

3.2.3.10.1 Die Amygdala oder der Mandelkern

Die AMYGDALA oder auch CORPUS AMYGDALOIDEUM wird dem „Reptilien-Gehirn" als ältestem Teilbereich zugeordnet, wo der eigentliche Urinstinkt des Überlebenswillens sitzt nach der Devise

Kampf – Flucht – Totstellens

Diese Gefahrenanzeige geschieht innerhalb von Millisekunden vor der Sinneswahrnehmung der eigentlichen Gefahr in Form von emotionalen ANGST-Zuständen. Begleitet werden diese Impulse von Gefühlen wie WUT, FLUCHT, PANIK, AGGRESSION, HASS usw. sowie des ZWEIFELS, von SORGEN, FURCHT, ORIENTIERUNGS- und ENTSCHEIDUNGSLOSIGKEIT, hervorgerufen durch den „Inneren Saboteur."

Der *zentrale Kern* der Amygdala erhält den Großteil der Informationen des *basolateralen Komplexes* und sendet seinerseits Botschaften auch in Form bestimmter Regelkreise an:

- den mittleren Hypothalamus zur Aktivierung des Sympathikus,
- den retikulären Kern (Formatio reticularis) zur Verstärkung von Reflexen,
- den Nucleus motorius des Nervus trigeminus und Nucleus motorius des Nervus facialis zum Auslösen von ängstlichen Gesichtsausdrücken,
- den Nucleus parabrachialis zur Stimulierung der Atmung,
- den Nucleus paraventricularis des Hypothalamus zur Stimulierung der ACTH-Ausschüttung in der Hypophyse (stress response, „Stressantwort"),
- den Nucleus dorsalis des Nervus vagus zur Beeinflussung des Magen-Darm-Trakts und
- den Locus caeruleus, den Nucleus tegmentalis lateralis dorsalis sowie die Area tegmentalis ventralis (VTA) zur Produktion der Neurotransmitter Acetylcholin, Adrenalin und Dopamin. Dies erhöht die Achtsamkeit und die Aufmerksamkeit.

3.2.3.10.2 Die Mamillarkörper oder Corpora mamillaria

Auch die Corpora mamillaria sind paarig angelegte Organe des Limbischen Systems, vor den Fornixspangen angelegt. Von ihren Kernbereichen führen Nervenfasern zu den Thalamuskernen, von denen einige das Hormon HISTAMIN enthalten.

Im Rahmen des „PAPEZ-KREISES", wie auf Seite 100ff. beschrieben, sind die Mamillarkörper vor allem für die Speicherung von Schuldprogrammen zuständig. Verbunden mit den Angstprogrammen der Amygdala entstehen negative Emotionen als „Angst vor Schuld", die zu Selbstzerstörungsmechanismen und Gedächtnisausfällen führen können.

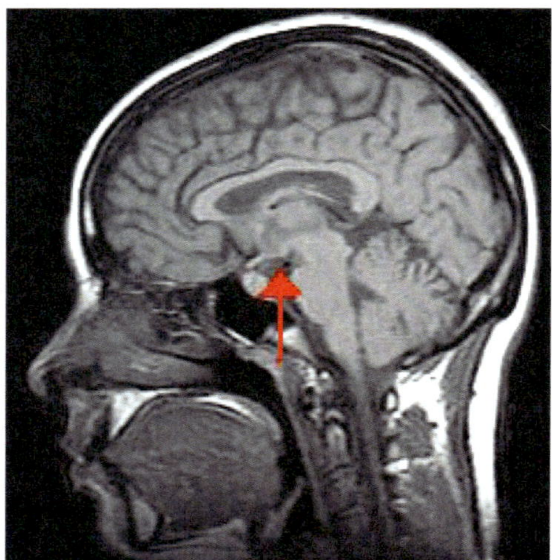

Die gemeinsamen Zusammenhänge, insbesondere hinsichtlich der Auswirkung von emotionalen Impulsen im Gehirn zeigt obiges Bild:

3.2.3.11 Das Kleinhirn oder Cerebellum

3.2.3.12 Das Pyramidale System (PS)

Das pyramidale System (PS) ist u.a. zuständig für die Bewegungssteuerung. Es bezeichnet eine Ansammlung zentraler Neurone und ihre in der Pyramidenbahn zusammen verlaufenden Nervenzellfortsätze. Seinen Namen verdankt es der besonderen pyramidenähnlichen Struktur seiner Ursprungszellen (Pyramidenzellen). Das pyramidale System ist vor allem beim Menschen besonders gut ausgebildet. Zusammen mit dem extrapyramidalen System steuert es alle willkürlichen und einen Teil der unwillkürlich ablaufenden Bewegungen der Fein- und Grobmotorik.

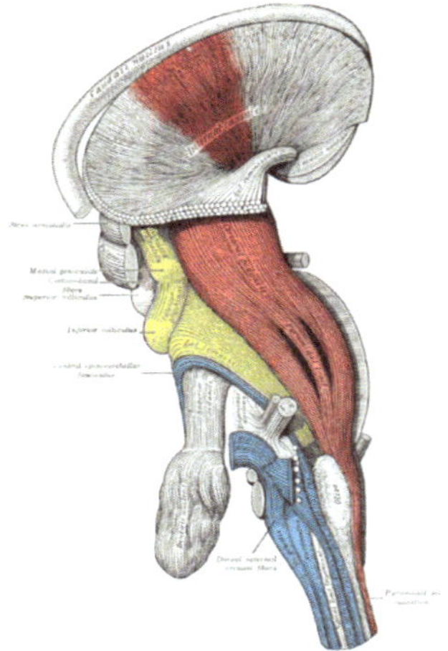

Quelle: Henry Vandyke Carter - Henry Gray (1918) Anatomy of the Human Body (See „Buch" section below) Bartleby.com: Gray's Anatomy, Tafel 684
Freipräparierte Pyramidenbahn (rot) im Bereich des Hirnstammes, Seitenansicht von rechts

Das pyramidale System ist also u.a. für die Feinmotorik und die willkürliche Motorik zuständig. Es hat seinen Ursprung in der primär-motorischen Rinde (Gyrus praecentralis), also in einem festgelegten Teil der Großhirnrinde. Dort sitzen die Zellkörper der zentralen Motoneurone, bei denen es sich histologisch um Pyramidenzellen handelt.

Die Kreuzung der Pyramidenbahn wurde 1709 erstmals von Domenico Mistichelli (1675–1715) beschrieben. Ein Jahr später wies François Pourfour du Petit - die Funktionalität des motorischen Systems nach.

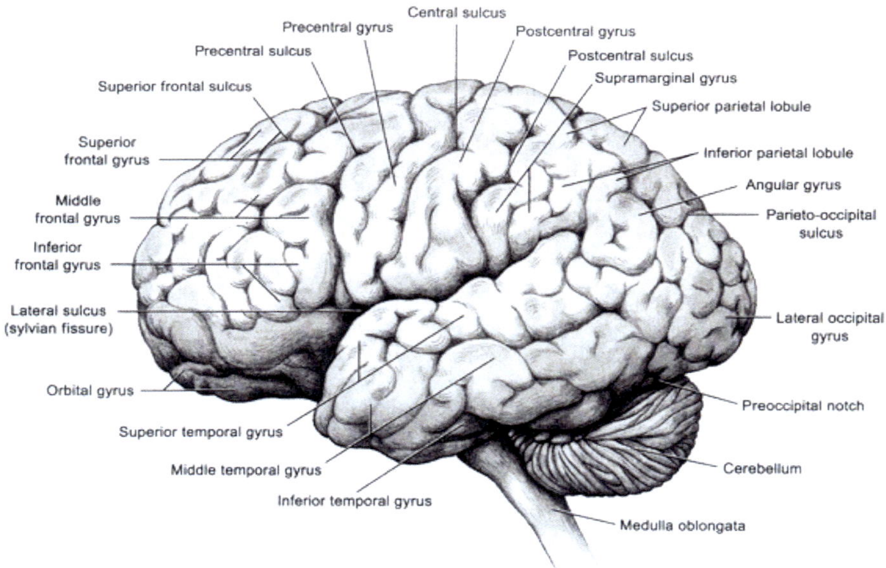

Quelle: Henry Vandyke Carter - Henry Gray (1918) Anatomy of the Human Body (See „Buch" section below) Bartleby.com: Gray's Anatomy, Tafel 764
Pyramidenbahn

Der Hauptteil des PYRAMIDALEN SYSTEMS (PS) ist die Pyramidenbahn (Tractus corticospinalis). Sie ist beidseitig an der Unterseite der Medulla oblongata (Myelencephalon) als leichter Längswulst (Pyramis, Pyramide) sichtbar.

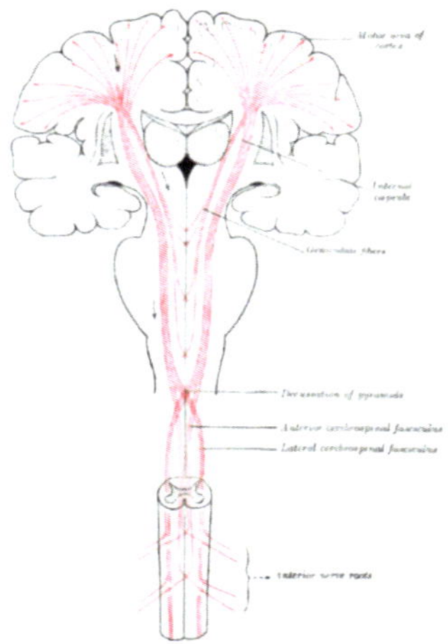

Quelle: Henry Vandyke Carter - Henry Gray (1918) Anatomy of the Human Body (See „Buch" section below) Bartleby.com: Gray's Anatomy, Tafel 764
Pyramidenbahn

In der Pyramidenkreuzung (Decussatio pyramidum), am Übergang zwischen Nachhirn und Rückenmark, kreuzen 70 bis 90 Prozent der Nervenbahnen als Tractus corticospinalis lateralis auf die jeweils andere Seite (kontralateral), die restlichen laufen als Tractus corticospinalis anterior paramedian im Vorderstrang des Rückenmarks und kreuzen segmental ins Vorderhirn der kontralateralen Seite des Rückenmarks. Einige Bahnen kreuzen überhaupt nicht.

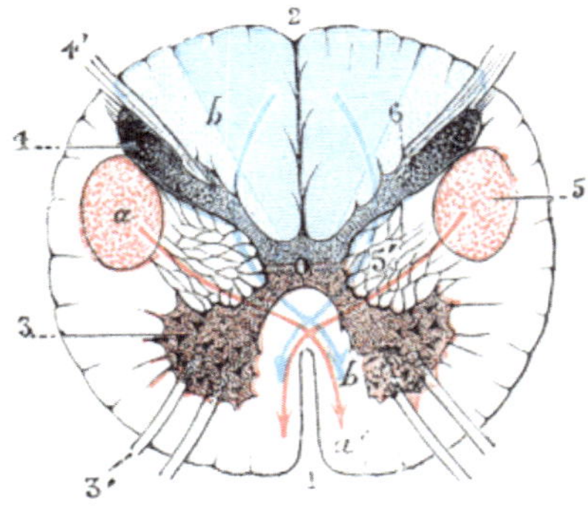

Quelle: Henry Vandyke Carter - Henry Gray (1918) Anatomy of the Human Body
(See „Buch“ section below) Bartleby.com: Gray's Anatomy, Tafel 687
Querschnitt durch das Rückenmark
Pyramidenbahn rot

3.2.3.13 Die Substantia Nigra

Als **Substantia nigra** bezeichnet man einen Kernkomplex im Bereich des Mesencephalons, der durch einen hohen intrazellulären Gehalt an Eisen und Melanin dunkel gefärbt erscheint.

Man unterscheidet morphologisch die

- Pars compacta: dicht gelagerte melaninhaltige Neuronen und die
- Pars reticulata: Nervenzellen mit einem besonders hohen Eisengehalt

Die Substantia nigra enthält Substanzen aus der präzentralen Rinde, dem Nucleus caudatus und dem Putamen. Ihre Ausläufer verlaufen zum Striatum und zum Thalamus.

Histochemisch lassen sich verschiedene Neurotransmitter in den Neuronen der Substanz nachweisen, besonders in der Pars compacta ist ein hoher Dopamingehalt vorhanden.

Ein Ausfall des dopaminergen Systems führt zum Wegfall der Auswirkung anderer Bestandteile des Schaltkreises und damit zu den Symptomen des Morbus Parkinson. Im Gegensatz dazu führt ein Ausfall des Nucleus subthalamicus oder der externen Anteile des Globus pallidus zu einer relativen Überfunktion der Nigra-Neurone und damit zu Erkrankungen wie dem Morbus Huntington (Pallidum) oder dem Hemiballismus im Nucleus subthalamicus. Folgen können auch Schwächen in der Grobmotorik allgemein sein.

3.2.3.14 Das ventrale tegmentale Areal (VTA) oder ventrale Tegmentum

Dieses stellt eine Zellformation des Mittelhirns (Mensencephalon) dar, eng verbunden mit der Substantia Nigra, dem Nucleus Rutur und dem dopaminergen MESOLIMBISCHEN SYSTEM.

Als allesverbindender Neurotransmitter wirkt hier das DOPAMIN MIT SEINEN VERSCHIEDENEN REZEPTOR-ZIELGRUPPEN. (Vgl. die Ausführungen auf Seite 98ff.) Das VTA wirkt als Aktivierungsmedium des LIMBISCHEN SYSTEMS für Emotionen wie Freude und Glück, aber enthält auch die Ursprünge von Suchtverhalten im Rahmen des „mesolimbischen Belohnungssystems“.

3.2.3.15 Der Nucleus Raphe

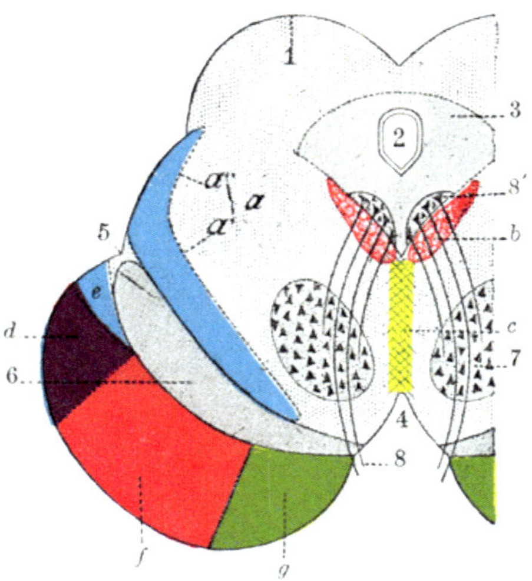

Quelle: Henry Vandyke Carter - Henry Gray (1918) Anatomy of the Human Body (See „Buch" section below) Bartleby.com: Gray's Anatomy, Tafel 710
Horizontalschnitt durch das Mittelhirn, c = mesencephale Raphe-Kerne

Die Raphe-Kerne (Nuclei Raphes) sind eine Gruppe von Kernen des zentralen Nervensystem, die sich über den gesamten Hirnstamm verteilen. Die Kerne liegen jeweils entlang der Medianlinie an der „Naht" der beiden Hirnstammhälften, daher der Name (griech. rhaphé „Naht"). Der wichtigste Neurotransmitter der Raphe-Kerne ist das Serotonin.

Die Kerne sind am absteigenden System der Schmerzreduktion beteiligt. Ihre Wirkungen gehen funktionell vor allem aber zum noradrenergen Locus caeruleus, der sich ebenfalls im Hirnstamm befindet, und zum Hinterhorn des Rückenmarks verläuft, wo sie in der Substantia gelatinosa inhibitorische Interneurone erregen, die wiederum aus der Peripherie kommende Schmerzfasern hemmen und somit die Schmerzempfindung drosseln.

3.3 Das HERZ – ein „zweites Gehirn"

3.3.1 Allgemeines

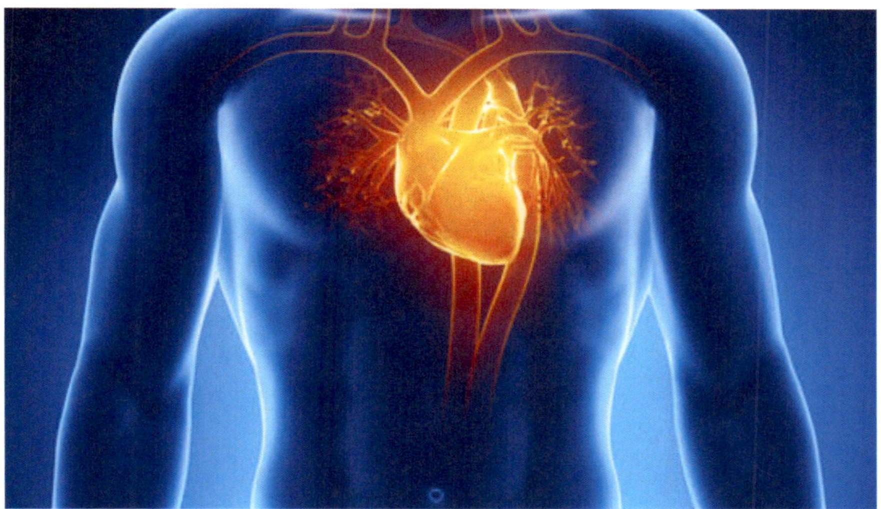

Quelle: http://www.menshealth.de/special/herz-kreislauf-gesundheit-infarkt-erkrankungen-symptome-erkennen.105982.html

Das Herz ist ein muskuläres Hohlorgan, welches mit rhythmischen Kontraktionen Blut oder Hämolymphe durch den Körper pumpt und so die Versorgung aller Organe sichert. Höherentwickelte Organe wie das menschliche Herz arbeiten wie eine Verdrängerpumpe, indem die Flüssigkeit (Blut) ventilgesteuert aus Blutgefäßen angesaugt wird und durch andere Blutgefäße ausgestoßen wird.

3.3.2 Besonderheiten des Herzens

Es ist bekannt, dass jeder Mensch

- Mit seinem HERZEN ein Instrument besitzt, welches rund 70-mal pro Minute bis zu 100 Milliliter Blut, also täglich etwa 10.000 Liter, durch den Körper pumpt.
- 1000 bis 2000 winzige „Strom-Kraftwerke", die MITOCHONDRIEN, in jeder einzelnen Herzzelle das Energieniveau hoch halten.
- Im Schlaf Wachstumshormone ausschüttet, die u.a. Muskelfasern aufbauen
- Nach Berechnungen des Heart-Math-Institutes in BOULDER, Colorado, USA as menschliche Herz über 40.000 Gehirnzellen verfügt und deshalb der „Mensch mit dem Herzen denken und dem Verstand fühlen kann" das Herz ein 5000-fach stärkeres magnetisches, ein 200-fach intensiveres elektrisches und ein 300-fach größeres elektromagnetisches Informations- und Energiefeld aufweist als das menschliche Gehirn.
- Es, wie bereits kurz erwähnt, über die „fundamentale elementare Schumann-Welle" von 7.83 Hertz (Hz) mit dem Herzschlag der Erde, der Epiphyse = Zirbeldrüse sowie dem Hippocampus und dem Hypothalamus rechts im Gehirn verbunden ist.

Das Herz gehört zu den ersten während der Embryonalentwicklung angelegten Organen.

Entgegen früheren Annahmen bildet der Mensch im Lauf seines Lebens neue Herzmuskelzellen, allerdings nur in begrenztem Ausmaß. Im Alter von 25 Jahren beträgt die jährliche Regeneration etwa ein Prozent, bis zum 75. Lebensjahr fällt sie auf unter 0,5 Prozent; während einer durchschnittlichen Lebensspanne werden damit weniger als 50 % der Herzmuskelzellen ersetzt.

3.3.3 Funktionen des Herzens

Das Herz wird vollständig vom bindegewebigen Herzbeutel (Perikard, Pericardium fibrosum) umschlossen. Die untere Seite des Herzbeutels ist mit dem Zwerchfell (Diaphragma) verwachsen, so dass die Bewegungen des Zwerchfells bei der Atmung auf das Herz übertragen werden. Die innerste Schicht des Herzbeutels (Pericardium serosum) schlägt am Abgang der großen Blutgefäße in das Epikard um, das dem Herzen direkt aufliegt. Zwischen Perikard und Epikard liegt ein mit 10 bis 20 ml Flüssigkeit gefüllter kapillärer Spaltraum, der reibungsarme Verschiebungen des Herzens im Herzbeutel ermöglicht.

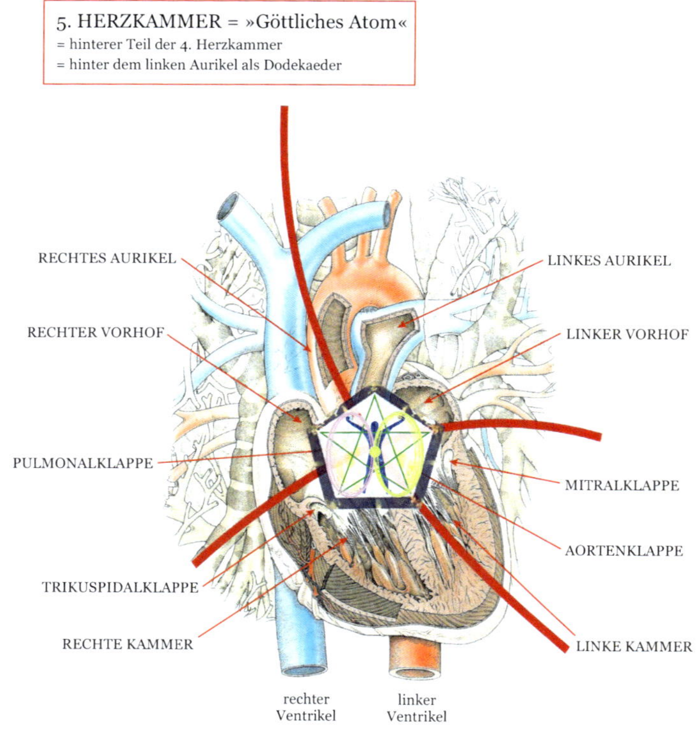

Quelle: Diethard Stelzl

Bei körperlicher Belastung wird die Herzleistung durch die Einwirkung sympathischer Nervenfasern gesteigert, die an den Zellen der Arbeitsmuskulatur und auch des Erregungsleitungssystems den Transmitter Noradrenalin freisetzen. Zusätzlich erreicht Noradrenalin zusammen mit Adrenalin das Herz als Hormon über die Blutbahn. Die Wirkung von Noradrenalin und Adrenalin wird überwiegend über β1-Adrenozeptoren vermittelt. Diese sind an G-Proteine-gekoppelt und aktivieren eine Adenylylcyclase (AC), welche die Synthese von cAMP aus ATP katalysiert. Daraufhin phosphoryliert eine cAMP-abhängige Proteinkinase (PKA) Calciumkanäle und erhöht dadurch den langsamen Einstrom von Calcium.

Der Gegenspieler des Sympathikus ist auch am Herzen der Parasympathikus, welcher über den Nervus vagus (X. Hirnnerv) wirkt, der mit dem Transmitter Acetylcholin die Herzfrequenz, die Kontraktionskraft des Herzens, die Überleitungsgeschwindigkeit des AV-Knotens und die Erregbarkeit des Herzens herabsetzt.

Das Herz produziert in seinen Vorhöfen (vor allem im rechten Vorhof) auch dehnungsabhängig ein harntreibendes Hormon, das atriale natriuretische Peptid (ANP), um Einfluss auf das zirkulierende Blutvolumen zu nehmen.

3.3.4 Übliche Krankheitsbilder des Herzens

Diese sind:

Das **Vorhofflimmern** als eine Herzrhythmusstörung, bei der das Herz unregelmäßig schlägt. Dieses kann plötzlich auftreten, aber auch dauerhaft sein. Vorhofflimmern kann zu rasch (tachykard) oder zu langsam (bradykard) vorliegen. Es selbst ist zwar nicht lebensbedrohlich, kann aber die Bildung von Blutgerinnseln begünstigen.

Bei einer **Myokarditis** handelt es sich um eine Entzündung des Herzmuskels. Diese kann durch eine Infektion auftreten, aber auch durch andere Erkrankungen, Bestrahlungstherapien oder Drogen- und Medikamentenkonsum entstehen.

Bei einer **Hypertonie** ist der Blutdruck dauerhaft erhöht. Bleibt der Bluthochdruck unbehandelt, schädigt dies das Herz-Kreislauf-System.

3.4 Weitere wichtige Organe für die Herstellung von Botenstoffen

3.4.1 Die Schilddrüsen und die Nebenschilddrüsen

Die aus zwei Lappen bestehende menschliche SCHILDDRÜSE (lat.: Glandula thyreoidea) ist die wichtigste Hormondrüse am Hals unterhalb des Kehlkopfes vor der Luftröhre in Form eines „Schmetterlings."

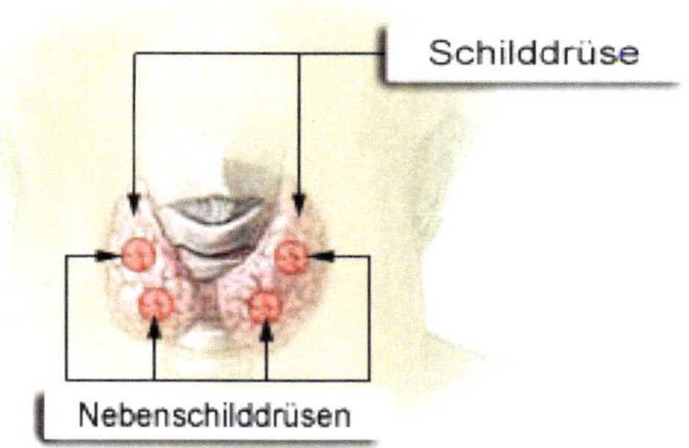

Quelle: http://rheuma-selbst-hilfe.at/Erkrankungen-der-Schilddruese.html

Die SCHILDDRÜSE: Organisator des Stoffwechsels

Die menschliche Schilddrüse wiegt bei einem Erwachsenen zwischen 18 und 60 Gramm und hat die Form eines „Schmetterlings". Sie besteht aus Follikeln, kleinen Bläschen, deren Zellen u.a. Hormone herstellen. Diese Zellen werden im Verhältnis zu ihrer Größe außergewöhnlich stark durchblutet. Die besonders lebenswichtigen Hormone, die in der Schilddrüse gebildet werden, sind das T3 = Trijodthyronin und das T4 = Tetrajodthyronin. Gesteuert wird der gesamte Vorgang durch das THYREOIDEA-STIMULIERENDE HORMON(TSH), was wiederum durch den Hypothalamus und Hypophyse im Zwischenhirn überwacht wird.

20% des T4 werden im Darm zu T3 umgewandelt, allerdings nur, wenn die Darmflora intakt ist. Eine schlechte Verdauungsfunktion entzieht dem Körper diejenigen Nährstoffe, die dazu beitragen, dass die Schilddrüse störungsfrei arbeiten kann, insbesondere Zink, Tyrosin, Selen und die Vitamine A und D.

Schilddrüsenhormone beeinflussen den Sauerstoffverbrauch der Zellen, den Stoffwechsel von Kohlehydraten, Fetten und Eiweißen, den gesamten Energiestoffwechsel und erhöhen die Empfindlichkeit für das Stresshormon Adrenalin. Die Funktion des Herz-Kreislaufsystems steht unter dem Einfluss der Schilddrüse, die Produktion von Magensäure, der Gehirn- und Wasserstoffwechsel, ebenso wie die Entgiftungsfunktionen der Leber und des Magen-Darm-Traktes, die Wachstums- und Differenzierungsvorgänge und die geistige Entwicklung.

Die Schilddrüsen haben ihren Sitz im Halschakra oder dem fünften Siegel, dem Zentrum der Kommunikation und Wahrheit. Eigene Ideen, Visionen, Impulse kommen aus dem formlosen Gedankenreich, werden im Gehirn bestätigt und an die Schilddrüsen zur Verwirklichung freigeben. Zur koordinierten „Veröffentlichung" dieser Ideen und Bilder in Laut und Klang steht der Schilddrüse der Kehlkopf zur Verfügung. So können Empfindungen und Gedanken unmittelbar zum Ausdruck gebracht werden. Für sich selbst sprechen zu können, die ureigensten Bedürfnisse, die Motivation zum Selbst-Sein zu artikulieren und in die eigene Welt zu tragen, erfordert Selbstbewusstsein und Selbstvertrauen.

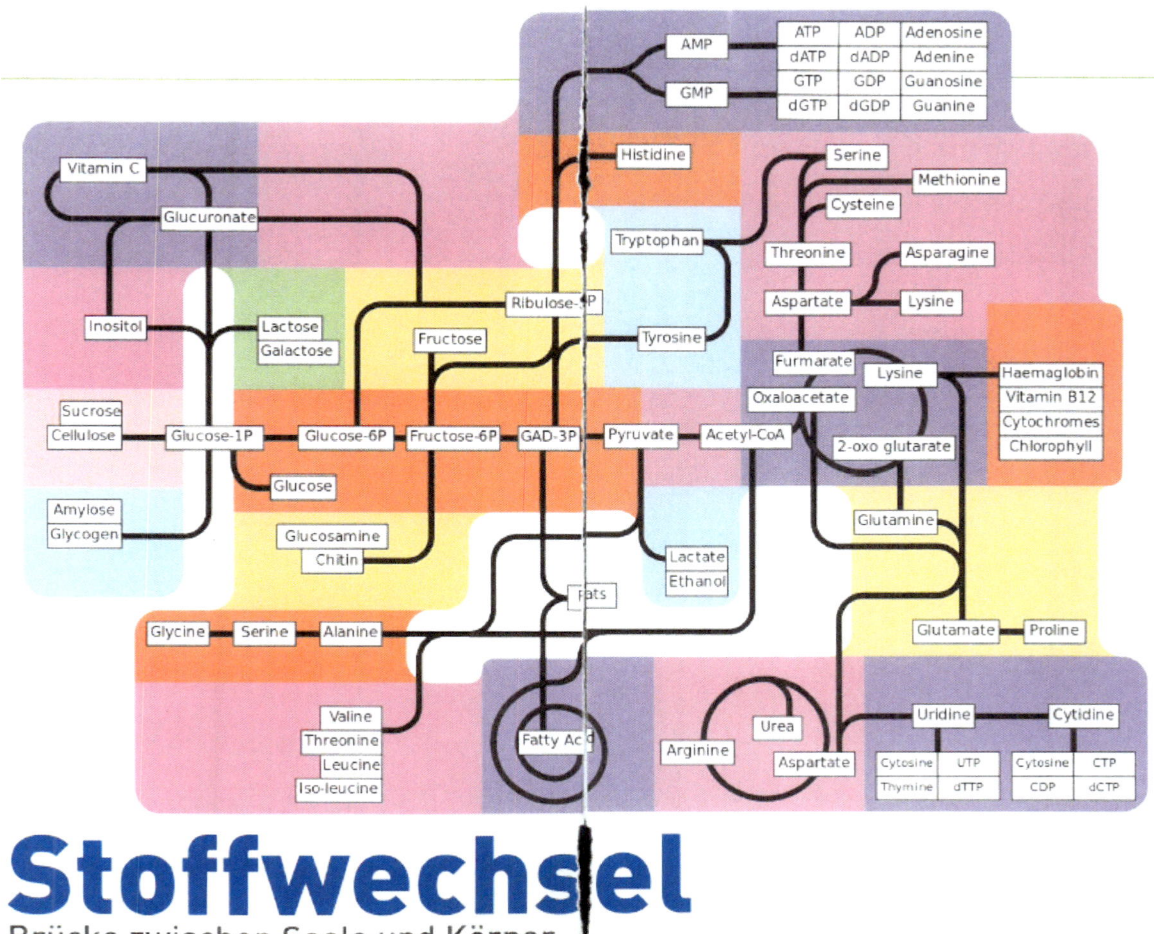

Quelle: Matrix 3000, Band 88, Seite 34/35

Das innere Muster, die eigenen authentischen Bedürfnisse zu übergehen und abzuspalten, erzeugt auf Dauer einen Konflikt, der sich in der Schilddrüse ausdrückt. Da kann es vorkommen, dass dicke Brocken im Hals stecken bleiben und der Hals anschwillt, vor allem, wenn die Galle ein Wort mitredet.

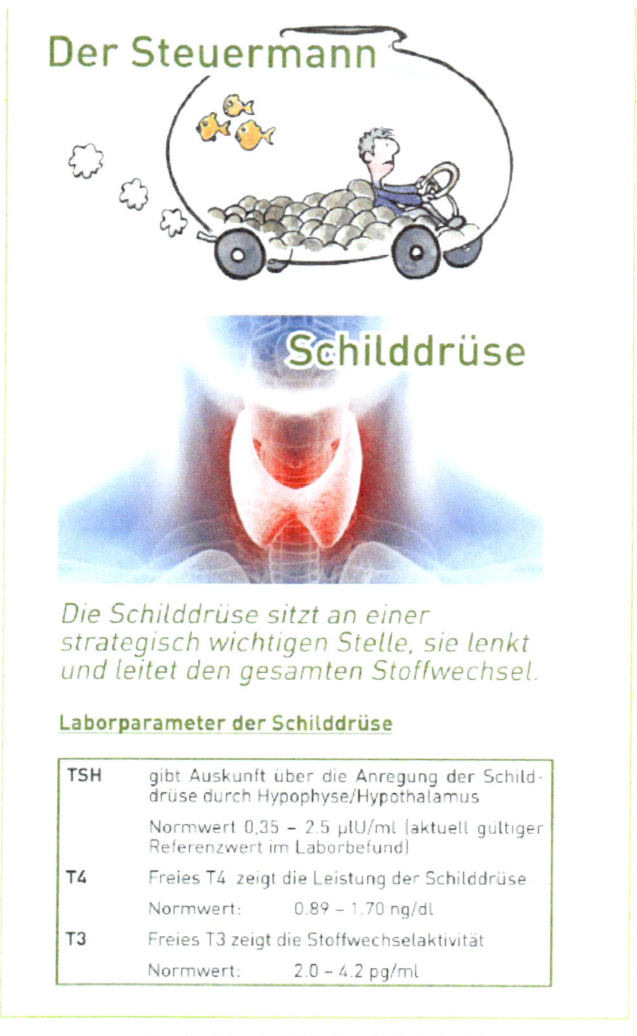

Der Steuermann

Schilddrüse

Die Schilddrüse sitzt an einer strategisch wichtigen Stelle, sie lenkt und leitet den gesamten Stoffwechsel.

Laborparameter der Schilddrüse

TSH	gibt Auskunft über die Anregung der Schilddrüse durch Hypophyse/Hypothalamus
	Normwert 0,35 – 2.5 µIU/ml (aktuell gültiger Referenzwert im Laborbefund)
T4	Freies T4 zeigt die Leistung der Schilddrüse
	Normwert: 0.89 – 1.70 ng/dl
T3	Freies T3 zeigt die Stoffwechselaktivität
	Normwert: 2.0 – 4.2 pg/ml

Quelle: Matrix 3000, Band 88, Seite 36

Die Schilddrüse geht mit der Galle eine enge Beziehung ein. Ein ausgewogener Eisenstoffwechsel gibt beiden Organen innere und äußere Stabilität.

Die Aggression des galligen Menschen wird oft mit einer negativen, zerstörerischen Aktivität in Verbindung gebracht. Selbsterhaltungsaggression im aufbauenden Sinn beseitigt Hindernisse, die aus der Vergangenheit stammen. Sie wird vom eigenen Willen getragen, die Führung im Leben zu übernehmen. Die Entscheidungen kommen von innen, aus der Treue zu sich selbst. Freude bewegt die Galle und mit ihr die Leber und die Bauchspeicheldrüse.

Ihre Hauptfunktion liegt in der Jodspeicherung und dem Aufbau der jodhaltigen Schilddrüsenhormone THYROXIN (T4) und TRIJODTHYRONIN (T3) sowie dem Peptidhormon CALCITONIN. Die erstgenannten werden von den Follikelepithelzellen der Schilddrüse hergestellt und spielen im Rahmen des allgemeinen Energiestoffwechsels des menschlichen Organismus eine sehr große Rolle. CALCITONIN wird von deren parafollikulären oder C-Zellen aufgebaut und hemmt den Calcium- und Phosphatabbau in den Knochen, der u.a. eine Ursache für Osteoporose darstellt.

Die jodhaltigen Schilddrüsenhormone beeinflussen auch Herz und Kreislauf, den Blutdruck, den Zucker-, Fett- und Bindegewebsstoffwechsel sowie die Schweiß- und Talgdrüsen. Dementsprechend stark machen sich Fehlfunktionen der Schilddrüse bemerkbar.

Hypothyreose, die Unterfunktion, äußert sich in Antriebslosigkeit und Erschöpfung, ständigem Frieren, einer Neigung zu Verstopfung, brüchigem, glanzlosem Haar und – aufgrund des verlangsamten Stoffwechsels – auch in Gewichtszunahme. In diesem Fall kann die Einnahme jodhaltiger Pflanzen dabei helfen, die Schilddrüse anzukurbeln.

Liegt hingegen **Hyperthyreose**, die Überfunktion vor, verläuft alles im Körper schneller. Neben vermehrtem Schwitzen, Nervosität, Schlafstörungen und Schlaflosigkeit, Haarausfall, Herzrasen und einem sensibilisierten Geruchssinn machen uns dann auch Reizbarkeit und Erschöpfung zu schaffen.

> Man kann die Schilddrüsen als das Gehirn des Stoffwechsels ansehen.
>
> Johannes Wilkens

Da die Schilddrüse auch als Sitz der Emotionen gilt, kommt es bei ungelösten oder unausgesprochenen – bildlich „geschluckten" – Problemen häufig zu einem Globus hystericus: Wir haben das Gefühl, einen „Kloß im Hals" zu haben. Homöopathisch können hier Lachesis- oder Ignatia-Globuli helfen, die „Kommunikations-Schaltstelle" wieder frei zu bekommen.

> Bei der **Hashimoto-Thyreoiditis**, einer chronischen Schilddrüsenentzündung, handelt es sich um eine Autoimmunerkrankung. Der Körper bildet Abwehrstoffe gegen die eigene Schilddrüse, Über- und Unterfunktion wechseln sich ab. Es werden Hormone aufgebaut, die das Wachstum der Schilddrüsenzellen hemmen, sodass diese immer kleiner wird und eine permanente Unterfunktion entsteht. Wie bei allen Autoimmunerkrankungen sollten auch hier die Nieren gestärkt und der Körper mit viel Flüssigkeit entsäuert werden.

Das Schilddrüsengewebe besitzt mikroskopisch kleine Bläschen = Follikel, die von denselben Follikelepithel-Zellen aufgebaut werden, die auch die Hormone T3 und T4 herstellen. Letztere beeinflussen den Stoffwechsel und die Funktionsweise nahezu aller wichtigen Organe im Rahmen des THYREOTROPEN REGELKREISES. Letzterer wird vom Hypothalamus und von den Hypophysenlappen über das Thyreoidea stimulierende Hormon (TSH) beeinflusst.

Dies hat Auswirkungen auf Herz und Kreislauf, den Blutdruck, die Gefäßbeschaffenheit, den Zucker-, Fett- und Bindegewebestoffwechsel sowie auf das Zentralnervensystem (ZNS).

SCHILDDRÜSENHORMONE bestimmen den Grundumsatz sämtlicher Stoffwechselvorgänge, besonders in Bezug auf die Sauerstoffversorgung des Zellstoffwechsels. Dadurch wirken sie stark auf die Enzym- und Vitaminversorgung ein. Dies hat u.a. Auswirkungen auf Körpertemperatur und- Stoffwechsel.

Eigentlich sind die Schilddrüsen nur ein Speicherorgan bestimmter Hormone, welche über den HYPOPHYSENVORDERLAPPEN angeregt werden. Teilweise wirken sie als Gegenspieler gewisser Botenstoffe der Langerhans-Inseln der Bauchspeicheldrüse (=Pankreas) wie GLUKAGON, INSULIN und SOMATOSTATIN.

Teilweise hängen diese eng mit der Versorgung bestimmter Sexualhormone wie PROGESTERON und ÖSTROGEN zusammen. (Östrogenüberschuss und Progesteronmangel können zu Hyperthyreose führen).

3.4.2 Die LEBER

Die Leber spiegelt die Gefühle wider.

Alles was wir emotional erfahren und schlucken, landet in der Leber. Sie leidet stumm und erträgt Wut und Ärger, Zucker, Medikamente, Alkohol, Fett, E-Stoffe usw. – bis ihr dann eines Tages im wahrsten Sinn eine „Laus über die Leber" läuft und darauf die „Galle überfließt".

Der Schmerz der Leber ist die Müdigkeit. Sehr oft führt diese Müdigkeit und Schlappheit in depressive Verstimmungen. Stress wirkt sich verkrampfend direkt auf die Leber aus. Die Leber-Gallengänge sind nicht entspannt genug, um den störungsfreien Durchfluss von Gallensaft zu gewährleisten.

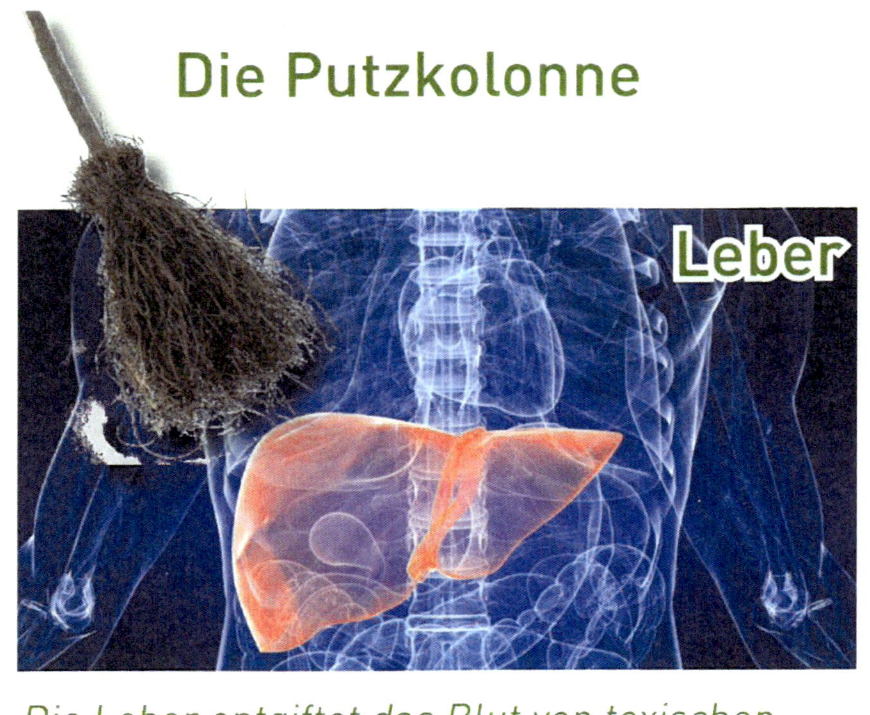

Die Leber entgiftet das Blut von toxischen Stoffwechselabfällen.

Laborparameter der Leber

GPT	Normwert männlich: 10 – 50 U/l, weiblich 10 –35 U/l
GOT	Normwert männlich: 10 – 50 U/l, weiblich 10 –35 U/l
Gamma GT	Normwert männlich: < 60 U/l, weiblich < 40 U/l
Cholinesterase	Normwert männlich: 4.62 – 11.5 U/ml, weiblich 3,93 – 10,8 U/l

Quelle: Matrix 3000, Band 88, Seite 38

Ist dieses Multifunktionsorgan Leber überlastet, dann spiegelt sich dies in einem hohen Cholinesterase-Wert. Der Mensch hat Schwierigkeiten, sich abzugrenzen und Nein zu sagen. Er glaubt, er muss dieses und jenes noch perfekt erledigen. Er sieht sich als Arbeitstier und hat Schwierigkeiten Prioritäten zu setzen.

Niedrige Cholinesterasewerte spiegeln einen trübseligen Menschen. Ihm fehlt Galle. Er frisst seine für ihn unveränderbare Arbeitssituation in sich hinein und macht sich selbst das Leben schwer. Er ist nachtragend, sein Stoffwechsel träge, und Erlebnisse aus der Vergangenheit benötigen viel Zeit für die Verarbeitung, Konflikte lähmen.

Geeignete Nahrung stärkt die Wandlungs- und Anpassungskräfte der Leber, löst Stauungen und Erstarrungen in Geist und Körper. Sie vermittelt neue Lebenskraft. Mit dem leichteren Fluss des Stoffwechsels lösen sich Erlebnisse aus der Vergangenheit leichten Herzens.

Individuell richtige Nahrung unterstützt die Wahrung der eigenen Persönlichkeit, indem sie die damit in Beziehung stehenden Organe stärkt.

3.4.3 Die NEBENNIEREN

Diese befinden sich oberhalb auf beiden Nieren des Menschen. Sie werden beeinflusst vom hormonellen Regelkreislauf und vom vegetativen Nervensystem (VNS). Die NEBENNIERENRINDE (lat. Glandula adrenalis) stellt STEROIDHORMONE her, die den Wasser-, Mineralstoff- und Zuckerhaushalt steuern.

Das NEBENNIERENMARK gehört zum sympathischen Nervensystem (SNS) und aktiviert ADRENALIN und NORADRENALIN.

Die Hormone der Nebennierenrinde werden aus CHOLESTEROL aufgebaut. Hierzu gehört ALDOSTERON, dessen Überfunktion die Ursache für das „CONN-SYNDROM" darstellt, eine Unterfunktion führt zu MORBUS ADDISON und zum „Adrenogenitalen Syndrom". Eine verstärkte Glukokortikoidbildung ist der Grund für das „CUSHING-SYNDROM", meist verursacht durch eine Überproduktion des ADRENOKORTIKOTROPEN HORMONS (ACTH) in der Hypophyse.

3.4.4 Die GONADEN oder Keimdrüsen

In den (GONADEN (griech. Gone = Geschlecht, Same .... und aden = Drüse) werden alle Keimzellen (Gamelen) und verschiedene Sexualhormone hergestellt. Sie sind jeweils paarig angelegt und haben eine exokrine und eine endokrine Funktion

- EXOKRIN werden beim geschlechtsreifen Menschen die Keimzellen aufgebaut, also weibliche Eizellen und männliche Samenzellen (Spermatogenese)
- ENDOKRIN werden Sexualhormone gebildet, ÖSTROGENE und GESTAGENE bei der Frau wie ÖSTRADIOL, INHIBIN, PROGESTERON, AKTIVIN. DHEA sowie ANDROGENE und TESTOSTERON beim Mann.

3.4.5 Die weiblichen Eierstöcke bzw. Ovarien

Hier werden bei der Frau die Eizellen und die weiblichen Geschlechtshormone aufgebaut

Die Eierstöcke bestehen aus dem inneren Mark und der äußeren Rinde, umgeben von Bindegewebe (Tunica albuginea) und dem Epithel-Zellgewebe (Tunica serosa).

Die Eizellen befinden sich in der Eierstockrinde, wo sich auch die Eizellen aktivierenden Stammzellen befinden. Das Eierstockmark besteht aus Bindegewebe und beinhaltet Blutgefäße, Lymphknoten und Nervenfasern.

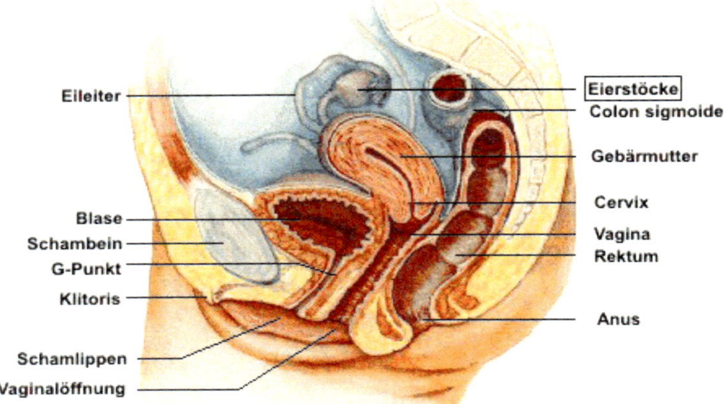

Quelle: http://de.academic.ru/dic.nsf/dewiki/377043

In den Eierstöcken kann es zu Entzündungen (=Oopheritis), Thrombosen, bösartigen Ovarialkarzinomen, gutartigen Brenner-Tumoren, Fibromenzysten, dem „Meigs-Syndrom" sowie zu einer Unterfunktion (=Hypogonadismus) kommen.

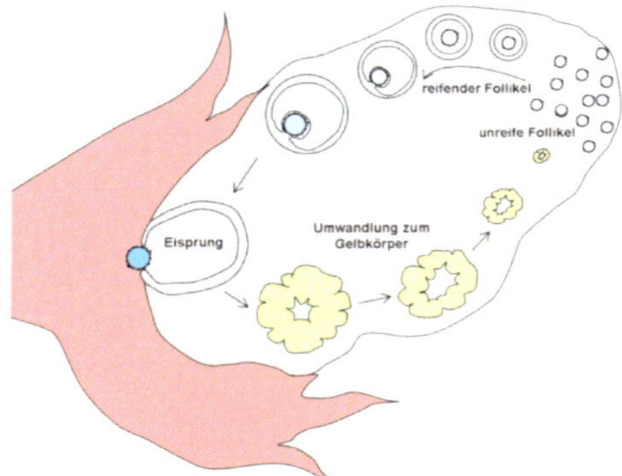

Quelle: https://de.wikipedia.org/wiki/Eierstock

3.4.6 Die männlichen HODEN und NEBENHODEN

Als Hoden werden im Rahmen der Keimdrüsen = Gonaden die männlichen Geschlechtsorgane bezeichnet. Hier werden auch die entsprechenden männlichen Sexualhormone = Androgene aufgebaut, vor allem das TESTOSTERON.

Sie sind paarig angelegt, wobei der rechte Hodensack = Scrotum mehr männliche und der linke mehr weibliche Zellprogramme gespeichert hat.

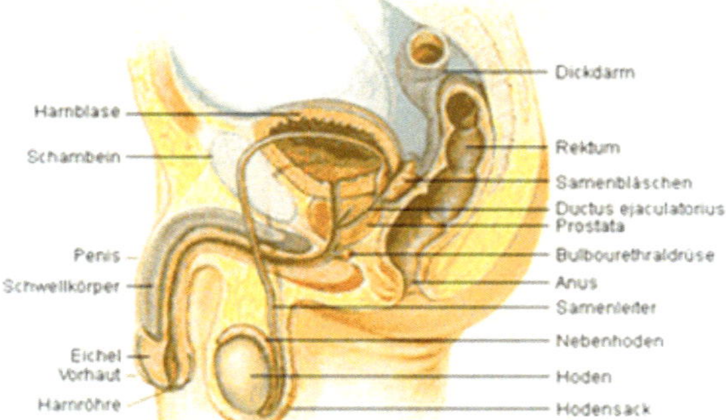

Quelle: https://de.wikipedia.org/wiki/Hoden#/media/File:Male_anatomy_de.png

Verbunden sind die Hoden mit dem Sympathikus des vegetativen Nervensystems (VNS). Bestimmte Hormone sind für Spermienbildung und –transport zuständig. Die Lymphgefäße sind mit den Lendenlymphen verbunden. Die Hodenlappen teilen sich in zwei bis vier gewundene Samenkanäle = Tubuli seminiferi contorti auf. Die Keimepithel stellen im Rahmen der Spermatogenese die Spermien = Samen her. Eine wichtige Rolle bei den Samenkanälen spielen die „Sertoli-Zellen" mit ihrer Stütz-, Reinigungs- und Ernährungsfunktion der Samenzellen. Die „Blut-Hoden-Schranke" schützt die Spermien vor Mutagenen und körpereigenen Abwehrstoffen.

Die „LEYDIG-ZELLEN" stellen in Abhängigkeit vom LUTEINISIERENDEN HORMON (LH) die Sexualhormone TESTOSTERON und ANDROSTANOLON sowie OXYTOXIN her, die alle großen Einfluss auf das Sexualverhalten und die Spermienbildung des Mannes haben. Die hormonelle Steuerung erfolgt durch spezielle Nervenzellen, die durch das GONADOLIBERIN (GnRH) im Hypothalamus angeregt werden. Dies hat auch Auswirkungen auf die Ausschüttung von LH und FSH (=Follikelstimulierendes Hormon) im Hypophysenvorderlappen, was zu einer negativen Rückkoppelungswirkung zu den Hoden führt. Dabei ist das LUTEINISIERENDE HORMON (LH) an einen Membranrezeptor der Leydig-Zellen gebunden, PREGNENOLON und PROGESTERON werden zu TESTOSTERON umgewandelt. Etwa 97% aller ANDROGENE werden in den Hoden gebildet, durchschnittlich etwa 7mg/Tag. Die restlichen 3 % entstehen in den Nebennieren.

Die Spermienbildung wird durch die Hormone Follikelstimulierendes Hormon (FSH) und Testosteron gesteuert.

4. INFORMATIONSBEARBEITUNG IM GEHIRN

4.1 ALLGEMEINES

Wie bereits eingangs kurz erwähnt, macht das menschliche Gehirn nur etwa 2 % der Körpermasse aus, verbraucht aber ca. 20 % des Sauerstoffs und mehr als 25 % der Glukose. Das Gehirnareal hat selbst nur geringe Reservekapazitäten, sodass bereits ein etwa zehnsekündiger Ausfall der Energieversorgung zu Hirnschäden führen kann. Allerdings wurde 1994 entdeckt, dass bestimmte Nervenzellen dem Gehirn im Notfall über die Astrozyten Energie aus dem Blutkreislauf im Rahmen der NEUROVASKULÄREN KOPPLUNG zuführen können.

Das menschliche Gehirn verarbeitet zwischen 10^{13} und 10^{16} Rechenschritte pro Sekunde und verbraucht dabei 15 bis 20 Watt biochemischer Energie. Es kann eine Datenmenge von etwa zwei Petabyte in den Synapsen speichern. Es verfügt über etwa 100 Milliarden Nervenzellen (Neuronen), die über 100 Billionen Synapsen miteinander verbunden sind, wobei ein Neuron gleichzeitig mit 10 000 anderen Neuronen verschaltet ist. Obwohl die Impulsverarbeitung weitestgehend über dieses Netz von Nervenzellen erfolgt, sind 50 % der Gehirnzellen sogenannte GLIA-ZELLEN, die einfacher aufgebaut sind und nicht nur die Nervenzellen elektrisch voneinander isolieren, sondern auch eine schnelle Impulsweitergabe, effiziente Nährstoffversorgung, die Aufnahme von aktivierten Botenstoffen, eine Überwindung der BLUT-HIRN und BLUT-LIQUOR-SCHRANKE usw. ermöglichen.

Die Nervenbahnen des menschlichen Gehirns haben insgesamt eine Länge von ca. 5,8 Millionen Kilometer, also das 145-Fache des Erdumfanges. In der linken Gehirnhälfte des EGO werden zwischen 10 und 15 Bits an Information, in der rechten des ICH immerhin 40 bis 70 Bits pro Sekunde aktiv. Das Gehirn verarbeitet etwa 10,5 Megabytes an Informationen pro Sekunde, von denen jedoch nur ein winziger Bruchteil als bewusste Gedanken wahrgenommen werden.

4.2 Die Bedeutung von EGO- und ICH-Komponente

4.2.1 Funktionen der beiden Gehirnhälften

Im Normalfall nimmt jeder Gedanke seinen Anfang in der linken Gehirnhälfte als elektrischer Impuls, messbar durch Elektroenzephalogramme (EEG), in Frequenzen zwischen 0,5 und 55 Hz gemäß folgender Einteilung nach der sogenannten FIBONACCI-REIHE der 1. Dimension:

1 – 1 – 2 – 3 – 5 – 8 – 13 – 21 – 34 – 55 Hertz

Die beiden Hälften des Gehirns sind unterschiedlich strukturiert und haben verschiedene Aufgaben. Der Teil von uns, der sich über viele Lichtexistenzen und Inkarnationen hinweg entwickelt hat und auch heute noch vorhanden ist, manifestiert sich in der rechten Gehirnhälfte als sogenannte lichte Ich-Komponente des Wachbewusstseins. Diese Hemisphäre des Mittleren Selbst ist in der Verarbeitung von feinstofflichen Sinneswahrnehmungen dreidimensional angelegt, hält engen Kontakt zum Inneren Kind und zum Hohen Selbst und hat, zumindest teilweise, Erfahrungen aus den früheren Stationen seiner Evolution im Bereich des rechten Hinterkopfs gespeichert.

Farbe	Ton	Wellenlänge in Nanometern (Nm)	Frequenz in Billionen-Hertz (Hz)	Gehirnfrequenz in Hertz (Hz)	
Rot	G	690	435	6,2	THETA-Bereich
Orange	A	620	484	6,4	
Gelb	Ais	590	509	7,2	
Limone	H	550	545	7,83*	
Grün	C	520	577	8,2**	ALPHA-Bereich
Türkis	Cis	490	612	8,4	
Blau	D	460	652	9,56**	
Indigo	Dis	440	682	10,0***	
Violett	E	415	725	10,8	
Purpur	F	380	768	12,12	
Magenta	Fis	368	814	12,5****	

* 7,83 Hz entspricht dem untersten Wert der elementaren Schumann-Frequenzen.
** 8,2 Hz und 9,56 Hz sind weitere Werte von Schumann-Wellen.
*** 10,0 Hz entspricht der optimalen Weitergabe kosmischer Informationen.
**** 12,5 Hz stellt eine hohe Lebensenergiefrequenz dar.

Alpha-Wellen: wach, entspannt

Gehirn und Geist

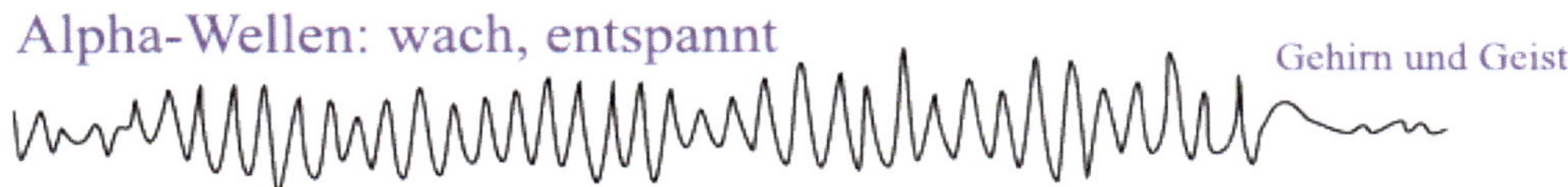

Beta-Wellen: Konzentriert

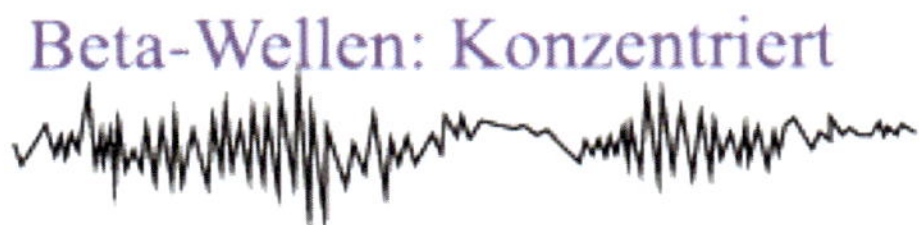

Alpha- gemischt mit Theta-Wellen: müde

Delta-Wellen: Tiefschlaf

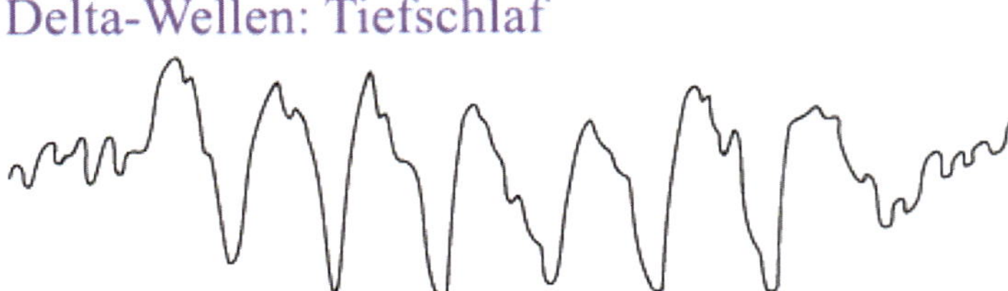

1 Sekunde

Quelle: Diethard Stelzl

KOPFHIRN UND GEHIRNSTOFFWECHSEL

HINTEN

Gyrus cinguli A1
Gyrus frontalis superior A2
Gyrus frontalis medius A3
Gyrus frontalis inferior A4
Gyrus insularis A7
Gyrus temporalis superior A8
Gyrus temporalis medius A9
Gyrus temporalis inferior A10
Gyrus occipitotemporalis A 1
Gyrus parahippocampalis A12
Lobulus parietalis superior A13
Lobulus parietalis inferior A14
Fissura longitudinalis cerebri B1
Fissura lateralis B2
Sulcus cinguli B3
Sulcus collateralis B4
Fissura hippocampi B5
Nucleus caudatus C1
Putamen C2
Globus pallidus C3
Claustrum C4
Corpus amygdaloideum C6
Hypthalamus C7
Nucleus anterior thalami C10
Nucleus medialis thalami C11
Nucleus ventralis posteriolateralis thalami C12
Hippokampus-Dentatus-Komplex C13
Corpus mamillare C14
Nucleus lateralis dorsalis thalami C16
Nucleus ruber C17
Substantia nigra C18
Pulvinar C19
Kleinhirnkerne C22
Corpus callosum D2
Corona radiata D3
Capsula interna D5
Capsula externa D8
Capsula extrema D9
Tractus opticus D11
Fornix D13
Crus cerebri D15
Oberer Kleinhirnstiel D17
Seitenventrikel E2-E4
III. Ventrikel E3
Pons F2
Epiphyse F3
Kleinhirnrinde F4
Arbor vitae F6

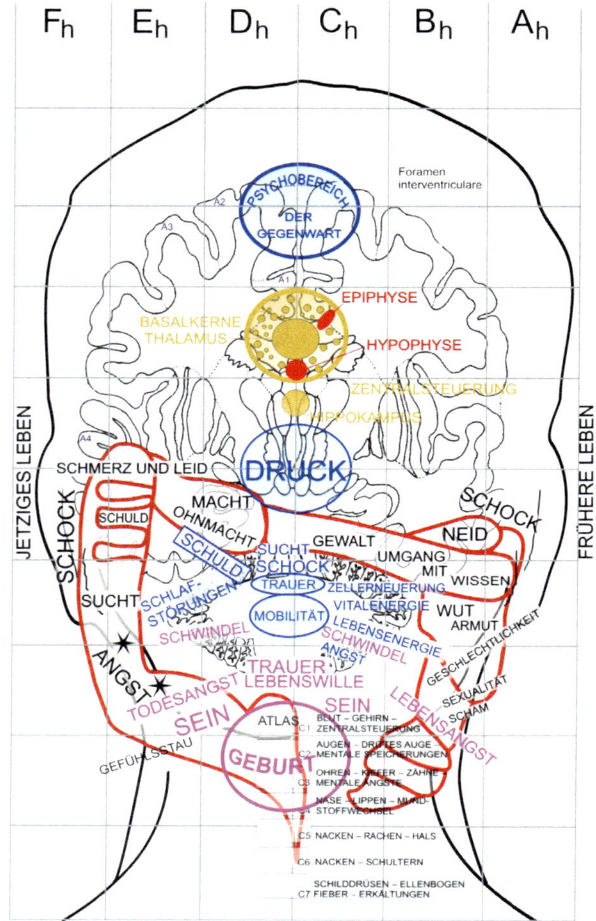

MENTALE BASISPROGRAMME
EMOTIONALE BASISPROGRAMME

LEGENDE:

Gelb – ZWISCHENHIRN: Zentralsteuerung »Licht im Kopf« Sitz des Hohen Selbstes
Schwarz – SPEICHERUNG IM HINTERKOPF: linke Gehirnhälfte= jetziges Leben
rechte Gehirnhälfte= frühere Leben (vgl. DICKDARM des BAUCHHIRNS)
Blau – STAMMHIRN: alte negative Mentalprogramme
Rosa – KLEINHIRN: alte oft genetisch festgelegte Störprogramme aus früheren Leben. Oft Ursache für Nervenkrankheiten

Quelle: Diethard Stelzl

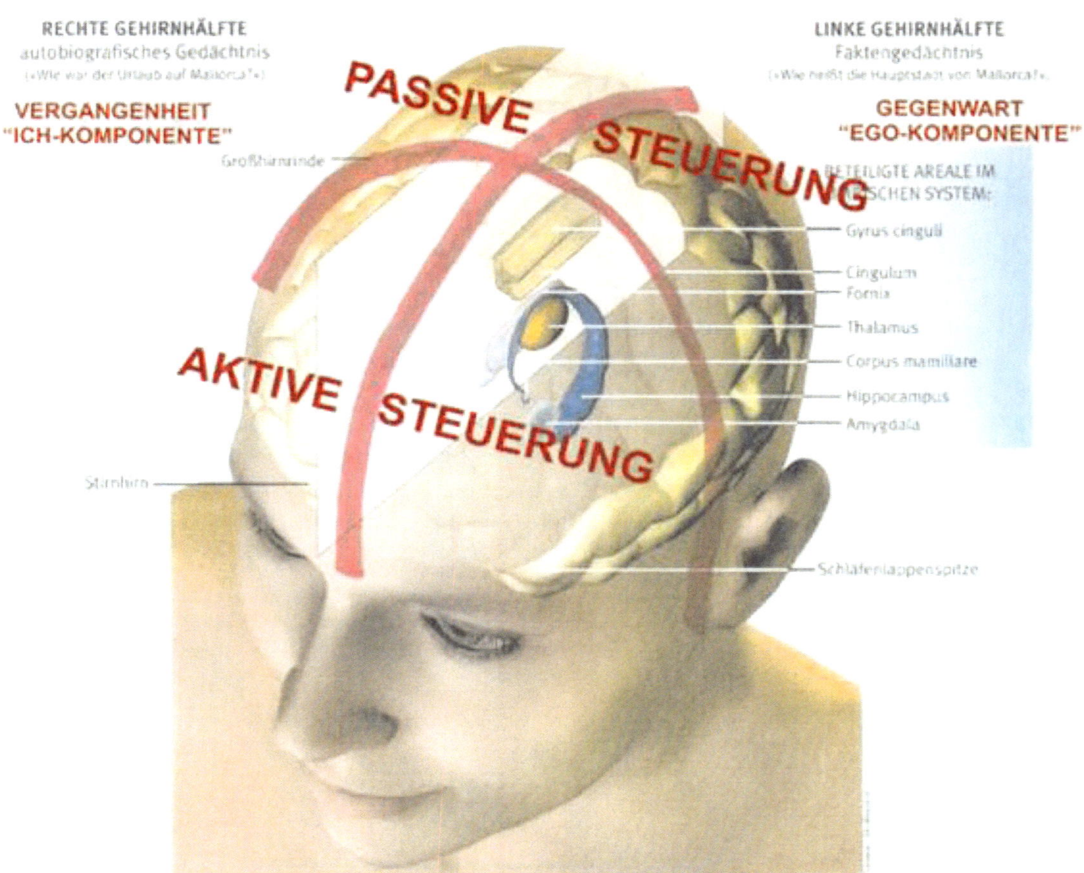

Quelle: Diethard Stelzl

Die **linke Gehirnhälfte** steuert die rechte Körperhälfte mit Ausnahme von Augen und Nase und hat die Aufgabe, uns das Außen grobstofflich erfahrbar zu machen. Diese sogenannte **Ego-Komponente** ist in der Verarbeitung der Sinneswahrnehmungen zweidimensional orientiert und ganz auf das jetzige Leben und das materiell erfahrbare Außen festgelegt. Dies ist seine Aufgabe. Demgegenüber ist die **rechte Gehirnhälfte,** die sogenannte Ich-Komponente im Bereich des Wachbewusstseins, schon immer in uns vorhanden gewesen. Die rechte Gehirnhälfte des passiven, intuitiven Erfahrens und Aufnehmens steuert die linke Körperhälfte. In ihr sind ebenfalls Sinnesorgane vorhanden, jedoch schwingen diese auf einer wesentlich höheren Frequenz, meist vierfach schneller als die der linken Gehirnhälfte. Den grobstofflichen Sinnesempfindungen Geschmack, Geruch, Gefühl, Gehör und Sehvermögen entsprechen im Bereich der rechten Gehirnhälfte quasi die Sinneswahrnehmungen Hellschmecken, Hellriechen, Hellfühlen, Hellhören und Hellsehen – oft auch als außersinnliche Wahrnehmungen (ASW) bezeichnet. Diese stehen in enger Verbindung mit der lichten Seite des Inneren Kindes und dem Hohen Selbst. Alles, was wir logisch-analytisch im linken Schläfenlappen denken und in Worten ausdrücken, fließt als emotionsbeladenes Bild vom rechten Schläfenlappen des Neocortex als ursächliches Programm zum Unteren Selbst, das die Vorstellung umsetzt und manifestiert.

Das Mittlere Selbst von EGO und ICH gibt den Anstoß für alles, was sich in unserem Leben ereignet und vom Unteren Selbst umgesetzt wird. Es denkt, analysiert, plant, fällt Entscheidungen, spricht und tut. Es ist der geliebte und bewunderte Meister, Lehrer, Elternteil, Führer, Freund und Beschützer des Unteren Selbst.

Was immer Sie subjektiv als wahr und richtig ansehen, ist oder wird für Sie wahr und richtig.

Nur das Mittlere Selbst kann entscheiden, das Untere Selbst nicht. Es ist in dieser Beziehung ganz vom EGO und vom ICH abhängig.

Von der linken, niedriger schwingenden Gehirnhälfte des Wachbewusstseins geht bekanntlich jeder Gedanke aus. Er wird danach in der Regel in Worten festgehalten und in Bilder umgewandelt, die dann in Form von Imagination zur rechten Gehirnhälfte der Ich-Komponente weitergeleitet werden. Dort werden sie im Gesamtzusammenhang sortiert und telepathisch an das Bauchhirn, das Unterbewusstsein, in Form von Intuition weitergeleitet.

Das Untere Selbst oder das Innere Kind kann nicht entscheiden!

Die Führungs- und Kontrollfunktion der rechten Gehirnhälfte muss neu aufgebaut werden, um die ursprüngliche und notwendige Rangordnung wiederherzustellen. Der linken Gehirnhälfte muss ihre ausführende Aufgabe wieder nahegebracht werden. Es muss ihr wieder beigebracht werden, der rechten Gehirnhälfte zuzuhören, ihr zu gehorchen und still zu sein. Die viermal höher schwingende rechte Gehirnhälfte stellt über die »emotionale Intelligenz« die Verbindung zur intuitiv-emotionalen Komponente des Bauchhirns, der »lichten Seite des Inneren Kindes« und über diese zum Hohen Selbst her.

Wie ein »menschlicher Computer« ist das Bauchhirn ein nicht wertender, deduktiver Befehlsempfänger. Es kann nur das, was man ihm beigebracht hat. Es hat KEINEN FREIEN WILLEN. Meistens laufen die Tausende von Impulsen pro Sekunde subliminal (lat.: limen: »Schwelle«), also unterhalb der Schwelle der bewusst gewordenen Gedanken ab. Das ändert sich erst, wenn Sie sich als unabhängiger Beobachter diese Impulse von außen bewusst machen, sie kontrollieren, von negativ auf positiv verändern oder stillstehen lassen.

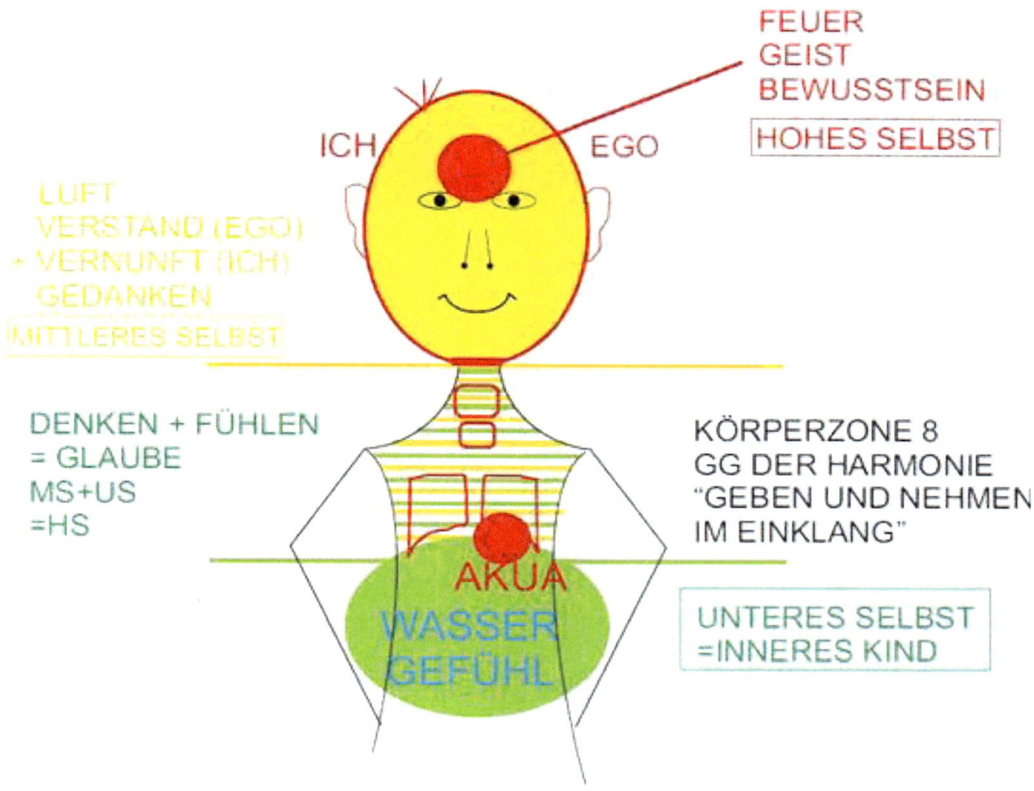

Quelle: Diethard Stelzl

4.2.2 „Innerer Saboteur“ und „Innerer Heiler“

Zwischen den beiden vorderen Schläfenlappen sitzt der Innere Saboteur als Spiegel, der alles infrage stellt, verneint und lächerlich macht und damit das Entstehen von Bildern verhindert. Er prüft, wie ernst ein Gedanke des Egos in der linken Gehirnhälfte gemeint ist.

Bevor die syntaktischen Wortimpulse in Einzelformen und Bildabläufe umgewandelt werden, ist im Stirnbereich hinter dem 3. Auge außen und vor dem 3. Auge innen, wohl als Teil des Gottesmoduls, der »INNERE SABOTEUR«, unhöflich auch als »innerer Schweinehund« bezeichnet, zu überwinden.

Den »INNEREN SABOTEUR« kennt jeder. Wie ein eindrucksvoller Türsteher vor einem exklusiven Lokal ist es seine Aufgabe, quasi als mental-spiritueller Spiegel, zu prüfen, wie ernst es einem Menschen ist, dass der Gedankenimpuls von der rechten Gehirnhälfte weiterverfolgt wird, um später von der Realität zur Wirklichkeit zu werden.

Der stereotype Beitrag des »Inneren Saboteurs« lautet immer:

»JA, ABER!«

Aufgrund des Grundsatzes »WILLE = WAHL« ist sich der logisch-analytisch denkende Mensch nicht vollständig sicher. Er zweifelt, ist hilf- und orientierungslos. Deswegen geht der Impuls als IMAGINATION nicht von links nach rechts. Er bleibt stehen.

Die Folge ist, dass der negativ polarisierte Impuls in der linken Gehirnhälfte bleibt, über das linke Kleinhirn, den Hippocampus und die Formatio reticularis zum Zentralnervensystem (ZNS) kommt und von dort in den Beta-Negativspeicher des Bauchhirns der »dunklen Seite des Inneren Kindes« gelangt. Zwischen dem EGO als selbstständiger Wesenheit und dem dunklen, negativ polarisierten Unteren Selbst entsteht eine starke egoistische bzw. egozentrische Verbindung, die, negativ verstärkt, aus dem Bauch wieder in die linke Gehirnhälfte kommt und dort zu Suchtmustern und anderen Selbstzerstörungsprogrammen führen kann.

Bekanntlich besitzt das Untere Selbst bzw. Innere Kind keine Intelligenz. Es kann nicht entscheiden.

Deshalb übernimmt es das Negativprogramm des Egos und reichert den aufgenommenen Impuls mit gleichgelagerten, negativ polarisierten Resonanzdaten des Langzeitgedächtnisses im Bauchhirn an. Das dadurch verstärkte Negativprogramm wird zum negativen Glaubenssatz.

Dieser kommt als verstärktes Selbstzerstörungspotenzial wieder über das Zentralnervensystem hinauf in das aufsteigende retikulare Aktivatorsystem (ARAS) ins linke Kleinhirn. Das geht außerordentlich schnell.

Die Folge ist ein enorm verstärktes Negativprogramm des EGO-Denkens.

Der »innere Saboteur«

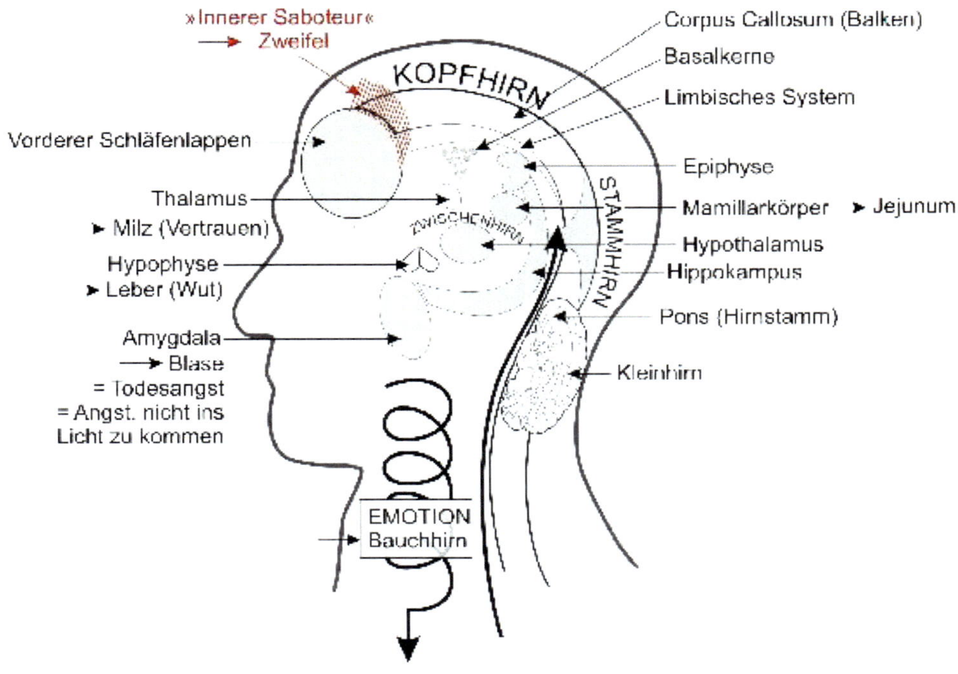

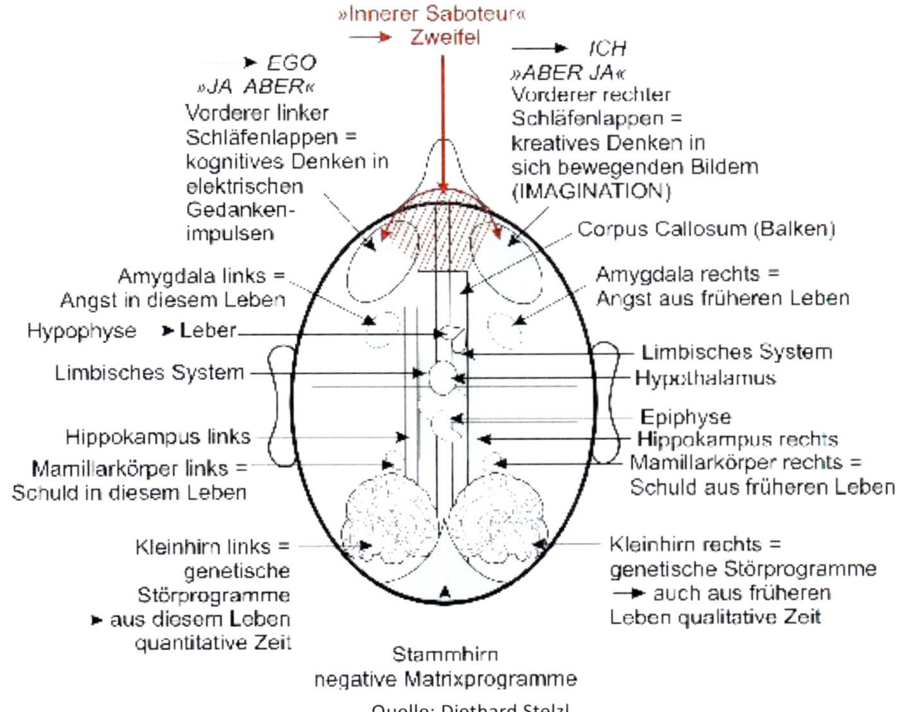

Quelle: Diethard Stelzl

Dieses beeinflusst den Verstand noch einseitiger und enger in den selbst festgelegten Grenzen. So wird auch das Mittlere Selbst in Form des EGOs negativer beeinflusst. Die eigene Antwort muss deshalb sein ein sicheres, bestimmtes und bewusstes

»ABER JA!«

Der **„INNERE HEILER“** verkörpert den Heilaspekt des Hohen Selbst, der Steuerinstanz des Überbewusstseins. Ist er zu über 50 % aktiv, manifestieren sich Selbstheilungsprogramme. Dann steht der „Innere Saboteur“ normalerweise bei unter 50 % Dominanz. Selbstzerstörungsprogramme dagegen laufen im menschlichen Körper ab, wenn der Innere Heiler unter 50 % und der Innere Saboteur über 50 % Aktivität aufweist. Beide beeinflussen sich, sind jedoch nicht direkt aneinander gekoppelt.

Die Pyramide (rechts) als Sitz des »Inneren Heilers« oder »Arztes« zeigt in der Komplementärmedizin die Bereitschaft zur Selbstheilung bzw. Selbstzerstörung an. Sie ist unter anderem auch für spastische Lähmungen und neuronal bedingte Motorikstörungen ausschlaggebend. Das rechte Kleinhirn steuert dabei als »ICH-KOMPONENTE« der rechten, kreativ-schöpferischen Gehirnhälfte die linke Körperseite und umgekehrt, das linke Kleinhirn als »EGO-KOMPONENTE« der linken, logisch-analytischen Gehirnhälfte die rechte Körperseite.
Der Hypophysenlappen Adenohypophyse vorn ist zuständig für alte weibliche Ahnenprogramme und verbunden mit dem Hypothalamus links und der linken Schilddrüse. Die Neurohypophyse hinten ist zuständig für alte männliche Ahnenprogramme und verbunden mit dem Hypothalamus rechts und der rechten Schilddrüse.

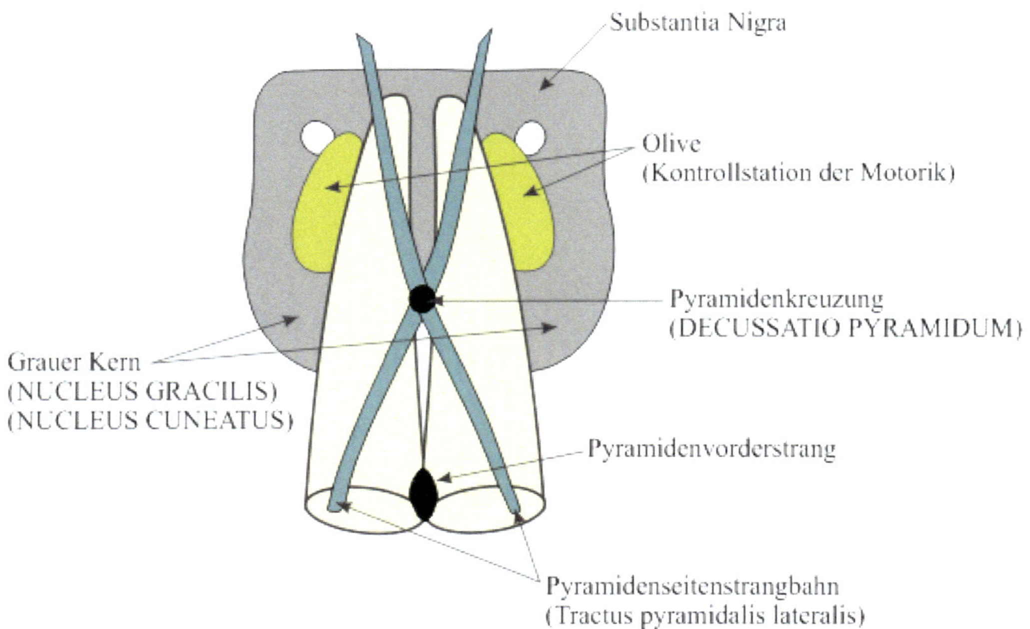

Quelle: Diethard Stelzl

Das EGO ist über eine »negative« INTUITION mit der »dunklen Seite des Inneren Kindes« und dem negativ ausgerichteten Beta-Speicher verbunden, das ICH über eine »positive« INTUITION mit der »lichten Seite des Inneren Kindes«. Die Erleuchtung stellt sich durch eine möglichst intensive Verschmelzung von ICH und Hohem Selbst ein. Die notwendige Voraussetzung hierfür ist jedoch die anhaltende Kontrolle von EGO und »Innerem Saboteur« durch das ICH.

4.3 HORMONELLE STRESSVERARBEITUNG

4.3.1 Begriff und Bedeutung

Stress (engl. Druck, Anspannung) umfasst durch bestimmte äußere Faktoren (=Stressoren) entstehende individuelle physische und psychische Reaktionen, die besondere Anstrengungen für ihre Bearbeitung notwendig machen und deshalb zu besonderen Belastungen auf allen Ebenen führen. Vor allem geht es dabei um die Anpassung sich verändernder Umfeldbedingungen im Innen und Außen.

Der Begriff wurde im Jahre 1914 erstmals von CANNON, ab 1936 von HANS SELYE (1907-1982) als körperlicher Zustand unter Belastung verwendet. Notwendig hierfür ist immer eine sinnliche Wahrnehmung, deren Aufarbeitung zur Ausschüttung verschiedener BOTENSTOFFE führt, z.B. der „Stresshormone" ADRENALIN und CORTISOL. Diesen liegt das Uraltprogramm des Instinktes im Reptiliengehirn KAMPF-FLUCHT-TOTSTELLEN zugrunde.

SELYE bezeichnete STRESS allgemein als

..."Die unspezifische Antwort des Körpers auf jede Anforderung, die an ihn gestellt wird."[2]

Hierzu gehörten seiner Meinung nach vor allem Phänomene wie Hunger, Verletzung, Kälte, ANGST, SCHULD, HERZSTILLSTAND, Erschöpfung durch körperliche Arbeit , FESTHALTEN, STARRE sowie sozialen Stress. Sie haben unspezifische Körperreaktionen zur Folge, die vor allem zu einem starken Anstieg von Glukocorticoiden wie CORTICOSTERON und CORTISOL im Gehirn sowie von ADRENALIN im Blut führen.

Die moderne Forschung sieht STRESS als Wechselspiel zweier informativer Regelkreise, nämlich der

- hypothalamisch-hypophysär-adrenalen Achse (HPA) und des
- Sympathischen Nervensystem (SNS)

Beide sind durch Informationssysteme zwischen den Schwerpunkten im NUCLEUS PARAVENTRICULARIS (NPV) und dem LOCUS COERULEUS (LC) verbunden. (u.a. CAERULEUS)

Beim NPV handelt es sich um kleine Nervenzellen, die entweder CORTICOTROPIN–RELEASING-HORMONE (CRH) oder VASOPRESSIN = ADIURETIN (AVP) oder beides aufbauen. In der Hypophyse werden das Adrenocorticotrope Hormon (ACTH) plus ENDORPHINE freigegeben. ACTH regt dann in der Nebenniere die Bildung von ADRENALIN und von GLUCOCORTIKOIDEN an. Dabei wirken CRH, ACTH und AVP als Neurotransmitter in einer Pulsierung von ein bis drei Impulsen pro Sekunde.

2 SELYE, H.: 2 A syndrome produced by diverse nocuous agents." IN: „Nature" London 1936. Nr. 148: 84-95 sowie SELYE, H.: „The physiology and pathology of exposure to stress." Acta Edition. Montreal 1950

Zahlreiche Nervenzellen aus anderen Gehirnbereichen wirken ebenfalls über das sympathische und andere Nervensysteme sowie über das Limbische System ein. Dies geschieht über CORTISOL, vor allem aber CORTICOSTERON.

4.3.2 Negativer DISSTRESS und positiver EUSTRESS

Erstgenannte Stressfaktoren werden als unangenehm, bedrohlich, überfordernd, körperlich anstrengend, häufig auftretend eingestuft, ohne dass ein Ausgleich des aufgebauten Druckpotenzials möglich ist. Dies führt zur Abnahme der Konzentration und Leistungsfähigkeit bis zum Burn-Out und zur Depression.

STRESS IST GIFT FÜR DAS GEHIRN. Es ist überall und allumfassend als sozialer und chemischer Stress. Umweltgifte sollen u.a. auch für MORBUS PARKINSON verantwortlich sein. Er zeigt sich als akutes und chronisches Phänomen und wird vom Stressbewältigungs-Regelkreis der HHN-ACHSE (Hypothalamus-Hypophyse-Nebennieren-Amygdala) im limbischen System bearbeitet. Dies geschieht durch die Ausschüttung von STRESS-BOTENSTOFFEN wie dem Neurotransmitter CORTISOL für den Kopfbereich sowie dem Hormon ADRENALIN für die Körperzonen und das Blut. Freie Radikale werden gebildet und toxische Vernetzungen entstehen im Gehirn.Mindestens 50% aller ALZHEIMER-Geschädigten weisen einen überhöhten CORTISOLSPIEGEL auf. Hier schützt der Aufbau des Wachstumsfaktors und Proteins BDNF (Brain Derived Neurotrophic Factor) des Allround-Hormons DHEA (Dehydroepiandrosteron) sowie der Fettsäure DHA (Docosahexaensäure). Sie wirken positiv auf den HIPPOCAMPUS. Das menschliche Gehirn hat die Fähigkeit, sich neu zu vernetzen und bisher unbekannte Nervenverbindungen aufzubauen, was als NEUROPLASTIZITÄT bzw. als NEUROGENESE bezeichnet wird. Hierbei gilt der althawaiianische Leitsatz

<< ENERGIE FOLGT DER AUFMERKSAMKEIT >>

Dorthin, wo die Aufmerksamkeit hin gerichtet wird, entstehen neue Verknüpfungen und Abspeicherungsmuster.

<< POSITIVES DENKEN ERSETZT NEGATIVES >>

Hierbei genügt bereits eine entsprechende Vorstellung, um entsprechende positive Verknüpfungen aufzubauen.

Bei starkem oxidativen Stress entstehen FREIE RADIKALE, welche die Produktion des PROTEINS NRF2 anregen. Über die Herstellung der Omega-3-Fettsäuren EICOSA-PENTAENSÄURE (EPA) und DOCOSAHEXAENSÄURE (DHA) wird der NRD 2-Signalweg dramatisch aktiviert. Auch eine verminderte Kalorienzufuhr fördert die Produktion von NRF2 und wirkt krebshemmend.

Der NRF2-SIGNALWEG aktiviert bestimmte Gene, die für die Ausscheidung von Giftstoffen wichtig sind wie Blei, Arsen und Aluminium. Sie ergeben eine gute Möglichkeit, Ihnen zu zeigen, wie sie selbst eine Aktivierung lebensnotwendiger Gene in Ihrem Körper auf positive Weise steuern und die GLUTATION-PRODUKTION auf der Zellebene in Gang setzen können. Dies bewirken ganz allgemein SEKUNDÄRE PFLANZENFARBSTOFFE.

Unter diesen haben Kurkuma (CURCUMIN), Grünteeextrakt, PTEROSTILBEN sowie die in Brokkoli enthaltene Substanz SULFORAPHAN als wichtiger Bestandteil des Präparates Nrf2 die größte Bedeutung. Letzteres ist chemisch mit dem Nahrungsergänzungsmittel RESVERATROL verwandt.

Der deutsche Bischof PETER BINSFELD hat im 16. Jahrhundert die sieben Todsünden der Bibel mit einflussreichen Dämonen wie folgt verbunden:

1. Zorn = Satan
2. Geiz = Mammon
3. Wollust = Asmodaeus

4. Trägheit/Faulheit = Belphegov
5. Neid/Geiz = Leviathan
6. Völlerei = Beelzebub
7. Hochmut/Arroganz = Luzifer

4.3.2.1 Psychische Disstressfaktoren

Das Regulationssystem für DISSTRESS läuft nach THOMAS HOLMES (1817-1899) und RICHARD RAHE vor allem über die folgenden Sachverhalte:

Rang	Ereignis	Stresswert
1	Tod des Ehepartners	100
2	Scheidung	73
3	Trennung vom Ehepartner	65
4	Haftstrafe	63
5	Tod eines Familienangehörigen	63
6	Eigene Verletzung oder Krankheit	53
7	Heirat	50
8	Verlust des Arbeitsplatzes	47
9	Aussöhnung mit dem Ehepartner	45
10	Pensionierung	45
11	Änderung im Gesundheitszustand eines Familienangehörigen	44
12	Schwangerschaft	40
13	Sexuelle Schwierigkeiten	39
14	Familienzuwachs	39
15	Geschäftliche Veränderungen	39
16	Erhebliche Einkommensveränderung	38
17	Tod eines nahen Freundes	37
18	Berufswechsel	36
19	Änderung in der Häufung der Auseinandersetzungen mit dem Ehepartner	35
20	Aufnahme von Krediten	31
21	Kündigung von Darlehen	30
22	Veränderung im beruflichen Verantwortungsbereich	29
23	Kinder verlassen das Elternhaus	29
24	Ärger mit der angeheirateten Verwandtschaft	29
25	Großer persönlicher Erfolg	28
26	Anfang oder Ende der Berufstätigkeit der Ehefrau	26
27	Schulbeginn oder -abschluss	26
28	Änderung des Lebensstandards	25
29	Wechsel persönlicher Gewohnheiten	24
30	Ärger mit dem Vorgesetzten	23

Hinzu kommen zusätzliche schwierige Lebenssituation wie:

- chronische Konflikte in der Paarbeziehung
- Zeitmangel, Termindruck
- Lärm
- Geldmangel, Armut, Schulden, Überschuldung
- fehlende Gestaltungsmöglichkeiten, mangelndes Interesse am Beruf und in der Freizeit
- subjektiv übergroße Verantwortung
- Mobbing am Arbeitsplatz und/oder in der Schule
- Schichtarbeit (bewirkt eine Störung des Schlaf-Wach-Rhythmus und damit zusammenhängende, gesundheitliche Probleme)
- Ständige Konzentration auf die Arbeit (zum Beispiel bei Fließbandarbeit)
- Angst, nicht zu genügen (Versagensangst)
- Perfektionismus (überhöhte Ansprüche an sich selbst und an andere)
- Soziale Isolation, Verachtung und Vernachlässigung
- Schlafentzug
- Reizüberflutung
- Krankheiten und Schmerzen, eigene und die von Angehörigen
- Seelische Probleme, unterschwellige Konflikte
- Schwerwiegende Ereignisse (beispielsweise ein Wohnungseinbruch, eine Operation, eine Prüfung)
- auch (unausgleichbare) Unterforderung, Langeweile und Lethargie
- Überforderung durch neue technische Entwicklungen (Technikstress, Technostress)
- Stress durch die Bedrohung des Selbst (eigenes Scheitern oder die Respektlosigkeit anderer)

Bestimmte „STRESSHORMONE" haben nachweislich krankheitsverursachende Wirkungen, beispielsweise ADRENALIN, NORADRENALIN und CORTISOL.

4.3.2.2 EUSTRESS – WIRKUNGEN

Dieser bezieht sich auf Stressfaktoren, die positive Wirkungen auf den menschlichen Organismus haben. Er führt zu erhöhter Aufmerksamkeit, Konzentration, Bewusstheit, besserer Leistungsfähigkeit, Gesundheit, Lockerheit, Leichtigkeit, Fröhlichkeit, Glück und Freude. In diese Richtung wirken positiv auch diverse Neurotransmitter und „Glückshormone" wie DOPAMIN, GABA, SEROTONIN, MELATONIN, OXYTOCIN u.a.

4.3.3 PSYCHISCHE STRESSREGULATIONSSYSTEME

Diese laufen über das

LIMBISCHE SYSTEM zum THALAMUS und HYPOTHALAMUS

sowie vom HIPPOCAMPUS zur AMYGDALA

und zeigen sich im individuellen STRESS-Verhalten sowie in der Ausschüttung folgender BOTENSTOFFE:

Adrenalin: Stammhirn, Nebennierenmark
Anisomycin = Flagecidin: Hippocampus
Corticotropin: ACTH-Aktivierung, Hypothalamus
Corticosteron: (wie Cortisol), Zentralnervensystem
CORTISOL: kontrolliert ADRENALIN (HPA-Achse), Nebennierenrinde, Leber, Nebennieren
Cortison: Nebennieren
Adrenocorticotropes Hormon (ACTH): Nebennieren, Adenohypophyse
N-Methyl-D-Aspartat (NMDA): Nervenimpulsstärkung, ZNS, Hippocampus, Morbus Parkinson
NORADRENALIN: wichtigster NTR im ZNS und SNS, Nebennierenmark
OXYTOCIN: stressabbauend, baut CORTISOL ab: Hypothalamus, Hypophyse
Renin: Wassermangel im RAAS baut Stress ab

MEDITATIONEN und GEBETE regen die Funktionen und die Durchblutung des ANTERIOREN CINGULÄREN CORTEX (ACC) und die Ausschüttung des Proteins BDNF an. Der ACC sitzt hinter der Stirnmitte und am vorderen Bereich des CORPUS CALLOSUM (=Balken), einem dichten Nervengeflecht, welches die beiden Gehirnhälften voneinander trennt. Gleichzeitig verbindet der ACC die AMYGDALA mit dem PRÄFRONTALEN CORTEX.

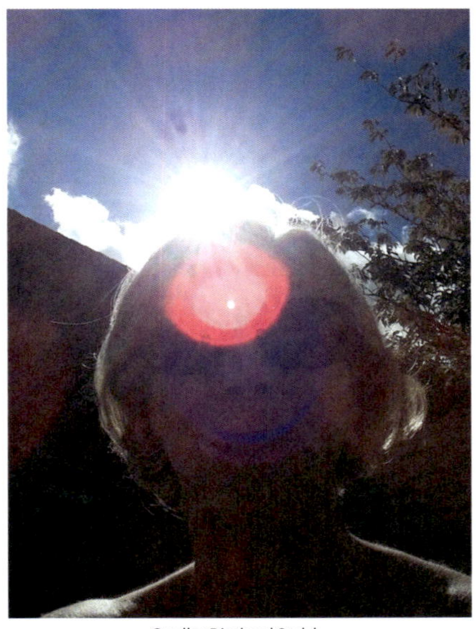

Quelle: Diethard Stelzl

4.4 Das LYMPHATISCHE SYSTEM

Das LYMPHATISCHE SYSTEM ist das „Abwassersystem des Körpers". Dabei geht es vor allem um das Loslassen alter Gefühlsmuster. Diese psychische Aktivität führt zum Abtransport von Giftstoffen, Bakterien, Viren, Borrelien und anderen Parasiten aus dem Körper, was teilweise über das Blut geschieht.

Hierfür stellt der Körper täglich zwei bis drei Liter Lymphflüssigkeit her, die von klarer bis mehliger Farbe ist und als System bis unter die Haut geht. Etwa 85% der Körperflüssigkeiten sind Lymphe. Sie sind überall im Organismus zu finden.

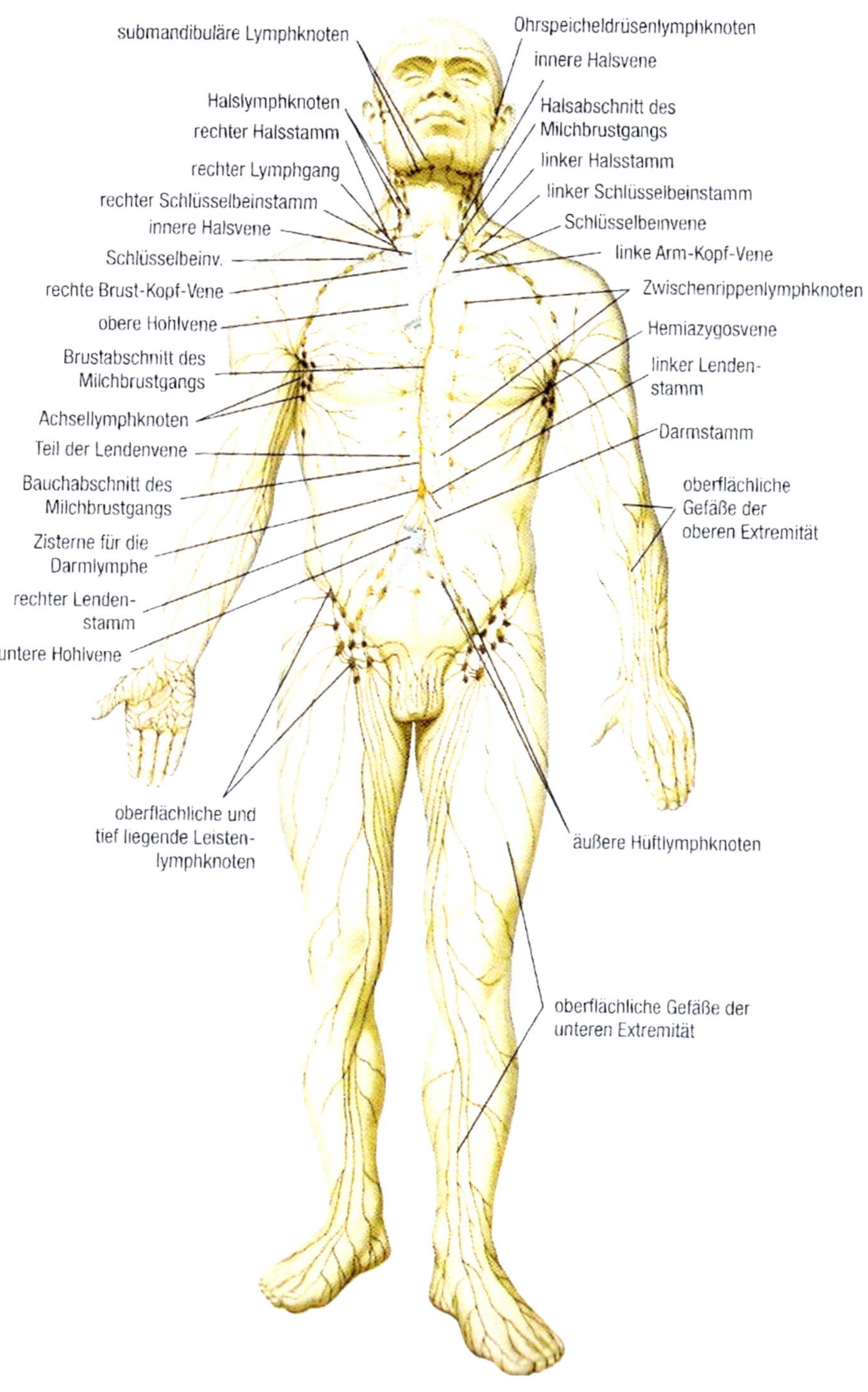

Quelle: Diethard Stelzl

Das Lymphatische System hat keine Pumpe, sondern arbeitet ausschließlich mit Schwerkraft. Deshalb ist die Bewegung der Beine sehr wichtig. Auch das Hochlegen der Beine hilft, wobei Herz- und Kopfbereich tiefer liegen sollte als Füße und Beine. Die zentralen Steuerpunkte liegen rechts und links im Halsbereich, beginnend unter den Ohren sowie unter den Achseln, im Brust- und oberen Bauchraum, der rechten und linken Leiste, den Oberschenkeln innen und den Unterschenkeln.

Das Lymphatische System arbeitet mit etwa 600 Lymphknoten bis zur Größe einer Pflaume. Diese entwickeln die weißen Blutkörperchen, die für die Abwehr von Giftstoffen, Schlacken und toten Substanzen gebraucht werden. Hierbei spielt die Milz eine wichtige Rolle, die sie besonders gut erfüllen kann, wenn genügend Sauerstoff und energiereiches Wasser zur Verfügung stehen. Deshalb ist die richtige Atmung von besonderer Bedeutung.

Die Richtung des Lymphflusses geht immer von oben nach unten und umgekehrt. Wenige Lymphgefäße sind schräg angelegt, z.B. unterhalb der Ohren, im Brust- und Bauchbereich sowie an der Leiste . Lockerungsbereiche befinden sich quer und lösen Druckpotenziale auf, beispielsweise am Handrist innen rechts für psychisch-bakterielle Grundmuster, links für viral-neuronale Ursachen. An den Fußgelenken gibt es jeweils ein Lymphband quer zur Auflösung von Angstprogrammen mit ebenfalls der obengenannten Grundinformation.

Wichtig für den harmonischen Lymphfluss ist neben der Ganzkörperbewegung wie Nordic Walking oder strammes Gehen mit entsprechender Tiefenatmung das Trinken von viel energetischem Quellwasser, mindestens zwei bis drei Liter pro Tag.

5. INFORMATIVE, MENTALE REGELKREISE UND DEREN STEUERUNG DURCH BESTIMMTE BOTENSTOFFE

5.1 Allgemeines

Im Gehirn, vor allem dem Mittel- und Zwischenhirn, gibt es diverse Regulationssysteme und Regelkreise, die selbstzerstörerische Programme/Stressmuster aufbauen, die sich durch Botenstoffe im ganzen Körper zeigen, teilweise zu schweren Bewusstseins- und Motorikstörungen führen und auch Gedächtnisleistung, Konzentration, Erinnerung und Lernverhalten erheblich beeinflussen können.

Wichtige hormonelle Regulationssysteme in Form von

HORMONEN und andere Botenstoffen beeinflussen das menschliche Leben auf vielfältige Art und Weise. Sie lassen uns denken, fühlen, lieben, freuen, lernen, leben und steuern unsere Persönlichkeitsentwicklung, unser Individualverhalten und unsere Körpereigenschaften auf eine viel stärkere Art, als uns dies bisher bewusst war.

BOTENSTOFFE WIE HORMONE STEUERN UNSER ALLER LEBEN

Dies gilt vor allem für die folgenden Bereiche:

- Nahrungsverarbeitung, Zucker- und Fettstoffwechsel
- Sexualentwicklung beider Geschlechter
- Weiblicher Menstruationszyklus
- Knochen- und Zellwachstum
- Angst-, Druck- und Stressverhalten
- Schilddrüsenfunktionen
- usw.

Die wichtigsten von Ihnen sind:

5.2 Die SYMPHATHIKALE-ADRENO-MODULARE (= „symphathic nervous system adrenomodulary axis“ – „SAM“ -)ACHSE

ADRENALIN ist neben NORADRENALIN die wichtigste Substanz der SAM-ACHSE. Es steigert die Herzfrequenz und den Blutdruck, erweitert die Bronchien, regt den Fettabbau an, setzt Glukose frei, führt zu einer besseren Durchblutung, senkt den Kalium- und Magnesiumspiegel und erhöht die Blutzuckerkonzentration. Nervale Reizung fördert die Umwandlung von L-TYROSIN zu LEVODOPA und von DOPAMIN zu NORADRENALIN. Mangel an Adrenalin kann zu Nervosität, Angstattacken, Psychosen und Halluzinationen führen.

Die SAM-ACHSE läuft über die Organe

AMYGDALA – SYMPATHICUS (PARASYMPATHIKUS) – und NEBENNIERENMARK

Sie stellt einen Signalweg zur Aktivierung des Nervus sympathikus und des Nebennierenmarks über die Botenstoffe ADRENALIN und NORADRENALIN dar, wobei ersterer im ganzen Körper, letzterer fast nur im Gehirn wirkt. Es ergibt sich eine sofort einsetzende Reaktion auf ein vorher ausgelöstes Stressprogramm.

Ausgelöst wird dieser oftmals selbstzerstörerische Prozess über das in der Amygdala aufgebaute NORADRENALIN. Dieses verteilt sich im Gehirn, es kommt zur Ausschüttung von ADRENALIN, welches über den Sympathikus im gesamten Organismus verbreitet wird. Dies führt zu einer Erhöhung des Blutdrucks, des Herzschlages, der Atemfrequenz, der Energiebereitschaft, der Wachheit, kognitiver Entscheidungen, immer unter dem Aspekt des auslösenden Stressprogrammes sowie zu einer Einschränkung der Darmtätigkeit. Das gesamte System steht unter Strom, man kann nicht mehr schlafen und essen, fühlt sich ausgelaugt und kurz vor einem Burn-Out.

Das NORADRENALIN erhöht u.a. auch die Aktivierung des CORTICOTROPEN-RELEASING-Hormons (CRH), welches in der Hypophyse das ADRENOCORTICOTROPE HORMON (ACTH) freisetzt, dadurch zusätzlich die HPA-ACHSE anregt und damit die Ausschüttung von CORTISOL bewirkt. Es kommt zum Dauerstress, möglicherweise zum Zusammenbruch des gesamten Regulationssystems, zu Ohnmachtsgefühlen, Opferrollenspiel, Depressionen sowie zu einer Sonderbelastung des Immunsystems.

Hier hilft regelmäßige Bewegung. Sie baut zumindest Adrenalin und Noradrenalin im Körper ab, was dazu beiträgt, die vorhandene Stresssituation zu verringern.

5.3 DIE HYPOTHALAMISCH – HYPOPHYSÄR – ADRENALE (HPA-) Achse

Über das Blut gelangt MIH in den hypothalisch-hypophysär-adrenalen (HPA)-Regelkreis, wo das ADRENOCORTICOTROPE HORMON (ACTH), das MELANOZYTEN-STIMULIERENDE HORMON (MSH) und das PROOPIOMELANOCORTIN (POMC) freigesetzt werden. Im Hypophysenhinterlappen wird OXYTOCIN und VASOPRESSIN gespeichert. Es reguliert auch die Nahrungsaufnahme.

OXYTOCIN verringert durch Einwirkung auf die sogenannte HPA-Achse (hypothalamic-pituitary-adrenocortical axis) die Auswirkung von Stress.

Hergestellt im Hypothalamus, spielt es beim Geburtsprozess, beim Eintreten der Wehen und beim Abgehen der Nachgeburt sowie für die Rückbildung des Uterus und für den Milchfluss beim Stillen mit PROLAKTIN eine große Rolle. Als „Kuschelhormon" wirkt es positiv auf das Sozialverhalten, die eheliche Treue, den Austausch von Zärtlichkeiten, den wechselseitigen Hautkontakt, die sexuelle Befriedigung, Meditation und Hypnose.

Stressbezogen wird das Adrenocorticotrope Hormon (ACTH) neben den Proopiomelanocortin Peptiden (POMC) die obige (HPA) Achse mit regulieren. ACTH aus dem Hypophysenvorderlappen regt die Ausschüttung von CORTISOL aus der Zona fasciculata der Nebennierenrinde an. Dieses stärkt die langsamer als die SAM-Achse wirkende HPA-Achse der Organe.

AMYGDALA-HYPOTHALAMUS-HYPOPHYSE-NEBENNIERENRINDE

Es stabilisiert den Blutzuckerspiegel, kontrolliert anhaltenden Stress, ausgelöst durch zu viel Adrenalin und Noradrenalin, aktiviert TESTOSTERON, hebt den Blutzuckerwert, stärkt die körperliche Leistungsfähigkeit und die HPA-Achse durch Aktivierung des CORTICOTROPEN RELEASING HORMONS (CRH) und hemmt die Aktivität der SAM-Achse von ADRENALIN und NORADRENALIN. Es fördert den Fettstoffwechsel und hat eine ALDOSTERON-ähnliche Wirkung. Es wirkt entzündungshemmend und immunsuppressiv, Mangel kann zu Nebenniereninsuffizienz, Schwindel, Schlaflosigkeit, Depressionen, Psychosen etc. führen.

5.3.1 Allgemeines

Die HPA-Achse wird genauso wie die SAM-Achse ausgelöst über die AMYGDALA bzw. dem Corpus amygdaloideum, dem HIPPOCAMPUS sowie der Aktivierung des CORTICOTROPEN-RELEASING-HORMONS (CRH) aus Nervenzellen des Hypothalamus angeregt. Diese aktivieren in der Hypophyse ACTH, das Adrenocorticotrope Hormon, welches in der Nebenniere CORTISOL bildet.

5.3.2 Die besondere Bedeutung von CORTISOL für die HPA-Achse

Cortisol bestimmt u.a. auch die Tagesrhythmik mit, erhöht die körperliche Leistungsbereitschaft und Regeneration, stabilisiert den Blutzuckerspiegel, wirkt beruhigend auf ein außer Kontrolle geratenes Immunsystem. Im Rahmen einer Anregung der HPA-Achse nach der SAM-Achse verursacht CORTISOL offensichtlich einen Stressabbau und dies oftmals gemeinsam mit dem Somatotropen Hormon (STH), dem Testosteron und diversen Östrogenen.

CORTISOL hilft dem Menschen also, langanhaltende Stressprogramme unter Kontrolle zu bekommen, indem es die HPA-Achse aktiviert, um die Wirkungen der SAM-Achse, des Adrenalins und des Noradrenalins zu dämpfen. CORTISOL ist ansonsten ein Anzeichen für chronischen Stress. Zur Stressstabilisierung tragen zusätzlich die Hormone GABA, DHEA, OXYTOXIN, PROLAKTIN und PROGESTERON sowie ein stabiler, vergleichsweise hoher TESTOSTERON-Spiegel bei.

5.3.3 Die HYPOTHALAMISCH – HYPOPHYSÄR – THYROIDALE (HPT) – ACHSE

Auch diese hormonelle Steuerung läuft unter Kontrolle des Gehirns ab.

Der thyreotrope Regelkreis oder die Hypothalamisch-Hypophysär-Thyreotrope Achse (HPT) hemmen als Endprodukte T4 und T3 und damit sowohl die TRH- als auch die TSH-Bildung.

Mit Hilfe des Releasing-Hormons Thyreoliberin (TRH), das im Hypothalamus produziert wird und danach durch ein besonderes Portalgefäßsystem in hoher Konzentration zum Hypophysenvorderlappen gelangt, stimuliert der Hypothalamus die Produktion und Ausschüttung von TSH aus den thyreotropen Zellen. TSH gelangt über den Blutweg zur Schilddrüse und bewirkt in den Schilddrüsenzellen eine beschleunigte Teilung, eine vermehrte Iodaufnahme und eine gesteigerte Bildung der iodhaltigen Schilddrüsenhormone Thyroxin (T4) und Triiodthyronin (T3); zudem fördert es die Umwandlung von T4 in das wirksamere T3. Umgekehrt hemmen die Schilddrüsenhormone durch negatives Feedback im Rahmen des thyreotropen Regelkreises die Produktion und Ausschüttung von TRH aus dem Hypothalamus und von TSH aus dem Hypophysenvorderlappen. Auf diese Weise werden konstante und bedarfsadaptierte Blutkonzentrationen der Schilddrüsenhormone erreicht.

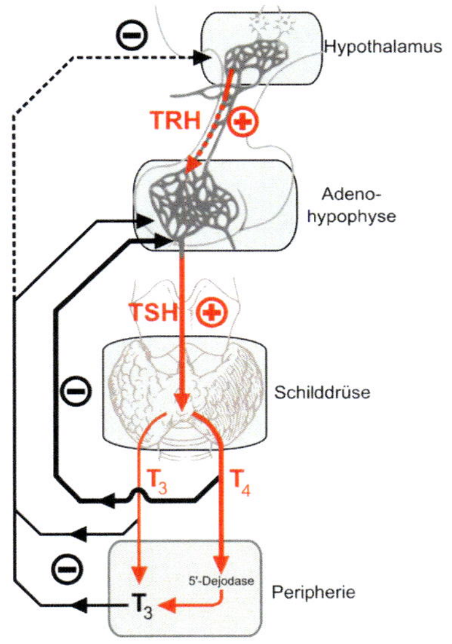

Quelle: https://upload.wikimedia.org/wikipedia/commons/e/ef/Thyroid_hormone_feedback.png

Fehlt TSH oder kann es nicht ausreichend produziert werden, dann hat die Schilddrüse keinen Anreiz mehr zu wachsen, Iod aufzunehmen und Schilddrüsenhormone zu produzieren, so dass sie immer kleiner wird und verkümmert. Es resultiert eine sogenannte hypophysäre Hypothyreose (sekundäre Schilddrüsenunterfunktion).

Produziert die Hypophyse beispielsweise wegen eines TSH-produzierenden Adenoms zu viel TSH, wird die Schilddrüse ständig zu einem beschleunigten Wachstum, einer vermehrten Iodaufnahme und einer gesteigerten Schilddrüsenhormonproduktion angehalten, so dass eine Schilddrüsenüberfunktion entsteht, die als hypophysäre Hyperthyreose oder sekundäre Hyperthyreose bezeichnet wird. Diese sekundären Schilddrüsenfunktionsstörungen wegen eines TSH-Mangels oder einer TSH-Überproduktion sind im Vergleich zu primären Schilddrüsenfunktionsstörungen, die durch eine Veränderung im Bereiche der Schilddrüse selbst zustande kommen, äußerst selten.

Durch Störungen der TRH-Produktion und -Sekretion von Seiten des Hypothalamus oder der Signalübermittlung im hypothalamo-hypophysären Portalgefäßsystem (Pickardt-Syndrom) kann es ebenfalls zu einem TSH-Mangel oder einem TSH-Überschuss und damit zu den sehr seltenen tertiären Hypo- oder Hyperthyreosen kommen, da der Hypothalamus über das TRH die TSH-Produktion im Hypophysenvorderlappen mit steuert.

Durch körperliche Belastung oder Kälte wird der Hypothalamus angeregt, TRH auszuschütten. TRH verstärkt seinerseits nun die Freisetzung von TSH aus der Hypophyse (Hirnanhangdrüse) ins Blut. Auf dem Blutweg erreicht TSH die Schilddrüse und regt diese an, vermehrt T3 und T4 zu produzieren und an das Blut abzugeben. Die Konzentrationen an T3 und T4 im Blut steigen an.

Eine große Rolle spielt dabei das THYROPIN-RELEASING-HORMON (TRH). Es wirkt über die EMINENTIA MEDIANA auf die thyreotrophen und laktotrophen Zellen der Hypophyse. Diese bilden dort THYROTROPIN, welches die Schilddrüse zur Herstellung von THYROXIN (T4) und TRIJODTHYRONIN (T3) anregt. Als Neurotransmitter ist es in vielen Nervenzellen zu finden und gilt als zentraler Regulator der Schilddrüsenhormone.

5.5 DIE HYPOTHALAMISCH-HYPOPHYSÄR-GONADALE (HPG-) ACHSE

Wichtige Wirkungen ergeben sich für das Wachstum der weiblichen Geschlechtsorgane und den Eisprung, die Knochenbildung, den Fetteinbau sowie das Wachstum der Gebärmutterschleimhaut.

Die Plazenta (der Mutterkuchen) produziert relativ große Östriolmengen. Daher ist der Östriolspiegel im Blut in der Schwangerschaft viel höher.

Hier werden hypothalamische Releasing-Hormone (HRH) im Hypothalamus und der Hypophyse freigesetzt.

In der hypothalamisch-hypophysären-thyreotrophen Achse unterdrückt das Endprodukt als Schilddrüsenhormon (Trijodthyronin) die Bildung des TRH im Hypothalamus und des Thyreotropins aus der Hypophyse.

Die Freisetzung der meisten Hormone wird durch negative Rückkopplung gesteuert, wie beispielsweise die der Glukokortikoide der Nebennierenrinde. Der Hypothalamus setzt das Corticotropin-releasing Hormon (CRH) frei, das in der Hypophyse die Freisetzung des Adrenocorticotropen Hormons (ACTH) stimuliert. Dieses regt in der Nebennierenrinde die Bildung und Freisetzung von Cortisol und anderen Glukokortikoiden an. Über das Blut in das Gehirn und die Hypophyse gebracht, unterdrückt Cortisol andererseits die Bildung und Freisetzung von CRH und ACTH, wodurch die Cortisolbildung wieder aussetzt.
Dabei regt ÖSTRADIOL die Bildung von STEROID BINDENDEN PROTEINEN (SHBG) an und blockiert die Freisetzung von GONADOLIBERIN (GNRH), was Auswirkungen auf die follikuläre Phase des weiblichen Zyklus hat und die Sexualsteroide in den Geschlechtsorganen aktiviert.

5.6 Die hypothalamischen Releasing-Hormone des Menschen und ihre Wirkung

LICHT (ELEMENT FEUER) IM KOPF
UND IM HERZEN

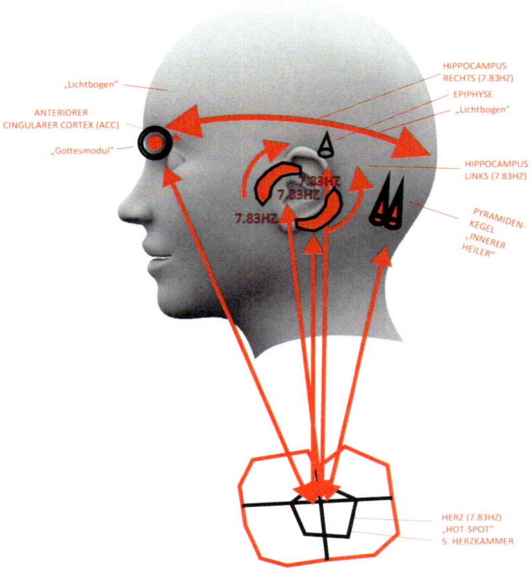

Quelle: Diethard Stelzl

Das mesolimbische Belohnungssystem stellt eine Verbindung her zwischen dem Element Licht als FEUER, der „Substanz der Urquelle" und der Liebe als „Essenz des Weltengeistes" im Kopf und im Herzen. Dies geschieht aus den dort vorhandenen 40.000 Gehirnzellen in der 5. Herzkammer des kosmischen Bewusstseins heraus zum „Lichtbogen" von „Gottesmodul" u.a. auch Sitz des „Inneren Saboteurs", Epiphyse und den Pyramidenkegeln als Sitz des „Inneren Heilers".

5.7 Das HYPOTHALAMISCH-HYPOPHYSÄRE PORTALSYSTEM

Die Releasing-Hormone des Hypothalamus werden in der Eminentia mediana freigesetzt und gelangen im Blut über das hypothalisch-hypophysäre Portalsystem in die Adenohypophyse (Hypophysenvorderlappen). Dort wird aus der gemeinsamen Vorstufe von ACTH und MSH (dem Proopiomelanocortin, POMC) fast ausschließlich das ACTH freigesetzt. Dagegen wird im Hypophysenzwischenlappen aus POMC MSH gebildet. Oxytoxin oder ein Spaltprodukt des Oxytocin, kann nicht aus dem Hypothalamus über das Portalsystem in den Hypophysenzwischenlappen gelangen. In der Neurohypophyse (Hypophysenhinterlappen), die direkt an den Zwischenlappen angrenzt, wird Oxytocin (wie auch Vasopressin), in Nervenenden gespeichert.

5.8 Die besondere Rolle von DOPAMIN-REGELKREISEN

Dopamin ist ein Neurotransmitter, der im Gehirn gebildet wird. Es kontrolliert unsere Körperbewegungen, stimuliert den Stoffwechsel und reguliert das Körpergewicht, unterstützt das Kreislaufsystem und steuert den Informationsfluss im Gehirn.

Dazu kommen unwillkürliche Körperbewegungen, Muskelzucken und verwaschene Sprache. Außerdem ist Dopamin nötig, um Krankheiten wie Morbus Parkinson zu verhindern. Die richtige Menge an Dopamin hilft beim Abnehmen und ermöglicht es, das Gewicht zu halten.

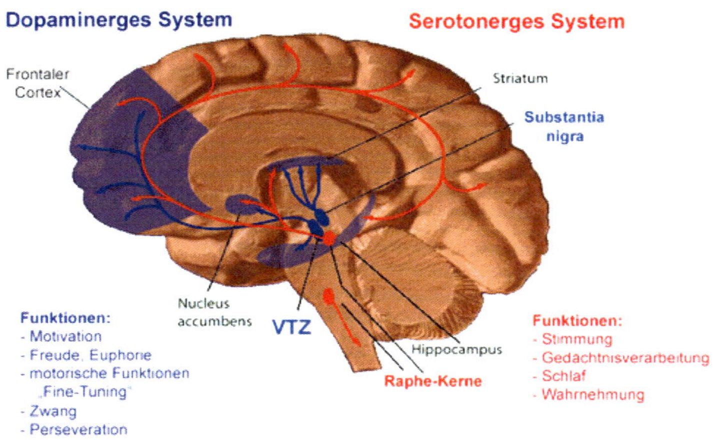

Quelle: https://www.martina-rüter.de/text-fachtexte-naturwissenschaften/biologie/neurotransmitter-acetylcholin-serotonin-und-dopamin/

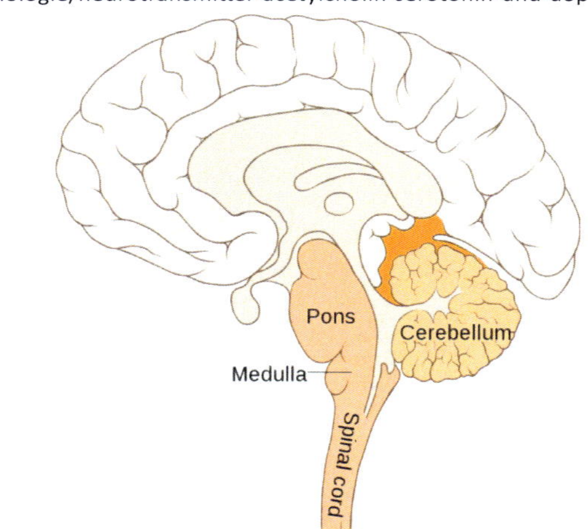

http://thinkfirst.org/youth-lesson8

Dopamin ist aber auch ein Neurotransmitter in einigen Systemen des vegetativen Nervensystems und reguliert hier die Durchblutung innerer Organe. Es wird für eine Vielzahl von lebensnotwendigen Steuerungs- und Regelungsvorgängen benötigt.

Unter anderem beeinflusst Dopamin die extrapyramidale Motorik (hier besteht möglicherweise ein Zusammenhang mit der Parkinsonschen Erkrankung). Ebenso ist der Dopaminhaushalt verbunden mit den neurobiologischen Aspekten von Psychosen und verschiedenen Störungen.

Auch in die Regulation des Hormonhaushaltes greifen dopaminerge Systeme ein. So hemmt Dopamin aus Neuronen, die entlang des 3. Hirnventrikels lokalisiert sind, an der Hypophyse die Ausschüttung des Hormons Prolaktin. Weiter regelt es die Durchblutung der Bauchorgane, insbesondere ist Dopamin an der Steuerung der Nieren beteiligt.

Dopamin wird eine wichtige Rolle bei Suchterkrankungen zugeschrieben. So kommt es beim Gebrauch von verschiedenen Rauschdrogen zur Wirkungsverstärkung von Dopamin, Serotonin und Gamma-Aminobuttersäure (GABA). Hierbei ist die Störung im Dopaminspiegel für einen Teil der Entzugssymptome verantwortlich.

Im Zentralnervensystem (ZNS) gibt es im Wesentlichen vier dopaminerge Regelkreise

- Das **mesostriatale System** (auch als Nigro-Striatales System)bezeichnet, nimmt seinen Ursprung in der Substantia Nigra im Mittelhirn und projiziert Botenstoffe u.a. zu den Basalganglien, die eine wichtige Rolle bei der Bewegungssteuerung spielen. Diesem Pfad wird eine wesentliche Rolle bei den hypokinetischen Symptomen von Morbus Parkinson sowie den häufig auftretenden extrapyramidalen Störungen als Nebenwirkung von Neuroepilektika zugeschrieben.
- Das **mesolimbische System** entspringt ebenfalls in der Area tegmentalis ventralis und projiziert u. a. zum limbischen System (Hippocampus, Amygdala, Corpus mamillare, Fornix etc.). Dieser Pfad trägt wesentlich zu den sogenannten „positiven" Symptomen bei schizophrenen Störungen bei. Es gilt als das *„Belohnungssystem"*, bei dessen Funktionsreduktion Patienten lust- und antriebslos werden (Anhedonie, oft bei Parkinsonpatienten), der über den DOPAMINGEHALT des NUCLEUS ACCUMBENS (unter 50%) und des STRIATUMS (über 50%) läuft.
- Das **mesocorticale System** verläuft von der Area tegmentalis ventralis zum Frontallappen. Nach derzeitigem Verständnis hat das Funktionieren dieser Bahn eine Bedeutung für die sogenannten exekutiven Funktionen, sowie die Motivation. Im Zusammenhang mit Psychosen des schizophrenen Formenkreises wird hier eine Unteraktivität gesehen, die man mit den mit diesen Erkrankungen oft einhergehenden kognitiven Störungen in Verbindung bringt.
- Das **tuberoinfundibuläre System**, dessen Neuronen vom Nucleus arcuatus zum Hypophysenvorderlappen ziehen und dort die Freisetzung von Prolaktin hemmen.

Es gibt fünf Dopaminrezeptoren und vier dopaminerge Regelkreise, die über das mesolimbische Belohnungssystem zu Suchtverhalten führen können.

Folgende Rezeptoren sind an nachfolgende Organe gebunden:
D1: Niere, Nucleus Accumbens, Cortex
D2: Nucleus Accumbens, Striatum, Thalamus.
D3: Kleinhirn = Cerebellum
D4: Hippocampus, Frontallappen
D5: Hippocampus und Amygdala
TYROSIN regt im Gehirn die Produktion von Dopamin an.

Bindet Dopamin an D_1 oder D_5 wird die nachgeschaltete Zelle depolarisiert (ein exzitatorisches postsynaptisches Potential entsteht). Eine Bindung an die Rezeptoren D_2–D_4 bewirkt eine Hyperpolarisierung der Postsynapse (inhibitorisches postsynaptisches Potential). Die letzteren Rezeptortypen werden zusammengefasst auch als D_2-Gruppe bezeichnet. Es gibt zudem Hinweise darauf, dass Dopaminrezeptoren des Typs D1 und des Typs D2 sogenannte Heterodimere bilden können, was zu einer Aktivierung des Phospholipase-Signalwegs und schließlich einem Anstieg der intrazellulären Ca-Konzentration führt.

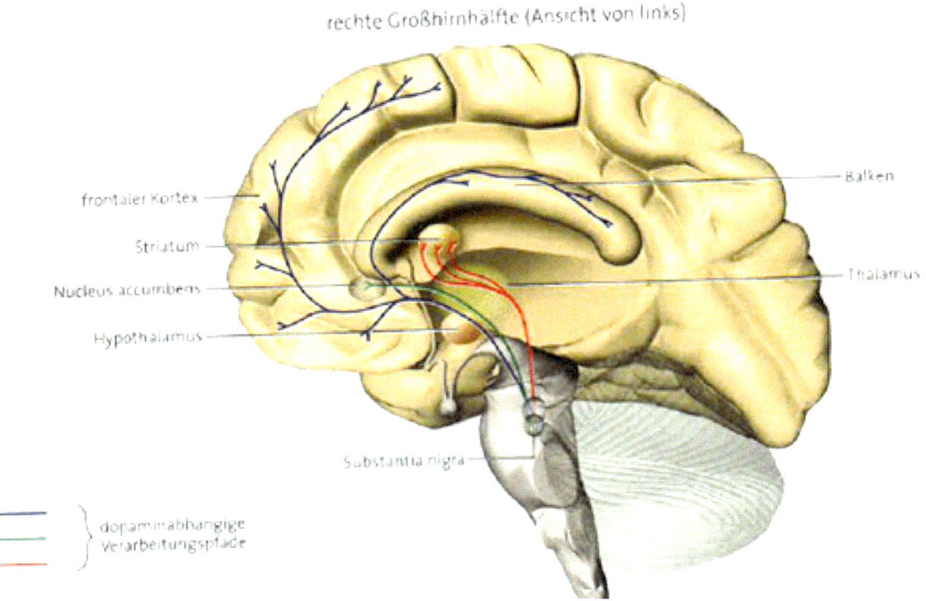

(rot) Bewegungssteuerung
(grün) Reizweiterleitung vom Mittelhirn zum Limbischen System
(lila) Weiterleitung zur Großhirnrinde (Cortex)

Quelle: Diethard Stelzl

Es ist wichtig, einen ausreichenden Dopaminspiegel aufrecht zu erhalten, damit ein Mensch Freude empfinden kann und in der Lage ist, die nötige Energie zu mobilisieren, um sein Leben zu meistern. Dopamin verhilft nicht nur zu mehr Energie, auch der Stoffwechsel wird erhöht, und beides entscheidet über den Erfolg beim Abnehmen und über das Wohlbefinden ganz allgemein. Verschiedene Lebensmittel können helfen, den Stoffwechsel anzukurbeln, und gleichzeitig den Körper darin unterstützen, optimal zu funktionieren.

5.9 DER „PAPEZ-KREIS" THEMA: „ANGST VOR SCHULD"

Der amerikanische Neurologe JAMES W. PAPEZ (1883-1985) stellte im Jahre 1937 einen Regelkreis vor, der erstmals eine neurofunktionale Beschreibung für die Entstehung und Wirkung von Emotionen, auch aus früheren Leben, im Zwischenhirn darstellte. In diesem Modell spielten die AMYGDALA als der Sitz von Angst und die MAMILLAR-KÖRPER (Corpus mamillare) als Speicherorgan von Schuldprogrammen und somit das Gedankenmuster „Angst vor Schuld" eine bedeutende Rolle.

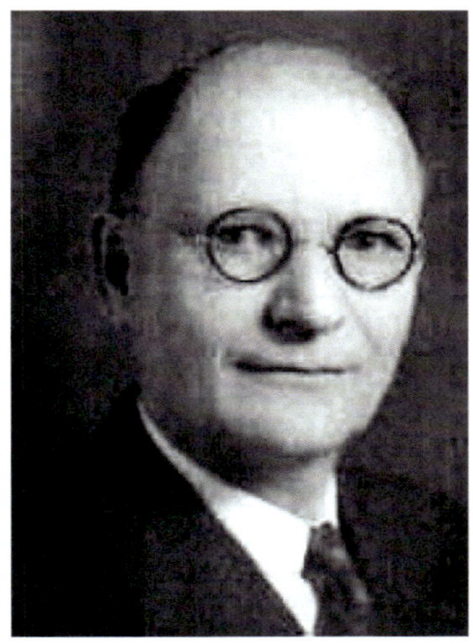

James W. Papez

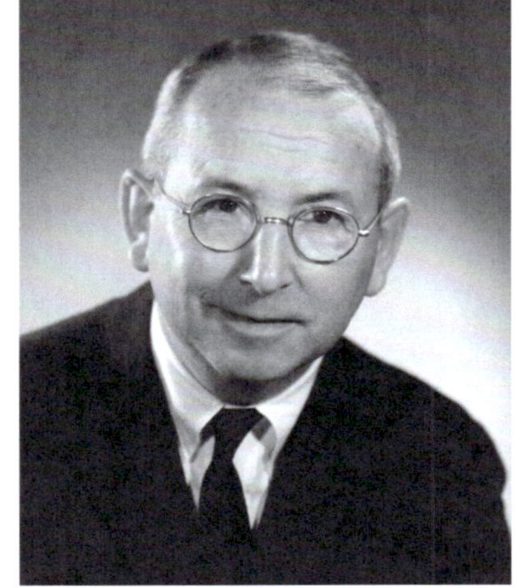

Paul Mac Lean

PAUL MAC LEAN (1913-2007) überarbeitete im Jahre 1949 dieses Konzept und stellte das LIMBISCHE SYSTEM als übergeordneten, zentralen Hirnbereich vor.

Im »Papez-Kreis« ist unverarbeitetes Karma im rechten Hypothalamus gespeichert. Dieser steht in Verbindung mit den Hypophysenlappen (rechts), in denen u. a. alte und noch aktive Ahnenprogramme im Zellgedächtnis festgehalten sind, sowie dem Thalamus (rechts), der die Verbindung zum PUTAMEN (rechts) mit Globus pallidus internus und externus und den Dopaminrezeptoren D1 und D2 (rechts) in der postpyramidalen Substantia Nigra herstellt. Vom Hypothalamus (rechts) führt eine weitere Verbindung zum Hippocampus (rechts), zuständig für Konzentrationslosigkeit, Lernverhalten, Gedächtnisschwund und Feinmotorik, und zur Epiphyse (Zirbeldrüse, Meisterdrüse oder »1. Auge Gottes«), der Zentralsteuerung des Gesamtsystems.

5.9:1 Grundlagen

Der Papez-Kreis umfasst folgende Botenstoffe

- TRH (Thyreotropin-Releasing-Hormon), auch Thyreoliberin genannt, bewirkt die Freisetzung von Thyreotropin (TSH) und Prolaktin.
- CRH (Corticotropin-Releasing-Hormon), auch als Corticoliberin bezeichnet, bewirkt die Freisetzung von Adrenocorticotropin (ACTH).
- GnRH (Gonadotropin-Releasing-Hormon), auch als Gonadoliberin bekannt, bewirkt die Freisetzung des Follikelstimulierenden Hormons (FSH) und des Luteinisierenden Hormons (LH).
- GHRH (Growth-Hormone-Releasing-Hormon), auch als Somatoliberin bekannt, bewirkt die Freisetzung von Somatotropin (Wachstumshormon, Growth Hormone, GH).
- PRH (Prolaktin-Releasing-Hormon) gibt es nach dem Stand der Wissenschaft nicht. Die Prolaktin-Releasing-Peptide (PrRP) (aus dem Hypophysenzwischenlappen) können zwar in der Zellkultur eine Prolaktin-Freisetzung erreichen, aber dort, wo die übrigen Releasing-Hormone ins Portalsystem freigesetzt werden, um dann zur Hypophyse transportiert zu werden. In der Eminentia mediana, findet man die PrRP-Neuronen nicht.
- Somatostatin: Gemeinsam mit Somatoliberin (Wachstumshormon-Releasing-Hormon) steuert Somatostatin die Freisetzung des Wachstumshormons. Darüber hinaus ist es ein Regulator weiterer Hormonfreisetzungen in den Langerhans'schen Inselzellen und im Magen- und Darmtrakt.

- Dopamin: Anders als die vorstehenden Neuropeptide ist Dopamin kein Neuropeptid, sondern als Derivat des Tyrosins ein Katecholamin. Es wirkt sowohl als Neurotransmitter als auch als Hormon. Von der Eminentia mediana freigesetzt und über das Portalsystem zur Hypophyse transportiert, unterdrückt es als Hormon die Prolaktinfreisetzung.

Darunter sind das THYROIDEA-STIMULIERENDE HORMON (TRH), das CORTICOTROPIN-RELEASING-HORMON (CRH), das ADENO-CORTICOTROPE HORMON (ACTH), das GONADOLIBERIN (GnRH) zu nennen.
Sie werden u.a. gehemmt von SOMATOSTATIN und DOPAMIN.

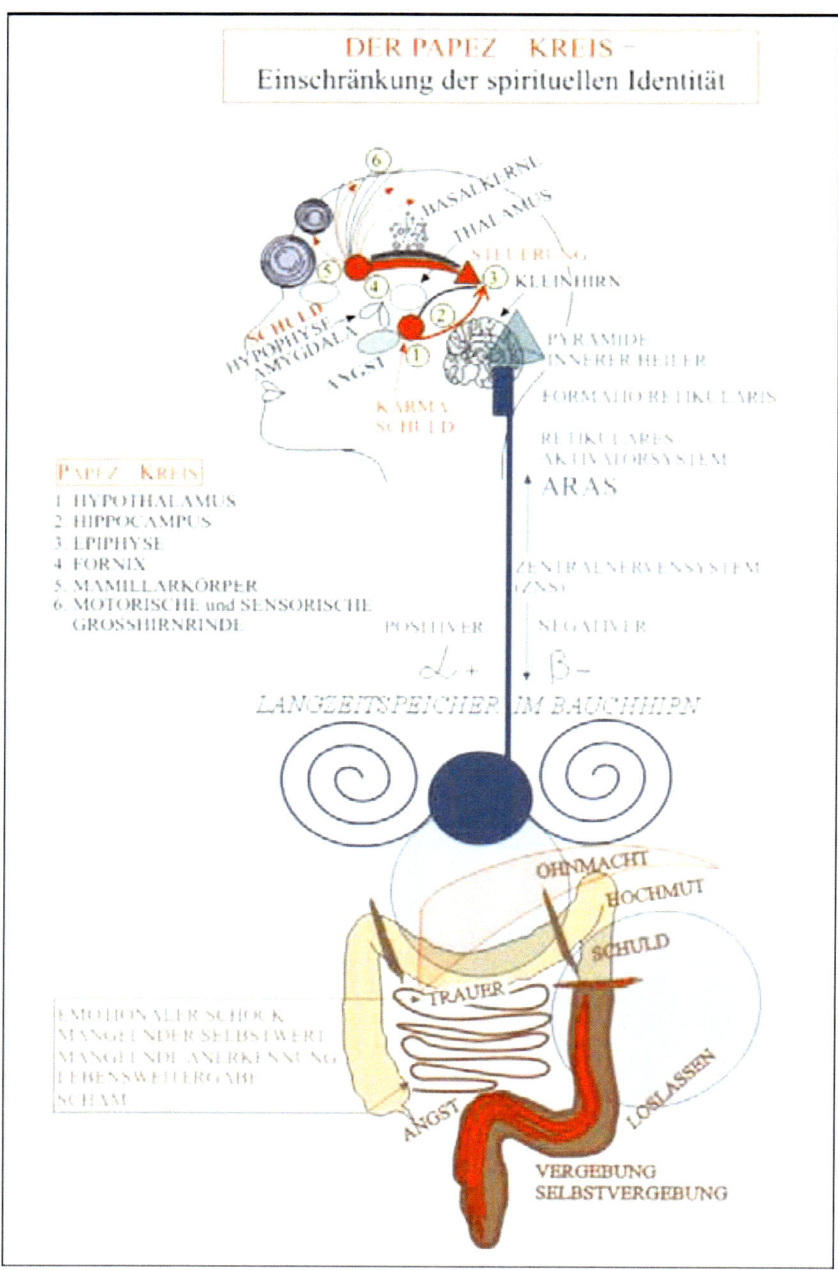

Quelle: Diethard Stelzl

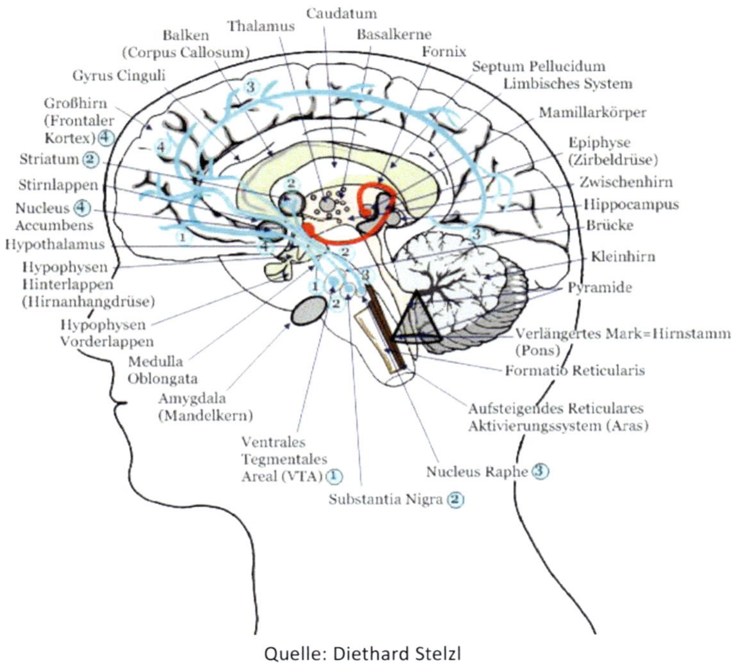

Quelle: Diethard Stelzl

5.9.2 Wirkungsweise und Folgen

Der »Papez-Kreis« ist also zuständig für AUTOBIOGRAFISCHE ERINNERUNGEN im Langzeitgedächtnis, das alle Erinnerungen über zehn Sekunden hinaus enthält, unter Umständen auch aus früheren Leben.
Hierbei handelt es sich um noch nicht erledigte »karmische Hausaufgaben«. Ihr Vorliegen kann zu Ausfällen im Kurzzeitgedächtnis führen, z. B. zum Vergessen von Namen, Telefonnummern, Adressen usw. als spezielle Form einer autograden Amnesie.

5.10 Das „MESOLIMBISCHE ODER POSITIVE BELOHNUNGSSYSTEM"

Dieser Regelkreis wird auch als mencephal-limbisches System bezeichnet und erklärt neurologisch prinzipiell die Entstehung der Emotion FREUDE und die Aktivierung der Empfindung von BELOHNUNGEN. Dies geschieht durch die Ausschüttung des Botenstoffes Dopamin. Gerät diese jedoch außer Kontrolle, ist die Folge SUCHTVERHALTEN der verschiedensten Art (Nikotin, Alkohol, Drogen, Esszwang, Penibilität, Workoholic usw.)

Die dopaminhaltigen Nervenzellen des Systems erreichen mit ihren Auslegern (=Axionen) vor allem Bereiche des Vorderhirns, wie den NUCLEUS ACCUMBENS, über die BASALGANGLIEN, das STRIATUM VENTRALE, die AMYGDALA, den HIPPOCAMPUS und den GYRUS CINGULI. Angesprochen werden über die Basalganglien auch HYPOTHALAMUS, SEPTUM und PALLIDUM VENTRALE.

Der mesolimbische Kreislauf beginnt im VENTRALEN TEGMENTALEN AREAL (VTA) und im NUCLEUS RAPHE-KERN zwischen den beiden PYRAMIDENsegmenten im unteren Teil des HIRNSTAMMES zwischen den KLEIN-HIRNHÄLFTEN. Bei den RAPHEKERNEN (lat. Nuclei raphe) handelt es sich um langgezogene und sich weiter verbreitende Nervenfasern, die fast das gesamte Nervensystem von den NEURONEN bis in die Großhirnrinde hinein durchziehen. Sie schütten u. a. den Botenstoff SEROTONIN aus.

Die dopaminhaltigen Nervenzellen des mesolimbischen Belohnungssystems wirken mit ihren Axonen auf Organe des VORDERHIRNS wie:

- Nucleus accumbens → Limbisches System → Hypothalamus
- Striatum ventrale
- Hippocampus
- Gyrus cinguli
- Septum pellucidum
- Pallidum ventrale

Sie haben folgende wichtige Aufgaben:

Der NUCLEUS ACCUMBENS (von lat. nucleus: »Kern«; accumbere: »Platz nehmen«) stellt als Kernstruktur im unteren Vorderhirn die Verbindung zum PUTAMEN und NUCLEUS CAUDATUS, den beiden Bereichen des STRIATUM, her. Er besteht aus einer Schale und einem Kern und spielt eine dominante Rolle beim mesolimbischen Belohnungssystem sowie dem Aufkommen von Suchtverhalten.

Dieses ist gegeben, wenn der DOPAMINGEHALT des STRIATUMS wesentlich höher ist als jener des NUCLEUS ACCUMBENS, z.B. 70-80% zu 30-40%. Dann ist die Sucht stärker als die Belohnung.

Der Nucleus accumbens weist Dopaminrezeptoren vom Typ D2 auf, die durch Anregung der dopaminergen Nervenzellen des VENTRALEN TEGMENTUMS zu Glücksgefühlen führen. Er aktiviert von seinen Schalenbereichen aus über das MEDIALE VORDERHIRNBÜNDEL das limbische System und den Hypothalamus. Bei jenem geht es vor allem um kognitiv-psychische Reaktionen, bei diesem um die vegetative Verarbeitung des übermittelten Glücksgefühls.

• Das STRIATUM oder CORPUS STRIATUM (von lat. corpus: »Körper«; striatus: »gestreift«) stellt einen Teil der zum Großhirn gehörenden Basalganglien dar. Es gehört zu wichtigen neuronalen Regelkreisen, die großen Einfluss auf den Entscheidungsbereich der Schläfenlappen, auf Kognition, Wahrnehmung, Bewegungsmuster, Orientierung, Emotion und generelle Motivation haben. Das Striatum ist ein Doppelorgan und befindet sich seitlich vom Thalamus im Basisbereich der beiden Großhirnhälften. Es besteht aus dem NUCLEUS CAUDATUS und dem PUTAMEN, verbunden durch den NUCLEUS ACCUMBENS.

Der HIPPOCAMPUS ist die Schaltzentrale des LIMBISCHEN SYSTEMS und hat seinen Sitz in beiden Gehirnhälften des Temporallappens. Beim Hippocampus handelt es sich um eine Gruppe von hintereinander geschalteten Neuronen, eine Formation von:

- Gyrus dentatus
- Cornu ammonis (AMMONSHORN) und
- Subiculum

6. Allgemeine Regulationssysteme von Organen und Botenstoffen

6.1 Das HYPOTHALAMISCH – HYPOPHYSÄR – AMYGDALENE SEXUALSYSTEM

Über ein negatives Feedback hemmt Testosteron in der Hirnanhangdrüse die Sekretion von Luteinisierendem Hormon (LH) und im Hypothalamus die des Gonadoliberins, welches auch Gonadotropin-Releasing-Hormon (GnRH) genannt wird.

Testosteron wird über das Androgenbindungsprotein (ABP) der Sertoli-Zellen zu den Samenkanälchen transportiert. Hier bewirkt es die Reifung der Spermatiden zu Spermien. Darüber hinaus bewirkt Testosteron bei männlichen Individuen in der Pubertät die Entwicklung des Penis, Hodensacks, der akzessorischen Geschlechtsdrüsen sowie der sekundären Geschlechtsmerkmale und sorgt bei Erwachsenen für die Aufrechterhaltung dieser Eigenschaften.

Außerhalb der Geschlechtsorgane fördert das Hormon TESTOSTERON das Wachstum der Körperbehaarung und der Barthaare (aber nicht der Kopfhauptbehaarung) und besitzt eine anabole, das heißt Muskel aufbauende Wirkung. Des Weiteren verstärkt Testosteron die Knorpel- und Knochenneubildung, ähnlich wie Thyroxin. Ein hoher Testosteronspiegel fördert das Entstehen bzw. die Steigerung sexuellen Verlangens (Libido) und generell Antrieb, Ausdauer und „Lebenslust" sowie dominante und aggressive Verhaltensweisen. Schließlich kommt es durch Testosteronwirkung zu einer Vermehrung der roten Blutkörperchen (Erythrozyten) durch die Stimulation der Freisetzung von Erythropoietin in der Niere und die Aktivierung des Knochenmarks.

Das Hormon Dihydrotestosteron (DHT) ist ein Abbauprodukt von Testosteron. Beim erblich bedingten Haarausfall kann eine vererbte Überempfindlichkeit der Haarwurzeln gegenüber DHT bestehen und zu einer fortschreitenden Verkleinerung der Haarwurzeln führen. Eine Behandlungsmöglichkeit besteht in Medikamenten zur Senkung des DHT-Spiegels.

Es

- Aktiviert Potenz und Libido beim Mann
- Ist wichtig für die Hirngesundheit, da 20 % aller Rezeptoren sich im Gehirn befinden
- Stabilisiert den HIPPOCAMPUS und kontrolliert die Amygdala
- Reduziert Stress
- Gibt Durchhaltevermögen, Ausdauer, Kondition
- Stabilisiert die SAM- und HPA-Achsen
- Stimuliert die Hormone SOMATOTROPES WACHSTUMSHORMON (STH), TRIJODTHYRONIN (T3) und THYROXIN (T4)
- Erhöht die Lebensfreude, Vitalität und Motivation
- Wirkt schlaffördernd
- Stärkt die Herzgesundheit und die Epiphyse
- Stimuliert die Leber zum Umbau von LDL zu HDL-Cholesterin
- Stärkt Knochengewebe und Haut
- Fördert die Körperbehaarung
- Kompensiert teilweise Progesteronmangel

Über das hypothalamisch-hypophysäre Pfortadersystem wird TRH zum Vorderlappen der Hirnanhangsdrüse (Adenohypophyse) transportiert. Im Vorderlappen stimuliert Thyreoliberin die Bildung und die Ausschüttung von Prolaktin und dem TSH, dem sogenannten Schilddrüsen-(Thyreoidea-) stimulierenden Hormon. Über TSH stimuliert das Thyreoliberin damit auch die Ausschüttung der Schilddrüsenhormone T4 und T3 in der Schilddrüse.

Die TRH-Freisetzung wird u.a. stimuliert, wenn die Körpertemperatur sinkt: Durch die dann erfolgende TSH- und anschließende T4-Freisetzung wird der Stoffwechsel stimuliert, der über einen erhöhten Zuckerstoffwechsel die Körpertemperatur wieder ansteigen lässt. Auch andere Energie-fordernde Mechanismen stimulieren die TRH-Freisetzung.

TRH ist als Stimulator der TSH- und Prolaktin-Freisetzung ein Neuropeptid-Hormon. Andererseits wirkt es auch als Neurotransmitter in Hirnregionen außerhalb des Hypothalamus sowie in Pankreas und Schilddrüse.

Unter dem Einfluss des Nucleus suprachiasmaticus erfolgt die TRH-Freisetzung in einem cirkadianen Rhythmus mit maximaler Freisetzung etwa um Mitternacht und minimaler Freisetzung am späten Nachmittag. Ultradiane Sekretionsspitzen wurden zusätzlich in einem Abstand von 2 bis 4 Stunden beobachtet. Die rhythmische TRH-Freisetzung wird außerdem durch das limbische System, die Zirbeldrüse und weitere Hirnregionen beeinflusst.

Liegt ein Defekt am Vorderlappen der Hirnanhangsdrüse (Hypophysenvorderlappeninsuffizienz) vor, so dass der Vorderlappen der Hirnanhangsdrüse nicht mehr oder nur noch vermindert auf das Thyreoliberin reagiert, so schüttet dieser trotz ausreichender Thyreoliberinversorgung zu wenig oder kein TSH aus, was wiederum zu einer verminderten Herstellung und Ausschüttung von T4 und T3 führt. Es entsteht eine sogenannte sekundäre Hypothyreose.

Ist die Versorgung des Vorderlappens mit Thyreoliberin gestört, so hat dies dieselben Folgen wie die eben beschriebene verminderte Reaktivität des Hypophysenvorderlappens; dies bezeichnet man aber aufgrund des anders gearteten Entstehungsmechanismus als tertiäre Hypothyreose. Sie entsteht z. B. bei einer Unterbrechung des Portalgefäßsystems zwischen Hypothalamus und Hypophyse (Pickardt-Syndrom). Es gilt:

- Ausgehend vom HYPOTHALAMUS rechts fließt die Information zum
- HIPPOCAMPUS rechts und über die
- EPIPHYSE und die FORNIX-Bügel zum
- MAMILLARKÖRPER rechts. Von hier laufen die Neuronen über das
- „VICO-D'AZUR-BÜNDEL" (=Fasciculus mamillo-thalamicus) zu den
- NUCLEI ANTERIORES THALAMI zum
- TRACTUS THALAMO CINGULARIS und zum
- GYRUS CINGULI und wieder zurück zum
- HIPPOCAMPUS

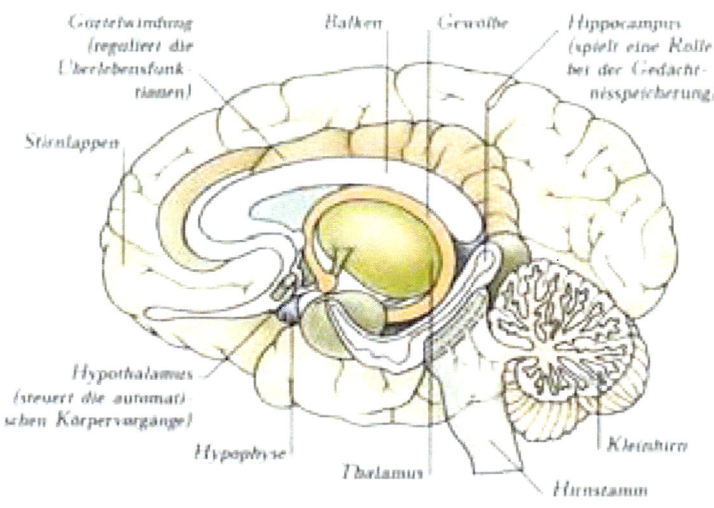

Quelle: Diethard Stelzl

Letzterer schließt eine erste Schleife zum HIPPOCAMPUS, ist teilweise mit dem NEOCORTEX verbunden und stellt Speicherdaten auch aus dem Langzeitgedächtnis zur Verfügung.

Damit wurde erstmals in der Hirnforschung eine Erklärung dafür abgegeben, wie kürzlich abgespeicherte Erinnerungen emotional gefärbt in das Langzeitgedächtnis übertragen werden. Es kann auch aufzeigen, wie im Zwischenhirn des Überbewusstseins Wirkungen eines Langzeitgedächtnisses auftreten, falls unaufgelöste, karmische Restprogramme aus der Vergangenheit zu einem spirituellen Identitätsverlust im Heute führen.

6.2 Der DHEA-GABA-DOPAMIN-SOMATROPE WACHSTUMSHORMON (STH)-Regelkreis

Dehydroepiandrosteron ist das am häufigsten beim Menschen vorkommende STEROIDHORMON, welches vor allem in den Nebennieren gebildet und vom ACTH der Hypophyse angeregt wird. Es wirkt positiv auf Hippocampus und Amygdala und regt die Produktion von GABA, DOPAMIN und dem SOMATROPEN WACHSTUMS HORMON (STH) an.

Es reduziert Stress, regt die Konzentration und Lernfähigkeit an, steigert den Energiehaushalt, wirkt Autoimmunkrankheiten entgegen, stärkt die Herzmuskulatur, fördert die Regeneration, baut Haare, Knochen, Muskeln und Sehnen auf.

6.3 Das DHEA-ANDROSTENDION-TESTOSTERON-ESTRIOL-System

Neben dem PROGESTERON ist DHEA das entscheidende Schwangerschaftshormon. Es

- wird zur Linderung (post) menopausaler Symptome eingesetzt
- kann durch Wassereinlagerung die Gewichtszunahme anregen
- zu Zwischenblutungen führen
- entsteht als einziges Östrogen aus der DHEA-Androstendion-Testosteron-Estriol-Achse, nicht über das Progesteron
- fördert die Schleimhautbildung von Vagina, Cervix, Vulva und Blase
- regt die Prostata-Gesundung an

Gebildet in der Plazenta, ist es ein schwaches Estrogen = ÖSTROGEN als weibliches Sexualhormon und wirkt bei menopausalen Syndromen, Vaginalinfektionen, Scheidenpilz- und Juckreiz. Es fördert die Schleimhautbildung in der Vagina, von Cervix, Vulva und Blase. Es stärkt die männliche Prostata.

6.4 Informationsweiterleitung vom Gehirn zum Zentralnervensystem (ZNS)

Die Zentralsteuerung des Gesamtsystems im Gehirn sitzt in der Gehirnmitte zwischen den Spitzen der Ohrläppchen und existiert, wie u. a. auch die Formatio Reticularis und die Epiphyse, nur einmal. Sonst sind im Gehirn alle Organe doppelt vertreten, einmal in der linken und einmal in der rechten Gehirnhälfte, auch die Pyramide. Von der Formatio Reticularis führt über die Pyramide (rechts) die Verbindung zur SUBSTANTIA NIGRA (rechts), der Amygdala (rechts) und den MAMILLARKÖRPERN (rechts). Diese sind auch für Schuldprogramme aus früheren Leben (nur rechts) zuständig. Auch sie haben eine Verbindung zur sensorischen und/oder motorischen Großhirnrinde (Cortex cerebri), je nachdem rechts und/oder links.

Das Nervenbündel FORMATIO RETICULARIS im Hirnstamm stellt die Verbindung zum Zentralnervensystem über das auf- und absteigende RETIKULARE AKTIVATORSYSTEM (ARAS) her.

Die Formatio Reticularis steuert grundlegende Körperfunktionen wie Atmung, Herzfrequenz, Blutdruck und Muskelspannung. Über aktive, nach außen gerichtete Faserverbindungen ist die Substantia Nigra mit der Formatio Reticularis und teilweise auch mit der Pyramide verbunden.

6.4.1 Die Übermittlung von ANGST-PROGRAMMEN

Unterhalb der Hypophyse liegt der Mandelkern, auch AMYGDALA genannt. Er ist das Zentrum der Angst. Die Amygdala der linken Gehirnhälfte steht dabei für Angstprogramme in diesem Leben, die Amygdala der rechten Gehirnhälfte für unverarbeitete Angstmuster aus früheren Leben. Diese können sich zum stärksten Selbstzerstörungsprogramm »ANGST VOR SCHULD« entwickeln, das zellabbauend in der Substantia Nigra und dem »Inneren Heiler« der Pyramide über den »Papez-Kreis« wirkt.

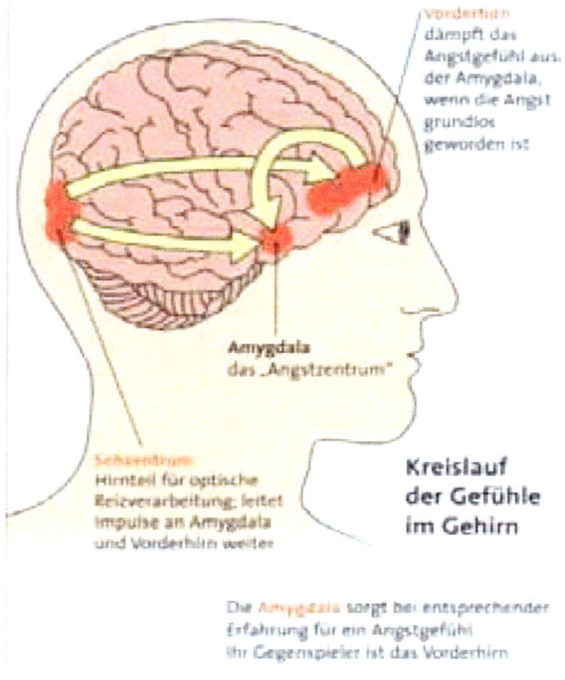

Quelle: Diethard Stelzl

Es

- Hat synergetische Wirkungen mit Serotonin und Noradrenalin z.B. bei Stress
- Vermittelt Belohnungsgefühle
- Wirkt motivierend und regt zum Handeln an
- Führt zu Lösungen
- Steigert die Lernfähigkeit
- Fördert die Kommunikation zwischen den beiden Gehirnhälften und unterstützt so den HIPPOCAMPUS
- Steuert und koordiniert die Motorik (→ Morbus Parkinson und ADHS, Restless legs, Psychosen)
- Wird unterstützt durch Thyrosin, den Vitaminen C, B6, B12 und Folsäure

6.4.2 Der Kalzium-Stoffwechsel

Die heutige Wissenschaft geht von einer freien Kalziumkonzentration im Blut von 1 Millimol pro Liter (1 mM) aus, was im Übrigen auch der durchschnittlichen Kalziumkonzentration in den Weltmeeren entspricht.

Es gelten die nachfolgenden Kriterien:

- Im Blut wird es als ALBUMIN gespeichert
- Von dort aus wird es in den Knochen eingelagert
- Oder aus dem Blut über die Nieren gereinigt und eventuell zurückgeleitet
- Ein Rezeptorsensor misst den Kalziumspiegel in den Nebenschilddrüsen
- Ist dieser hoch genug, wird das überschüssige Kalzium über den Urin ausgeschieden
- In den Nebenschilddrüsenzellen wird das Parathormon aufgebaut
- Die Verfügbarkeit von Kalzium aus den Knochen wird durch das Parathormon erhöht
- Gleichzeitig wird Vitamin D3 durch das Parathormon umgewandelt
- Als Gegenspieler des PARATHORMONS wirkt CALCITONIN, welches bei Bedarf in den vier Nebenschilddrüsen aufgebaut wird

6.4.3 Der weibliche Monatszyklus

Dieser wird als „hypothalamisch-hypophysär-gonadale Achse“ (HPG) über die vier Organe

- Hypothalamus und Hypophyse im Kopf sowie
- den Ovarien und dem Uterus im Bauch

aktiviert.

Wenige tausend GnRH-abgebende Neuronen im HYPOTHALAMUS und den PRÄOPTISCHEN NUCLEI (NPO) koordinieren unter der Einwirkung von GABA (Gamma-Amino-Buttersäure-Acetat) in Verbindung mit dem Hormon GALANIN in der EMINENTIA MEDIANA die Ausschüttung, welche durch den Einfluss von Stress behindert wird. Dies gilt ebenfalls für die Bereitstellung des LUTEINISIERENDEN HORMONS (LH) und des FOLLIKELSTIMULIERENDEN HORMONS (FSH). Diese werden im Portalsystem des HYPOPHYSENSTIELS über die GONADOTROPHEN ZELLEN wieder aktiviert.

Durch den Einfluss des FSH reifen in den Eierstöcken entsprechende Follikel. Das LH aktiviert danach die Bildung von TESTOSTERON und ÖSTRADIOL, sodass die FSH-Freisetzung in der Hypophyse blockiert wird, auch durch das Hormon FOLLISTATIN. Es entwickelt sich nur noch ein Follikel, die Menge an LH steigt an, das Follikel springt auf und gibt die Eizelle ab, ÖSTRADIOL wird ausgeschüttet und die Schleimhaut der Gebärmutter (=Endometrium) wächst. Darin könnte sich dann eine befruchtete Eizelle einnisten.

Aus der geplatzten Eizelle entsteht ein Gelbkörper (Corpus luteum), welcher PROGESTERON und ÖSTRADIOL abgibt, die im Hypothalamus die Freisetzung von GONADOLIBERIN (GnRH) unterbinden. Es kommt zur monatlichen Menstruation und der gesamte Vorgang beginnt von Neuem.

6.4.4 Das Steuerungssystem der Fortpflanzung

Die entsprechenden Zyklen werden über das Hormon GONADOLIBERIN (GnRH) geregelt. Es kommt zu pulsierenden GONADOTROPIN-Ausschüttungen, welche die Gonaden anregen. Dort wird ÖSTRADIOL aufgebaut, welches die GnRH-Freisetzung behindert.

Es ergibt sich hieraus das nachfolgende geschlechtliche SEXUALVERHALTEN

Androstendion (ASD)	= Androgen	Nebennierenrinde,
		Hoden
Androsteron (ADT)	→ testosteronähnliches Androgen	Leber
Dehydrotestosteron (DHT)	wichtigstes geschlechtsunspezifisches Sexualhormon	Nebennieren
Dihydrotestosteron (DHT)	→ testosteronähnliches Androgen	Hoden
		Plazenta
ÖSTRADIOL = Estradiol }		Hypothalamus
ÖSTROGENE = Estrogene }	wichtigste weibliche Geschlechtshormone	Ovarien,
		Nebennierenrinden
ÖSTRON = Estron	postmenopausales weibliches Sexualhormon	Ovarien
ÖSTRIOL = Estriol	antrophische Vaginitis	Plazenta
OXYTOCIN	wichtig beim Geburtsprozess	Hypophyse
PROLAKTIN	fördert Milchfluss und Brustdrüsenwachstum	Hypophyse
TESTOSTERON	Androgen, bei beiden Geschlechtern, fördert Geschlechtsmerkmale	Hoden, Ovarien
Aldosteron („Dursthormon“)		Nebennierenrinde
Angiotensin II (RAAS-System)		Nieren
Atriales natriuretisches Peptid (ANP, ANF)		Harn, Herz
Calcitonin (calciumsenkend)		C-Zellen der Schilddrüse
Heparin	Blutgerinnung	Mastzellen
Histamin	Allergien	Endothelzellen des Darms
Leptin	hemmt Hungergefühle	Magenschleimhaut, Hypothalamus
	baut Fett ab	
Parathormon (PTH)	erhöht Calcium im Blut	Nebenschilddrüse
Pituitrin		Neurohypophyse
Renin	blutdruckerhöhend im RAAS	Leber
	Wassermangel	
Zytokine	fördern das Zellwachstum und die	Nieren
Bildung	weißer und roter Blutkörperchen,	
	antikarzinogen	

Anti-Müller-Hormon	weibliche Geschlechtsorgane, Unfruchtbarkeit	Ovarien
Choringonadotropin (CH) = LH-ähnlich	Ei-Einnistung	Plazenta
FOLLIKELSTIMULIERENDES HORMON (FSH)	Unfruchtbarkeit	Adenohypophyse
Follistatin	FSH und LH-stärkend	Nieren, Ovarien, Hypophyse
Gestagene	weibliche Geschlechtshormone	Gebärmutter
Gonadoliberin (GnHR)	Fruchtbarkeitsstörungen	Hypothalamus, Hypophyse
Gonadotropine	= FSH und LH	Adenohypophyse
Inhibin	FSH freisetzend	Hoden, Eierstöcke
LUTEINISIERENDES HORMON (LH)	fördert Eisprung	Adenohypophyse

6.4.5 Der Blutzucker-Stoffwechsel

Glukose wird dem Körper zugeführt

- Durch die Nahrung
- Durch die Speicherung von GLYKOGEN in der Leber
- Durch Glukoseneubildung

Das klassische Hormon des Glukosestoffwechsels ist das Hormon INSULIN als Gegenspieler von GLUKAGON. Eine ausgewogene Sättigung ist bei einem Wert von 5 mM Glc gegeben.

INSULIN wird in den „LANGERHANS-Inseln" Typ B der Bauchspeicheldrüse = Pankreas hergestellt. In den Mitochondrien der Leberzellen wird es zu CO_2=Kohlendioxid umgewandelt. Dies führt zu einer Veränderung des Verhältnisses von Adenosintriphophat (ATP) zu Adenosindiphosphat (ADP). Die elektrische Spannung an der Zellmembran ändert sich und Kalzium strömt in die Zelle.

GLUKAGON wird in den „LANGERHANS-Inseln" TYP A, SOMATOSTATIN in jenen des Typs D hergestellt und eingesetzt.

6.4.6 Das autonome Regulationssystem des Hungers, von Appetit und Sättigung

Sättigungsgefühl und Appetit werden im zentralen NUCLEUS der AMYGDALA (NCA), im NUCLEUS INTERSTITIALIS, im VENTRALEN THALAMUS sowie im ventromedialen und lateralen HYPOTHALAMUS aufgebaut und kontrolliert.

Folgende Botenstoffe wurden angesprochen:

Agouti-ähnliches Protein (AgRP)		Nucleus arcuatus
Cholecystokinin (CKK)	Gallenaktivierung	Duodenum, Jejunum, Darm
Gastro-inhibitorisches Peptid (GIP)	Insulinaktivierend	Magen-Darm-Trakt
Gastrin = Polypeptid 101	prod. Magensäure	Magen, Duodenum
Gastrin Releasing Peptid (GIP)	Insulin- und Glucagonaktivierend	Lunge, Gehirn
GHRELIN	appetitanregend → Adipositas	Magenschleimhaut
GLUCAGON	Blutzuckerspiegelerhöhung	Langerhans-Inselzellen Typ A
Glycin		Hirnstamm
INSULIN	Blutzuckerspiegelsenkung → Diabetes	Langerhans-Inselzellen Typ B
Melanin-konzentrierendes Hormon (MCH)	Nahrungsverbrauchskontrolle	Hypothalamus
Melanotropin-Release-Inhibiting-Hormon (MIH)	Regulierung des Essens	Hypothalamus
Melanozyten-stimulierendes Hormon	Hungerregulierung	Hypothalamus, Hypophyse
Motilin	stimuliert den Fettabbau in der Nahrung	Dünndarm
NEUROPEPTID Y (NPY)	Hungersteuerung im Gehirn	Peripheres Nervensystem (PNS)
Orexin A und B	Gewichtsverlust	Hypothalamus
Pankreatisches Hormon	hemmt Gallenfluss	Langerhans-Inselzellen Typ F
Pepsin	fördert den Proteinabbau in der Nahrung	Magen
Peptid-Tyrosyl-Tyrosin (PYY)	kontrolliert die Nahrungsaufnahme	Dünndarm
Sekretin	stoppt die Magensäureproduktion	Zellen des Duodenums
Somatomedin = IGF 1	wachstumsfördernd	Leber
SOMATOSTATIN	hemmt die STH, INSULIN, GLUCAGON-Produktion	Langerhans-Inseln Typ D
Somatropin	wachstumsfördernd, Mangel führt zu Fett	Adenohypophyse
Vasoaktives intestinales Peptid (VIP)	hemmt die Magensäureproduktion	Duodenum

6.4.7 Der ADRENO-CORTICOTROPE-HORMON (ACTH) - Kreislauf

Das ADRENO CORTICOTROPE HORMON (ACTH) entsteht in der Hypophyse und Nebennierenrinde und beeinflusst alle dort gebildeten Hormone wie Östrogene, Progesteron, Testosteron, Aldosteron, Cortison, Adrenalin und Noradrenalin. Es wird angeregt durch das CORTICOTROPE RELEASING HORMON (CRH) im Hypothalamus, der Amygdala und im Hippocampus.

6.4.8 Der Regelkreis der „Glückshormone"

SEROTONIN und MELATONIN sind eng miteinander verbunden, werden im Gehirn in der EPIPHYSE = ZIRBEL-DRÜSE, dem „1. Auge Gottes" sowie vor allem Serotonin in den Schleimhäuten des Dickdarms hergestellt.[3]

Die Epiphyse als zentrales Steuerungsorgan im Kopf sitzt genau in seiner Mitte zwischen den Ohrenspitzen und hat die Form eines Pinienzapfens (deshalb englisch: pineal gland). Wir haben Sie nur einmal, nicht doppelt, wie die meisten anderen Kopforgane.

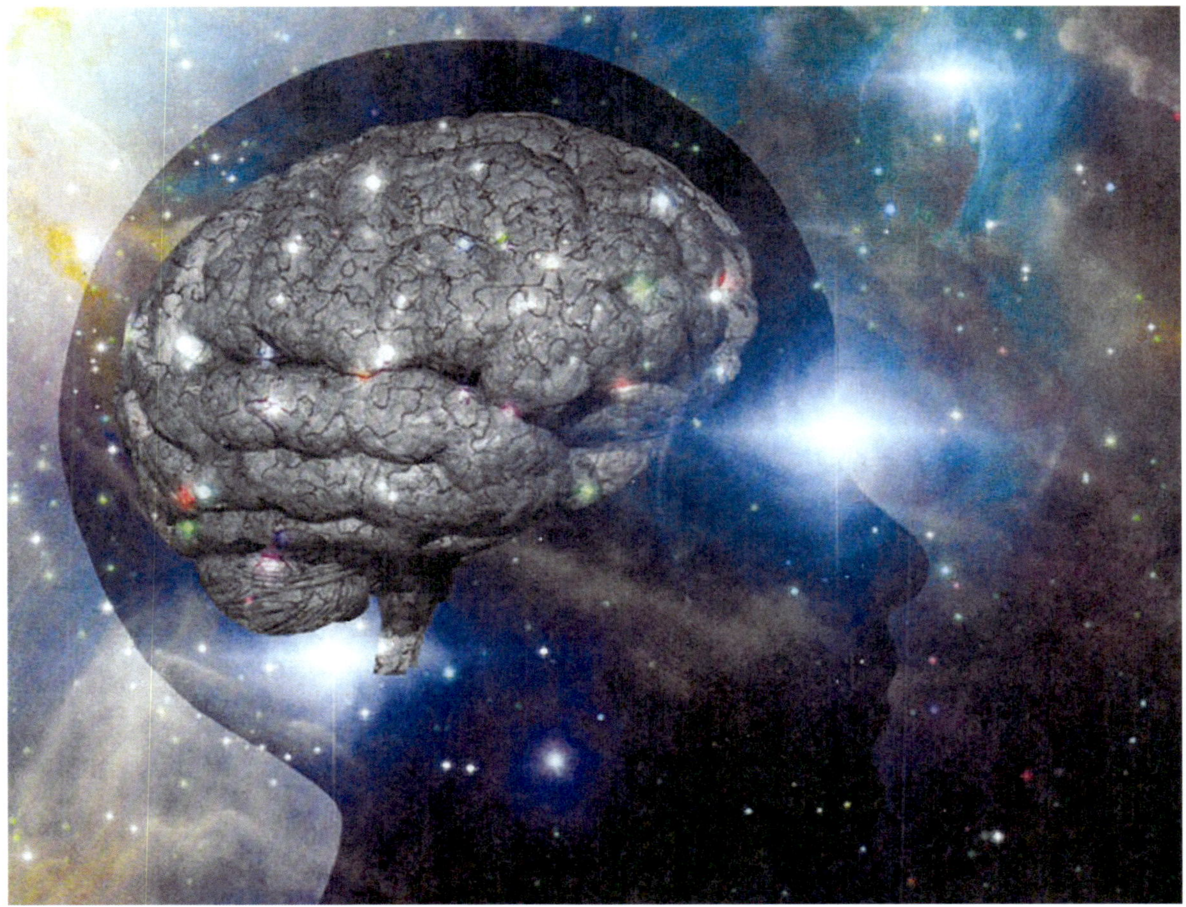

Quelle: Zeitschrift Raum und Zeit, Ausgabe 205/2017, Seite 52

3 Ausführlich bei GERSHON, MICHAEL: „Der kluge Bauch". Knaur-Verlag, München 2003

Wie GABA, Dopamin und Oxytocin gehören Serotonin und Melatonin zur wichtigsten Gruppe der „Glückshormone" als Gegenspieler der „Stresshormone" u.a. von Adrenalin, Noradrenalin und Cortisol.

Das Wohlfühlhormon SEROTONIN wird durch Mobilfunkstrahlung abgebaut, aber auch das für einen harmonischen Schlafrhythmus verantwortliche MELATONIN, welches zwischen etwa 22 Uhr abends und 4 Uhr morgens aufgebaut wird, verringerte sich bei Tieren und Menschen dramatisch. Die Reduktion des Melatonins führt nachweislich zum sog. MIKROWELLENSYNDROM mit körperlich-psychischen Belastungen wie Schlafstörungen, Beeinträchtigung der REM-Phasen im Traum, Zunahme des chronischen Müdigkeitssyndroms (CFS), Gedächtnisverlust, Störungen der Konzentration, des Immunsystem, von Herzen und Kreislauf, Bluthochdruck, DNS-Schädigungen, Tumorerkrankungen usw. Dies bewies zusätzlich u.a. die „PERCHA-Studie" 2001 wobei 25 Personen durchschnittlich 36,7 % ihres Melatoninhaushaltes einbüßten, im extrem sogar 95,9 %. Bei einer anderen Studie lag der SEROTONIN-Wert bei 84% der Teilnehmer in der Stadt Kempten nur bei durchschnittlich 43,3 %.

Handystrahlungen öffnen auch die „BLUT-HIRN-SCHRANKE" des Gehirns, welches dieses vor dem Eindringen von Schadstoffen und Giften schützen soll. Handystrahlen dringen bei Erwachsenen etwa neun Zentimeter in den Kopf hinein, bei Kindern strahlen sie durch das gesamte Gehirn hindurch, was die Wahrscheinlichkeit von Gehirntumorerkrankungen bei täglich 30 Minuten Handynutzung in fünf Jahren verdoppelt.

6.4.9 Die Aktivierung von Lern- und Gedächtnisprozessen durch PREGNENOLON und PROGESTERON

Pregnenolon interferiert mit vielen Rezeptoren im Gehirn wie GABA (Gamma-Amino-Buttersäure) und NMDA (N-Methyl-D-Aspartat), wobei das letztere eine wichtige Rolle in der Funktion und in der Form von Umschaltungsstellen (Synapsen) der Nervenzellen mit allen ihren Fortsätzen (Neuronen) spielt, die die Lern- und Gedächtnisfunktionen beeinflussen.

Altern ist verbunden mit einer Minderung in der Anzahl der NMDA-Rezeptoren, die teilweise für einen Verlust der Lernfähigkeit und des Gedächtnisses im Alter verantwortlich sind. Pregnenolon hat ebenfalls einen wesentlichen Einfluss auf Acetylcholin, das ebenso auf die Funktion des Gedächtnisses Einfluss hat. Neue Studien haben belegt, dass Pregnenolon schon in kleinsten Mengen eine erstaunliche Verbesserung des Gedächtnisses bewirkt. Von allen steriodalen Hormonen erzielt Pregnenolon die größte Wirkung in Bezug auf die Verbesserung des Gedächtnisses und kann mit einer 100 x geringeren Dosis wie andere gedächtnisfördernde Hormone die Gedächtniskonsolidierung (post learning memory function) verbessern.

Auch bei der Addison'schen Erkrankung, bei Morbus Alzheimer sowie bei Multipler Sklerose, bei Nervenverletzungen durch Unfälle, Verbrennungen oder elektrischen Schocks, hat sich PREGNENOLON sehr bewährt.

Ebenso wird Pregnenolon bei der Therapie von Herzkrankheiten, einem abnormen Cholesterinspiegel, Hör- und Sehfunktionsstörungen, dem prämenstruellen Syndrom, benigner Prostatahyperplasie oder Autoimmunkrankheiten wie Lupus erythematodes oder Sklerodermie mit Erfolg eingesetzt.

Das PROGESTERON

- Ist verantwortlich für den weiblichen Zyklus
- sensibilisiert die ÖSTROGEN-Rezeptoren und umgekehrt
- erhält die Schwangerschaft wie ESTRIOL
- wirkt stark aus dem Gehirn und dem Herzen z.B. über die „Schumann-Welle" von 7.83 Hz

- wird in der Nebenniere, im Fettgewebe, in den Hoden und Ovarien einschließlich dem Uterus gebildet
- nimmt ohne Befruchtung im weiblichen Körper ab und führt zur Regelblutung
- als Mangel führt es zur Östrogendominanz und damit zur Aktivierung von CORTISOL und zu Stress
- wird im Klimakterium stark reduziert
- ist entscheidend für die Gesundheit von Gehirn, Herz und Prostata in Verbindung mit TESTOSTERON und ÖSTROGENEN, besonders ÖSTRIOL
- es interagiert mit der Thymusdrüse und fördert die Produktion von TH 1-Zytokinen, um vor
- Autoimmunreaktionen zu schützen
- wirkt wechselhemmend und tumorsuppressiv bei hormonabhängigen Geschwülsten
- stabilisiert die Zellteilung, das Bindegewebe, Haut, Haare, Nägel usw. sowie das
- Stützgewebe der Nervenzellen
- beeinflusst den Wasserhaushalt
- hemmt die Thrombosenbildung und fördert die Fließtätigkeit des Blutes
- wirkt entkrampfend auf die Schließmuskel der Blase, des Afters und auf die Prostata
- stabilisiert den Blutzuckerspiegel und wirkt der Hypoglykämie entgegen
- festigt das Knochengewebe und stärkt den Knochenaufbau
- als Mangel beim Klimakterium des Mannes wirkt es ebenso gesundheitsgefährdend wie Testosteronmangel
- als Mangel stärkt es die DHEA-ANDROSTENDION-ACHSE
- wirkt auf die Spermienreifung

Über die Funktion als Sexualhormon hinaus können folgende Wirkungen des im Körper produzierten oder bioidentischen Progesterons als wissenschaftlich gesichert gelten.

Es

- Schützt vor Zysten und Gewebsveränderungen in der Brust,
- Fördert die Verstoffwechselung von Fetten,
- Fördert die Wasserausscheidung aus dem Gewebe (Diurese),
- Festigt das Bindegewebe,
- Stabilisiert die Venenwände,
- Wirkt stimmungsaufhellend (antidepressiv),
- Verbessert die Verwertung von Schilddrüsenhormonen,
- Normalisiert die Blutgerinnung, verhindert Thrombosen (Blutgerinnsel),
- Wirkt krampflösend,
- Regt die Bildung von Myelinscheiden (Schutzhüllen) um Nerven herum an,
- Verbessert die Regeneration von Hirngewebe,
- Hilft, den Blutzuckerspiegel auszugleichen, indem es die Insulinproduktion normalisiert,
- Reguliert den Zink- und Kupferhaushalt,
- Stärkt die Blasenfunktion,
- Reguliert die Prostata und
- Verbessert die Sauerstoffversorgung der Zellen,
- Hilft bei Endometriose

6.5.10 Das RENIN-ANGIOTENSIN-ALDOSTERON (=RAAS) -System

ALDOSTERON, das „Dursthormon" beeinflusst den Flüssigkeits-, Wasser-, Elektrolyt- und Säure- Basen- Haushalt. Es reguliert durch das RENIN-ANGIOTENSIN-ALDOSTERON-System den Blutdruck und Stressfolgen. Es bindet Natrium.

Mangel kann zu Tuberkulose (TBC) und Morbus Addison führen.

Renin ist also Bestandteil des sogenannten Renin-Angiotensin-Aldosteron-Systems. Hauptaufgabe dieses Systems ist es, den Blutdruck und das Flüssigkeitsvolumen im Kreislauf auf konstantem Niveau zu halten.

Das in der Niere gebildete Renin wandelt das in der Leber produzierte Angiotensin in Angiotensin I um, welches wiederum von dem in der Lunge hergestellten Enzym ACE (Angiotensin-converting-Enzym) in Angiotensin II verwandelt wird. Das Angiotensin II bewirkt, dass die Blutgefäße enger werden. Dadurch steigt der Blutdruck.

RENIN ist ein Hormon, welches in den Nieren das von der Leber gebildete ANGLOTENSIN I als Katalysator begleitet und zur Aktivierung von ANGLOTENSIN II führt, welches dort den Blutdruck kontrolliert. Bluthochdruck der Nieren führt zu Hypertonie, außerdem werden das Durstgefühl und der Salzhunger im Gehirn aufgrund der erhöhten Bildung von ADH und ALDOSTERON beeinflusst.

Hauptaufgabe des Renin-Angiotensin-Aldosteron (RAAS)-Systems ist es, den Blutdruck und das Flüssigkeitsvolumen in Bezug auf den Kreislauf auf einem konstanten Niveau zu halten.

Das RENIN-ANGIOTENSIN-ALDOSTERON-SYSTEM (RAAS) ist ein Regelungssystem verschiedener Hormone und Enzyme zur Steuerung des Salz- und Wasserhaushaltes des menschlichen Organismus sowie der Blutdruckregulation.

Das ANTIDIURETISCHE HORMON (ADH) wird im Hypothalamus gebildet und in der Hypophyse gespeichert. Es hilft ebenfalls, den Wasserhaushalt im Körper zu kontrollieren, den hydrostatischen Druck zu erhalten sowie das Elektrolytniveau zu regulieren.

6.5.11 DAS NEUROMODULATIVE REGULATIONSSYSTEM:

CLUSTERKOPFSCHMERZEN UND TRIGEMINUSNERVAKTIVIERUNG

Ist dieser Nerv erregt, wird über das Ganglionsphenopalatinum das parasympathische Nervensystem aktiviert. Dies führt zu tränenden Augen und Clusterkopfschmerzen.

Der äußerst qualvolle Clusterkopfschmerz tritt in wiederkehrenden Episoden auf. Phasen von Wochen bis Monaten mit häufigen Schmerzattacken wechseln sich mit beschwerdefreien Perioden ab. Bei den Betroffenen findet sich eine Reihe von strukturellen Veränderungen der grauen Substanz im Gehirn. Diese können sich aber wieder zurückbilden und sind vermutlich nur eine Folge der Schmerzen. Als Ursache des Kopfschmerzes vermuten Forscher, dass das komplexe Netzwerk aus vegetativem und schmerzverarbeitendem Nervensystem aus dem Gleichgewicht geraten ist.

Die Schmerzfasern (blau) in Kopf und Hals erreichen über den TRIGEMINO ZERVIKALEN KOMPLEX (TK) den THALAMUS als „Tor zum Bewusstsein" und die schmerzverarbeitenden Hirnareale. Beide Netzwerke haben Verbindungen zum Zentralen Nervensystem (ZNS). Dabei ist der TRIGEMINUS NERV der einzige der zwölf Hirnnerven, der auch von allen anderen Hirnnerven und vom vegetativen Nervensystem Informationen erhält.

Der HYPOTHALAMUS reguliert unwillkürliche Körperprozesse wie Hunger, Durst, Sexualverhalten und die Rhythmen der „inneren Uhr". Er hat Verbindungen zum Belohnungszentrum des NUCLEUS ACCUMBENS, des VENTROMEDIALEN PRÄFRONTALEN CORTEX und zum SINUS CAVER NOSUS. Die Folge sind u.a. TINNITUS-Phänomene.

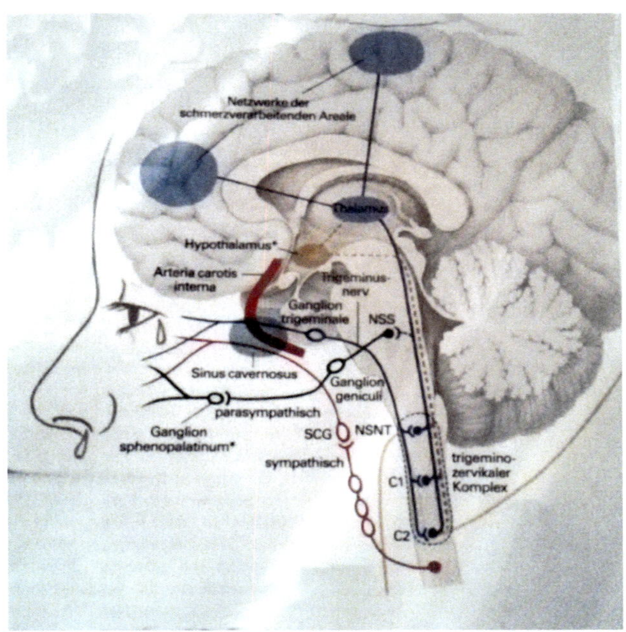

Quelle: Zeitschrift Gehirn & Geist, Nr. 01/2016, Seite 81

6.5.12 SPEZIELLE BOTENSTOFFE FÜR NEURODEGENERATIVE ERKRANKUNGEN

6.5.12.1 AMYOTROPHE LATERALSKLEROSE (ALS)

- ASTAXANTHIN (AXT) (+)
- ASTROZYTEN
- CALBINDIN (CALB)
- GLUTAMAT (-)
- Glutathion (+)
- HERV-K
- Superoxiddismutase (-)
- TDB-43

6.5.12.2 Anti-NMDA-Rezeptor-Enzephalitis (NMDA)

- Glutamat (-)
- NMDAP-Protein (-)

6.5.12.3 Autoimmune Enzephalomyelitis (EAE)

- Copolymer – 1 (+)

6.5.12.4 Bipolare Störung

- Dopamin (+)
- Glutamat (+)
- Noradrenalin (+)
- Serotonin (+)

6.5.12.5 CHOREA HUNTINGTON

- Basentriplett (CAG) (-)
- GABA
- GLUTAMAT (-)
- GLUTAMIN (-)
- HUNTINGTIN (-)
- LEVODOPA (+)

6.5.12.6 Creutzfeld-Jakob-Syndrom

- Methionin (-)
- ß-Amyloid (-)
- Tau-Protein (-)

6.5.12.7 DOWN-Syndrom

- Beta-Amyloid (-)

6.5.12.8 EPILEPSIE

- BDNF (+)
- Neuropeptid Y (NPY) (+)

6.5.12.9 Fibromyalgie

- Cortisol (SZ)
- Dopamin (SZ)
- GABA (+)
- Glutathion (+)
- Levodopa (+)
- Melatonin (+)
- Serotonin (+)
- Somatotropin (+)
- Substanz P (+)

6.5.12.10 FRONTOTEMPORALE DEMENZ (Morbus PICK)

- GIT 1 (-)
- Protein P 53
- Protein TPP – 43 (-)
- TARD BP (-)
- TAU-Protein (-)

6.5.12.11 Kleinhirnatrophie

- AQUAPORIN-4 (AQP-4)
- ASTAXANTHIN

6.5.12.12 Lewy-Körperchen-Demenz

- Donapezil (+)
- Dopamin (+)
- Galantamin (+)
- Methylcholin (+)
- Rivastigmin (+)

6.5.12.13 Makuladegeneration

- Canthaxanthin (+)
- Hypericin (+)
- Lutein (+)
- Wogonin (+)
- Zeaxanthin (+)

6.5.12.14 Migräne

- Ergolin (+)

6.5.12.15 MORBUS ADDISON

- Pregnenolon (+)

6.5.12.16 MORBUS ALZHEIMER

- ACETYLCHOLIN (+)
- Apolipoprotein E (Apo E 4)
- Astaxanthin (AXT) (+)
- Berberin (+)
- Beta–Amyloid (-)
- Cholesterin (-)
- Cortisol (-)
- Curcumin (+)
- Docosahexaensäure (DHA)
- Galanin (+)
- Glutamat (+)
- Homocystein (-)
- Linarin (+)
- Methylblau (+)
- Quercetin (+)
- PREGNENOLON-Peptid (+)
- Reservatrol (-)
- Rivastigmin (+)
- SOP
- TAU–Protein (-)

6.5.12.17 MORBUS PARKINSON

- (1)–METHYL–4–PHENYL–PYRIDINIUM (MPTP) (-)
- (N)-Methyl-D-Aspartat (NMDA) (+)
- ACETYLCHOLIN
- Adenosin (-)
- ALDH
- Alpha-Liponsäure
- Alpha-Synuclein (+)
- Amantadin
- Apogo (Apomorphin)
- Apomorphin (+) oder (-)
- ASTAXANTHIN (AXT) (+)
- BDNF
- Beta-Amyloid (-)
- Biperiden
- Bromocriptin (+)
- BX-Antioxin-Peptid (BX) (+)
- Curcumin (+)
- Diphenhydramin (+)
- Entarcapon

- Ergolin (+)
- FSH-Rezeptor-Antikörper (FRAK) (-)
- Gaba (+)
- Gc MAF (+)
- Glutamat (-) (+)
- Glutathion (+)
- Hofcomant
- LEVODOPA (L-Dopa) (+)
- Linarin
- Madopar (+)
- Melatonin (+)
- Monoaminoxidase (MAO[A] und MAO[B])
- MPP (-)
- MPTP (-)
- NMDA (N-Methyl-Daspartat)
- Noradrenalin (+)
- PARAQUAT
- PETHIDIN (+)
- Pramipexol (+)
- PREGNENOLON (+)
- PROGESTERON
- Quercetin (+)
- Quetiapsin (+)
- Rasagilin (+)
- RESERVATROL (+)
- Rivastigmin
- Ropinerol (+)
- Rotigotin
- Safinamid (+)
- Selegilin (+)
- Serotonin (+)
- Sifrol
- Sinemet
- SNCA
- Stalevo
- Tamoxiflen
- Tard BP (-)
- TAU-Protein (-)
- Tolcapon
- Topiramat (+)

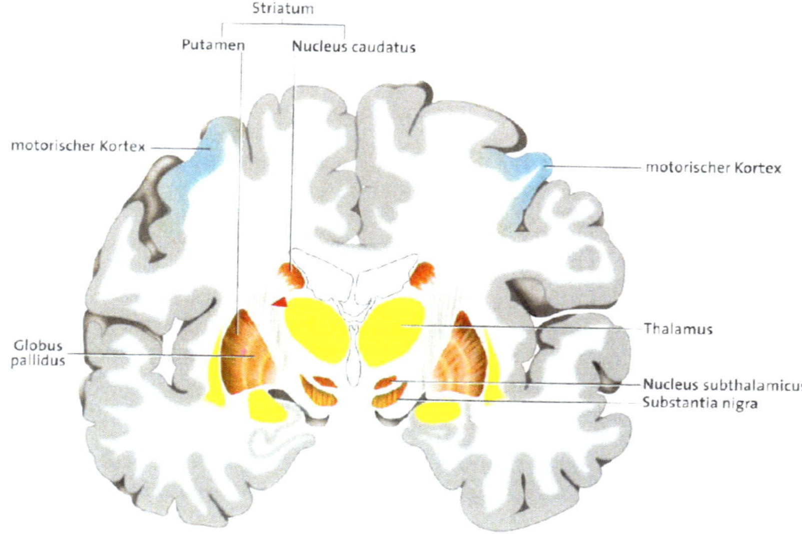

Quelle: Zeitschrift "Gehirn & Geist", Ausgabe 09/13, Seite 54

6.5.12.18 MULTIPLE SKLEROSE (MS)

- ACETYLCHOLIN (+)
- Adrenocorticotropis Hormon (ACTH) (+)
- Alpha-Liponsäure (+)
- Amylase-Trypsin-Inhibitor (AVP)
- Astaxanthin (ALX) (+)
- BETA–INTERFERON (+)
- CO-POLYMER – 1 (+)
- CRH (+)
- Gc MAF (+)
- MIH (+)
- MPP (+)
- Pepsin (+)
- Peptid-Tyrosyl-Tyrosin (PYY)
- Pregnenolon (+)
- Thyreoliberin
- Zytokine

6.5.12.19 Muskeldystrophie

- Glycin (Gly) (+)
- INSULIN LIKE GROWTH FACTOR (IGF-1)
- Leucin (+)
- Lysin (+)
- NERVE GROWTH FACTOR (NGF)
- TAMOXIFLEN

6.5.12.20 Myalgische Enzephalomyelitis (ME)

- GcMAF)

6.5.12.21 Myasthenie

- Linarin (+)

6.5.12.22 MYELINSCHICHTAUFLÖSUNG

- PREGNENOLON (+)

6.5.12.23 Neuromyelitis Optica (NMO)

- Aquaporin_4 (AQP-4)

6.5.12.24 Psychose

- Cortison (-)

6.5.12.25 Sonstiges

- Tamoxiflen
- Nerve growth factor (NGF)

- Insulin-like-growth-factor (IGF-1)

6.5.12.26 DIE REINIGUNG DES LICHTKÖRPERS

Der Lichtkörper ist der sichtbare, physische Körper, der von Negativpotenzialen und Traumata als „Abdrücken von Krankheiten in den Zellmembranen" und der Fluidalebene des Ätherbereiches gereinigt wird. Dies schließt auch die Bearbeitung von Löchern und Schwachstellen in der „harmonischen, ätherischen Blaupause" der Ätherebene mit ein und damit den „Bauplan für Gesundheit und Krankheit".

TRAUMATA und SELBSTZERSTÖRUNGSMUSTER hinterlassen giftige, toxische Abdrücke im Lichtkörper, die schließlich zu körperlichen Krankheiten führen können. Bei deren Heilung ist es notwendig, die zugrundeliegenden Traumata und „giftigen Gefühlsmuster" anzuschauen, anzunehmen und von negativ zu positiv zu verändern.

Die HEILUNG DES LICHTKÖRPERS stellt die Voraussetzung dar für eine Schwingungsfrequenzerhöhung der Chakras und der gesamten Körperzellen. Diese kann den Zugang ermöglichen zu höherem Wissen der Datenbänke der Dimensionen 5, 6 und 11 sowie zu Emotionen der Freude, innerem Frieden und allumfassender Liebe.

Eine gesunde ERNÄHRUNG mit hochenergetischem Wasser, frischem, reifen Obst, viel Salate, Gemüse und Ballaststoffen versorgt die Zellen auch des Lichtkörpers nicht nur mit Brennstoff sondern auch mit lebensnotwendigen Informationen im Rahmen des „BIOLOGISCHEN GEDÄCHTNISSES" der einzelnen Nährstoffe. Dieses trägt den Veränderungen der Ernährung der vergangenen Jahre Rechnung, obwohl der Informationsgehalt unserer Gene dabei ziemlich gleich geblieben ist. Jedoch führten verschiedene Muster des Genausdrucks zur Synthetisierung jeweils anderer Proteine sowie zu einer Neuorientierung des Energiestoffwechsels. Dies trifft beispielsweise für eine ausreichende Bereitstellung des für den Alkoholabbau im Körper zuständigen Enzyms ALDEHYDDEHYDROGENASE zu.

Neue Informationen aus der Natur auch hinsichtlich einer höheren Qualität der Nährstoffe verbessern die Qualität und Durchlässigkeit des Lichtkörpers und unterstützen dessen Heilung und Genesung auch außerhalb der linearen Zeit.

Neben einer gesunden ERNÄHRUNG spielt eine permanente körperliche BEWEGUNG eine große Rolle. Sie unterstützt die positiven Funktionen des Gehirns und ermöglicht eine aufbauende, genetische Veränderung der Zellinformationen, was maßgeblich zur Heilung beiträgt.

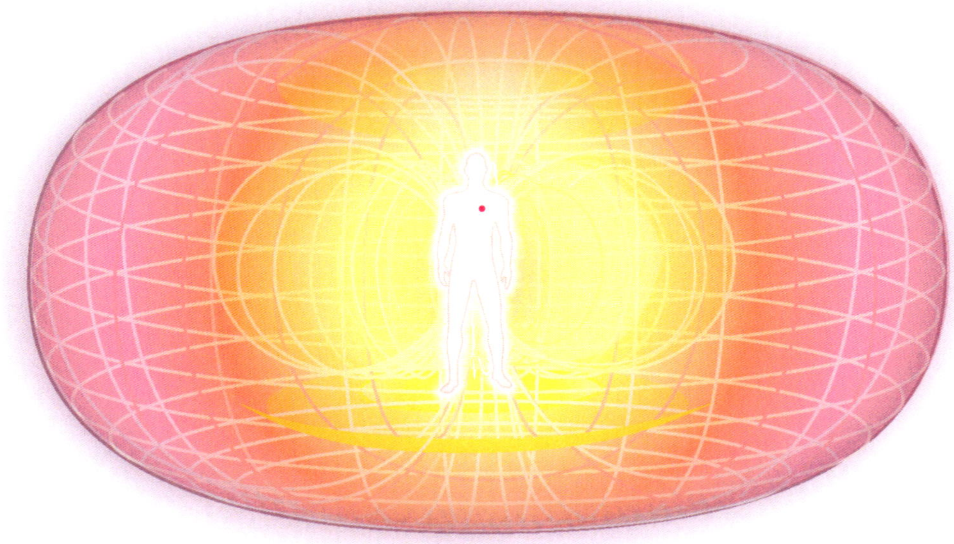

Quelle: Diethard Stelzl

TEIL III: INFORMATIONEN ÜBER WICHTIGE BOTENSTOFFE

A. Auflistung besonderer Botenstoffe (alphabetisch)

5. HERZKAMMER = »Göttliches Atom«
= hinterer Teil der 4. Herzkammer
= hinter dem linken Aurikel als Dodekaeder

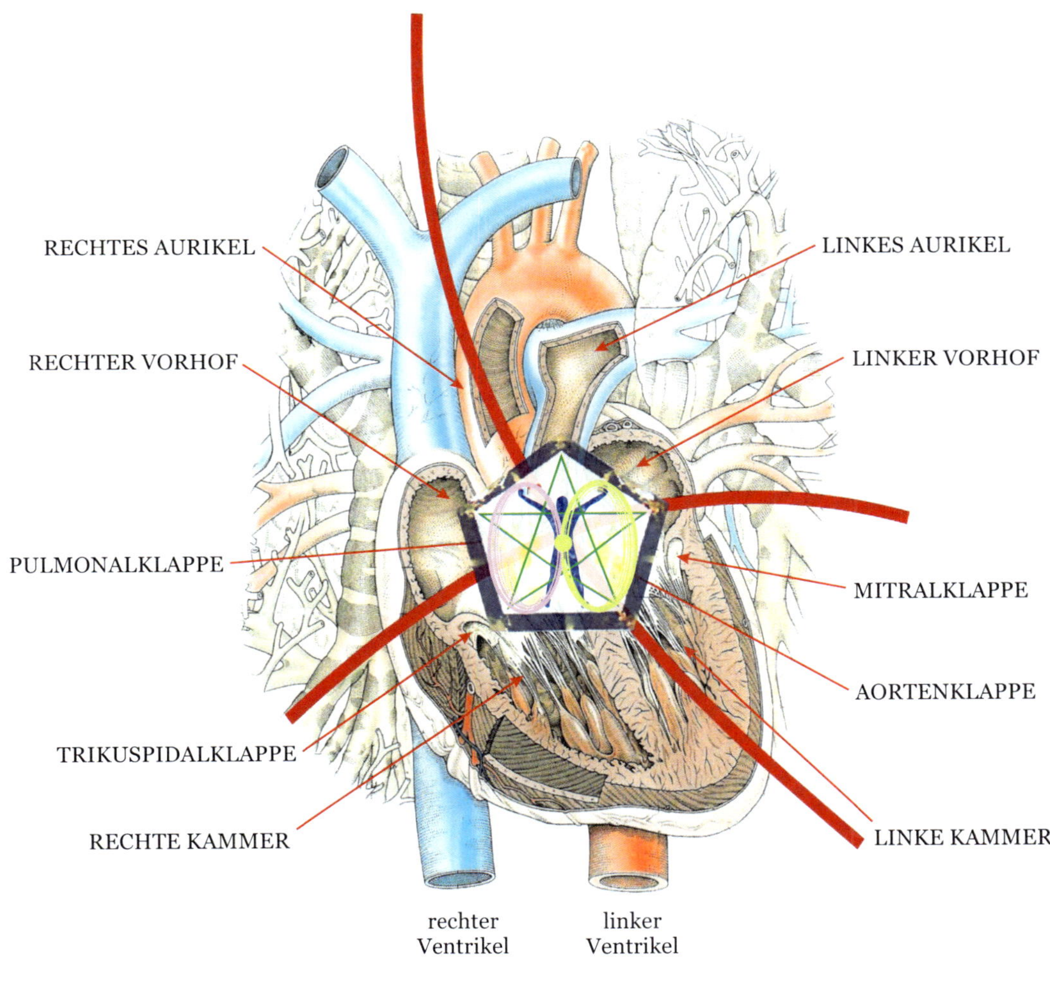

Quelle: Diethard Stelzl

Name	+ zuführen: rotes Ypsilon	– abziehen: blaues Ypsilon	+/– ausgleichen: Grünes Doppelypsilon	Selbstzerstörungs-muster buntes Doppelypsilon
ACETYLCHOLIN (ACH)				
Acetylcystein (ACC)				
Acetylsalicylsäure (ASS) → Aspirin				
Adenosin				
Adenosylcobalamin = Co-Enzym B12				
ADRENALIN = Epinephrin (INN)				
Adrenocorticotropes Hormon (ACTH) = Adrenocorticotropin				
Agouti-ähnliches Protein (AgRP)				
Alanin (Ala)				
Albumin				
Aldehyddehydrogenase (ALDH)				
ALDOSTERON				
Alizarin				
Aloin				
Alpha-1-Antitrypsin				
ALPHA-Liponsäure				
ALPHA-Synuclein (ANCA)				
Aluminiumhydroxid				
Amantadin				
Amitriptylin				
Amoxicillin				
Amphetamin				
Amygdalin				

Name	+ zuführen: rotes Ypsilon	– abziehen: blaues Ypsilon	+/– ausgleichen: Grünes Doppelypsilon	Selbstzerstörungs-muster buntes Doppelypsilon
Amylase-Trypsin-Inhibitor (AVP)				
Androstendion (ASD)				
Androsteron (ADT)				
Angiotensin I und II				
Anisomycin				
Antidiuretisches Hormon (ADH)				
Anti-Glutamat-Rezeptor (NMDA)				
Anti-Müller-Hormon (AMH)				
Anti-nuclear-anti-bodies = Antinukleäre Antikörper (ANA)				
Apigenin				
Apolipoprotein E (ApoE)				
Apomorphin				
Aquaporin 4 (AQP4)				
Arginin (ARG)				
ARGININ-Vasopressin (AVP)				
Articain				
Asparagin				
ASTAXANTHIN (AXT)				
Astrozyten				
Asymmetrisches Dimethylarginin (ADMA)				
Atomoxetin				
Atriales natriuretisches Peptid (ANP)				
Aurantinidin				

Name	+ zuführen: rotes Ypsilon	– abziehen: blaues Ypsilon	+/– ausgleichen: Grünes Doppelypsilon	Selbstzerstörungs-muster buntes Doppelypsilon
Azithromycin				
Baclofen				
Benserazid				
Benzodiazepine				
Berberin				
Beta-Amyloid				
Betain				
Beta-Interferon				
Betalaine				
Betanin = Betanoin				
Botulinumtoxin				
Brain-derived neurotrophic factor (BDNF)				
Bromocriptin				
Budipin				
Butylhydroxyanisol (BHA)				
BX-Antitoxin-Peptid (BX)				
Calbindin (CALB)				
Calcitonin				
Canthaxanthin				
Capsanthin				
Carbidopa				
Carotine (α, β, γ)				
Casein				

Name	+ zuführen: rotes Ypsilon	– abziehen: blaues Ypsilon	+/– ausgleichen: Grünes Doppelypsilon	Selbstzerstörungs-muster buntes Doppelypsilon
Catechol-o-Methyltransferase (COMT)				
CHLOROPHYLL				
Chlorpromazin				
Chlothianidin				
Cholecystokinin (CKK) = Pankreozymin (PZ)				
Choriongonadotropin (CG) gleich hCG Nr. 102				
Ciprofloxacin				
Clonazepam				
Clozapin				
Cobalamine (CoP – 1)				
Copolymer-1 (CoP-1) = Glatirameracetat				
Corticosteron				
CORTICOTROPIN–RELEASING HORMONE (CRH)				
CORTISOL				
Cortison				
Cortistatin (CST)				
Crocin				
CURCUMIN				
Cyanidin-3-O-glucosid (C3G) = Anthocyan				
Cyklisches Guanosinmonophosphat (cGMP)				
Cymarin = k-Strophanthin-α				
Cyproheptadin				
Cyproteron				

Name	+ zuführen: rotes Ypsilon	– abziehen: blaues Ypsilon	+/– ausgleichen: Grünes Doppelypsilon	Selbstzerstörungs-muster buntes Doppelypsilon
Cyproteronacetat (CPA)				
Cystein				
Dantrolen				
DAOSIN = Diaminooxidase (=Anti-Histamin)				
DEHYDROEPIANDROSTERON (DHEA)				
Desmopressin				
Digitoxin				
Dihydroergotamin				
Dihydromyricetin (DHM)				
Dihydrotestosteron (DHT) = Androstanolon				
Dimethylsulfoxid (DMSO)				
Dimethyltryptamin (DMT)				
Diosgenin				
Diphenhydramin (DPH)				
Docosahexaensäure (DHA)				
Domperidon				
Donepezil				
DOPAMIN (DA)				
Eicosapentaensäure				
Entacapon				
Ergolin				
Erythropoietin (EPO) = Epoetin				
Estragol				

Name	+ zuführen: rotes Ypsilon	– abziehen: blaues Ypsilon	+/– ausgleichen: Grünes Doppelypsilon	Selbstzerstörungs-muster buntes Doppelypsilon
Ethylendiamintetraessigsäure (EDTA)				
Fesoterodin				
Fisetin				
Fludrocortison				
Fluoxetin				
Fluvoxamin				
FOLLIKELSTIMULIERENDES HORMON (FSH) = Follitropin				
Follistatin (FST)				
Forskolin				
Fucoxanthin				
Gabapentin				
Galanin				
Galantamin				
GAMMA-AMINO-BUTTERSÄURE-ACETAT (GABA)				
Gamma-Linolensäure (GLA)				
Gastrin = Polypeptid 101 (PP101)				
Gastrin-Releasing-Peptide (GRP) = Bombesin				
Gastro-inhibitorisches Peptid (GIP)				
Gc Makrophagen-Aktivierender Faktor (GcMAF)				
GESTAGENE				
Ghrelin				
Gitaloxin				
GLUCAGON				

Name	+ zuführen: rotes Ypsilon	– abziehen: blaues Ypsilon	+/– ausgleichen: Grünes Doppelypsilon	Selbstzerstörungs-muster buntes Doppelypsilon
Glukoseabhängiges insulinotropes Peptid (GIP)				
Glutamat				
Glutamin (GLN)				
Glutaminsäure (Glu)				
GLUTATHION (GSH)				
Glutathion S-Transferase				
GLYCIN (Gly)				
Glykoproteine				
Gonadoliberin (GnRH)				
Gonadotropin inhibierendes Hormon (GnIH)				
Gonadotropine				
G-Strophanthin				
Guanfacin				
Harmin				
Heparin				
HERV-K				
HISTAMIN				
Histamin-N-Methyltransferase (HNMT)				
Homocystein				
Humanes Choriongonadotropin (hCG)				
Huntingtin (HD) = Huntington-Protein				
3-Hydroxybutansäure				
Hypericin				

Name	+ zuführen: rotes Ypsilon	– abziehen: blaues Ypsilon	+/– ausgleichen: Grünes Doppelypsilon	Selbstzerstörungs-muster buntes Doppelypsilon
Hyperosid				
Hypothalamische Releasing-Hormone (HRH)				
Ibogain				
Ibuprofen				
Indigo				
Inhibin				
Inositol				
INSULIN				
Insulinähnlicher Wachstumsfaktor IGF-1				
Insulinähnlicher Wachstumsfaktor IGF-2				
Interferone (IFN)				
INTERLEUKINE (IL)				
Isoquercetin				
Isorhamnetin				
Isotretinoin				
Kardioakzeleratorische Peptide (CAP)				
Ketamin				
Kisspeptin				
Klotho				
Kreatinin				
Lactalbumin				
L-Arginin				
Leptin				

Name	+ zuführen: rotes Ypsilon	– abziehen: blaues Ypsilon	+/– ausgleichen: Grünes Doppelypsilon	Selbstzerstörungs-muster buntes Doppelypsilon
Leucin (Leu)				
LEVODOPA = L-DOPA				
LEWY-Körperchen				
Linarin				
Loperamid				
LUTEIN				
LUTEINISIERENDES HORMON (LH) = Lutropin				
Lycopin = Lycopen				
Lysergsäurediethylamid (LSD)				
Lysin (Lys)				
Macrogol 4000				
Makrophagen-Aktivitätsfaktor (MAF) A, B				
Malvidin				
Memantin				
Melanin-konzentrierendes Hormon (MCH) = Melanostatin				
Melanotropin–Release–Inhibiting–Hormon (MIH) = Melanostatin				
Melanozyten-stimulierendes Hormon (MSH)				
MELATONIN				
Mepivacain				
Mepyramin				
Mescalin				
Methamphetamin (Amphetamin)				
Methionin (Met)				

Name	+ zuführen: rotes Ypsilon	– abziehen: blaues Ypsilon	+/– ausgleichen: Grünes Doppelypsilon	Selbstzerstörungs-muster buntes Doppelypsilon
Methylenblau				
Methylendioxy-N-methylampetamin (MDMA) = „Ecstasy“				
Methylphenidat = Ritalin				
(1)-Methyl-4-phenyl-1,2,3,6-tetrahydropyridin (MPTP)				
(1)-Methyl-4-Phenylpyridinium (MPP+)				
(N)-Methyl-D-Aspartat (NMDA)				
Metyrapon				
Midodrin				
Minoxidil				
Monoaminooxidase-B (MAO-B)				
Monoaminooxidase-Hemmer				
Mononatriumglutamat (MNG) = Natriumglutamat				
Motilin-Y				
Nervenwachstumsfaktor = Nerve-Growth-Factor (NGF)				
Neurogenin–2				
Neuropeptid Y (NPY)				
Neurotrophin (NGF)				
NRF2-Aktivator				
Nicergolin				
Nicotinamidadenindinukleotid (NAD bzw. NADH)				
Nimodipin				
N-Methyl-D-Aspartat (NMDA-Rezeptor)				
NORADRENALIN = Norepinephrin (INN)				

Name	+ zuführen: rotes Ypsilon	– abziehen: blaues Ypsilon	+/– ausgleichen: Grünes Doppelypsilon	Selbstzerstörungs-muster buntes Doppelypsilon
Octopamin				
Oligomere Proanthocyanidine (OPC)				
Omeprazol				
Orcein				
Orexin A und B = Hypocretin-1 / -2				
Ornithin				
Östradiol = Estradiol				
ÖSTRIOL = Estriol				
ÖSTROGENE = Estrogene				
Östron = Estron				
Oxybutyninum				
Oxytocin				
Pankreatisches Hormon (PNP)				
Pantoprazol				
Papaverin				
Paracetamol				
Paraquat				
Parathormon (PTH) = Parathyrin				
Pepsin				
Peptid-Tyrosyl-Tyrosin (PYY)				
Pethidin				
Phenazin = Safranin T				
Phencyclidin				

Name	+ zuführen: rotes Ypsilon	– abziehen: blaues Ypsilon	+/– ausgleichen: Grünes Doppelypsilon	Selbstzerstörungs-muster buntes Doppelypsilon
Phenetylamin				
Phenylalanin (Phe)				
Pindolol				
Pinoline				
Piracetam				
Piribedil				
Pituitrin				
Pramipexol				
PREGNENOLON				
Primidon				
Procain				
PROGESTERON				
Prolaktin = laktotropes Hormon (LTH)				
Prolaktin-Releasing Peptide (PrRP)				
Prolin (Pro)				
Proopiomelanocortin (POMC)				
Propiverin				
Propranolol				
Psilocin				
Pterostilbene				
Purpurin				
Pyridoxalphosphat (PLP)				
Pyritinol				

Name	+ zuführen: rotes Ypsilon	– abziehen: blaues Ypsilon	+/– ausgleichen: Grünes Doppelypsilon	Selbstzerstörungs-muster buntes Doppelypsilon
QUERCETIN				
Quetiapin				
Rasagilin				
Releasing-Hormone = Liberine				
RENIN = Endopeptidase				
Reserpin				
Resveratrol				
Retinal				
Rhodopsin				
Rivastigmin				
Ropinirol				
Rotigotin				
RUTIN				
Safinamid				
Sekretin				
Selegilin				
Senfölglycoside				
Serin (Ser)				
SEROTONIN = Enteramin				
Sertralin				
Sildenafil				
Solanidin				
Solifenacin				

Name	+ zuführen: rotes Ypsilon	– abziehen: blaues Ypsilon	+/– ausgleichen: Grünes Doppelypsilon	Selbstzerstörungs-muster buntes Doppelypsilon
Somatomedin = Insulinähnliche Wachstumsfaktoren (IGF)				
SOMATOSTATIN (SST)				
SOMATOTROPES WACHSTUMSHORMON (STH) = Somatropin				
Spironolacton				
Substanz P (SP)				
SULFORAPHAN				
Superoxiddismutase (-)				
Synuclein (= α-Synuclein) (SNCA)				
Tachykinine				
Tadalafil				
Tamoxiflen				
Tamsulosin				
Tard-BP (TDP-43)				
Tau-Protein				
Taurin				
Taxifolin				
TESTOSTERON				
Thiomersal				
Thymopoietin (TMPO)				
Thyreoliberin = Thyreotropin Releasing Hormon (TRH)				
Thyreonin (Thr)				
Thyreotropin Releasing Hormon (TRH)				
Thyroidea-stimulierendes Hormon (TSH) = Thyreotropin				

Name	+ zuführen: rotes Ypsilon	– abziehen: blaues Ypsilon	+/– ausgleichen: Grünes Doppelypsilon	Selbstzerstörungs-muster buntes Doppelypsilon
THYROXIN (T4) = 3,3',5,5'- Tetraiod-L-thyronin				
Tocopherol				
Tolcapon				
Tomatidin				
Topiramat				
Transferrin				
Trigonellin				
Trijodothyronin (T3)				
Trospiumchlorid				
Tryptamine				
Tryptophan (Trp)				
Tyramin				
Tyrosin (Tyr)				
Valin (Val)				
Vardenafil				
Vasoaktives intestinales Peptid (VIP)				
VASOPRESSIN = Antidiuretisches Hormon (ADH)				
Vasotocin				
Wachstumshormon-Releasing-Hormon (GHRH) = Somatoliberin				
Wogonin				
Xanthotoxin				
Zeaxanthin				
Zolpidem				
Zonisamid				
Zytokine				

B. BESONDERE WIRKUNGEN WICHTIGER BOTENSTOFFE (alphabetisch)

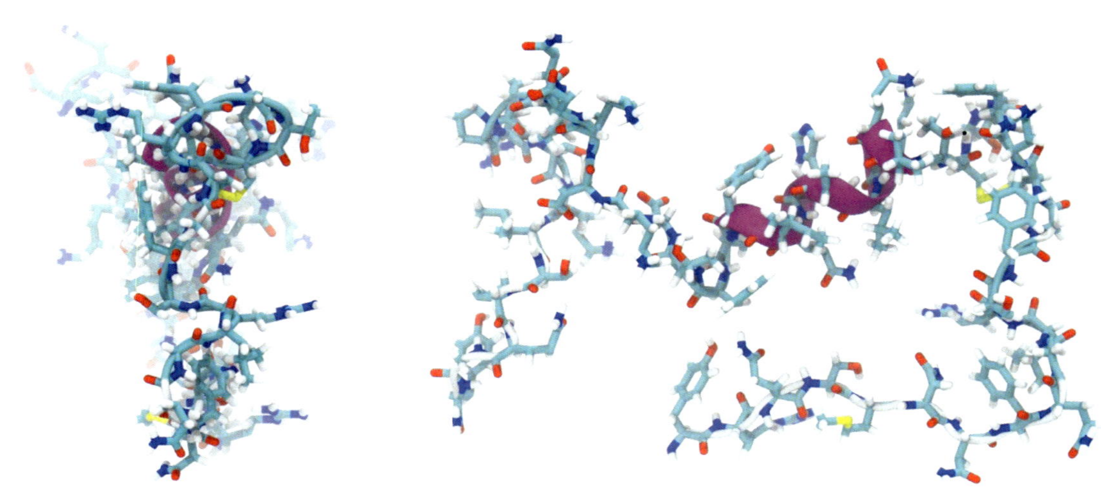

Nr.	Name	Summen	Struktur	Stoff	Wirkungen
1.	ACETYLCHOLIN (Ach)	$C_7H_{16}NO_2$	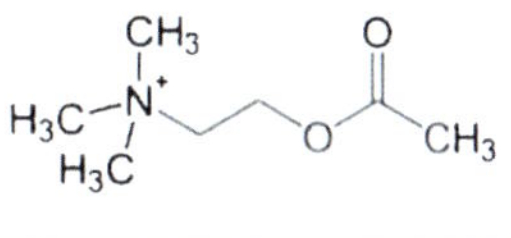	NT	Übertragung von Nervenimpulsen auf Muskeln, Parasympathikus, Sympathikus, Herz und ZNS. Mangel kann die Ursache für ein gestörtes Lernverhalten und Morbus Alzheimer sein. Hat einen Bezug zu ADRENALIN, NORADRENALIN, DOPAMIN, SEROTONIN, MELATONIN, GABA, CRH und GLYCIN. Es ist der wichtigste Neurotransmitter für den Sympathikus und den Parasympathikus insbesondere für die Übertragung von Nervenimpulsen auf das Herz, aber auch auf das Zentralnervensystem (ZNS).
2.	Acetylcystein (ACC)	$C_5H_9NO_3S$	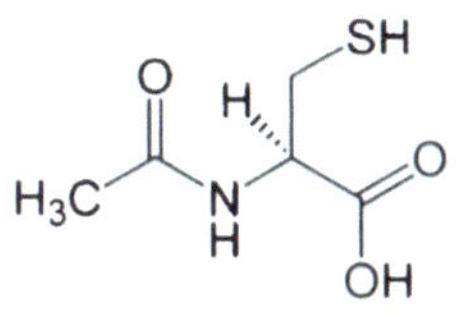	P	Wirkt als starker Schleimlöser in den Bronchien bei Mukoviszidose und bei der Behandlung von grippalen Infekten. Positiv unterstützend wirkt es bei Nieren- und Leberinsuffizienz. ACC stellt dem menschlichen System Cystein zur Verfügung, welches im Körper zu GLUTATHION umgebildet wird, welches dort entgiftend wirkt. ACC hat auch Wirkungen als Antioxidans. Aufgrund seiner Einflüsse auf den GLUTAMIN-Stoffwechsel im Gehirn wird ACC auch bei Schizophrenie, Zwangsstörungen und Depressionen verwendet.
3.	Acetylsalicylsäure (ASS)	$C_9H_8O_4$	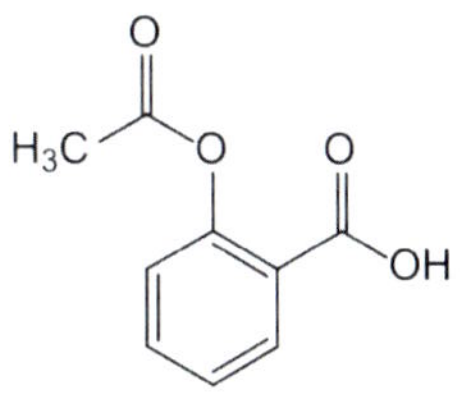		**Acetylsalicylsäure**, kurz ASS, ist ein weit verbreiteter schmerzstillender, entzündungshemmender, fiebersenkender und thrombozytenaggregationshemmender (TAH) Wirkstoff, der seit 1977 auf der Liste der unentbehrlichen Arzneimittel der WHO steht. Der Stoff wird seit Anfang des 20. Jahrhunderts unter dem Markennamen Aspirin von der Bayer AG hergestellt. Der Begriff wurde zum Gattungsnamen für den Wirkstoff und ihn enthaltende Präparate. Acetylsalicylsäure wird als Monopräparat weltweit in über 500 Fertigarzneimitteln in der Darreichungsform von Tabletten, Sublingualtabletten, Filmtabletten, Schmerztabletten, Trinktabletten, Pulver, Granulat, Kautabletten, Kaudragées, Brausetabletten, Retardtabletten, Kapseln, Retardkapseln, Injektionslösungen, Suppositorien und Dragées vermarktet.
4.	Adenosin	$C_{10}H_{13}N_5O_4$	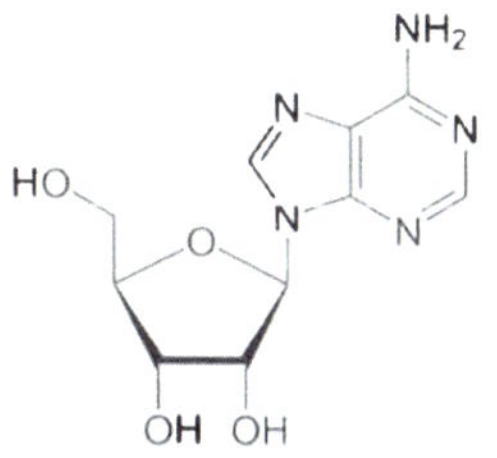		**Adenosin** (A, Ado) ist ein Nukleosid und besteht aus der Nukleinbase Adenin und dem Zucker β-D-Ribose. Das Analogon mit Desoxyribose ist das Desoxyadenosin. Es ist Bestandteil der energiereichen Verbindungen ATP, ADP, AMP, der Ribonukleinsäure (RNA), verschiedenen Cofaktoren (z. B. Coenzym A, NADPH, NADH) und auch in einem Neuromodulator. Adenosin ist Bestandteil der Ribonukleinsäure (RNA) und bildet dort mit Uridin, Dihydrouridin oder Pseudouridin ein Basenpaar. Adenosin blockiert die Ausschüttung von allen belebenden und aktivierenden Neurotransmittern wie zum Beispiel Dopamin, Acetylcholin oder Noradrenalin. Dies bewirkt eine Dilatation (Weitung der Blutgefäße), wodurch der Blutdruck sinkt. Adenosin verringert außerdem die Herzfrequenz und verlängert die Überleitungszeit im AV-Knoten. Dies geschieht durch die Aktivierung eines G_i-modulierten Kaliumkanals über A_1-Adenosinrezeptoren. Adenosin triggert weiterhin den Nucleus praeopticus ventrolateralis im Hypothalamus, das die Weck- sowie Wachzentren des Gehirns durch den Neurotransmitter GABA hemmt. Es wirkt damit schlafinduzierend.

5.	Adenosyl-cobalamin = Coenzym B12 = Cyano-cobalamin	$C_{62}H_{88}CoN_{13}O_{14}P$	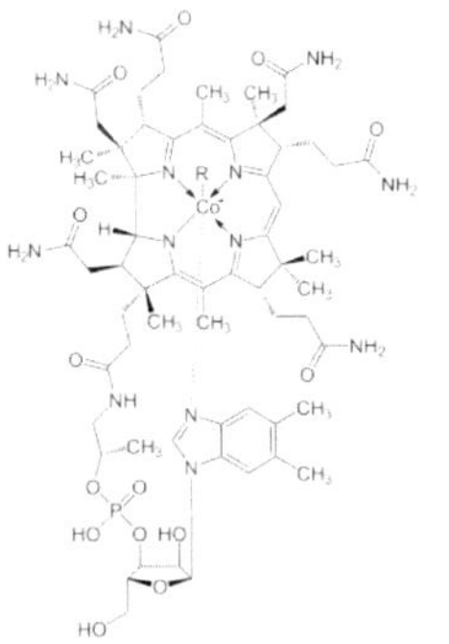		Cobalamine sind chemische Verbindungen, die in allen Lebewesen vorkommen und auch als Vitamin-B12-Gruppe bezeichnet werden. Der wichtigste Vertreter aus der Cobalamin-Gruppe ist das Coenzym B12, das als Kofaktor (Coenzym) Teil mehrerer Enzyme ist. Vereinfachend zusammengefasst ist Vitamin B12 wichtig für die Zellteilung und Blutbildung sowie die Funktion des Nervensystems.
6.	ADRENALIN = Epineph-rin (INN)	$CH_{13}NO_3$	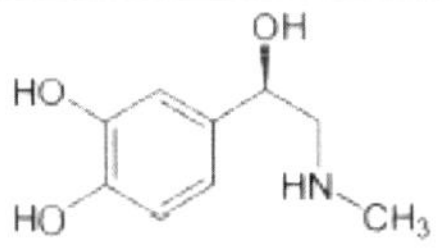	H/NT	Als STRESSHORMON steigert es die Herzfrequenz, den Blutdruck, den Fettabbau, die Biosynthese von GLUCOSE, die Durchblutung und hemmt den Magen-Darm-Stoffwechsel. Neben NORADRENALIN stellt es die wichtigste Substanz der SAM-Achse dar. Adrenalin kann die „Blut-Hirn-Schranke" nicht durchdringen. Es ist sehr oxidationsempfindlich.
7.	Adrenocor-ticotropes Hormon (ACTH) = Adrenocor-ticotropin			H	ACTH wird in der Nebenniere hergestellt und wirkt auf alle dort gebildeten Hormone wie ÖSTROGENE, PROGESTERON, TESTOSTERON, ALDOSTERON, ADRENALIN und NORADRENALIN meist stimulierend ein. Es wird angeregt durch das CORTICOTROPIN-RELEASING-HORMON (CRH) im Hypothalamus, der Amygdala und im Hippocampus. Adrenocorticotropin, auch Adrenocorticotropes Hormon (kurz ACTH) genannt, ist ein Peptidhormon, das unter Einfluss des Corticotropin-releasing-Hormons (CRH) in den basophilen Zellen des Hypophysenvor-derlappens aus der Vorstufe des Proopiomelanocortins (POMC) gebildet wird. Es reguliert die Synthese von wichtigen Enzymen für die Steroid-Synthese. Unter anderem wird die Synthese von Pregnenolon stimuliert, dem limitierenden Schritt der Steroid-Synthese. Adrenocorticotropin wird unter Einfluss des Corticotropin-releasing-Hormons (CRH) in den basophilen Zellen des Hypophysenvorderlappens gebildet. Aufgrund der limitierten Proteolyse entsteht aus dem Proopiomelanocortin nicht nur ACTH, sondern zusätzlich Lipotropin oder anstelle von ACTH und Lipotropin kann das Melanozyten-stimulierende-Hormon (MSH) und ein Endorphin entstehen. ACTH wirkt vor allem auf die Nebennierenrinde regt dort vor allem die Zellen der Zona fasciculata zur Bildung von Glukokortikoiden an. Weiterhin wird auch die Bildung von Mineralokortikoiden und Sexual-hormonen mit angeregt. Die Sekretion von ACTH wird durch den Hypothalamus mittels Feedbackhemmung reguliert. Die ACTH-Ausschüttung unterliegt einem zirkadianen Rhythmus, sodass die Konzentration wie die der Glukokortikoide am frühen Morgen am höchsten und am späten Abend am niedrigsten ist. Physischer und psychischer Stress stimuliert zudem die ACTH-Sekretion, weshalb es über die normale circadiane Rhythmik hinaus in regelmäßigen Abständen zu phasischen sekretorischen Episoden der ultradianen Rhythmik kommt. ACTH wird häufig in der Therapie von epileptischen Anfällen, insbesondere beim West-Syndrom (BNS-Epilepsie, Blitz-Nick-Salaam-Epilepsie, siehe Epilepsie), eingesetzt. Anfallsfrei werden nach kurzer bis mittellanger Therapie bis zu acht von zehn Kindern mit West-Syndrom. Frühgeborene Kinder sind da eine

					Ausnahme: Sie sprechen offenbar deutlich seltener auf ACTH an; vermutlich aufgrund des Entwicklungsstandes des Gehirns bzw. der perivaskulären weißen Substanz. Erhöhte ACTH-Werte ergeben sich unter anderem bei Kälte, Stress, Nebennierenrindeninsuffizienz, Morbus Cushing oder paraneoplastischem Syndrom. Reduzierte ACTH-Spiegel treten beim Sheehan-Syndrom, bei Veränderungen der Hypophyse, des Hypothalamus oder des Hypophysenstiels auf. Mögliche Veränderungen der Hypophyse kommen durch Tumoren der Hypophyse oder des Gehirns, Operationen, Bestrahlungen, Blutungen, Infarkte, Infekte, Entzündungen, Granulome oder Metastasen im Bereich der Hypophyse zustande. Mögliche Veränderungen des Hypothalamus, der die ACTH-Produktion in der Hypophyse mit CRH regelt, sind Tumoren, Operationen oder Bestrahlungen. Bei einer Verletzung des Hypophysenstiels kommt eine Abnahme der ACTH-Werte zustande, da der Hypothalamus mit dem CRH die Produktion von ACTH im Hypophysenvorderlappen nicht mehr antreiben kann. Ein Mangel an ACTH bewirkt eine Atrophie der Nebennierenrinde.
8.	Agouti-ähnliches Protein (AgRP)			P	Dieses Protein wird vor allem im NUCLEUS ARCUATUS (NA) aufgebaut. Es wirkt als Gegenspieler zum MELANOZYTEN-STIMULIERENDEN HORMON (MSH).
9.	Alanin (Ala)				Alanin ist eine für den Menschen nicht-essentielle Aminosäure, kann also biosynthetisch durch den menschlichen Stoffwechsel hergestellt werden. Alanin tritt – neben anderen Aminosäuren wie z.B. Leucin und Glutaminsäure – in α-Helices von Proteinen bevorzugt auf.
10.	Albumin		Albumin-Struktur (Dimer)	P	Es dient der Aufrechterhaltung des osmotischen Drucks, fördert die Wasserlöslichkeit. Es findet Verwendung zur Diagnose von Tumoren, bindet Kupfer in der Leber.
11.	Aldehyddehydrogenase (ALDH)				Aldehyddehydrogenasen, kurz ALDH genannt, sind Enzyme, die Aldehyde oxidieren. Beim Menschen gibt es zahlreiche verschiedene Formen der Aldehyddehydrogenase, die teilweise deutliche Unterschiede in ihren Aminosäurensequenzen aufweisen. Sie lassen sich in drei Gruppen klassifizieren: ALDH-1 ALDH-2 ALDH-3 Aldehyddehydrogenasen kommen hauptsächlich in der Leber vor. Dort findet man sie entweder im Zytosol (ALDH-1) oder in den Mitochondrien (ALDH-2). Innerhalb des Stoffwechsels wird Ethanol von Alkoholdehydrogenasen (ADH) in das toxische Acetaldehyd (Alkanal) umgewandelt. Acetaldehyd in der Leber ist gefährlich, da es über bestimmte Prozesse zu einer Leberzirrhose führen kann. Daher wandelt die Aldehyddehydrogenase das toxische Acetaldehyd zum nicht-toxischen Acetat um.

12.	ALDOS-TERON	$C_{19}H_{26}O_2$		H	Aldosteron wird in der Zona glomerulosa – der äußersten Schicht der Nebennierenrinde – produziert. Aus Cholesterin wird über die Zwischenstufe Pregnenolon durch Oxidation am C3-Atom das Progesteron gebildet. In einer sich anschließenden Oxidation entsteht das Aldosteron. Die Aldosteronausschüttung steigt durch eine Verminderung von Blutvolumen und Blutdruck. Als „Dursthormon" beeinflusst es den Natriumhaushalt und damit kurzfristig den Flüssigkeits-, Elektrolyt- und Säure-Basen-Haushalt. Reguliert durch das RENIN–ANGIOTENSIN–ALDOSTERON–(RAAS)-System den Blutdruck und STRESS-Folgen. Natriummangel kann zu TBC und Morbus Addison führen.
13.	ALIZARIN	$C_{14}H_8O_4$			**Alizarin** ist eine natürlich vorkommende chemische Verbindung aus der Gruppe der Anthrachinone, die vor allem als Farbstoff genutzt wird. Alizarin darf nicht mit dem Azofarbstoff Alizaringelb verwechselt werden.
14.	ALOIN	$C_{21}H_{22}O_9$			Aloin (auch Barbaloin ist ein Stoff aus der Gruppe der 1,8-Dihydrohxyanthracene, der aus Aloe-Arten isoliert wird. Die glycosidische Substanz kristallisiert in gelben Nadeln, riecht schwach nach Aloe und hat einen bitteren Geschmack. Aloin kommt in zwei diastereomeren Formen vor, dem Aloin A (Barbaloin A) und dem Aloin B (Barbaloin B), die je nach Spezies in unterschiedlichen Mengenverhältnissen auftreten. Aloin ist der Wirkstoff der pflanzlichen Droge Aloe, die in standardisierter Zubereitung als Abführmittel zur kurzfristigen Behandlung gelegentlich auftretender Verstopfung verwendet werden kann. Bei längerer Einnahme von Aloe kann es zu Störungen im Wasser- und Elektrolythaushalt kommen, insbesondere zu Kaliumverlusten. Im Urin können Eiweiß und Blut auftreten (Albuminurie, Hämaturie). Bei Überdosierung kommt es zu Vergiftungserscheinungen, die sich in krampfartigen Schmerzen und schweren Durchfällen äußern, die zu lebensbedrohlichen Elektrolyt- und Wasserverlusten führen können. Auch Nierenentzündungen sind beschrieben. Die therapeutische Bedeutung der Aloe ist zurückgegangen vor dem Hintergrund, dass es besser verträgliche Stoffe gibt. Zahlreiche Studien haben aufgezeigt, dass Aloe Vera Saft wirksam ist gegen Bakterien und Pilze. In einer davon wird berichtet, dass ein Anteil von nur 60% Aloe Vera schon bakterizid wirkt gegen Pseudomonas aeroginosa, Klebsiella pneumoniae, Serratia marcascens, Citrobacter species, Enterobactercloacae, Streptococcus pyogenes und Streptococcus agalacticae. Siebzig Prozent von Aloe wirkte bakterizid gegen Staphylococcus aureus, 80% gegen Enterobacter coli und 90% gegen Streptococcus faecalis und Candida albicans. Andere Studien zeigten, dass Aloe Vera Mycrobacterium tuberculosis, Trichopyton species und Bacillus subtilis hemmt. Die größte Studie mit Aloe Vera zog sich über fünf Jahre hin. Sie wurde an 5000 Patienten durchgeführt, die an Arteriosklerose litten. Dr. O. P. Agarwal gab im "Journal of vascular desease" August 1985, Vol. 36, No. 8, bekannt, dass bei annähernd 90% der Patienten Besserung eintrat. Ab der zweiten Woche trat bei den meisten mit Angina pectoris eine Besserung des Befindens ein. Nach einem Jahr hatten 93% der Patienten normale Werte. Bei 4.652 von ihnen konnten die Werte von arterienverengendem LDL-Cholesterin gesenkt und das arterienschützende HDL-Cholesterol erhöht werden. Außerdem zeigte sich eine Besserung bei den Patienten dieser Studie, die auch noch an Diabetes litten. Von 3.167 Diabetikern bemerkten 2.990, dass sich ihr Blutzuckerwert normalisierte.

Der Genuss von Aloe Vera Saft fördert zusätzlich die Funktion des Pankreas und verbessert damit die Insulinbereitstellung. Selbstverständlich ist eine Diät ohne die erwähnten Nährstoffräuber "Zucker" und "Weißmehl" Voraussetzung zur dauerhaften Erholung der Bauchspeicheldrüse. Stattdessen sind viel Frischkost (heimisches Obst, Salate, Keimlinge, Spirulina Algen, Weizengrassaft) und Vollkornprodukte (Hafer) zur besseren Nährstoffversorgung empfehlenswert.

Bei Altersdiabetes normalisierten sich mit Aloe Vera Saft und Chromgaben die Zuckerwerte. Insulinzufuhr konnte bei vielen Testpersonen sukzessive reduziert werden.

Aloe Vera Gel ist seit alters her bekannt als hervorragendes Hautpflegemittel bei Verbrennungen, Verletzungen und Hautproblemen. Üblicherweise durchdringen kosmetische Wirkstoffe nur die ersten beiden Hautschichten, während Aloe Vera Nährstoffe teilweise alle sieben Hautschichten erreichen. Das Gel wird von der Haut drei- bis viermal schneller aufgenommen als Wasser, dabei kann das Gewebe manchmal bis auf die Knochenhaut versorgt werden.

Zur kosmetischen Gesichtspflege schätzen Frauen die hautnährenden, hautregenerierenden Eigenschaften der Aloe Vera Pflanze. Dabei fördert die vermehrte Aktivität der Fibroblasten die Einlagerung von Kollagen (Eiweiß) in die Haut, glättet sie und macht sie elastisch und jugendlich.

Die Enzymaktivität des Aloe Pflanzensaftes wirkt reizlindernd, entzündungshemmend und schmerzstillend.

Bei der Versorgung von Problemhaut wie Neurodermitis, Psoriasis, Akne, Hautgeschwüren usw., verwendet man den Saft der Aloe Vera Pflanze innerlich und das Gel äußerlich. Die Haut wird mit Nährstoffen versorgt, das Zellwachstum neuer Zellen kann um das sechs- bis achtfache angeregt, die Haut vor Austrocknung und schädigenden Umweltbelastungen geschützt werden.

Bedingt durch das wachsende Ozonloch ist unsere Haut vermehrt aggressiver UV-Strahlung ausgesetzt.

Aloe Vera Gel hilft der Haut sich schneller zu regenerieren und Strahlenbelastungen besser auszugleichen.

Aloe vera stärkt ihre Immunkräfte:

- Aloe Vera vermehrt die Anzahl der T-Killerzellen und aktiviert sie in ihrer Funktion.
- Aloe Vera vermehrt die antikörperbildenden T-Zellen in der Milz.
- Durch Aloe Vera Saft stimulierte Fresszellen sind bei der Vernichtung von Tumorzellen bis zu zehnmal wirkungsvoller aktiv.
- Enzyme, Vitamine, Mineralstoffe, Polysaccharide in Aloe Vera können helfen, Tumore, Geschwulste und tote Zellen abzubauen und liefern wichtige Nährstoffe für gesunde und kranke, unterernährte Zellen.
- Aloe Vera verstärkt die Membrandurchlässigkeit, wodurch einerseits Nährstoffe leichter in die Zellen gelangen und andererseits Stoffwechselgifte leichter ausgeschieden werden können.
- Auf eine bis jetzt noch unbekannte Weise neutralisiert Aloe erheblich die zellschädigende Wirkung radioaktiver Strahlung, die durch medizinische Behandlungen entstanden sind.
- Aloe Vera stimuliert die Knochenmarksaktivität und fördert die Bildung neuer Blutzellen. Dieser Faktor ist bei der Behandlung von Blutkrebs (Leukämie) hilfreich.
- Aloe Vera beschleunigt das Wachstum von Zellen und Gewebe um das zwei- bis siebenfache.
- Während einer Chemotherapie oder Strahlenbehandlung hilft Aloe Vera Saft die Nebenwirkungen zu mildern und durch die Unterstützung des Abwehrsystems den Krankheitsverlauf günstig zu beeinflussen.
- Aloe Vera Gel führt bei Sonnenbrand und Verbrennungen 2. und 3. Grades zu schnellem und tiefgreifendem Regenerationsprozess. Der natürliche Lichtschutzfaktor Stärke 2 – 3 in Aloe Vera Gel schützt die Haut kurzfristig vor den Folgen von Sonnenbestrahlung.
- Aloe Vera Gel reguliert hervorragend die Hautfeuchtigkeit, schützt vor Austrocknung, strafft die Haut, macht sie glatt und verleiht ihr Spannkraft.
- Bei erschlaffter Haut stimuliert Aloe Vera Gel das Wachstum neuer Hautzellen um das siebenfache, Fibroblasten können viel schneller Kollagen (Hauteinweiß) in die Haut einlagern.

					• Aloe Vera Gel versorgt die Haut mit regenerierenden Nährstoffen, Ligninen und Polysacchariden, die teilweise alle sieben Schichten der Haut durchdringen und dort in die lebenden Zellen eingelagert werden. • Aloe Vera Enzyme bewirken einen proteolytischen Prozess (Abschälung), wodurch tote Zellen von der Hautoberfläche entfernt werden. • Vitamin E in Aloe Vera Gel verbessert die Sauerstoffaufnahme des Gewebes, erhöht die Kapillardurchblutung und wirkt vorzeitiger Hautalterung und Faltenbildung entgegen. • Aloe Vera Gel sorgt für einen natürlichen Säureschutzmantel der Haut und schützt vor schädlichen Umwelteinflüssen. • Aloe Vera Gel hilft Schweiß und Schlackenstoffe leichter zu entlassen. Es kann als natürliches Deodorant unter den Achseln verwendet werden und verursacht keine allergischen Reaktionen. Konventionelle Deodorants können toxische Schwermetalle enthalten, die über die Lymphe in die Brustdrüsen gelangen und Brustkrebs fördern können. • Zur Insektenabwehr können Gesicht und Körper mit Aloe Vera Saft eingerieben werden. Die natürliche Aloesäure hält Insekten und Zecken fern. • Insektenstiche können zur Desinfizierung, Kühlung und Schmerzlinderung mit Aloe Vera Gel bestrichen werden. Auch Umschläge mit Aloe Vera Saft sind hilfreich. • Verbrennungen, Schnittwunden und Schürfungen können schneller abheilen, wenn Aloe Vera Gel äußerlich angewendet wird. Dabei hilft das Enzym Bradykinase, Schmerzen schnell abklingen zu lassen. • Wund- und Operationsnarben blockieren immer den Energiefluß im Körper. Narbengewebe kann sich regenerieren, wird glatt und geschmeidig, wenn es immer wieder mit Aloe Vera Saft oder Aloe Vera Gel eingerieben wird.
15.	Alpha-1-Antitrypsin				Alpha-1-Antitrypsin wird hauptsächlich in der Leber produziert und gelangt von dort über den Blutkreislauf an seinen wichtigsten Wirkungsort – die Lunge. Da die Lunge über die eingeatmete Luft eine große Kontaktfläche mit der Außenwelt hat, finden dort permanent Abwehrprozesse statt, um eingeatmete Fremdstoffe und Infektionserreger zu beseitigen. Es verhindert den Abbau von Elastin, welches die Lederhaut stärkt und hält so die Haut elastisch.
16.	Alpha-Liponsäure		COOH S S R-Alpha-Liponsaure COOH S S S-Alpha-Liponsäure		Alpha-Liponsäure (1,2-Dithiolan-3-valeriansäure) ist eine schwefelhaltige Fettsäure (siehe Abb. 1), die im menschlichen Körper von Natur aus vorkommt.Alpha-Liponsäure hat im Körper zwei Hauptfunktionen. Es ist in den Mitochondrien jeder einzelnen Körperzelle vorhanden und als Coenzym von Enzymkomplexen, darunter dem Pyruvat-Dehydrogenase-Komplex und dem alpha-Ketoglutarat-Dehydrogenase-Komplex, für die zelluläre Energieproduktion unabdingbar.(1-3) Daneben ist Alpha-Liponsäure ein besonders wirkungsvolles und vielseitiges Antioxidans. Wichtige Pluspunkte der Alpha-Liponsäure: sie passiert leicht die Blut-Hirn-Schranke und schützt dadurch auch das Gehirn; sie dringt in intra- und extrazelluläre wasserlösliche und fettlösliche Strukturen ein (Zellmembranen, Zytosol, Blutserum, Lipoproteine) und wird leicht zu Dihydroliponsäure umgesetzt, ein noch stärkerer Radikalfänger und ein noch wirksameres Antioxidans. Alpha-Liponsäure und Dihydroliponsäure machen freie Radikale verschiedener Art unschädlich. Zudem erhöht Alpha-Liponsäure den intrazellulären Gehalt an Vitamin C, Glutathion, Coenzym Q10 und antioxidativ wirksamen Enzymen wie Katalase und Glutathionreduktase.(1-3) Alles in allem sorgt die Nahrungsergänzung mit Alpha- Liponsäure für eine substantielle Erhöhung der so genannten antioxidativen Kapazität im Körper. Alpha-Liponsäure schützt die Leber vor oxidativen Schädigungen beispielsweise durch Lipopolysaccharide (aus gramnegativen Bakterien stammend), Arsen, Giftstoffe aus der Umwelt (Arsen, Schwermetalle wie z. B. Cadmium) und Arzneimittel (Methotrexat, Isoniazid, Rifampicin, Paracetamol). Alpha-Liponsäure wirkt der mit Insulinresistenz und dem metabolischen Syndrom assoziierten Leberverfettung entgegen.

					Darüber hinaus wirkt Alpha-Liponsäure der Leberfibrose und Leberzirrhose entgegen, indem sie die Expression von TGF-beta (transforming growth factor beta) hemmt, einem Wachstumsfaktor, der durch die Stimulation der Synthese extrazellulärer Matrixproteine wie z. B. Kollagen und die Hemmung des Abbaus von Matrixproteinen bei der Progression der Leberfibrose eine zentrale Rolle spielt. Die Expression von TGF-beta ist bei verschiedenen Lebererkrankungen erhöht, so bei cholestatischen Lebererkrankungen (gekennzeichnet durch den verminderten Abfluss der Gallenflüssigkeit aus der Leber in den Darm), Hepatitis und Leberzirrhose. Dies impliziert, dass sich Alpha-Liponsäure zur Prävention und Behandlung chronischer Lebererkrankungen eignet. Alpha-Liponsäure ist beim metabolischen Syndrom und bei Diabetes Typ 1 und Typ 2 präventiv und therapeutisch wertvoll. Wichtige Wirkungen der Alpha-Liponsäure: • Senkung des Blutzuckerspiegels, Erhöhung der Insulinempfindlichkeit und Verbesserung der glykämischen Kontrolle. • Schutz der Gewebe und Organe (darunter der Bauchspeicheldrüse) vor einer Schädigung durch freie Radikale und AGE's (advanced glycation end products), die infolge starker Schwankungen des Blutzuckerspiegels (Dysglykämie) und eines zu hohen Blutzuckerspiegels (Hyperglykämie) gebildet werden. • Verbesserung von Fettstoffwechsel und Fettverbrennung (u. a. durch die Stimulierung der 5'-AMP-aktivierten Proteinkinase oder AMPK). In einer placebokontrollierten Studie haben adipöse Erwachsene durch die Kombination einer hypokalorischen Diät mit Alpha-Liponsäure (1800 mg/Tag über 20 Wochen) signifikant abgenommen: 22% von ihnen (gegenüber 10% in der Placebogruppe) verloren mehr als 5% ihres Körpergewichts. Alpha-Liponsäure ist an der zellulären Energieproduktion beteiligt und fördert die Verbrennung von Zuckern zu Energie. Sowohl bei Tieren als auch beim Menschen ist eine positive Wirkung von Alpha- Liponsäure auf den Blutzuckerspiegel nachgewiesen. Alpha-Liponsäure erhöht die Insulinempfindlichkeit und fördert die (insulinmediierte) Glukoseaufnahme im Muskel- und Fettgewebe. Auch bei der Synthese von Insulin spielt Alpha- Liponsäure eine Rolle und hat sogar selbst eine insulin-ähnliche Wirkung. Etwa die Hälfte aller Diabetiker entwickelt mit der Zeit durch oxidative Schädigung des peripheren Nervensystems eine periphere Neuropathie. Dies ist der Teil des Nervensystems, der die Reize zwischen dem zentralen Nervensystem (Gehirn und Rückenmark) und den Muskeln, Drüsen und Sinnesorganen des Körpers weiterleitet. Die hieraus entstehenden Beschwerden offenbaren sich meist als Gefühlsminderung in den Gliedmaßen, Schmerzen, motorische Probleme und Ausfallerscheinungen. Aber auch die Nervenleitung zu den lebenswichtigen Organen wie Herz, Leber und Nieren kann gestört sein. Alpha-Liponsäure schützt möglicherweise vor Krebs bzw. Krebsprogression, auch durch die Inhibierung proinflammatorischer Zytokine wie TNF-alpha. Das Antioxidans induziert Apoptose in Krebszelllinien unterschiedlichen Typs (Leberzellenkrebs, Darmkrebs, Plattenepithelkarzinom, Melanom, Eierstockkrebs, Lungenepithelkarzinom, Brustkrebs) und lässt gesunde Zellen unbehelligt. Die Nahrungsergänzung mit Alpha-Liponsäure bei Personen mit fortgeschrittenem Krebs führte zur Senkung von oxidativem Stress und der proinflammatorischen Zytokine und zu einer Erhöhung der Aktivität der Glutathionperoxidase. Mit zunehmendem Lebensalter altern die Mitochondrien, wodurch die zelluläre Energieproduktion sinkt und die Bildung freier Radikale zunimmt. Die oxidative Schädigung der Mitochondrien und die Zunahme freier Radikale spielen beim Alterungsprozess eine wichtige Rolle. Alpha-Liponsäure wirkt der mit dem Lebensalter einhergehenden Zellalterung und der Zunahme von oxidativem Stress entgegen.

17.	Alpha-Synu-clein (SNCA)		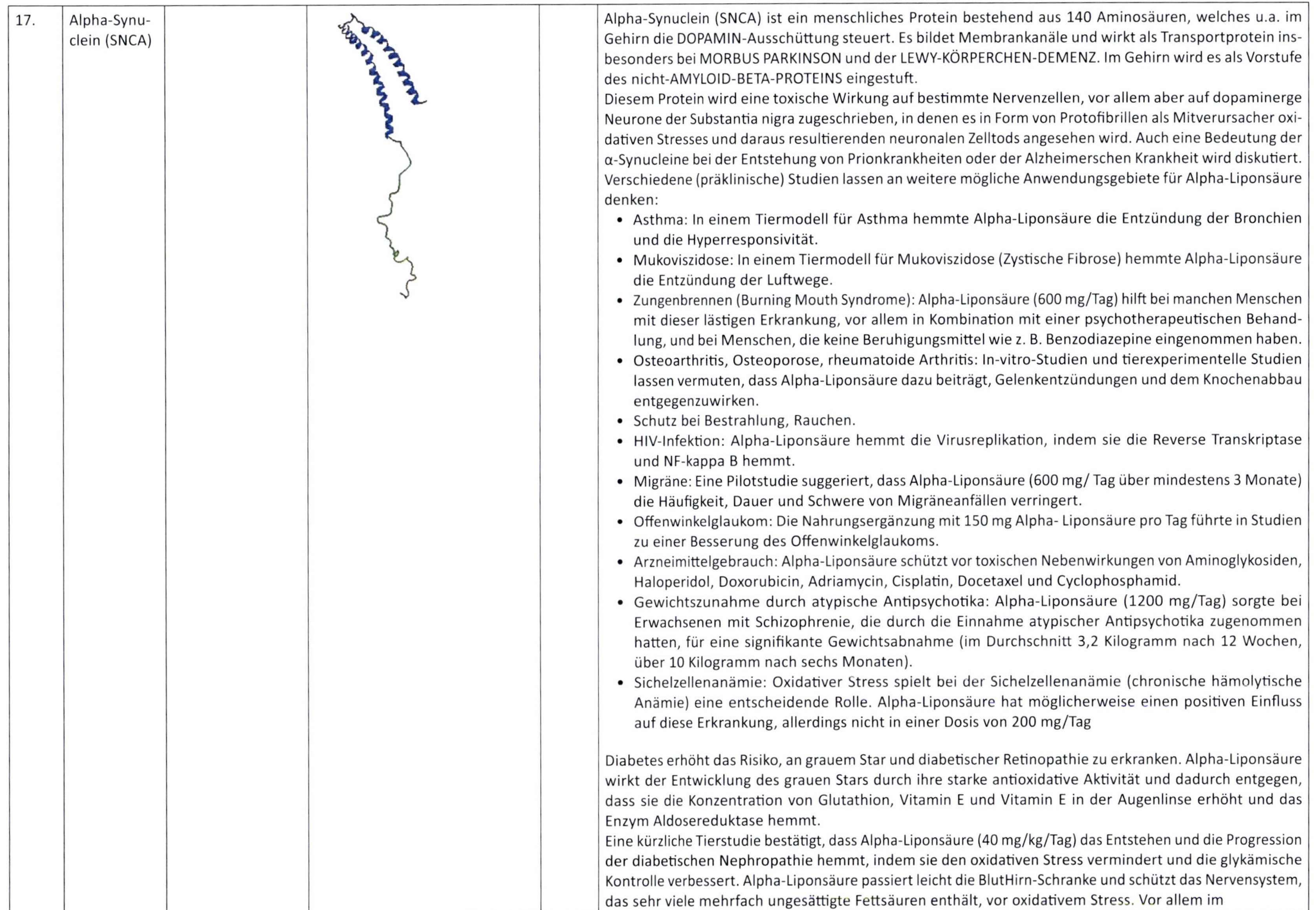		Alpha-Synuclein (SNCA) ist ein menschliches Protein bestehend aus 140 Aminosäuren, welches u.a. im Gehirn die DOPAMIN-Ausschüttung steuert. Es bildet Membrankanäle und wirkt als Transportprotein insbesonders bei MORBUS PARKINSON und der LEWY-KÖRPERCHEN-DEMENZ. Im Gehirn wird es als Vorstufe des nicht-AMYLOID-BETA-PROTEINS eingestuft. Diesem Protein wird eine toxische Wirkung auf bestimmte Nervenzellen, vor allem aber auf dopaminerge Neurone der Substantia nigra zugeschrieben, in denen es in Form von Protofibrillen als Mitverursacher oxidativen Stresses und daraus resultierenden neuronalen Zelltods angesehen wird. Auch eine Bedeutung der α-Synucleine bei der Entstehung von Prionkrankheiten oder der Alzheimerschen Krankheit wird diskutiert. Verschiedene (präklinische) Studien lassen an weitere mögliche Anwendungsgebiete für Alpha-Liponsäure denken: • Asthma: In einem Tiermodell für Asthma hemmte Alpha-Liponsäure die Entzündung der Bronchien und die Hyperresponsivität. • Mukoviszidose: In einem Tiermodell für Mukoviszidose (Zystische Fibrose) hemmte Alpha-Liponsäure die Entzündung der Luftwege. • Zungenbrennen (Burning Mouth Syndrome): Alpha-Liponsäure (600 mg/Tag) hilft bei manchen Menschen mit dieser lästigen Erkrankung, vor allem in Kombination mit einer psychotherapeutischen Behandlung, und bei Menschen, die keine Beruhigungsmittel wie z. B. Benzodiazepine eingenommen haben. • Osteoarthritis, Osteoporose, rheumatoide Arthritis: In-vitro-Studien und tierexperimentelle Studien lassen vermuten, dass Alpha-Liponsäure dazu beiträgt, Gelenkentzündungen und dem Knochenabbau entgegenzuwirken. • Schutz bei Bestrahlung, Rauchen. • HIV-Infektion: Alpha-Liponsäure hemmt die Virusreplikation, indem sie die Reverse Transkriptase und NF-kappa B hemmt. • Migräne: Eine Pilotstudie suggeriert, dass Alpha-Liponsäure (600 mg/ Tag über mindestens 3 Monate) die Häufigkeit, Dauer und Schwere von Migräneanfällen verringert. • Offenwinkelglaukom: Die Nahrungsergänzung mit 150 mg Alpha- Liponsäure pro Tag führte in Studien zu einer Besserung des Offenwinkelglaukoms. • Arzneimittelgebrauch: Alpha-Liponsäure schützt vor toxischen Nebenwirkungen von Aminoglykosiden, Haloperidol, Doxorubicin, Adriamycin, Cisplatin, Docetaxel und Cyclophosphamid. • Gewichtszunahme durch atypische Antipsychotika: Alpha-Liponsäure (1200 mg/Tag) sorgte bei Erwachsenen mit Schizophrenie, die durch die Einnahme atypischer Antipsychotika zugenommen hatten, für eine signifikante Gewichtsabnahme (im Durchschnitt 3,2 Kilogramm nach 12 Wochen, über 10 Kilogramm nach sechs Monaten). • Sichelzellenanämie: Oxidativer Stress spielt bei der Sichelzellenanämie (chronische hämolytische Anämie) eine entscheidende Rolle. Alpha-Liponsäure hat möglicherweise einen positiven Einfluss auf diese Erkrankung, allerdings nicht in einer Dosis von 200 mg/Tag Diabetes erhöht das Risiko, an grauem Star und diabetischer Retinopathie zu erkranken. Alpha-Liponsäure wirkt der Entwicklung des grauen Stars durch ihre starke antioxidative Aktivität und dadurch entgegen, dass sie die Konzentration von Glutathion, Vitamin E und Vitamin E in der Augenlinse erhöht und das Enzym Aldosereduktase hemmt. Eine kürzliche Tierstudie bestätigt, dass Alpha-Liponsäure (40 mg/kg/Tag) das Entstehen und die Progression der diabetischen Nephropathie hemmt, indem sie den oxidativen Stress vermindert und die glykämische Kontrolle verbessert. Alpha-Liponsäure passiert leicht die BlutHirn-Schranke und schützt das Nervensystem, das sehr viele mehrfach ungesättigte Fettsäuren enthält, vor oxidativem Stress. Vor allem im

					Gehirn, das einen hohen Energiebedarf hat, werden viele freie Radikale gebildet. Es gibt Hinweise darauf, dass Alpha-Liponsäure das Nervensystem vor einer Ischämie-Reperfusionsschädigung (Schlaganfall) schützt und einen günstigen Einfluss bei neurodegenerativen Erkrankungen hat, darunter bei der Alzheimer- und Parkinson-Krankheit und bei multipler Sklerose. Alpha-Liponsäure verbessert die Synthese von Stickstoffmonoxid in der Gefäßwand (in Verbindung mit Acetyl-L-Carnithin) und kann dazu beitragen, bei Personen mit Hypertonie bzw. metabolischem Syndrom den systolischen Blutdruck zu senken.(53) In einer placebokontrollierten Humanstudie führte intravenös verabreichte Alpha-Liponsäure bei Erwachsenen mit Diabetes Typ 2 zu einer signifikanten Verbesserung der endothelbedingten Vasodilatation. Alpha-Liponsäure wirkt sich günstig auf den Triglyzeridspiegel aus.
18.	Aluminium-hydroxid	$Al(OH)_3$			Das Aluminiumhydroxid, Summenformel Al(OH)3, ist eine natürlich in Form verschiedener Minerale vorkommende chemische Verbindung aus der Gruppe der Hydroxide. Aluminiumhydroxid wird nach seinen Erscheinungsformen unterschieden und hat amphoteren Charakter. Aluminiumhydroxid tritt als Bayerit und Hydrargillit als Zwischenprodukte bei der Aluminiumgewinnung nach dem Bayer-Verfahren in Erscheinung und wird dort als Nebenprodukt („Feuchthydrat") gewonnen und als Rohstoff zur Herstellung diverser Al-Verbindungen in der Industrie verwendet, z. B. Herstellung von Natriumaluminat-Lösung oder Polyaluminiumchlorid. Aluminiumhydroxid (Hydrargillit, auch ATH von Aluminiumtrihydrat genannt) ist das weltweit bedeutendste mineralische Flammschutzmittel. Es zeichnet sich besonders durch seine Umweltfreundlichkeit (halogenfrei) und Effizienz als Rauchgasunterdrückungsmittel aus.
19.	Amantadin		NH_2		Amantadin ist ein Arzneistoff, der als Virostatikum bei Influenza A und zur medikamentösen Therapie des Parkinson-Syndroms eingesetzt wird. Die chemische Bezeichnung (IUPAC-Name) von Amantadin ist 1-Tricyclodecylamin. Die Summenformel des Stoffes lautet C10H17N. Die molekulare Masse (Molekulargewicht) beträgt: 151,25 g·mol-1. Der Wirkmechanismus von Amantadin beim Parkinson-Syndrom ist noch nicht vollständig geklärt. Amantadin hemmt wahrscheinlich den NMDA-Rezeptor und reduziert dadurch die Überaktivität glutaminerger striataler Interneurone. Darüber hinaus wirkt Amantadin indirekt agonistisch auf Dopamin-Rezeptoren im Striatum. Hier soll es zu einer gesteigerten Dopaminfreisetzung, sowie zu einer Hemmung der Dopamin-Wiederaufnahme in die präsynaptischen Nervenzellen kommen. Klinisch macht sich der Effekt von Amantadin durch eine Reduktion der Parkinsonsymptone bemerkbar, vor allem des Tremors und der Akinese. Amantadin verursacht in erster Linie Nebenwirkungen im Gastrointestinaltrakt und im ZNS, z.B.: Nausea, Schwindel, Unruhe, Nervosität, Schlafstörungen, Konzentrationsstörungen, Leukozytopenie
20.	Amitriptylin	$C_{20}H_{23}N$ $C_{20}H_{23}N \cdot HCl$ (Hydrochlorid)	N, CH_3, CH_3		Amitriptylin ist ein Arzneistoff aus der Gruppe der trizyklischen Antidepressiva, der in erster Linie zur Behandlung von Depressionen und zur langfristigen Schmerzbehandlung eingesetzt wird. Amitriptylin-Präparate sind zur Behandlung von Depressionen zugelassen. Sie werden gegen alle Formen depressiver Erkrankungen eingesetzt, bevorzugt gegen solche, die überwiegend mit Angst und Unruhegefühlen einhergehen. Ein weiteres zugelassenes Anwendungsgebiet ist die langfristige Schmerzbehandlung im Rahmen eines therapeutischen Gesamtkonzeptes. Auf Grund seiner nachgewiesenen migräneprophylaktischen Wirkung gilt Amitriptylin als Mittel der ersten oder zweiten Wahl bei der Prophylaxe der Migräne.[12][13] Auch zur vorbeugenden Behandlung des Spannungskopfschmerzes gilt Amitriptylin als der am besten untersuchte Arzneistoff. Außerhalb der zugelassenen Anwendungsgebiete wird Amitriptylin häufig auch als Hypnotikum bei Schlafstörungen eingesetzt. Seine Wirksamkeit gilt jedoch als wenig belegt. Wie andere trizyklische Antidepressiva ist es auch zur Behandlung des Reizdarmsyndroms und der Fibromyalgie wirksam. Darüber hinaus scheint Amitriptylin zur Behandlung der posttraumatischen Belastungsstörung (PTBS) geeignet zu sein.

					Auf Grund der Gefahr eines möglicherweise lebensbedrohlichen Serotonin-Syndroms darf Amitriptylin nicht gleichzeitig mit MAO-Hemmern angewendet werden. Bei einem Therapiewechsel ist ein zeitlicher Sicherheitsabstand zu beachten. Auf Grund seiner inhibitorischen Wirkung auf Acetylcholin- und Histaminrezeptoren können die Wirkungen und Nebenwirkungen von Anticholinergika und Antihistaminika bei gleichzeitiger Einnahme mit Amitriptylin verstärkt werden. Zu den häufigsten Nebenwirkungen (> 10 %) unter der Anwendung von Amitriptylin gehören zentralnervöse Störungen wie Kopfschmerzen, Vertigo, Tremor und Schläfrigkeit, Störungen des Herz-Kreislauf-Systems wie Palpitation, Tachykardie und orthostatische Hypotonie, gastrointestinale Störungen wie Mundtrockenheit, Verstopfung und Übelkeit sowie Gewichtszunahme, Akkommodationsstörungen und Schwitzen. Amitriptylin wirkt im Zentralnervensystem als relativ unselektiver Hemmstoff der Monoamin-Rückaufnahme aus dem synaptischen Spalt in die Präsynapse. Auf diese Weise erhöht sich die Konzentration von Neurotransmittern (vor allem Serotonin und Noradrenalin) im synaptischen Spalt. Man nimmt heute an, dass die Reduktion depressiver Symptome durch eine modifizierte Empfindlichkeit der Rezeptoren für Monoamine erklärt werden kann. Die pharmakologische Wirksamkeit von Amitripytylin, trizyklischen Antidepressiva und allen natriumkanalblockierenden Antiepileptika bei neuropathischen Schmerzen (Gürtelrose) beruht auf der reversiblen kompetitiven Blockade von spannungsabhängigen Natriumkanälen, die hier durch autonome Spontanaktivität eine Schmerzgenese verursachen.
21.	Amoxicillin	$C_{16}H_{19}N_3O_5S$	NH2 H H S N O HO O COOH		Amoxicillin ist ein Breitbandantibiotikum aus der Gruppe der Aminopenicilline und gehört damit zur Wirkstoffgruppe der β-Lactam-Antibiotika. Das Medikamant ist seit 1981 zugelassen zur Behandlung von Infektionen und kann oral und parenteral angewendet werden. Fertigarzneimittel sind unter verschiedenen Namen im Handel. Amoxicillin wird gegen Infektionen des Magen-Darm-Traktes, der Gallenwege und der ableitenden Harnwege, gegen Atemwegsinfektionen, Rhinosinusitis und Infektionen des Mittelohres sowie mitunter gegen Infektionen der Haut (etwa nach Tierbissen) angewandt. Amoxicillin wirkt gegen grampositive und einige gramnegative Bakterien, wie z. B. Enterobakterien, schädigt die Darmflora jedoch weniger als Ampicillin.
22.	Amphetamin	$C_9H_{13}N$	H CH3 NH2 H3C H NH2		Amphetamin (auch: Phenylisopropylamin oder Amfetamin) ist eine vollsynthetisch hergestellte Substanz künstlichen Ursprungs. Der Wirkstoff zählt zur Stoffgruppe der Phenylethylamine und dort zu den Weckaminen (Amine mit „aufweckender" Wirkung). Er wird derzeit in der Medizin als Arzneistoff zur Behandlung der Aufmerksamkeitsdefizit-/Hyperaktivitätsstörung (ADHS) und der Narkolepsie verwendet. Amphetamin hat eine stark stimulierende und aufputschende Wirkung. Wie alle Amphetaminderivate und viele Stimulanzien wirkt es appetitzügelnd und in hohen Dosen euphorisierend. Amphetamin ist ein zentrales Sympathomimetikum und wirkt im Gehirn und Rückenmark stimulierend auf den Sympathikus, einen Teil des vegetativen Nervensystems. Durch eine hinreichend hohe Dosis Amphetamin wird der Organismus in einen ergotropen Zustand versetzt, ein Stresszustand, der es ermöglicht, alle Notfallfunktionen des Organismus für eine erhöhte Handlungsbereitschaft zu aktivieren, was in lebensbedrohlichen Situationen sinnvoll ist. Je nach Dosis und Darreichungsform können nach der Einnahme von Amphetamin folgende Wirkungen auftreten:

<table>
<tr><td></td><td></td><td></td><td></td><td></td><td>• erhöhte Wachheit, weniger Müdigkeit, verringertes Schlafbedürfnis, Schlafstörungen und Nervosität
• erhöhte Aufmerksamkeitsspanne und Konzentrationsfähigkeit, unwillentliche Fokussierung bis hin zum Tunnelblick
• gesteigerte körperliche und geistige Ausdauer
• Verminderung bis Unterdrückung von Hunger und Durst
• erhöhte Herzfrequenz bis hin zu Herzrasen oder Kammerflimmern
• zerebraler Krampfanfall
• (Zentrales) Anticholinerges Syndrom
• Blutdruckerhöhung durch Verengung der Blutgefäße bis hin zu Bluthochdruck
• Weitung der Bronchien und Abschwellen der Schleimhäute, Mundtrockenheit
• Steigerung des Selbstbewusstseins bis hin zur Euphorie
• erhöhte Risikobereitschaft, verringerte Aggressionsschwelle
• vermindertes Schmerzempfinden
• Agitation (fahrige Bewegungsabläufe), erhöhter Bewegungsdrang, Unruhe und Symptome des Restless-Legs-Syndroms
• Tremor (Zittern), erhöhter Muskeltonus (Verspannungen), Nystagmus (Augenzittern) und Bruxismus (Zähneknirschen)
• Symptome der Hyperhidrose (erhöhte Schweißabsonderung)
• gesteigertes sexuelles Verlangen
• Weitung der Pupillen
• Harnverhalt (Unvermögen, trotz Harndrangs die Blase zu entleeren)
• Logorrhoe (gesteigertes Mitteilungsbedürfnis)

Durch chronischen Konsum können zusätzlich folgende Wirkungen eintreten:
• Abhängigkeit
• Gewichtsverlust
• Potenzstörungen und Libidoverlust
• Nierenschäden
• Psychosen

Die Wirkung des Amphetamins auf das ZNS besteht hauptsächlich in der Ausschüttung der Neurotransmitter Noradrenalin (NA) und Dopamin (DA) – das Verhältnis beträgt dabei 3,5:1 (NA:DA). Eine wesentliche Ausschüttung von Serotonin (5-HT) wird dagegen nicht beobachtet.

Der Freisetzungs-Mechanismus umfasst drei Schritte:
1. den Einstrom des Amphetamins in die präsynaptische Zelle über den Transporter
2. die Freisetzung der Neurotransmitter aus den Vesikeln (Speicherbläschen innerhalb der Zelle) in den Zellinnenraum (Zytosol)
3. den aktiven Transport der Transmitter vom Zellinneren in den außerzellulären Raum (synaptischer Spalt) mittels einer Richtungsumkehrung des zellmembranständigen Transporters (Inversion).
Mit folgenden Medikamenten (unvollständige Aufzählung) sind teilweise lebensgefährliche Arzneimittelwechselwirkungen bekannt: Chlorpromazin, Fluoxetin, Fluphenazin, Fluvoxamin, Guanethidin, Isocarboxazid, Mesoridazin, Methotrimeprazin, Paroxetin, Perphenazin, Phenelzin, Prochlorperazin, Promethazin, Propericiazin, Rasagilin, Thioridazin und Trifluoperazin. Wechselwirkungen umfassen psychotische Symptome,</td></tr>
</table>

					Gefahr einer hypertensiven Krise und mögliches Auftreten eines Serotonin-Syndroms. Bei gleichzeitigem Gebrauch von Monoaminooxidase-Hemmern kann der Abbau von Amphetamin gehemmt werden, was ebenso lebensgefährliche Wechselwirkungen hervorruft. Zu den gesundheitlichen Risiken, die mit dem Konsum von Amphetamin einhergehen, zählen gesteigerte Aggressivität, Krämpfe, Zittern, Kreislaufkollaps, Herzrasen und Herzinfarkt. Bei einem Abhängigkeitssyndrom können Zerfall der Muskulatur, Nierenversagen, Gedächtnisstörungen, Schlaganfall, paranoide Wahnvorstellungen und Depressionen, Bewusstseinstrübung bis hin zu Koma und chronische Psychosen auftreten. Bei Amphetaminabhängigen kommt es nach dem Absetzen des Amphetamins zu Entzugserscheinungen. Symptome des Amphetaminentzugs sind Lethargie, Depressionen bis hin zum Suizid, taktile Halluzinationen (englisch crank bugs), Apathie, Angst und Schlafstörungen. Möglich sind Muskelschmerzen, Bauchschmerzen und übermäßiger Appetit. Den Höhepunkt erreichen die Entzugssymptome nach etwa drei Tagen und ebben danach langsam ab. Im Vergleich mit dem Benzodiazepinentzug ist der Amphetaminentzug körperlich ungefährlich. Es gibt Hinweise, dass Amphetaminmissbrauch das Risiko, später an Morbus Parkinson zu erkranken, deutlich erhöht.
23.	Amygdalin	$C_{20}H_{27}NO_{11}$	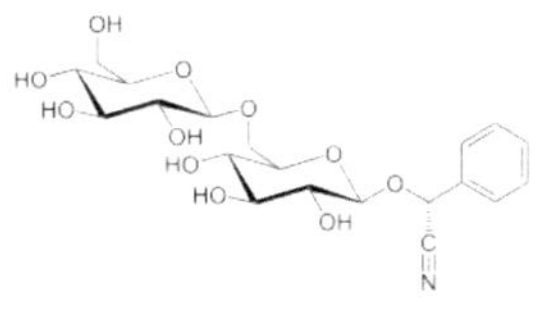		Amygdalin (griechisch amygdalis, Mandelkern) ist ein cyanogenes Glycosid, das in Gegenwart von Wasser und dem Enzym β-Glucosidase Blausäure (HCN) abspaltet.
24.	Amylase-Trypsin-Inhibitor (AVP)				α-Amylase-Trypsin-Inhibitoren sind Proteine verschiedener glutenhaltiger Getreidesorten, insbesondere von Weizen. Sie dienen dort unter anderem der Hemmung der Proteolyse. Man geht davon aus, dass es sich bei einer entsprechenden Unverträglichkeit um eine Ursache für eine Nicht-Zöliakie- bzw. Nicht-Weizenallergie-Weizensensitivität handelt.
25.	Androstendion (ASD)	$C_{19}H_{26}O_2$	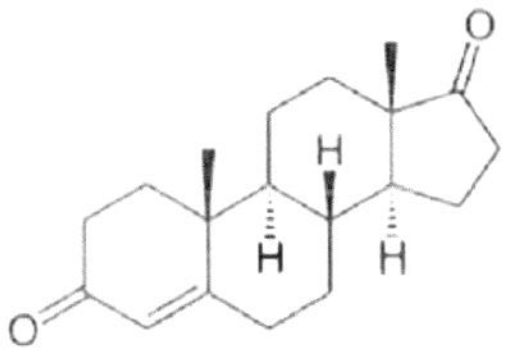	H	Es ist ein Sexualhormon ähnlich Testosteron, als Androgen verbunden mit ACTH. Gebildet wird es aus DHEA oder Progesteron in der Zona reticularis der Nebennierenrinde, den männlichen Hoden, den Gonaden sowie unter Einfluss des luteinisierenden Hormons (LU), in der die Follikel umgebenden Thekazellschicht (Struma ovarii) der weiblichen Ovarien. Es entsteht als Zwischenprodukt bei der Testosteron- und Estradiolbiosynthese als Pro-Hormon und stellt u.a. die Grundlage für die Bildung von CORTISOL und ALDOSTERON dar. Zuviel Cortisol reduziert die Bildung von Androstendion.
26.	Androsteron (ADT)	$C_{19}H_{30}O_2$	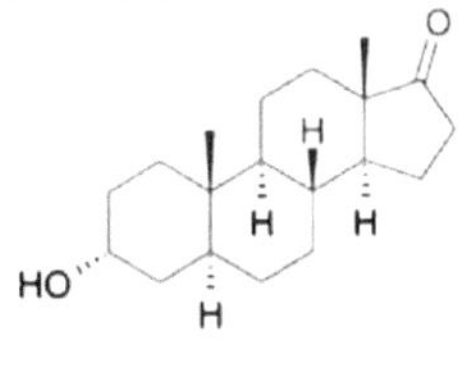	H	Androsteron (ADT) ist ein in der Leber gebildeter Metabolit des Sexualhormons Testosteron mit schwach androgener Wirkung.

27.	Angiotensin I			H	ANGIOTENSIN II ist ein aus acht Aminosäuren aufgebautes und den Gewebshormonen zugerechnetes Peptidhormon, welches weitestgehend die Blutdruckstabilisierung und Kontrolle des Wasserhaushaltes im RENIN-ANGIOTENSIN-ALDOSTERON-SYSTEM (RAAS) übernimmt. Es wird durch ANGIOTENSIN I enzymatisch im menschlichen Organismus durch ACE gespalten. Ersteres entsteht durch die enzymatische Aufteilung von ANGIOTENSINOGEN mit Hilfe von RENIN. Dies führt zur Freisetzung und Bildung von ANGIOTENSIN II. Dieses interagiert mit Angiotensin–(AT)–Rezeptoren, was zur Verengung der Blutgefäße führt. In der Nebenniere fördert Angiotensin II die Freisetzung von ALDOSTERON und ADRENALIN, in der Hypophyse von VASOPRESSIN. Das zugrunde liegende Durstgefühl wird vom Hypothalamus ausgelöst.
28.	Angiotensin II				In der Nebennierenrinde führt Angiotensin II zu einer Freisetzung des Hormons Aldosteron. Dieses fördert in den Nierenkanälchen den Rücktransport von Natrium und Wasser aus dem Urin ins Blut, wodurch der Kochsalzgehalt des Blutes und das Blutvolumen steigen. In der Hirnanhangsdrüse (Hypophyse) führt Angiotensin II zu einer vermehrten Freisetzung des antidiuretischen Hormons (auch ADH oder Vasopressin genannt). Dieses Hormon führt zu einer verminderten Wasserausscheidung durch die Nieren und dient somit ebenfalls der Konservierung von Wasser. Am zentralen Nervensystem (ZNS) führen die verschiedenen Hormone zu einem vermehrten Salzhunger und lösen Durstgefühle aus. Alle diese Effekte bedingen in ihrer Gesamtheit eine Erhöhung des Kochsalz- und Wassergehaltes des Körpers, damit ein größeres Blutvolumen und schließlich einen höheren Blutdruck. Die Hormone des RAAS helfen also mit, Blutdruckabfälle durch Salz- und Wasserreserven zu kompensieren, um sie dann durch vermehrte Zufuhr (über Durst und Salzhunger) zu korrigieren. Eine überschießende Aktivierung des Systems wird durch negative Rückkopplung vermieden. So hemmen ein höherer Blutdruck, Angiotensin II und auch Aldosteron die Freisetzung von Renin. Angiotensin löst Durstgefühl im Hypothalamus aus, es steigert die ALDOSTERON-Ausschüttung und Aktivierung des ANTIDIURETISCHEN HORMONS (ADH), des ADRENO-CORTICOTROPEN HORMONS (ACTH) sowie der ADH-Freisetzung und damit den Blutdruck.
29.	Anisomycin	$C_{14}H_{19}NO_4$	HO, O, O, OCH$_3$, N, H		Natürliches Antibiotikum. Mangel kann zu Gedächtnisausfällen im Hippocampus führen.
30.	Antidiuretisches Hormon (ADH)			H	Dieses wird im HYPOTHALAMUS gebildet, im HYPOPHYSEN-HINTERLAPPEN wie auch LEPTIN und INSULIN gespeichert und bedarfsweise ausgeschüttet, um den Wasserhaushalt im Körper genauestens zu regulieren und zu kontrollieren sowie den hydrostatischen Druck, besonders im Blut, aufrecht zu erhalten.
31.	Anti-Glutamat-Rezeptor (NMDA)				Testsystem zur in-vitro-Bestimmung von Antikörpern gegen Glutamatrezeptoren (Typ NMDA) im menschlichen Serum, Plasma oder Liquor zur Diagnostik von Autoimmuner Enzephalitis (Anti-NMDA-Rezeptor-Enzephalitis). Antikörper gegen Glutamatrezeptoren (Typ NMDA) sind spezifische Marker für die Anti-NMDA-Rezeptor-Enzephalitis, eine entzündliche enzephalopathische Autoimmunerkrankung, die erstmals 2007 bei Patientinnen mit Eierstocktumoren beschrieben wurde und gegenwärtig eine noch weitgehend unterdiagnostizierte Krankheitsentität darstellt.

					Die Erkrankung beginnt oft mit einem grippeähnlichen Vorstadium, gefolgt von psychischen Symptomen wie Angst, Erregung, bizarrem Verhalten, Wahn und Halluzinationen. Ein großer Teil der Patienten gelangt zunächst in psychiatrische Behandlung. Innerhalb weniger Wochen kommen epileptische Anfälle und Katatonie-ähnliche Bewusstseinsstörungen hinzu. Bei sehr vielen Patientinnen findet man Eierstocktumoren (Teratome), die unter anderem Nervenzellen enthalten. Bei diesen Patientinnen ist die Anti-NMDA-Rezeptor-Enzephalitis ein paraneoplastisches Syndrom. In zunehmendem Maße wird die Anti-NMDA-Rezeptor-Enzephalitis nicht mehr nur bei jungen Frauen, sondern auch bei älteren Patientinnen, bei Frauen ohne Teratom sowie bei Männern (teilweise mit Testisteratom) und Kindern diagnostiziert. Durch adäquate immunmodulatorische Therapie sowie, im Falle eines PNS, möglichst frühzeitiger Tumorerkennung und -resektion bessert sich die Prognose der Betroffenen. In etwa 75 % der Fälle kann eine weitgehende Rückbildung der Symptomatik erzielt werden. 25 % der Patienten sterben jedoch oder erleiden schwere neurologische Defizite. Bei den Überlebenden bleibt ein Gedächtnisverlust (Amnesie) für die Dauer der Erkrankung sowie die Gefahr von Rezidiven des enzephalitischen Syndroms bestehen, letzteres insbesondere dann, wenn der Tumor spät bzw. nicht entfernt wurde oder kein Tumor gefunden werden konnte.
32.	Anti-Müller-Hormon (AMH)			H	Dieser mit INHIBIN und AKTIVIN verwandte Botenstoff wird aus den SERTOLI-ZELLEN gebildet, welches die Müllerschen Gänge sich zurückbilden lässt, was die Ausbildung der weiblichen Geschlechtsorgane hindert. Im Rahmen der normalen Entwicklung bilden sich aus den Müllerschen Gängen die Eileiter und die Ovarien.
33.	Anti-nuclear-antibodies (ANA) Name = Antinukleäre Antikörper				Aktivierung des Immunsystems und der Autoimmunität vor allem bei rheumatoider Arthritis
34.	Apigenin	$C_{15}H_{10}O_5$		P	Apigenin ist ein hellgelber Pflanzenfarbstoff aus der Gruppe der Flavone. Es wirkt antiseptisch, antikarzinogen und entzündungshemmend. Er wirkt aufbauend auf die Retina-Zellen.
35.	Apolipoprotein E (ApoE)				Apolipoprotein E (ApoE) ist ein Eiweiß, das als Bestandteil bestimmter Eiweiß-Fett-Verbindungen (Lipoproteine) eine wichtige Rolle im Fettstoffwechsel des Menschen spielt. Es bindet sich rezeptorspezifisch unter anderem an Leberzellen. ApoE hat die Funktion, Triglyzerid-reiche Lipoproteinbestandteile zu verstoffwechseln. Mutationen in ApoE können familiäre (genetisch bedingte) erhöhte Triglyzerid- und Cholesterin-Spiegel im Blut verursachen.

36.	Apomorphin	$C_{17}H_{17}NO_2$ (Apomorphin)	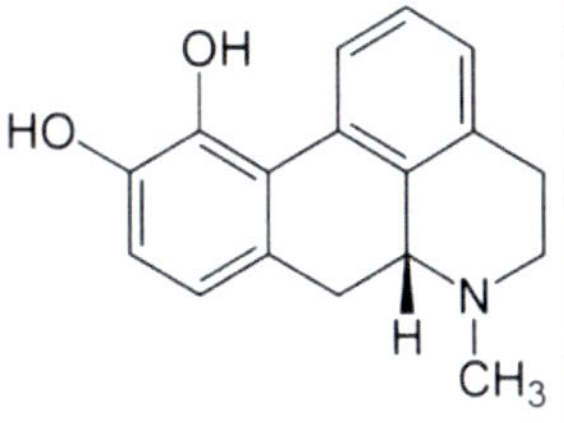		Apomorphin ist ein Vertreter (und der Namensgeber) der sogenannten Aporphin-Alkaloide und wird durch Erhitzen von Morphin mit konzentrierter Salzsäure hergestellt. Es ist ein Dopamin-D_2-Rezeptor-Agonist und wurde als starkes Emetikum (Brechmittel) bei Vergiftungen eingesetzt. Apomorphin wird außerdem in der Diagnose und Behandlung der Parkinson-Krankheit verwendet. Aufgrund seiner starken Anti-Parkinson-Wirkung wird Apomorphin hauptsächlich bei Patienten in der Spätphase als subkutane Injektion oder Dauerinfusion eingesetzt. Apomorphin weist überdies bei geringerer Dosierung eine erektionsstimulierende Wirkung auf. Dies wurde durch Zufall bei der Behandlung von Parkinson-Patienten entdeckt. Apomorphin entfaltet die potenzsteigernde Wirkung insbesondere bei Aufnahme über die Mundschleimhaut.
37.	Aquaporin 4 (AQP4)		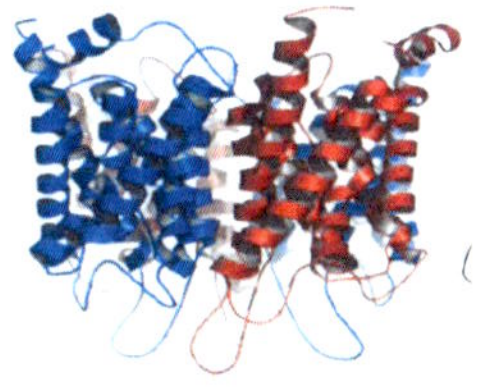 Crystallographic structure of aquaporin 1 (AQP1) PDB1j4n 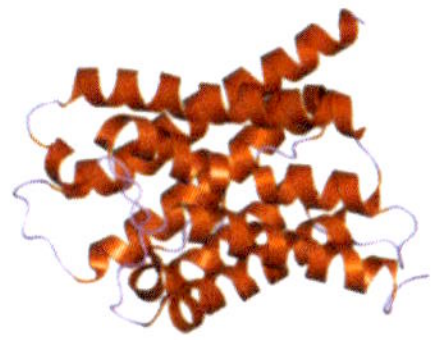		Aquaporin 4 (AQP-4) ist ein Protein, welches im Menschen durch das AQP-4 Gen aktiviert wird. Es ist zuständig für die Wasserdurchlässigkeit der basolateralen Zellmembranen. Dadurch ist es wichtig für die Nieren und das Zentralnervensystem (ZNS) Aquaporine stellen integrale Membranproteine dar, die die Poren in den Membranen der biologischen Zellen bilden, sodass das Wasser in den Zellen schneller fließen kann. Mutationen in den Aquaporin-2-Genen kann vererbbare „Nephrogenetische Diabetes Inspidus" beim Menschen hervorrufen.
38.	ARGININ (ARG)	$C_6H_{14}N_4O_2$ (Arginin)	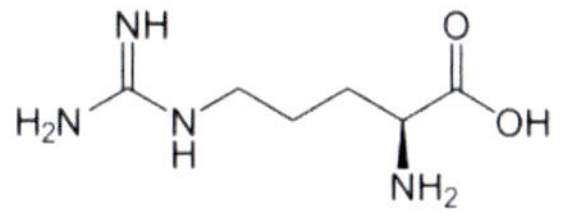		L-Arginin, abgekürzt Arg oder R, ist eine proteinogene α-Aminosäure. Für den Menschen ist sie semiessentiell. Der Name leitet sich vom lateinischen Wort *argentum* (Silber) ab, da die Aminosäure zuerst als Silber-Salz isoliert werden konnte. Diese Aminosäure hat den höchsten Masseanteil an Stickstoff von allen proteinogenen Aminosäuren. Im Dreibuchstabencode wird L-Arginin mit Arg und im Einbuchstabencode als R abgekürzt.
39.	ARGININ-Vasopressin (AVP)			NT	Bestimmte Neuronen steuern die AVP- (und die OXT-) Freisetzung in der Neurohypophyse. Diese veranlassen die Zusammenlegung der sekretorischen Vesikel mit der Zellmembran. Dies hat Auswirkungen auf die Gefäßmuskulatur und den Blutdruck.
40.	Articain	$C_{13}H_{20}N_2O_3S$	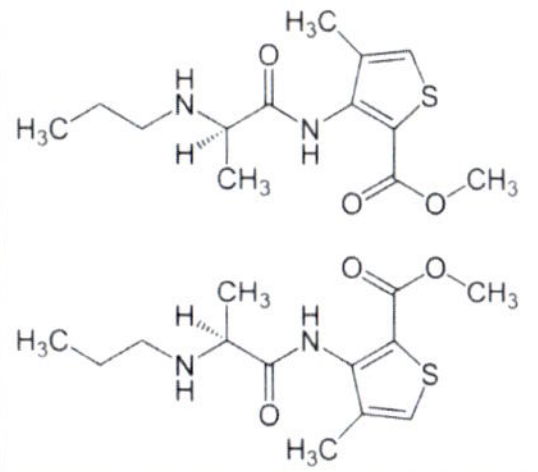		Articain (bis 1984 Carticain) ist ein Arzneistoff aus der Gruppe der Lokalanästhetika, der vorwiegend zahnmedizinisch verwendet wird. Articain wurde 1969 und 1974 von den damaligen Farbwerken Hoechst patentiert. Articain wird üblicherweise als Lokalanästhetikum vom Säureamid-Typ klassifiziert, da die intermediäre Kette eine solche Säureamid-Bindung enthält. Articain verändert die Membranpermeabilität, sodass der Natriumeinstrom in die Nervenfaser gehemmt und somit die Bildung eines Aktionspotentials verhindert wird. Articain hat eine hohe Plasmaproteinbindung und gute Allgemeinverträglichkeit und ist das Mittel der Wahl bei Schwangeren.

41.	Asparagin (Asn)				L-Asparagin, abgekürzt im Drei- und Einbuchstabencode Asn oder N, ist eine proteinogene α-Aminosäure. Sie ist ein Derivat der sauren Aminosäure L-Asparaginsäure. Sie trägt statt der γ-Carboxygruppe eine Amidgruppe, liegt beim isoelektrischen Punkt (pH-Wert) als Zwitterion (inneres Salz) vor und zählt zu den hydrophilen Aminosäuren. Es ist Bestandteil von Infusionslösungen zur parenteralen Ernährung.
42.	ASTAXAN-THIN (AXT)				Astaxanthin ist das stärkste Antioxidans der Welt. Astaxanthin macht stressresistent, beugt Herzkrankheiten vor, lindert chronische Entzündungsprozesse, reduziert Gelenkschmerzen und schützt die Haut - auch vor Falten –auf natürliche Weise vor der Sonne. ASTAXANTHIN bewirkt u.a. • Menschen mit stressigem Tagesablauf können mit Hilfe von Astaxanthin Stress und Spannung besser ertragen, • Sportler sind leistungsfähiger, • Geschwächte und Kranke regenerieren schneller, • Menschen mit Rheuma spüren eine Reduktion der Schmerzen und weniger Steifheit, • die Behandlung chronischer Darmbeschwerden lässt sich mit Astaxanthin unterstützen oder gar – gemeinsam mit anderen Maßnahmen – zu einem guten Ende führen, • Akne lässt nach, • Krebs im Vorstadium geht zurück, • Tumormarker bessern sich, • degenerative Augenkrankheiten werden gelindert oder verschwinden ganz, • Cholesterinwerte sinken und • die Haut wird von innen heraus vor Sonnenbrand geschützt, so dass man mit Astaxanthin länger in der Sonne bleiben kann, ohne sich die Haut zu verbrennen. • Astaxanthin kann beispielsweise die Blut-Hirn-Schranke überwinden und das Gehirn und die Nerven des zentralen Nervensystems direkt vor Ort vor Entzündungen und freien Radikalen schützen. • Genauso kann das Astaxanthin die sog. Blut-Retina-Schranke überwinden und direkt in der Netzhaut • für einen antioxidativen und entzündungshemmenden Schutz des Auges sorgen. • Astaxanthin kann sich außerdem äußerst effektiv im gesamten Körper verteilen, so dass seine schützende Wirkung jeder einzelnen Zelle und damit allen Organen, Geweben, Gelenken und der Haut zugute kommt. Es handelt sich bei Astaxanthin um ein außergewöhnlich starkes und sehr leistungsfähiges Antioxidans, das überall im Körper sehr schnell agiert und freie Radikale blitzartig inaktiviert. Der von Algen gewonnene tiefrote Farbstoff wirkt beim Menschen gegen Entzündungen, oxidativem Stress und ionisierender Strahlung, elektromagnetischen Feldern Umweltgiften, schlechter Ernährung, Medikamenten, Alkohol, Nikotin und Drogen. Es verringert DNS-Schäden von UVB-Strahlung und zeigt Verbesserungen in allen Hautschichten. In 2 bis 8 Wochen zeigten sich bei Dosen von 2 bis 6 mg täglich: Reduktion von Falten, Altersflecken und Sommersprossen, Rückgang von Hautunreinheiten, weniger Schwellungen unter den Augen, mehr Feuchtigkeitsgehalt bei trockener Haut, verbesserte Hautelastizität, Glätte und Talgverteilung. Der absolute Clou aber ist, dass sich Astaxanthin in der Haut anreichert (bei 4 mag täglich in 4 Wochen) und einen wasserbeständigen Sonnenschutz ohne negative Effekte bildet. Als stärkstes bekanntes Antioxidans im fettlöslichen Bereich ist Astaxanthin wohl auch das stärkste natürliche entzündungshemmende Mittel der Natur, hilfreich bei jeder Entzündung wie etwa Arthritis, Gastritis, Colitis, Sinusitis, Thyreoiditis, Paradontitis oder Sportverletzung. Vor allem hemmt es „stumme" Entzündungen, die das Immunsystem massiv belasten und bei vielen Menschen unerkannt direkt in ie chronische Krankheit führen.

					Um Entzündungen und Oxidationsprozesse im Bereich des Gehirns, der Augen und des zentralen Nervensystems zu mindern, muss ein Stoff die Blut-Gehirn-Schranke und die Blut-Retina-Schranke überwinden können. Astaxanthin ist dabei wie Lutein und Zeaxanthin eine Ausnahme unter den Carotinoiden. Astaxanthin schützt Hirn- und Nervenzellen, senkt vor allem in höherer Dosierung (6 bis 12 mg) Phospholipid-Hyperoxide, ein Anzeichen für Alzheimer. Es unterstützt bei Traumata, Parkinson, Huntington, ALS, Demenz. Es steigert die Durchblutung in den Netzhautgefäßen, schützt Photorezeptorzellen und Nervenzellen, die Bildinformationen weiterleiten, hilft bei schmerzenden und trockenen Augen, schützt vor Glaukom und grauem Star, bei Folgeschäden durch Diabetes, Netzhautarterienverschluss, altersbedingter Makuladegeneration und –ödem, sämtlichen entzündlichen Augenerkrankungen. Durch Astaxanthin können die empfindlichen Herzgefäße auch leichter entspannen, der Blutfluss wird verbessert, der systolische Blutdruck gesenkt, Cholesterin reduziert bzw. seine Oxidation verhindert. Ähnlich bemerkenswert wirkt Astaxanthin aufs Immunsystem. Von allen Carotinoiden zeigt es die größte Aktivität zur Tumorhemmung. Bei Krebs können wiederum neben der antioxidativen und entzündungshemmenden Wirkung – folgende Eigenschaften des Astaxanthins günstig sein: verbesserte Zellkommunikation, dadurch erschwerte Ausbreitung von Krebszellen, Stimulation der Lymphozyten, Erhöhung der Gesamtzahl antikörperbildender T-Zellen, Verstärkung der Killerzellen, Reduktion des Tumormarkers und von DANN-Schäden. Auch bei Allergien und Asthma gibt es gute Rückmeldungen. Heute werden immer mehr Männer unfruchtbar aufgrund von zu viel oxidativem Stress, der der Spermienqualität massiv schadet. Astaxanthin verbessert Beweglichkeit, Geschwindigkeit und Morphologie der Spermien sowie den Testosteronwert. Überhaupt ist Astaxanthin gut fürs Hormonsystem, so etwa auch bei PCO, einer Hormonstörung bei Frauen. Bei der Leberentgiftung entstehen freie Radikale, daher hat Astaxanthin auch auf die Leber Einfluss. Außerdem regt Astaxanthin die Leber zu vermehrter Produktion von Enzymen an, die vor Leberkrebs schützen. Bei Diabetes stabilisiert Astaxanthin den Blutzuckerspiegel, verringert den verstärkt auftretenden oxidativen Stress und schützt damit speziell vor Zellschäden in Nieren und Augen. Echter Wildlachs enthält natürliches Astaxanthin. Da dieses nicht hitzestabil ist, ist ein gebratenes Wildlachssteak aber auch nicht unbedingt die beste Möglichkeit, sich Astaxanthin zuzuführen. Eine wirklich gute Lösung um an das begehrte Astaxanthin zu kommen, ist Krillöl, speziell wenn es nicht nur Spuren im Mikrogrammbereich enthält (auf das Etikett achten!), sondern noch zusätzlich mit natürlichem Astaxanthin angereichert ist. Die von der EU festgelegte maximale Tagesmenge liegt bei 4 mg. Deckt man seinen Astaxanthin-Bedarf hingegen mit angereichertem Krillöl, gelangt es danke der zugleich enthaltenen Phospholipide direkt ohne Umwege zur Zelle. Denn Krillöl enthält Phospholipide, aus denen auch menschliche Zellmembranen aufgebaut sind. Astaxanthin ist das stärkste bekannte fettlösliche Antioxidans. Es übertrifft Beta-Carotin um das 50-fache, ist sogar 500-mal stärker als einer der bekanntesten Radikalfänger, das Vitamin E und 61,5-mal stärker als Vitamin C. Astaxanthin ist das derzeit beste bekannte Sonnenschutzmittel zum Einnehmen. Es reduziert den aggressiven Singulett-Sauerstoff, der vom Sonnenlicht hervorgerufen wird, ist ein UVB-Resorber und verringert DNA-Schäden, ausgelöst durch UVB-Strahlen.
43.	Astrozyten				Astrozyten, Sternzellen oder auch Spinnenzellen (von griechisch; Kompositum aus astron „Stern und kytos „Zelle“) bilden die Mehrheit der Gliazellen im zentralen Nervensystem von Säugetieren und werden deshalb auch als Astroglia bezeichnet. Es sind stern- bzw. spinnenförmig verzweigte Zellen, deren Fortsätze Grenzmembranen zur Gehirnoberfläche (bzw. Pia mater) und zu den Blutgefäßen bilden.

44.	ASYMMETRISCHES DI-METHYLARGININ (ADMA)	$C_8H_{18}N_4O_2$			ADMA oder asymmetrisches Dimethylarginin ist ein methyliertes Derivat der Aminosäure L-Arginin, das im Blutplasma des menschlichen Organismus zu finden ist. Es entsteht durch Protein-Methyl-Transferasen (PRMTs), die in Proteinen gebundenes Arginin methylieren. Diese Methylarginine werden durch Proteolyse freigesetzt. Es hemmt die Herstellung von L-ARGININ und führt zur Verengung von Gefäßen, einem schwachen Herz, einer schlechten Durchblutung und zur Demenz.
45.	Atomoxetin	$C_{17}H_{21}NO$			Atomoxetin ist ein zur Behandlung der Aufmerksamkeitsdefizit-/Hyperaktivitätsstörung (ADHS) zugelassener Arzneistoff. Er wird weltweit unter dem Handelsnamen Strattera von Eli Lilly and Company vermarktet. Ursprünglich wurde Atomoxetin zur Behandlung von Depressionen entwickelt, hat sich dafür jedoch als unwirksam erwiesen. Die chemische Struktur ähnelt stark derjenigen von Fluoxetin. Im Gegensatz zum Serotonin-Wiederaufnahmehemmer (SSRI) Fluoxetin soll Atomoxetin selektiv die Wiederaufnahme (Re-Uptake) von Noradrenalin aus dem synaptischen Spalt hemmen (NARI).
46.	Atriales natriuretisches Peptid (ANP)		3D-Struktur einer ANP-Variante (1) Vorhandene Strukturdaten: 1anp, 1yk0	P	Das atriale natiuretische Peptid (ANP, auch bekannt als atrialer natiuretischer Faktor (ANF)), ist ein Peptidhormon, das zum größten Teil von den Muskelzellen (Myocyten) des Herzvorhofes (Atrium) aufgrund von Dehnungsreizen ausgeschüttet wird.
47.	Aurantinidin	$C_{15}H_{11}O_6^+Cl^-$			Aurantinidin ist ein wasserlöslicher, roter Pflanzenfarbstoff aus der Stoffgruppe der Anthocyane. Aurantinidin wurde in Balsaminengewächsen und Inkalilien nachgewiesen.
48.	Azithromycin	$C_{38}H_{72}N_2O_{12}$, M_r			Azithromycin ist ein Antibiotikum aus der Gruppe der Makrolide mit antibakteriellen Eigenschaften. Die Wirkungen beruhen auf der Hemmung der bakteriellen Proteinsynthese durch Bindung an die 50S-Untereinheit der Ribosomen. Azithromycin wird zur Behandlung bakterieller Infektionskrankheiten eingesetzt, unter anderem bei Infektionen der unteren und oberen Atemwege, der Haut und Wunden sowie bei einer genitaler Chlamydieninfektion. Das Arzneimittel wird üblicherweise einmal täglich während 3 Tagen verabreicht. Zu den häufigsten möglichen unerwünschten Wirkungen gehören Verdauungsbeschwerden. Azithromycin kann das QT-Intervall verlängern. Das Antibiotikum ist ein Derivat von Erythromycin und scheint im Unterschied zu anderen Makroliden kaum mit CYP450 zu interagieren.
49.	Baclofen	$C_{10}H_{12}ClNO_2$			Baclofen ist ein Arzneistoff aus der Gruppe der Muskelrelaxantien. Es wird zur Behandlung der Spastik bei Rückenmarksverletzungen und Multipler Sklerose eingesetzt. Chemisch handelt es sich um ein chirales Derivat der γ-Aminobuttersäure, das als spezifischer Agonist am GABAB-Rezeptor von Säugetieren wirkt. Baclofen kann oral oder intrathekal (direkt in den Liquor cerebrospinalis) verabreicht werden. Die intrathekale Gabe ist bei Spastikpatienten deswegen notwendig, weil nur eine sehr geringe Menge der oral verabreichten Substanz am Wirkort an den Nerven des Rückenmarkes ankommt und daher als Alternative nur hohe orale Dosierungen mit entsprechenden Nebenwirkungen zur Verfügung stehen. Die intrathekale Verabreichung wird vor allem bei Patienten mit Multipler Sklerose gewählt, die schwere schmerzhafte Spasmen haben, die durch orales Baclofen oder andere Medikamente nicht kontrollierbar

					sind. Es wird eine Testdosis verabreicht, um die Wirksamkeit nachzuweisen. Falls die Testdosis erfolgreich war, wird ein Katheter intrathekal gelegt, über den eine computergesteuerte implantierte Pumpe das Medikament als Dauertherapie zuführt. Baclofen wirkt an den Synapsen und Nerven des Rückenmarkes. Ohne entsprechende ständige Kontrolle aus dem Gehirn überwiegen im Rückenmark die spastischen Reflexmechanismen. Diese können bei Kranken so stark sein, dass sie aus dem Schlaf aufwachen und starke Schmerzen verspüren. Baclofen wirkt an den Reflexbögen des Rückenmarkes. Vor allem an den sogenannten Renshaw-Zellen kann es den natürlichen antispastischen Effekt der GABA nachahmen. Die notwendige Dosis des intrathekalen Baclofens ist verschieden, ist aber weitaus kleiner als die orale Dosis. Die Wirkung von Baclofen als GABA-B-Rezeptor-Agonist in der Behandlung von Sucht, Angst und Depression wurde in den 1970er Jahren erstmals erforscht. Erste Hinweise, dass hochdosiertes Baclofen im Tierversuch über die Aktivierung des gabaërgen Systems die Aktivität von Dopamin-Neuronen herabsetzt und alkoholbedingtes Verhalten vollständig eliminiert, wurden bereits 1976 publiziert. Eine 1993 publizierte, placebokontrollierte Studie belegte bei 90 alkoholabhängigen Patienten in der Behandlung von Angst und Depression die Ebenbürtigkeit des GABA-B-Agonisten Baclofen gegenüber Diazepam und Amitriptylin, ohne deren Nebenwirkungen aufzuweisen und folgerte, weitere Forschung zu GABA-B-Rezeptorliganden zur Behandlung der Alkoholabh**ängigkeit sei vielversprechend.** Zur Behandlung des Alkoholismus mit Baclofen wurden eine Reihe von wissenschaftlichen Studien mit positiven Ergebnissen veröffentlicht. Die Bedeutung der GABA-B-Rezeptoren für die Entstehung von Angst wurde in verschiedenen Studien untersucht und in diesem Zusammenhang die Eignung von Baclofen auch für die Behandlung von Angst und Depressionen in Tierversuchen nachgewiesen
50.	Benserazid	$C_{10}H_{15}N_3O_5$	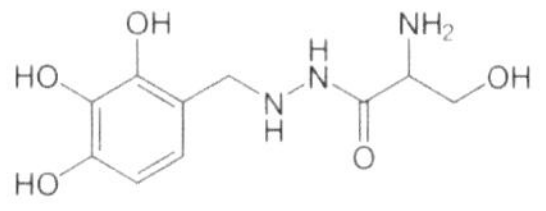		Benserazid ist ein Arzneistoff aus der Gruppe der L-DOPA-Decarboxylasehemmer. Benserazid inhibiert die Metabolisierung von L-DOPA (Levodopa) und wird ausschließlich in Kombinationspräparaten zusammen mit Levodopa zur Therapie der nicht durch Medikamente ausgelösten Parkinson-Krankheit eingesetzt. Heute wird das Restless-Legs-Syndrom (RLS) häufig mit der Kombination L-DOPA und Benserazid behandelt. Dopamin selbst ist zur Behandlung von Parkinson-Kranken ungeeignet, vor allem weil es die Blut-Hirn-Schranke kaum passiert. Seine Vorstufe (Prodrug) Levodopa wird dagegen als Aminosäure durch die Blut-Hirn-Schranke transportiert und ist heute das wirksamste und wichtigste Parkinsonmittel. Man verabreicht es fast nur noch in peroraler Darreichungsform und praktisch immer zusammen mit Benserazid oder Carbidopa. Diese Substanzen sind Inhibitoren des Enzyms Aromatische-L-Aminosäure-Decarboxylase (Dopadecarboxylase), das die Umwandlung von Levodopa in Dopamin katalysiert. Benserazid passiert die Blut-Hirn-Schranke nicht, blockiert das Enzym also nur peripher (außerhalb des Zentralnervensystems).
51.	Benzodi-azepine		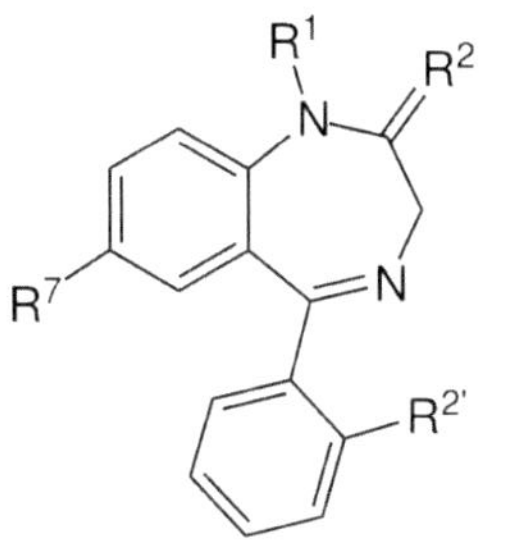		Benzodiazepine sind polycyclische organische Verbindungen auf Basis eines bicyclischen Grundkörpers, in dem ein Benzol- mit einem Diazepinring verbunden ist, und zählen zu den psychotropen Substanzen. Einige Vertreter der Gruppe finden in der Medizin Verwendung als angstlösende, zentral muskelrelaxierende, sedierend und hypnotisch (schlaffördernd) wirkende Arzneistoffe, sogenannte Tranquilizer. Manche Benzodiazepine zeigen auch antikonvulsive Eigenschaften und dienen als Antiepileptika. Alle Benzodiazepine binden an GABA-Rezeptoren, den wichtigsten inhibitorischen Rezeptoren im Zentralnervensystem. Benzodiazepine haben ein hohes Abhängigkeitspotential. Benzodiazepine wirken als allosterische Liganden am GABAA-Rezeptor, sie komplexieren mit der Benzodiazepin-(BzD)-Bindungsstelle dieses ionotropen Rezeptors. Diese Anbindung ändert die Rezeptorgestalt und führt so zu einer Modulation der Aktivierung des Rezeptors. Die durch klassische Benzodiazepine hervorgerufene positive Modulation erhöht die Affinität des inhibitorisch wirkenden Neurotransmitters GABA an seiner orthosterischen Bindungsstelle.

					• Benzodiazepine wirken nur zusammen mit GABA und sind allein nicht in der Lage, den GABAA-Rezeptor zu öffnen. Sie werden korrekt als positive, negative oder in seltenen Fällen als stille/neutrale allosterische Modulatoren bezeichnet. Die Ausdrücke Agonist, Antagonist und Invers-Agonist tauchen zwar in der Literatur als Bezeichnung dieser Wirkstoffe auf, sind aber missverständlich und bei reinen Modulatoren zu vermeiden. • Benzodiazepine wirken an Synapsen, die wenig GABA enthalten, stärker als an solchen, die viel GABA enthalten. • Schwache Transmitter-Antworten werden mehr verstärkt als starke Transmitter-Antworten. Man spricht von einer aktivitätsabhängigen Wirkung (engl.: use dependence). Dieser Effekt könnte auch verantwortlich sein für eine relativ spezifische Wirkung der Benzodiazepine (anxiolytisch, antikonvulsiv, zentral muskelrelaxierend, sedativ/hypnotisch, amnestisch s. u.), trotz der ubiquitären Verteilung der GABA-Rezeptoren im Gehirn und Rückenmark
52.	Berberin	$C_{20}H_{18}ClNO_4$	Gegenion (meist Chlorid) nicht mitgezeichnet	P	Ist ein Alkaloid aus der Gruppe der Isochinolinalkaloide. Es kommt unter anderem in der Pflanze Berberitze (Berberis vulgaris), die dem Alkaloid den Namen gab, der Orangenwurzel (Hydrastis canadensis) und Chinesischer Goldfaden (Coptis chinensis) vor.
53.	Beta-Amyloid				**β-Amyloid** (genauer: Amyloid-beta 40 (Aβ40) und Amyloid-beta 42 (Aβ42)) heißen zwei Peptide, die durch Zerschneiden des Amyloid-Precursor-Proteins (APP) mit Hilfe der Enzyme Beta- und Gamma-Sekretase entstehen, wobei aber noch weitere Faktoren vorhanden sein müssen. Beta-Amyloidpeptide haben antimikrobielle Funktion. Im normalen Stoffwechsel werden diese Peptide kontinuierlich erzeugt, lagern sich aber nicht ab. Aβ40 und Aβ42 gelten als neurotoxisch, beide sind als Ablagerungen in Gehirn und Blutgefäßen von Alzheimerkranken und Down-Syndrom-Patienten zu finden. Man nimmt daher an, dass eine Verhinderung der als senile Plaques bekannten Ablagerungen die Symptome dieser Krankheiten verbessern würde. Beta-Amyloid ist der Name zweier spezifischer Proteine, die vor allem im Bereich der Neuropathologie als Bestandteil der senilen Plaques bekannt sind und als Hauptauslöser von Morbus Alzheimer und anderen demenziellen Erkrankungen gelten. Die beiden Peptide nennen sich: Amyloid-beta 40 (Aß40) Amyloid-beta 42 (Aß42) Neuere Forschungen haben ergeben, dass Beta-Amyloid eine antibakterielle und allgemein antimikrobielle Wirkung aufweisen.
54.	Betain	$C_5H_{11}NO_2$			Betain (von lateinisch beta = Rübe, Bete) ist ein Oxidationsprodukt des Cholins. Betain ist eine quartäre Ammoniumverbindung mit drei Methylgruppen und stellt neben S-Adenosylmethionin einen wichtigen Methylgruppendonator im Organismus bei Transmethylierungsprozessen dar (u. a. Synthese von Kreatin, Methionin, Lecithin, Carnitin). Es ist ein Derivat der Aminosäure Glycin. Zusammen mit den Vitaminen Folsäure, Vitamin B6 und Vitamin B12 soll Betain in der Lage sein, erhöhte Homocystein-Werte im menschlichen Blut zu senken. Dies gilt als protektiv gegen Arteriosklerose und deren Folgeerkrankungen wie Hypertonie, pAVK, Herzinfarkt, Apoplex. Die Zustandsverbesserung bei manifester Fettleber ist als ungesichert anzusehen.

55.	Beta-Interferon				**Beta-Interferon** (auch: **Interferon beta**, **IFN-β**) ist ein Glykoprotein aus der Familie der Interferone. Diese sind Botenstoffe, die natürlich im Körper vorkommen. Sie gehören zur Familie der Zytokine und wirken antiviral, antiproliferativ, antitumoral und immunmodulierend. Interferone werden in drei Hauptgruppen eingeteilt: Alpha-Interferon, Beta-Interferon und Gamma-Interferon.
56.	Betalaine				Betalaine sind eine Gruppe chemisch sehr ähnlicher wasserlöslicher Blüten- und Fruchtfarbstoffe, die neben Anthocyanen und Carotinoiden die dritte Gruppe pflanzlicher Farbstoffe bilden. Sie kommen ausschließlich in nelkenartigen Pflanzen (ausgenommen Nelkengewächse und Molluginaceae), sowie Blätterpilzen vor. Bei der Biosynthese der Betalaine wird zunächst die Aminosäure Tyrosin mittels einer Hydroxylase zu Dopa und anschließend zur Betalaminsäure umgewandelt. Diese reagiert dann mit einerseits cyclo-Dopa zu Betanidin, dem Ausgangsstoff für alle Betacyane, oder andererseits mit verschiedenen Aminosäuren oder Aminen zu diversen Betaxanthinen.
57.	Betanin = Betanoin	$C_{24}H_{26}N_2O_{13}$		P	Betanin (auch Betanoin oder umgangssprachlich Beetenrot) ist ein natürlich vorkommender roter Farbstoff, der vor allem in der Roten Rübe (Beta vulgaris), aber auch in den Blüten und Früchten anderer Pflanzen zu finden ist. Das Glycosid Betanin ist ein gut wasserlöslicher Farbstoff, der empfindlich auf Licht und Wärme reagiert.
58.	Botuli-numtoxin (BTX)	1296 Aminosäuren; 146 kDa			Botulinumtoxin (BTX), auch Botulinum-Neurotoxin (BoNT), Botulismustoxin, Botulinustoxin, Botulin, Handelsname für BTX-A zum Beispiel Botox, ist ein Sammelbegriff für mehrere sehr ähnliche neurotoxische Proteine. Die Neurotoxine werden von verschiedenen Stämmen der Bakterienspezies Clostridium botulinum, Clostridium butyricum, Clostridium baratii sowie Clostridium argentinense ausgeschieden und sind damit Exotoxine. Die Giftwirkung dieser Proteine beruht auf der Hemmung der Erregungsübertragung von Nervenzellen, was neben Störungen des vegetativen Nervensystems insbesondere eine Muskelschwäche bis hin zum Stillstand der Lungenfunktion zur Folge haben kann. Botulinumtoxin ist eines der stärksten bekannten Gifte. Das hauptsächlich den Botulismus verursachende Bakterium Clostridium botulinum ist ubiquitär als Spore anzutreffen. Das Bakterium benötigt nichtsaure, extrem sauerstoffarme Milieubedingungen, um auszukeimen und das Toxin zu produzieren. Solche Bedingungen sind in Wurst- und Gemüsekonserven sowie vakuumverpackten Lebensmitteln meist gegeben; zudem gilt die anaerobe Kernzone von Fleisch und Wurst meist als exzellentes Substrat für das Wachstum von Clostridium. Botulinumtoxin hemmt die Erregungsübertragung von den Nervenzellen zum Muskel, wodurch die Kontraktion des Muskels je nach Dosierung des Gifts schwächer wird oder ganz ausfällt. Botulinumtoxin wird zunächst als einzelne Polypeptidkette im Bakterium hergestellt, welche durch Peptidasen wie Trypsin in zwei Protein-Untereinheiten (leichte und schwere Kette) gespalten wird. Die ersten Erscheinungen der als Botulismus bezeichneten Vergiftung treten nach 12 bis 40 Stunden auf und umfassen in der Regel Kopf- und Magenschmerzen, Übelkeit und Erbrechen sowie Schluck-, Sprech- und Sehstörungen, gefolgt von Muskellähmungen. Insbesondere die Lähmung der Augenmuskulatur (Doppelsehen) und die Lähmung der Nackenmuskulatur (Halssteifigkeit) sind deutliche Hinweise auf Botulismus. In diesem Stadium der Vergiftung kann eine Bekämpfung mit Antitoxin noch möglich sein. Ohne Behandlung tritt in 50 % der Fälle nach 3–6 Tagen der Tod durch Atemlähmung ein. Weitere Anwendungsgebiete: • Strabismus (Schielen)

					• Behandlung von Spannungskopfschmerzen und Migräne, bei chronischer Migräne auch Zulassung zu Lasten der GKV • Verringerung der Hyperhidrose (übermäßige Schweißproduktion) • Erhöhte Speichelproduktion (z. B. bei Patienten mit M. Parkinson oder amyotropher Lateralsklerose) • Bei der Therapie der Achalasie, einer Speiseröhrenengstellung, sowie bei diffusem Ösophagusspasmus (Spasmus der Speiseröhre) • Bei Patienten mit einer Sphincter-oddi-Dysfunktion (SOD) Typ II • Zur Behandlung des Morbus Hirschsprung (Aganglionose des Dickdarms) • Bei Analfissuren • Zahlreiche weitere Anwendungsgebiete sind in der Erprobung, z. B. urologische Erkrankungen (Blasenschwäche), orthopädische Krankheiten (Epicondylitis humeroradialis und humeroulnaris, Plantarfasciitis, myofasciale Triggerpunkte der Wirbelsäule u. a.) oder dermatologische Probleme, bei denen jeweils durch eine Muskelrelaxation eine Verbesserung erreicht werden kann.
59.	Brain-derived neurotrophie factor (BDNF)				Der Wachstumsfaktor BDNF (von eng.: „Brain-derived neurotrophic factor"; dt. etwa: „Vom Gehirn stammender neurotropher Faktor") ist ein Protein aus der Gruppe der Neurotrophine und ist mit den Nervenwachstumsfaktoren eng verwandt. BDNF wirkt auf verschiedene Neuronen des zentralen und des peripheren Nervensystems. Es wirkt beim Schutz existierender Neuronen und Synapsen mit und fördert das Wachstum neuer. Im Gehirn ist es in Hippocampus, Großhirnrinde und dem Vorderhirn aktiv, also in Bereichen, die basal für Gedächtnis und abstraktes Denken sind. Hier spielt BDNF auch eine große Rolle im Langzeitgedächtnis. BDNF ist eines der aktivsten Neurotrophine und ist vor allem wichtig bei der adulten Neurogenese. BDNF kommt nicht nur im Gehirn, sondern auch in zahlreichen Zelltypen und im Gewebe, der Netzhaut, den Nieren, der Prostata und menschlichem Speichel vor. Verschiedene Studien legen nahe, dass ein Mangel oder Überschuss an BDNF mit Depression, Schizophrenie, Zwangsstörung, Alzheimer-Krankheit, Chorea Huntington, Demenz, Anorexia nervosa, Bulimia nervosa und dem Rett-Syndrom in Zusammenhang stehe. Auch Epilepsie wurde mit einer Veränderung im BDNF in Zusammenhang gebracht. Er fördert das Lernverhalten und ermöglicht die Aktivierung höherer Hirnfunktionen. Brain-derived neurotrophie factor (BDNF) spielt eine Schlüsselrolle bei der Bildung neuer Nervenzellen, schützt vorhandene Neuronen und regt die Bildung neuer Synapsen an.
60.	Bromocriptin	$C_{32}H_{40}BrN_5O_5$	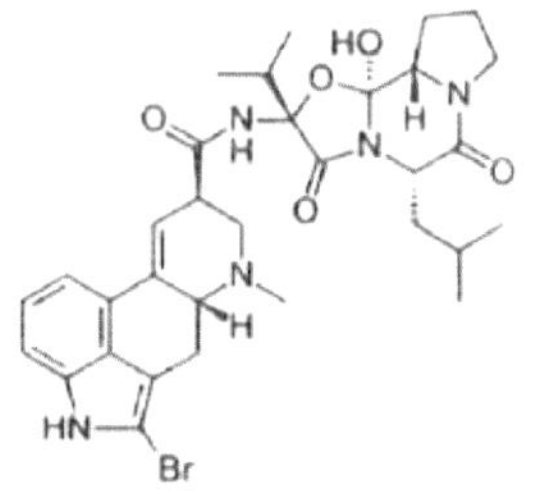		Bromocriptin wirkt als Dopamin-D_2-Agonist – es stimuliert postsynaptisch Dopamin-D_2-Rezeptoren im Zentralnervensystem. Auch entsprechende Neuronen in peripheren Organsystemen (u.a. Herz-Kreislauf-System und Magen-Darm-Trakt) können durch Bromocriptin beeinflusst werden.

61.	Budipin	$C_{21}H_{27}N$, M_r	Budipin		Budipin ist ein Arzneistoff, der zur Behandlung aller Stadien der Parkinson-Krankheit eingesetzt wird. Der Wirkstoff kann einzeln, aber auch in Kombination mit anderen Anti-Parkinson-Mitteln eingesetzt werden. Hauptsächlich wirkt Budipin gegen Tremor. Zusätzlich wird die Beweglichkeit der Patienten verbessert. Budipin hat eine stimulierende Wirkung auf die Dopamin-Rezeptoren und ahmt die Wirkung des Botenstoffes Dopamin nach. Zudem wird die Freisetzung des Botenstoffes Glutamat gehemmt und somit wird auch die Wiederaufnahme von Dopamin in die Nervenzelle verhindert. Außerdem hat Budipin eine hemmende Wirkung auf das Enzym Monoaminooxidase (MAO). Dadurch wird die Wirkung des Dopamins noch zusätzlich verstärkt.
62.	Butylhyd-roxyanisol	$C_{11}H_{16}O_2$	H_3C–O, CH_3, CH_3, CH_3, OH; H_3C–O, CH_3, CH_3, CH_3, OH		Butylhydroxyanisol (BHA, E 320) ist ein Gemisch von zwei strukturisomeren organischen chemischen Verbindungen aus der Gruppe der Phenolether. Die Mischung wird als synthetisch hergestelltes Antioxidationsmittel eingesetzt. Butylhydroxyanisol gehört zu den in der EU zugelassenen Lebensmittelzusatzstoffen und darf bis zu einer zulässigen Höchstmenge in verschiedenen Lebensmittelkategorien eingesetzt werden. Als Lebensmittelzusatzstoff verhindert es das Ranzigwerden von z. B. Nüssen und ähnlichen Knabberartikeln, Süßigkeiten, Kuchenmischungen, Trockensuppen oder Milchpulver. Es wird jedoch auch zur Herstellung von Arzneimitteln und Kosmetika eingesetzt.
63.	BX-Antitoxin-Peptid (BX)			P	Baut Vergiftungen der Mitochondrien ab, die pathogene Keime abtöten sollen. Fördert den ATP-Kreislauf.
64.	Calbindin (CALB)				Calbindin gehört zu den Calcium-bindenden Proteinen im Darm und in den Nieren. Es kommt auch im Kleinhirn = Cerebellum vor und wird mit Vitamin D in Verbindung gebracht.
65.	Calcitonin			P, H	Calcitonin ist ein Protein, das zur Gruppe der Peptidhormone gehört. Es besteht aus 32 Aminosäuren und wird in den C-Zellen („C“ für Calcitonin) der Schilddrüse gebildet. Calcitonin ist der Gegenspieler zum in den Nebenschilddrüsen gebildeten Parathormon. Beide Hormone regulieren den Calcium- und Phosphathaushalt des Körpers. Calcitonin hat eine calciumsenkende Wirkung.
66.	CANTHA-XANTHIN	$C_{40}H_{52}O_2$			Canthaxanthin (E 161g) ist ein roter Farbstoff aus der Gruppe der Xanthophylle (Carotinoide). Canthaxanthin ist eines der Hauptcarotinoide in der menschlichen Ernährung sowie im Humanplasma. Canthaxanthin wird im Gegensatz zu einigen anderen Carotinoiden im Körper nicht in Vitamin A umgewandelt und setzt sich im Körper in den Augen ab.
67.	CAPSANTHIN	$C_{40}H_{56}O_3$			Capsanthin ist ein roter Farbstoff, der zu den Xanthophyllen (sauerstoffhaltigen Carotinoiden) zählt. Capsanthin ist das Haupt-Carotinoid der roten Paprikafrucht (*Capsicum annuum*). Aus ihr wird Capsanthin zusammen mit Capsorubin und einer Reihe von Apocarotinoiden isoliert.

68.	Carbidopa	$C_{10}H_{14}N_2O_4$ $C_{10}H_{14}N_2O_4 \cdot H_2O$			Carbidopa ist ein selektiver Decarboxylasehemmer. Die Substanz hemmt die periphere Metabolisierung von L-DOPA (Levodopa) und wird daher in Kombination mit L-DOPA zur Therapie der Parkinson-Erkrankung eingesetzt. Carbidopa inhibiert selektiv die Umwandlung von L-DOPA zu Dopamin in der Peripherie. Damit treten unter der Kombinationstherapie mit Carbidopa weniger L-DOPA-spezifische Nebenwirkungen wie Tachykardie oder orthostatische Dysregulation auf. Durch die Zugabe von Carbidopa kann die Levodopa-Dosis reduziert werden, da ohne Decarboxylierungshemmung etwa 95 % des verabreichten Levodopas außerhalb des Gehirns decarboxyliert würden. Nebenwirkungen Übelkeit, Hypotonie, Schizophrenie-ähnliche Symptome, Verwirrtheit, Insomnie, Albträume
69.	Carotine (α, β, γ)	$C_{40}H_{56}$		P	Carotine treten in vielen Varianten auf – über 600 sind bis heute bekannt. Allen gemeinsam ist eine ähnliche Grundstruktur bei unterschiedlichen Endgruppen. Das bekannteste Carotin ist β-Carotin. Von ihm leitet sich der Name der gesamten Gruppe der Carotine ab. Es ist die wichtigste Vorstufe von Vitamin A in Lebensmitteln und wird deswegen auch als Provitamin A bezeichnet.
70.	Casein				Casein oder Kasein (lat. *caseus* ‚Käse') ist der Name für den Proteinanteil der Milch, der zu Käse weiterverarbeitet wird und nicht in die Molke gelangt. Es ist eine Mischung aus mehreren Proteinen (αS1-, αS2-, β-, κ-Casein) und dient dem Speicher und Transport von Protein, Calcium und Phosphat zum Neugeborenen. Casein bildet in der Milch zusammen mit Calciumphosphat und anderen Bestandteilen der Zellen, die das Calciumphosphat gelöst halten und die Milch im Magen zu einem Klumpen aggregieren, was die Verdauung erleichtert. Casein macht den Großteil der Proteine in Quark (Topfen) und Käse aus, die durch Gerinnung des Caseins ihre feste Konsistenz erhalten. Casein wird nicht nur als Lebensmittel, sondern auch als Bindemittel und pharmazeutischer Hilfsstoff verwendet. Casein gehört zu den häufigsten Auslösern von Kuhmilchallergie. Die Caseine sind die häufigsten Milchproteine, die etwa 80 % der Gesamtproteinmenge in der Milch ausmachen. Die übrigen Proteine werden auch als Molkenproteine zusammengefasst. Durch die Erhitzung, Säurezugabe oder verstärkt durch Zugabe des Enzyms Pepsin findet ein Teilabbau des Caseins statt, was Käse und Quark leichter verdaulich macht als Rohmilch. Casein kann bei Menschen als Allergen wirken und sehr heftige, sogar lebensbedrohliche Reaktionen auslösen. Diese ist nicht mit einer Laktoseintoleranz zu verwechseln, bei der es sich um eine enzymbedingte Unverträglichkeit gegenüber Milchzucker handelt. Die Verdauung von Casein geht sehr langsam vonstatten. Sie kann bis zu acht Stunden betragen. Diesen Vorteil machen sich Sportler (insbesondere Bodybuilder) zu eigen, um (beispielsweise über Nacht) eine Aminosäureversorgung über mehrere Stunden zu erreichen. Weiterhin scheint es, dass manche Menschen Casein (ebenso wie auch Gluten, d. h. Getreide-Klebereiweiß) nicht vollständig verdauen können, und dass die in diesem Fall zurückbleibenden unverdauten Peptide, auch Exorphine genannt, auf das Gehirn und Nervensystem dieser Menschen eine Opioid-artige Wirkung entfalten.
71.	Catechol-O-Methyltransferase (COMT)				Catechol-O-Methyltransferase (COMT) besteht aus 271 Aminosäuren und wird zur Schmerztherapie / in Analgetika (bei Schmerztabletten) und bei Schizophrenie eingesetzt.

72.	CHLORO-PHYLL		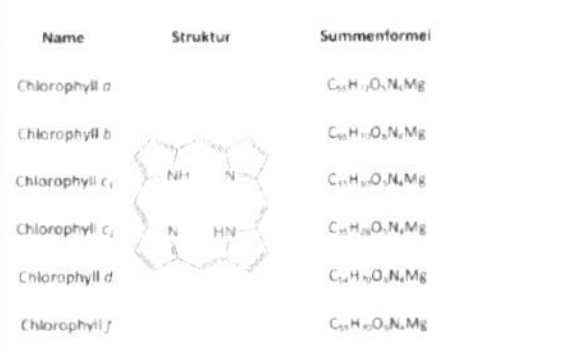	P	Das Chlorophyll (von altgriechisch χλωρός *chlōrós* „hellgrün, frisch" und φύλλον *phýllon* „Blatt") oder Blattgrün bezeichnet eine Klasse natürlicher Farbstoffe, die von Organismen gebildet werden und die Photosynthese betreiben. Insbesondere Pflanzen erlangen ihre grüne Farbe durch Chlorophyll. Pflanzen, Algen und Cyanobakterien besitzen verschiedene Chlorophylltypen, photosynthesetreibende Bakterien sowie verschiedene Typen von Bacteriochlorophyll.
73.	Chlorpro-mazin	$C_{17}H_{19}ClN_2S$	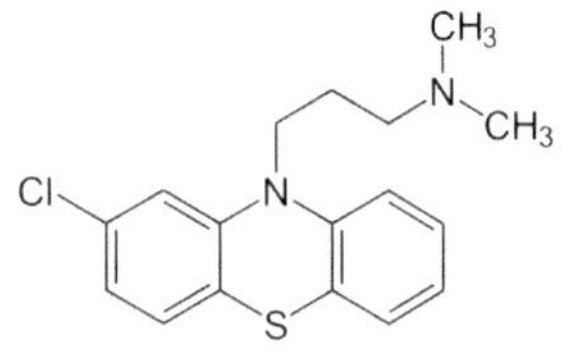		Chlorpromazin ist ein Phenothiazin-Derivat und ein Neuroleptikum von mittlerer Potenz. Chlorpromazin war der erste Arzneistoff aus der Gruppe der Neuroleptika und gilt als Grundstein der modernen Psychopharmaka-Therapie. Wie die später entwickelten Neuroleptika besitzt Chlorpromazin extrapyramidalmotorische Nebenwirkungen. Um die Nebenwirkungen der Neuroleptika miteinander zu vergleichen, wurde die neuroleptische Potenz eingeführt, die diesen Nebenwirkungen eine Zahl zuordnet. Als Vergleichswert wurden den Nebenwirkungen von Chlorpromazin der Wert 1 zugeordnet. Chlorpromazin ist ein Arzneistoff aus der Gruppe der Neuroleptika. Es gehört zu den Phenothiazin-Derivaten. Die chemische Bezeichnung für Chlorpromazin ist 2-Chlor-10-(3-dimethylaminopropyl)phenothiazin. Die Summenformel lautet C17H19ClN2S. Chlorpromazin blockiert reversibel die Dopaminrezeptorsubtypen D1 und D2. Außerdem wirkt es als FIASMA (funktioneller Hemmer der sauren Sphingomyelinase). Der pharmakologische Gesamteffekt ist sedierend, antiemetisch, antipsychotisch, anticholinerg, antiadrenerg und antihistaminisch. Chlorpromazin wird u.a. bei schwerem Singulitus eingesetzt.
74.	Clothianidin	$C_6N_5H_8SO_2Cl$	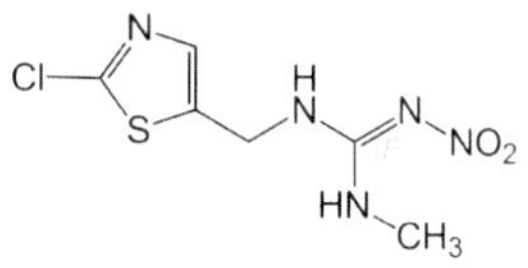		Clothianidin ist ein Insektizid und gehört zur Wirkstoffgruppe der Neonicotinoide. Es wurde von Takeda Chemical Industries und der Bayer AG gemeinsam um 2000 entwickelt und 2004 in Deutschland unter dem Produktnamen Poncho zugelassen. Clothianidin ist ein systemisches Insektizid mit Kontakt- und Fraßgiftwirkung. Es wird vor allem über die Wurzeln, aber auch über die Blätter aufgenommen und gut in der Pflanze verteilt. Es wirkt als Agonist an den nikotinischen Acetylcholinrezeptoren.
75.	Cholecysto-kinin (CCK) = Pankreo-zymin (PZ)			NT PH	**Cholecystokinin (CCK)** oder **Pankreozymin (PZ oder PKZ)** ist ein Peptidhormon des Magen-Darm-Trakts. Auch im Gehirn spielt es eine wichtige Rolle als Neurotransmitter. Wörtlich übersetzt heißt der Name auf Deutsch *Gallenblasenbeweger*. Cholecystokinin ist aber auch zentralnervös beteiligt an der Auslösung des Sättigungsgefühls.
76.	Choriongo-nadotropin (CG)			H	Dieser Botenstoff wird in der Plazenta gebildet und hat einen ähnlichen Aufbau wie das LUTEINSIERENDE HORMON (LH): Beide Hormone liegen auf dem Chromosom 19.
77.	Ciprofloxacin	$C_{17}H_{18}FN_3O_3$	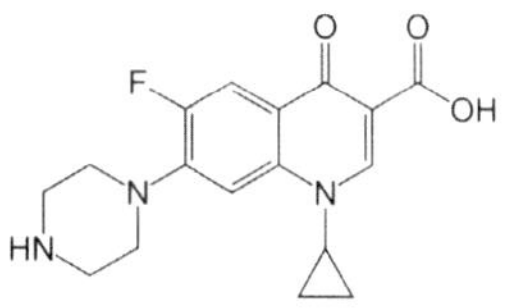		Ciprofloxacin ist ein synthetisches Antibiotikum mit breitem Wirkspektrum aus der Gruppe der Fluorchinolone. Die Substanz wurde 1981 von der Firma Bayer entwickelt und 1983 patentiert. Antibiotika dieser Gruppe hemmen die Gyrase von Bakterien und damit ihre DNA-Replikation und ihre Zellteilung. Sie wirken dadurch bakterizid, und zwar vor allem gegen gramnegative Keime. Ciprofloxacin eignet sich gut gegen alle bakteriellen Erreger einer infektiösen Darmerkrankung. Außerdem ist es wirksam gegen den Problemkeim Pseudomonas aeruginosa. Bei Harnwegsinfektionen, die auch von Darmbakterien oder unter Umständen von Pseudomonaden ausgelöst werden, gilt es als Reserveantibiotikum. Weitere Anwendungsgebiete sind Infektionen der Gallenwege, Atemwege, der Bauchhöhle (Peritonitis) und viele andere Infektionskrankheiten bei Nachweis eines entsprechend empfindlichen Erregers. Ciprofloxacin ist auch zur Behandlung des Milzbrands zugelassen. Ciprofloxacin kann wie andere moderne Chinolone neben Makroliden und Rifampicin zur Behandlung der Pneumonie durch Legionellen eingesetzt werden.

					Häufigste Nebenwirkungen (jedoch unter 10 %) sind Übelkeit, Durchfall und Hautausschläge. Fluorchinolone haben im Tierversuch bei jungen Hunden Störungen des Knorpelwachstums verursacht, deshalb sollen sie nicht in der Schwangerschaft, Stillzeit und nicht bei Kindern eingesetzt werden. Davon abweichend ist Ciprofloxacin aufgrund seiner Wirksamkeit gegen Pseudomonas jedoch zur Behandlung von Kindern und Jugendlichen (5–17 Jahre) mit akuten, durch P. aeruginosa verursachten Infektionsschüben einer zystischen Fibrose zugelassen. Weitere Nebenwirkungen sind Neurotoxizität, Lebertoxizität und allergische Reaktionen, auch das Red man syndrome wurde beschrieben. Des Weiteren gibt es mehrere Studien, die den Nachweis erbrachten, dass Ciprofloxacin die Krampfschwelle senken kann: Ein Einsatz bei Patienten mit Anfallsleiden sollte daher nur unter strenger Indikationsstellung erfolgen. Es können Schmerzen, Schwellungen, Risse und Entzündungen der Sehnen aufkommen, einschließlich der Rückseite des Knöchels (auch Schulter-, Hand-, oder andere Sehnensysteme). Dies gilt für Menschen aller Altersgruppen, die Fluorchinolon-Antibiotika einschließlich Ciprofloxacin einnehmen. Der häufigste Bereich der Schmerzen und Schwellungen ist die Achillessehne. Sehnenrupturen können während oder auch noch mehrere Monate nach der Einnahme von CIPRO erfolgen.
78.	Clonazepam	$C_{15}H_{10}ClN_3O_3$	H N O N ⊖O ⊕N O Cl		Clonazepam (Handelsname: Rivotril, Hersteller: Roche) ist ein Antikonvulsivum zur medikamentösen Behandlung zerebraler Krampfanfälle aus der Wirkstoffgruppe der Benzodiazepine. Clonazepam wird angewendet bei allen Formen der Epilepsie, auch jener des Kindesalters. Clonazepam wird nach Verabreichung über den Magen-Darm-Trakt schnell aufgenommen. Die maximale Konzentration im Blut wird nach zwei bis drei Stunden erreicht. Die Ausscheidung erfolgt überwiegend unverändert über die Nieren, teilweise auch über den Stuhl. Ein kleiner Teil wird chemisch umgebaut und dann erst ausgeschieden. Die Plasmahalbwertszeit beträgt etwa 30–40 Stunden. Der Anteil, der an die Eiweißmoleküle im Blut gebunden ist (Plasmaproteinbindung), liegt bei 83–87 %, die Bioverfügbarkeit bei 71–76 %. Es wirkt über die verstärkte Hemmung GABAerger Nervenzellen und bindet am GABAA-Rezeptor. In Deutschland ist Clonazepam in erster Linie als Antiepileptikum zugelassen. Aufgrund seiner krampfunterdrückenden Wirkung wird Clonazepam zur Behandlung von Epilepsien auch bei Kindern angewendet. Clonazepam wird zudem für die Behandlung der REM-Schlaf-Verhaltensstörung, die auch als „REM sleep behavior disorder“ (RBD) oder als Schenk-Syndrom bezeichnet wird, als ein Mittel der ersten Wahl empfohlen. Vor dem Schlafengehen eingenommen wird die Muskelaktivität im REM-Schlaf reduziert. In diesem Zusammenhang tritt auch bei langjähriger Einnahme kaum Toleranzbildung und Wirkungsverlust (trotz bestehendem Suchtpotential) auf, was bei dem oft chronischen Verlauf der Erkrankung wichtig ist. Clonazepam spielt außerdem eine Rolle als Ausweichmedikament beim Restless-Legs-Syndrom sowie als Mittel der zweiten Wahl bei therapierefraktärem Tourette-Syndrom und Denkstörungen aus dem Zwangsspektrum. Da es bei einer Dauerbehandlung wie bei allen Wirkstoffen der Benzodiazepin-Gruppe zu einem raschen Wirkverlust kommen kann, wird es in Deutschland vor allem in der Akutbehandlung, zumeist intravenös oder intramuskulär eingesetzt. Es ist aber auch in Tropfenform und als Tablette verfügbar. Neben der krampflösenden Wirkung wirkt Clonazepam wie alle Benzodiazepine angstlösend und schlafanstoßend. Somit kann Clonazepam auch beim Somnambulismus (Nachtwandeln) angewendet werden. Zudem wird es in vielen Ländern als Mittel der ersten Wahl bei Panikattacken als Anxiolytikum verwendet.

79.	Clozapin	$C_{18}H_{19}ClN_4$	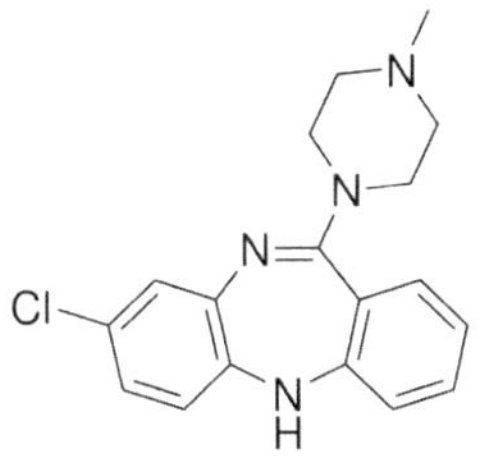		Clozapin ist ein trizyklisches Dibenzodiazepin-Derivat (8-Chlor-11-(4-methyl-1-piperazinyl)-5H-dibenzo[b,e]-[1,4]-diazepin). Die Substanz ist stark lipophil und daher gut ZNS-gängig. Clozapin interagiert mit verschiedenen Transmittersystemen. Es werden das dopaminerge, das adrenerge, das cholinerge, das serotonerge und das histaminerge System durch die Clozapin-Wirkung beeinflusst. Clozapin ist ein potenter Antagonist an α1-Adrenozeptoren, muskarinischen Acetylcholin M1-Rezeptoren, Serotonin-Rezeptoren (insbesondere 5-HT2A- und 5-HT2C-Rezeptoren) sowie Histamin H1-Rezeptoren. Von besonderem Interesse ist die Wechselwirkung von Clozapin mit Dopamin-Rezeptoren. Clozapin blockiert vorrangig den D4-Dopaminrezeptor und mit deutlich geringerer Affinität auch D1-, D3- und D5-Rezeptoren. Die D2-Blockade, die bei den „klassischen" Neuroleptika vermutlich für den Großteil der antipsychotischen Wirkung verantwortlich ist, ist ebenso nur gering ausgeprägt. Obwohl die Pharmakologie des Clozapins auf Rezeptorebene sehr gut untersucht wurde, lässt sich bislang seine antipsychotische Wirkung nicht vollständig erklären. So soll die antiserotonerge, über 5-HT2A-Rezeptoren vermittelte Wirkung mittels einer „kompensatorischen" Dopamin-Ausschüttung in bestimmten Hirnarealen (Substantia nigra) für das Ausbleiben der Störwirkung sorgen. Clozapin ist nur unter sehr strenger Indikationsstellung bei therapieresistenten Psychosen indiziert. Es kann darüber hinaus als Mittel der ersten Wahl (gemäß Zulassung) vor Quetiapin wegen der fehlenden extrapyramidal-motorischen Störwirkungen bei Parkinson-Patienten eingesetzt werden, wenn unter dopaminerger Medikation behandlungsbedürftige psychotische Symptome auftreten, ferner bei Chorea Huntington-Erkrankten. Clozapin führt sehr häufig zu multiplen Nebenwirkungen. Diese können bei Disposition (Fettsucht, Diabetes) langfristige Folgen haben. Oft kommt es zu einer Hypersalivation (verstärkte Speichelabsonderung), besonders im Schlaf. Unter der Therapie mit Clozapin kommt es häufig bis sehr häufig zur Gewichtszunahme (4–31 %), zum Teil in erheblichem Ausmaß. Dies erschwert vielmals die Compliance des Patienten. Sehr häufig kommt es zu Müdigkeit bzw. Schläfrigkeit. Andere Clozapin-spezifische Risiken sind die Ausbildung eines Diabetes mellitus, eine Beeinträchtigung der körpereigenen Temperaturregulation (Erzeugung von Hyper- und Hypothermien), erhöhte Gefahr für epileptische Krampfanfälle sowie die Kardiotoxizität der Substanz. Auch gibt es den Verdacht, dass es einen Selenmangel verursachen kann. Die gefährlichste Nebenwirkung ist die während der gesamten Einnahmezeit mögliche Ausbildung einer Agranulozytose. Eine Verminderung der weißen Blutkörperchen (siehe Leukopenie, Neutropenie) ist unter Clozapin-Einnahme häufig; daher wird das Blutbild üblicherweise engmaschig überwacht, um ein ernsthaft gefährliches Absinken der Granulozytenzahl rechtzeitig zu erkennen. Wird das Medikament dann nicht sofort abgesetzt, besteht Lebensgefahr – bis etwa 1976 ist weltweit bei einigen Hundert Clozapin-Patienten eine Agranulozytose aufgetreten. Clozapin kommt bei therapieresistenten Psychosen zum Einsatz, die mit anderen Medikamenten nicht behandelbar sind. Das Medikament gilt aufgrund seiner starken Nebenwirkungen als letzte Behandlungsoption, wenn andere hochpotente Neuroleptika nicht greifen. Ein Verbesserung der psychischen Symptomatik kann bei Clozapin bis zu sechs Monaten in Anspruch nehmen, was bei anderen Neuroleptika nicht der Fall ist. Neuroepileptika werden in der Schizophrenie-Therapie eingesetzt, da sie antipsychotisch und sedierend wirken. Sie lassen sich in Generationen aufteilen und können innerhalb dieser nochmal nach ihrer jeweiligen pharmakologischen Potenz gegliedert werden: 1. Generation: hochpotente Neuroleptika (z.B. Haloperidol, Fluphenazin, Perphenazin) niederpotente Neuroleptika (z.B. Promethazin, Melperon, Levomepromazin)

					2. Generation: atypische Neuroleptika (z.B. Olanzapin, Clozapin, Quetiapin, Risperidon) Da Psychosen vor allem auf die Wirkung der Neurotransmitter Dopamin und Serotonin zurück zu führen sind, müssen auch entsprechend deren Rezeptoren im ZNS gehemmt werden. Verschiedene Arzneistoffe binden somit kompetitiv D2- (Dopamin-) oder 5HT2- (Serotonin-) Rezeptoren und regulieren somit als Antagonisten den Einfluss der Neurotransmitter auf die Psyche. Clozapin ist ein solcher Dopaminantagonist, der die Dopamin-Rezeptoren blockiert und dadurch die Wirkung von Dopamin hemmt, jedoch nur 40-60% davon im Striatum. Deshalb ruft es weniger EPS hervor als andere Neuroleptika mit einer solchen Potenz. Es zeigt weiter eine Affinität zu Serotonin-Rezeptoren auf, wodruch dieselbe Wirkung erreicht wird. Auch andere Rezeptoren (in diesem Fall Muskarinrezeptoren, Adrenorezeptoren und Histamin-Rezeptoren) werden durch Clozapin aktiviert, was zusätzliche Nebenwirkungen nach sich zieht.
80.	COBALAMINE	$C_{72}H_{100}CoN_{18}O_{17}P$			Cobalamine sind chemische Verbindungen, die in allen Lebewesen vorkommen und auch als Vitamin-B_{12}-Gruppe bezeichnet werden. Der wichtigste Vertreter aus der Cobalamin-Gruppe ist das Coenzym B_{12}, das als Kofaktor (Coenzym) Teil mehrerer Enzyme ist. Beim Menschen sind zwei Cobalamin-abhängige Enzyme bekannt, die am Stoffwechsel der Aminosäuren teilnehmen. Cobalamine enthalten das Spurenelement Cobalt als Zentralatom. In der Zelle kommen Cobalamine im Cytosol vor allem als Methylcobalamin, in den Mitochondrien dagegen überwiegend als 5'-Desoxyadenosylcobalamin (Coenzym B_{12}) vor. Die Abbildung zeigt die allgemeine Strukturformel der Cobalamine mit R als austauschbarem Liganden. Funktion im Organismus: Schematische Darstellung des vereinfachten Stoffwechsels der Folsäure und deren Interaktion mit der Vitamin-B_{12}-abhängigen Methionin-Synthasereaktion Schematische Darstellung der Einschleusung (zumindest eines Teils) der Kohlenstoffskelette einiger Aminosäuren über den Vitamin-B_{12}-abhängigen Schritt der Methylmalonyl-CoA-Mutase. Die ersten Anzeichen von Vitamin-B_{12}-Unterversorgung bei erwachsenen Personen können Kribbeln und Kältegefühl in Händen und Füßen, Erschöpfung und Schwächegefühl, Konzentrationsstörungen und sogar Psychosen sein. Typische Folgen eines Vitamin-B_{12}-Mangels sind: • Methylmalonat-Acidurie (fehlende Methylmalonyl-CoA-Mutase-Aktivität) • Homocystinurie (fehlende Methionin-Synthase-Aktivität, ggf. sekundär Methionin-Mangel)

					• Megaloblastäre Anämie (Störung des Folsäurestoffwechsels durch Block der N^5-Methyl-THF-Spaltung zu THF) • Hypersegmentierte Leukozyten (Zeichen der Überalterung aufgrund der Syntheseprobleme) • sensorische Neuropathie (wohl Folge der fehlenden Methylmalonyl-CoA-Mutase-Aktivität und der Anämie)
81.	Copoly-mer–1 (CoP-1) = Glatirame-racetat				COPOLYMER–1 ist eine Mischung von synthetischen Polypeptiden, bestehend aus vier Aminosäuren. Es war effektiv in der Unterdrückung von autoimmuner Enzephalomyelitis (EAE)
82.	Cortico-steron	$C_4P_{11}B_2$		H	Dieser Botenstoff wird als Steroidhormon in der Nebenniere als Progesteron gebildet. Es hat eine schwache glucocorticoide Wirkung und entsteht als Zwischenprodukt der Steroidsynthese von PREGNENOLON zu ALDOSTERON.
83.	CORTICO-TROPIN–RELEASING HORMONE (CRH)			H	Das Corticotropin-Releasing Hormon (CRH) bzw. der Corticotropin Releasing Factor (CRF), auch Corticoliberin genannt, ist ein Polypeptid, das aus 41 Aminosäuren besteht und im Nucleus paraventricularis des Hypothalamus gebildet wird. Von dort gelangt es über Portalgefäße zum Hypophysenvorderlappen, wo es die cAMP-abhängige Proteinkinase A aktiviert. Das wiederum stimuliert u. a. die Ausschüttung von ACTH (Adrenocorticotropes Hormon) und aktiviert den Sympathikus. Neben der basalen und der stressinduzierten Sekretion von Adrenocorticotropem Hormon (ACTH) und anderen Proopiomelanocortin- (POMC-) verwandten Peptiden, der endokrinen Funktion und der Kontrolle der hypothalamisch-hypophysären-adrenalen Achse scheint CRF auch bei vielen anderen zentralen und peripheren Prozessen involviert zu sein. So wird die Beteiligung im kardiovaskulären System, im Entzündungsgeschehen, im Fortpflanzungssystem, in der Schwangerschaft, bei der Thermoregulation, bei der Nahrungsaufnahme und der Psyche vermutet.
84.	CORTISOL	$C_{21}H_{30}O_5$	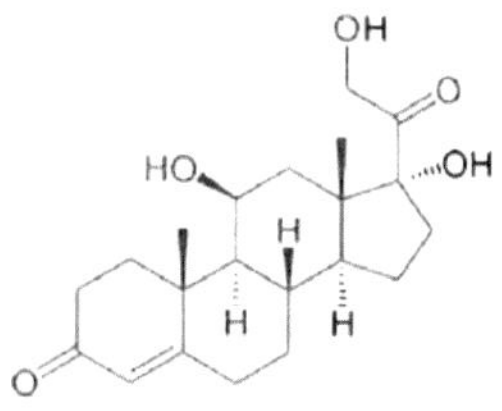	H	Cortisol ist ein Steroidhormon der Nebennierenrinde. Es entsteht aus Cholesterin und ist daher abgeleitet vom Isopentenylpyrophosphat (IPP). Dabei findet zunächst in den Mitochondrien der Nebennierenrinde die Synthese von Pregnenolon statt, einer gemeinsamen Vorstufe von Steroidhormonen (z. B. Cortisol), Mineralocorticoiden (z. B. Aldosteron), Androgenen (z. B. Testosteron) und Östrogenen (z.B. Östradiol). Cortisol wird zur Gruppe der Glucocorticoide gerechnet. Seine Bildung in der *Zona fasciculata* der Nebennierenrinde wird durch das sogenannte adrenocorticotrope Hormon (ACTH) aus dem Hypophysenvorderlappen stimuliert (ad-reno-cortico-trop = auf die Nebennierenrinde gerichtet). Die höhere Instanz der Cortisolsausschüttung ist der Hypothalamus über die Hypophyse. Der Hypothalamus setzt hierbei das CRH (Corticotropin-releasing Hormone) frei, das in der Adenohypophyse (Hypophysenvorderlappen) zur Freisetzung des adrenocorticotropen Hormons (ACTH) führt. Bemerkenswert bei diesen Hormone ist eine pulsatile Freisetzung, das heißt, sie werden in regelmäßigen Schüben (7–10 pro Tag) ausgeschüttet.
85.	CORTISON	$C_{21}H_{28}O_5$	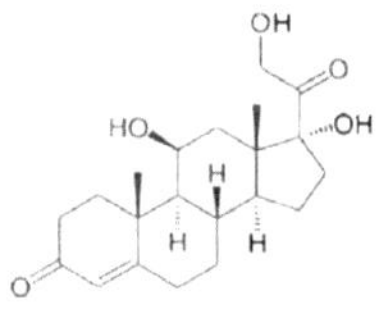	H	CORTISON (von lat. Cortex, „Rinde“) ist ein Steroidhormon, das um 1935 als erster Wirkstoff in der Nebennierenrinde des Menschen gefunden wurde. Cortison ist die durch Oxidation inaktivierte Form des Glucocorticoids Cortisol, das im Kohlenhydrathaushalt, dem Fettstoffwechsel und dem Proteinumsatz Bedeutung besitzt.

86.	Cortistatin (CST)			P	Dieser Botenstoff ähnelt dem SOMATOSTATIN und umfasst als Bezeichnung CORT drei Neuropeptide, die in hemmenden Neuronen der Großhirnrinde mit 14, 17 und 29 Aminosäuren auftreten. Im Gegensatz zu Somatostatin fördert es den Tiefschlaf im Gehirn, indem es an Rezeptoren der Großhirnrinde, des Hippocampus und der Amygdala anbindet.
87.	CROCIN	$C_{44}H_{64}O_{24}$	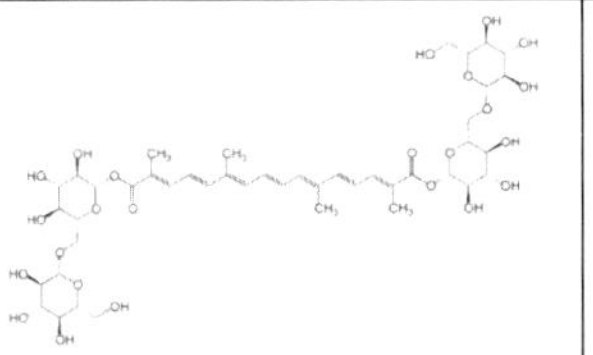		Crocin ist ein natürlicher, gelber bis orangeroter Farbstoff, der in Pflanzen, vor allem in verschiedenen Krokus- und Gardeniaarten, vorkommt und zur Klasse der Carotinoide zählt. Nach einer Studie aus dem Jahr 2008 wurden für Crocin aphrodisierende Eigenschaften nachgewiesen. Des Weiteren wurden in Versuchen antiproliferative, antioxidative und potentiell antidepressive Wirkungen des Crocins ermittelt.
88.	CURCUMIN	$C_{21}H_{20}O_6$	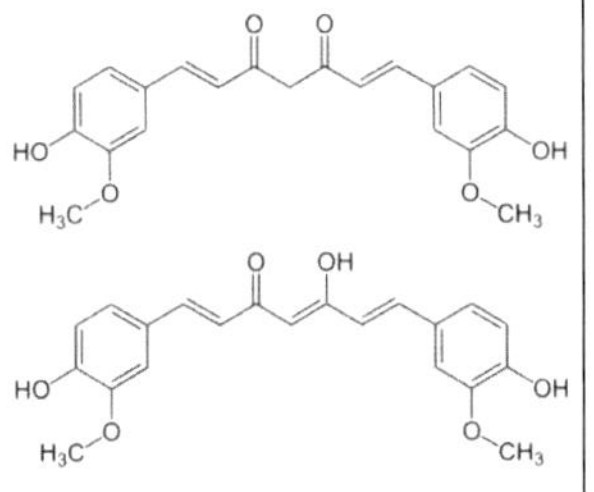	P	**Curcumin** ist ein intensiv orange-gelber (jedoch nicht lichtechter) natürlicher Farbstoff. Er findet sich in der Gelbwurzel (*Curcuma longa*). Von diesem Vorkommen leitet sich der Name des Farbstoffs ab. Er ist jedoch auch synthetisch herstellbar. Curcumin wirkt durch die Hemmung der Enzyme Cyclooxygenase-2, Lipoxygenase und NO-Synthase entzündungshemmend. Die schmerzlindernde Wirkung von Curcumin konnte u.a. bei Patienten mit Knie-Arthrose nachgewiesen werden. Die krebshemmende Wirkung ließ sich ebenfalls experimentell belegen: Curcumin kann Darmpolypen zurückdrängen und damit Darmkrebs vorbeugen. Es wird angenommen, dass Curcumin bei Morbus Alzheimer und Morbus Parkinson wirksam sein könnte. Es wirkt antidepressiv, beeinflusst Diabetes mellitus II positiv und senkt zu hohe Blutfettwerte.
89.	Cyanidin-3-O-Glucosid (C3G) = Anthocyan	$C_{15}H_{11}O_6$	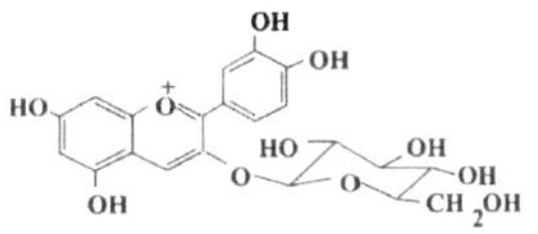	P	Cyanidin ist ein zur Gruppe der Anthocyanidine zählender Farbstoff sowie einer von sechs ANTHOCYANEN, dessen Cyanidin-3-Glukoside (C3G) den Blutzuckerspiegel herabsetzen sollen, ohne die Muskelproteinsynthese zu beeinflussen. Es hat zahlreiche Wirkungen auf menschliche Körperzellen, u.a. zeigt es antidiabetische, antioxidantische, entzündungshemmende Effekte und fördert den Fettstoffwechsel. Es wirkt reduzierend in Richtung einer Differenzierung gewisser Krebszellen, beispielsweise bei Hautkrebs.
90.	Cyklisches Guanosinmonophosphat (cGMP)			P	Wird bei sexueller Stimulation vom Körper des Mannes hergestellt und hilft bei Erektionsstörungen.
91.	Cymarin = k-Strophanthin-α, auch h-Strophanthin, Strophanthidin-D-cymarosid	$C_{30}H_{44}O_9$	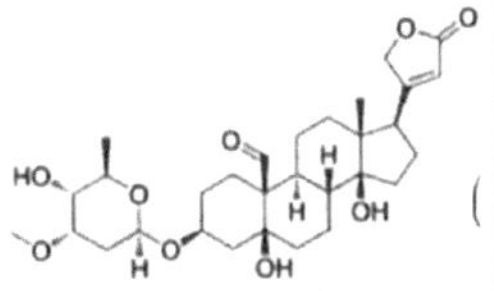 Systematic (IUPAC) name		CYMARIN ist ein Cardiac glycosid mit cardiotoxischer Wirkung zur Behandlung von Herzrhythmusstörungen und Herzinsuffizienz.

92.	Cypro-heptadin	$C_{21}H_{21}N$	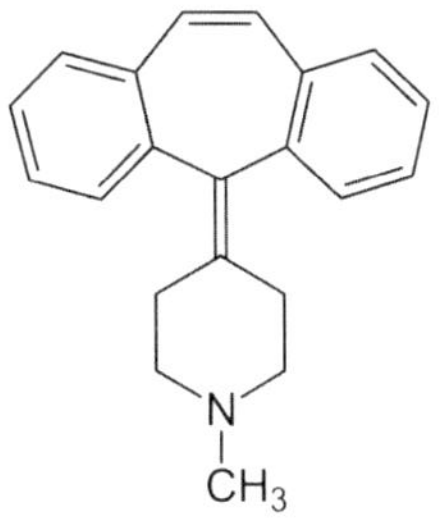		Die Anwendung von Cyproheptadin ist kaum noch von Bedeutung. Die Wirksamkeit des Arzneistoffs für verschiedene beanspruchte Anwendungsgebiete ist schlecht belegt. Das einzige arzneimittelrechtlich in Deutschland zugelassene Anwendungsgebiet für Cyproheptadin ist die Behandlung der Kälteurtikaria, wenn konventionelle Antihistaminika nicht ausreichend wirksam sind. In den USA sind Cyproheptadin-Präparate darüber hinaus als Antiallergika zur Behandlung der saisonalen allergischen oder vasomotorischen Rhinitis, allergischen Bindehautentzündung und allergischer Hauterscheinungen, zur Besserung der allergischen Reaktion auf Blut oder Plasma sowie zur Behandlung des Dermographismus zugelassen In der Veterinärmedizin wird Cyproheptadin zur Appetitanregung verwendet, allerdings ist der Wirkstoff nicht für Tiere zugelassen. Außerhalb der Zulassung wird Cyproheptadin zur Behandlung des Serotonin-Syndroms, eines Krankheitsbildes, das zumeist durch Überdosierung oder Wechselwirkungen von serotoninergen Arzneistoffen ausgelöst wird, empfohlen. Es handelt sich bei Cyproheptadin um eine trizyklische Verbindung, die antagonistisch an Histamin-H1-Rezeptoren und an Serotoninrezeptoren wirkt und auch eine schwache anticholinerge Wirkung besitzt. Experimentell hemmt Cyproheptadin zudem die saure Sphingomyelinase.
93.	Cyproteron	$C_{22}H_{27}ClO_3$	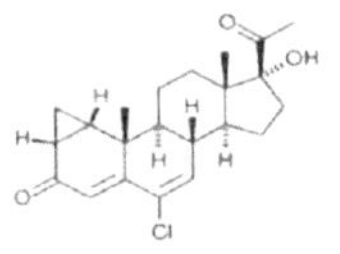		Cyproteron ist ein synthetisches Progesteron-Derivat. Es wirkt als kompetitiver Antagonist am Androgenrezeptor, hat eine gestagene und eine antiandrogene Wirkkomponente.
94.	Cyproteron-acetat (CPA)				Cyproteronacetat, kurz CPA, ist ein Arzneistoff aus der Gruppe der Antiandrogene. Chemisch gesehen handelt es sich um ein Progesteron-Derivat, das als kompetitiver Antagonist am Androgenrezeptor wirkt.
95.	Cystein (Cys)	$C_3H_7NO_2S$	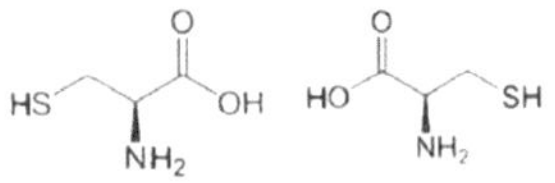		Cystein (ausgesprochen: Cyste-ín), abgekürzt Cys oder C, ist eine schwefelhaltige proteinogene α-Aminosäure mit der Seitenkette –CH2–SH, die beim Erwachsenen in der Leber gebildet werden kann. Cystein kann in den enantiomeren Formen D und L vorliegen, wobei in Proteinen nur die L-Form [Synonym: (R)-Cystein] enthalten ist.
96.	Dantrolen	$C_{14}H_{10}N_4O_5$	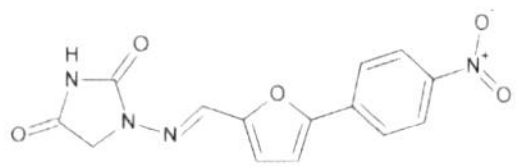		Dantrolen ist ein Hydantoin-Derivat aus der Gruppe der Muskelrelaxantien und wird als Arzneistoff, oral in Kapselform zur Behandlung spastischer Syndrome mit krankhaft gesteigerter Muskelspannung und intravenös bei der malignen Hyperthermie und beim malignen neuroleptischen Syndrom eingesetzt. Es verhindert die Freisetzung von Calcium aus dem sarkoplasmatischen Retikulum wahrscheinlich über eine Hemmung des Ryanodin-Rezeptors und kann so die unkontrolliert ablaufenden Kontraktionen der gesamten Skelettmuskulatur durchbrechen. Die maligne Hyperthermie ist eine seltene, aber lebensbedrohende Narkosekomplikation. Triggersubstanzen sind volatile Inhalationsanästhetika und depolarisierende Muskelrelaxantien. Eine für die Erkrankung disponierende Ursache ist häufig eine Mutation des für einen Ryanodin-Rezeptor kodierenden RYR1-Gens. Ein ausreichender Vorrat an Dantrolen zur Notfalltherapie ist in operativen Kliniken und auch in anästhesiologischen Praxen, die Patienten ambulant in Allgemeinanästhesie versorgen, unerlässlich. Problematisch ist die schlechte Wasserlöslichkeit von Dantrolen und die daraus entstehende Schwierigkeit, in Notsituationen schnell Lösungen zur intravenösen Anwendung herzustellen. Mit Ryanodex befindet sich eine neue wasserlöslichere Dantrolen-Formulierung in der präklinischen Entwicklung. Eine weitere Einsatzmöglichkeit ist die Behandlung des malignen neuroleptischen Syndroms. Es gibt Hinweise, dass Dantrolen auch bei der Therapie der bei Intoxikationen mit MDMA (Ecstasy) nicht selten auftretenden Hyperthermie hilfreich sein könnte.

97.	Daosin = Diaminooxidase (=Anti-Histamin)				DAOSIN wirkt als ANTIHISTAMIN.
98.	DEHYDRO-EPIAND-ROSTERON (DHEA)	$C_{19}H_{28}O_2$	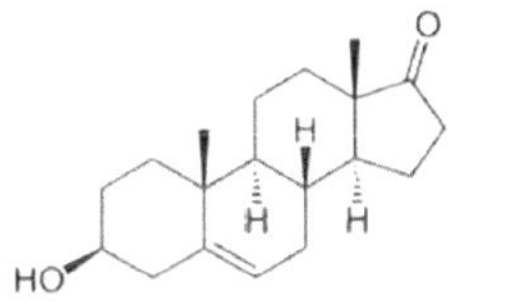	H	Dehydroepiandrosteron (DHEA), Prasteron (INN), ist das am häufigsten vorkommende Steroidhormon im menschlichen Körper. Ebenso wie Androsteron ist es eine der metabolischen Zwischenstufen des Testosterons und wird daher auch als Prohormon bezeichnet. In allen Altersstufen haben Männer etwas höhere DHEA-Werte als Frauen.
99.	Desmo-pressin		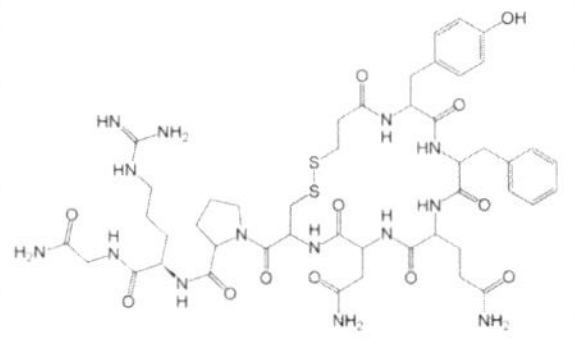		Desmopressin ist ein Wirkstoff aus der Gruppe der Antidiuretika und kommt in erster Linie zur Verminderung von übermäßigem Durst, Harndrang und häufigem Wasserlassen zum Einsatz. Die Hauptindikation stellt der Diabetes insipidus centralis dar. Außerdem ist Desmopressin bei der Behandlung der Harninkontinenz und als Mittel der zweiten Wahl bei der Enuresis indiziert. Darüber hinaus wird der Arzneistoff zwecks Blutungsstillung, z.B. bei Hämophilie A, sowie gegen Austrocknung durch starken Wasserverlust angewendet. Desmopressin stellt ein Analogon des körpereigenen Hormons Adiuretin dar und stimuliert die Wasserdurchlässigkeit der Nierentubuluswände, wodurch das Wasser aus den Nierentubuli wieder zurück in den Körper rückresorbiert wird. Dies führt wiederum einerseits zur Urinkonzentration und andererseits zur Reduktion der Urinmenge. Die blutungsstillende Eigenschaft von Desmopressin erklärt sich durch vermehrte Freisetzung des von-Willebrand-Faktors aus Endothelzellen. Dadurch steigt auch der Spiegel des Faktors VIII. Aufgrund dieses Wirkungsmechanismus besteht eine Tachyphylaxie bei wiederholter Anwendung.Unerwünschte Arzneimittelwirkungen sind: Überempfindlichkeit, Fieber, Schnupfen, Epistaxis, Hypertonie, Hirnödem, Kopfschmerzen,Thrombose, allergische Reaktionen: Hautausschlag, Juckreiz, Störungen des Gastrointestinaltrakts: Übelkeit, Erbrechen, Bauchschmerzen
100.	Digitoxin	$C_{41}H_{64}O_{13}$	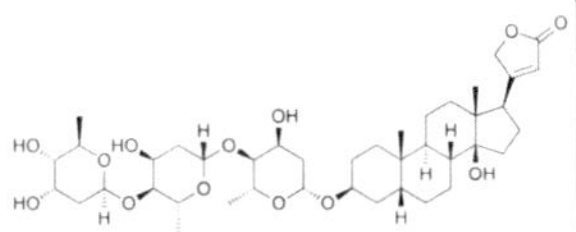		Digitoxin ist ein natürlich vorkommender Wirkstoff aus der Gruppe der Herzglykoside, der zur Therapie von Herzrhythmusstörungen und Herzinsuffizienz eingesetzt wird. Digitoxin hemmt die Natrium-Kalium-ATPase in den Herzmuskelzellen, wodurch es zu einer Depolarisation und einem damit einhergehenden Calciumeinstrom kommt.
101.	Dihydroergotamin (DHE)	$C_{33}H_{37}N_5O_5$	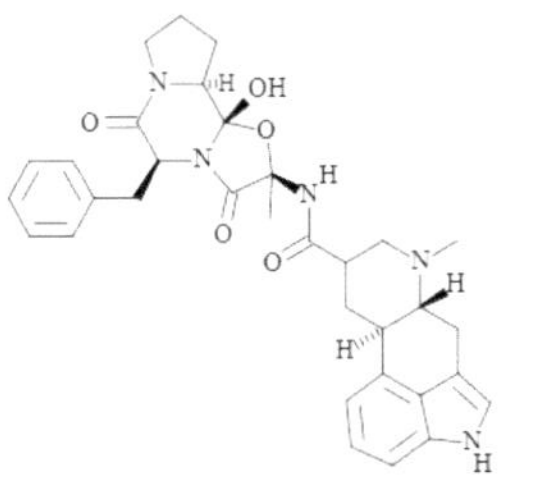		Dihydroergotamin (DHE) ist ein zur chemischen Gruppe der Mutterkornalkaloide gehörender Wirkstoff, der als Arzneimittel gegen hypotone Kreislaufkrisen, Migräne und bestimmter weitere Formen von Kopfschmerzen eingesetzt wird. Wie alle Mutterkornalkaloide zählt es zu den Indolalkaloiden. Indikationen hypotone Kreislaufstörung, vaskulär bedingte Migräne, allgemeine Migräneprophylaxe DHE wirkt als Antagonist an einer ganzen Reihe von neuronalen Rezeptoren, die an der Entstehung von Schmerzen beteiligt sind. Eine Blockade erfolgt an folgenden Rezeptortypen: Dopamin-Rezeptor Serotonin-Rezeptor Alpha-1-Adrenorezeptor Alpha-2-Adrenorezeptor

102.	Dihydromyricetin (DHM)	$C_{15}H_{12}O_8$	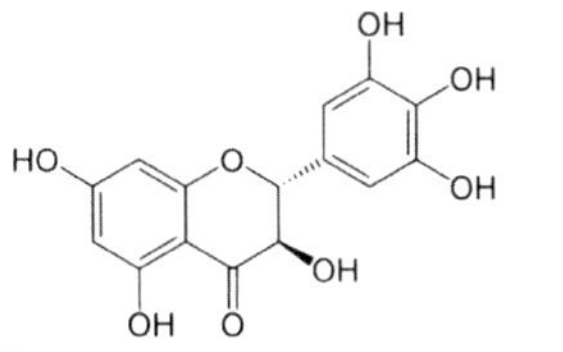		Dihydromyricetin (DHM), auch Ampelopsin genannt, ist ein Flavanonol aus der Gruppe der Flavonoide. Dihydromyricetin bindet an den GABAA-Rezeptor. An diesen Nervenzellrezeptor bindet beispielsweise auch Alkohol. Im Tiermodell Farbratte konnte gezeigt werden, dass alkoholisierte Tiere, denen zuvor eine Dosis von 1 mg/kg Körpergewicht DHM verabreicht wurde, deutlich schneller wieder nüchtern wurden. In weiteren Versuchen konnten potentiell den Alkoholentzug fördernde Eigenschaften festgestellt werden.
103.	Dihydrotestosteron (DHT) = Androstanolon	$C_{19}H_{30}O_2$	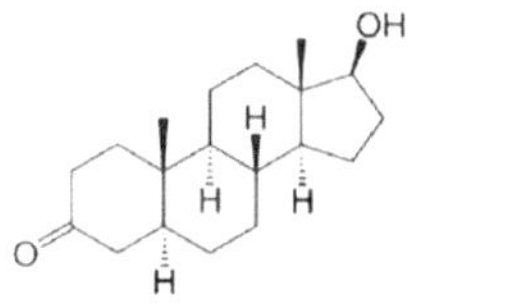	H	Dihydrotestosteron (DHT), genauer 5α-Dihydrotestosteron, auch Androstanolon (INN) genannt, ist ein biologisch aktiver Metabolit des Hormons Testosteron. Es ist ein C-19-Steroid und zählt zu den Androgenen, einer Klasse von Sexualhormonen.
104.	Dimethylsulfoxid (DMSO)	C_2H_6OS	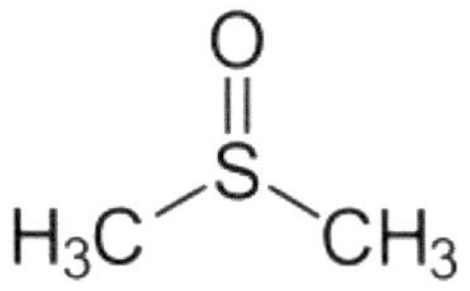		Dimethylsulfoxid (DMSO) hat ganzheitlich heilende Wirkungen und verstärkt energetisch auch die geistig- seelische Ebene und spirituelle Eigenschaften und Techniken. Hypnosesitzungen sollen mit DMSO erfolgreicher sein. DMSO wirkt als natürliches Schmerzmittel, ist entzündungshemmend, vegetativ ausgleichend und geweberegulierend, z.B. bei Narben. Angeregt werden die Sauerstoffversorgung, die Stoffwechselproduktion, die Wirkung von Nährstoffen und Informationen. Konzentriertes DMSO besitzt zytotoxische Wirkung, es ist ein Zellgift. Nur in geringen Konzentrationen von <10 % ist es offensichtlich unbedenklich.
105.	Dimethyltryptamin (DMT)	$C_{12}H_{16}N_2$	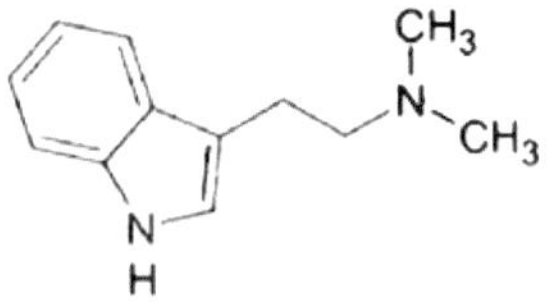	P	Dimethyltryptamin, kurz DMT, das „Molekül des Bewusstseins" ist ein halluzinogenes Tryptamin-Alkaloid, welches in etlichen Pflanzen, in den Hautdrüsensekreten der Aga-Kröte sowie auch im Menschen und in Säugetieren zu finden ist. Es findet auch Anwendung als Psychedelikum bzw. Entheogen, indem es eine starke Bewusstseinsveränderung bewirkt. Dimethyltryptamin (DMT) ist ein TRYPTAMIN und wird in der Zirbeldrüse/Epiphyse hergestellt, nach Meinung von RENÉ DESCARTES dem „Sitz der Seele". Es hat ein Molekulargewicht von 188 Molekulareinheiten oder Gramm/Moe. Es erlaubt • den Verlust des Kontaktes mit dem eigenen Körper • außersinnliche, transzendente Erfahrungen mit Farben und geometrischen Formen • die Aktivierung telepathischer Fähigkeiten • die Stärkung der eigenen Intuition • eine Erweiterung des „psychodelischen Schwellenwertes" • die Konzentration der eigenen Aufmerksamkeit nach Innen • die Erfahrung von Ekstasen sowie die Aktivierung des Stirnlappens, verbunden mit der Wahrnehmung von „Engeln oder Dämonen" • die Visualisierung von Nachbildern, optischens Täuschungen, Pseudo- und richtigen Halluzinationen, den Verlust des Zeitgefühls und der räumlichen Realität von Euphorie, Wahnvorstellungen, Sinnestäuschungen, Angstzuständen und Bewusstseinstrübungen • die Behandlung von Panikattacken, Psychosen und Schizophrenie • den Transport von DMT durch die „Blut-Hirn-Schranke" • die Verarbeitung als „Hirnnahrung" wie Flukose • ein tiefes Verständnis von Nahtoderfahrungen, dem Sterbevorgang und dem spirituellen Empfinden von Gut und Böse

					• die Wahrnehmung von strahlenden, weißen Lichtphänomenen • die Verbindung zum Liquor, der Gehirn-Rückenmarkflüssigkeit • das Erfahren der Zirbeldrüse 49 Tage nach der Empfängnis oberhalb der COLLICULI-Ebene als „emotionales Gehirn“ des LIMBISCHEN SYSTEMS. Letzteres aktiviert Gefühle von Freude, Wut, Angst, Sorge, Schuld, Stress und Vergnügen. Dies hält bis 49 Tage nach dem Tode an. • die Produktion des „Dunkelhormons“ MELATONIN in der Zirbeldrüse u.a. mit Heilwirkungen auf die Haut bei der „Weissflecken-Krankheit“ VITILIGO • die Wahrnehmung von DMT-Molekülen aus der Zirbeldrüse bei und nach der Geburt sowie im Rahmen des Sterbevorgangs durch die Bildung von Enzymen wie METHYLTRANSFERASEN, BETA-CARBOLINEN, KATECHO und MONOAMINOXIDASEN (MAO) • die Todeserfahrung über das aktive Organ der ZIRBELDRÜSE bis zum Verlust der Lebenskraft über eigene Energiefelder • das Andocken von Serotoninrezeptoren vom Typ 2 • intensive psychedalische Visionen, Ekstasen, überwältigende Emotionen und das Gefühl, der Geist löse sich vom Körper • den Transport von DMT durch die „Blut-Hirn-Schranke“ und das Ansteigen der Konzentrationen im Blut sowie des Blutdrucks und der Pulsfrequenz • das Sehen strahlender Farben in vier Dimensionen, von Tönen und Klängen, der Doppelhelix der DNS, pulsierender Herzmembranen und von „außerirdischen Wesen“ • das Gefühl der Zeitlosigkeit sowie der Begegnung von scheinbar von unserer Realität unabhängiger Wirklichkeiten von Sitzungen mit transpersonalen Erfahrungen, mystischen und Nahtoderlebnissen im Rahmen eines neuen zwischenmenschlichen Feldes • die Erfahrung von Räumen als wichtiges Werkzeug des Prozesses • Angst vor Kontrollverlust, Vernichtung der persönlichen Identität und Trauer sowie unverarbeitete Traumata • Zugang zu innerer Kraft, Stärke und Selbstheilung • den Aufbau von farbigen Mandalas in goldigen Gelbtönen • die Verwandlung von Angst in Liebe • verschiedene Erleuchtungserfahrungen • den Verlust der Angst vor dem Tod und dem Sterben
106.	Diosgenin		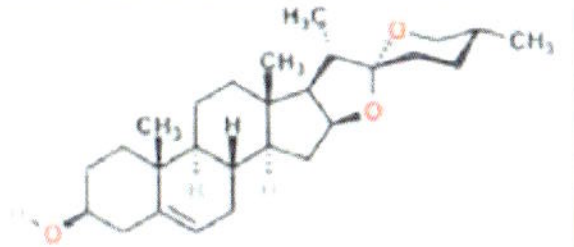	H	Die Struktur von Diosgenin sieht dem körpereigenen Adrenalin und Cholesterin sehr ähnlich; erstaunliche Gemeinsamkeiten kann man feststellen im Vergleich mit Progesteron, und alles spricht dafür, dass es im menschlichen Körper auch als solches benutzt wird - ohne störende oder gar gesundheitsschädigende Nebenwirkungen, wie sie häufig bei der Einnahme von synthetischen Mitteln auftreten.
107.	Diphenhyd-ramin (DPH)	$C_{17}H_{21}NO$	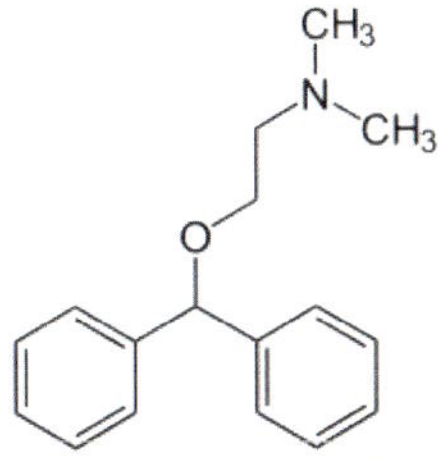		Diphenhydramin kam früher in der Therapie von Allergien zur Anwendung, wird heute jedoch in Deutschland nur noch als Sedativum (Beruhigungsmittel) sowie bei Übelkeit und Erbrechen eingesetzt. Diphenhydramin (kurz DPH, gelegentlich auch DHM) ist ein Arzneistoff aus der Klasse der H1-Antihistaminika, der gleichzeitig stark anticholinerg wirkt und die Wiederaufnahme von Serotonin im Gehirn hemmt. Diphenhydramin wird gut und schnell in den Blutkreislauf aufgenommen. Die Bioverfügbarkeit bei peroraler Applikation beträgt etwa 50 %. Die höchste Konzentration im Blut wird nach ca. einer Stunde gemessen, die Plasmahalbwertszeit beträgt zwischen 4 und 6 Stunden. Diphenhydramin wird hauptsächlich in der Leber durch den Cytochrom-P450-Typ CYP2D6 über den Weg der N-Demethylierung metabolisiert. Die Ausscheidung der Metaboliten erfolgt weitestgehend auf renalem Wege, also über die Nieren mit dem Harn.

108.	Docosahexaensäure (DHA)	$C_{22}H_{32}O_2$	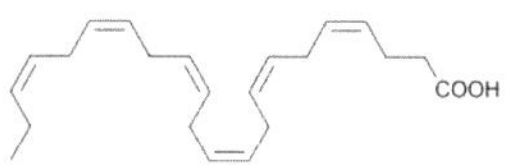		Docosahexaensäure (DHA) ist eine mehrfach ungesättigte Fettsäure. Sie gehört der Klasse der Omega-3-Fettsäuren an. Es wird von photosynthetischen und heterotrophischen Mikroalgen produziert und kommt in sämtlichen Lebewesen vor, die sich von diesen Algen ernähren. Die Trockenmasse des menschlichen Gehirns besteht zu zwei Dritteln aus Fett. Ein Viertel davon kommt als DHA vor. Es ist ein wichtiger struktureller Baustein der Zellmembranen, die von den einzelnen Gehirnzellen und Synapsen umgeben sind. DHA ist also maßgeblich an der Informationsübertragung zwischen den Neuronenn beteiligt und bildet die Grundlage für ein gut funktionierendes, gesundes Gehirn. DHA ist außerdem einer der wichtigsten Enzündungshemmer im Gehirn, was wichtig ist für MORBUS ALZHEIMER, MORBUS PARKINSON, ADHS und MULTIPLE SKLEROSE (MS). DHA steuert auch die Aktivierung von BDNF über die Herstellung des betreffenden Gens. Der Mensch kann DHA über die Nahrung und die dadurch aufgenommenen Omega-3-Fettsäuren Alpha-Linolen herstellen. Docosahexaensäure hat wichtige Stoffwechselfunktionen inne. Als Fettsäurekomponente von Phospholipiden ist sie integraler Bestandteil von Membranen, vor allem der Nervenzellen. So findet sich Docosahexaensäure insbesondere im Gehirn und in der Netzhaut angereichert: Bis zu 97 Prozent der Omega-3-Fettsäuren des Gehirns und bis zu 93 Prozent der Omega-3-Fettsäuren in der Netzhaut bestehen aus DHA. Im Gegensatz zu EPA kann DHA Blutdruck und Herzfrequenz senken. DHA ist Ausgangsstoff der Biosynthese von Docosatrienen, Resolvinen und Neuroprotectinen (sogenannte Docosanoide). Ihre Biosynthese im tierischen Organismus erfolgt ausgehend von der essentiellen Omega-3-Fettsäure α-Linolensäure über die für den Stoffwechsel ebenfalls bedeutsame EPA. Alter, Krankheiten und Stress genauso wie eine übermäßige Aufnahme an Omega-6-Fettsäuren (Maiskeimöl, Sonnenblumenöl etc.) beeinträchtigen zusätzlich noch die Umwandlung in Docosahexaensäure, z. B. wenn man den Fisch in Sonnenblumenöl anbrät. Die Aufnahmemenge hängt daher auch von der Zubereitung ab. Der regelmäßige Genuss zum Beispiel fetter Seefische, die also am besten gedünstet, gebacken oder in Omega-6-Fettsäuren-armen Fetten gebraten werden, verbessert die Versorgung mit diesen Omega-3-Fettsäuren. Zu den Geweben im menschlichen Körper, die Docosahexaensäure synthetisieren, gehören die Milchdrüsen (Brüste). DHA ist in Muttermilch enthalten, nicht jedoch in Kuhmilch, was eine Eigenheit der Spezies Mensch sein mag: Der Säugling erhält durch die Muttermilch so zusätzliche Docosahexaensäure zum Aufbau des relativ großen Menschengehirns im Gegensatz zu der Menge, die die Leber des Kleinkinds selbst synthetisieren kann.
109.	Domperidon	$C_{22}H_{24}ClN_5O_2$	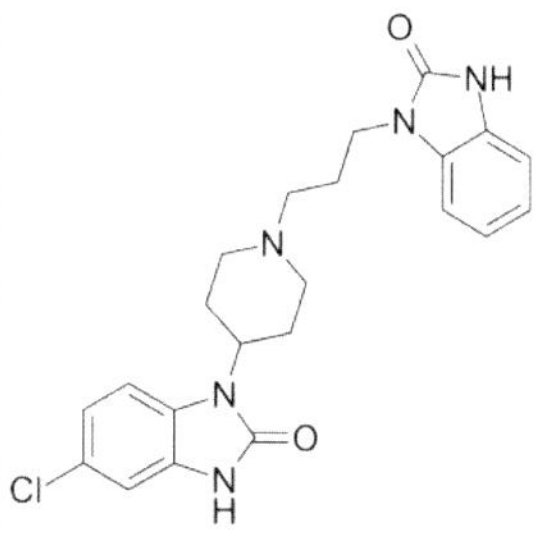		Domperidon ist ein Arzneistoff, der zur Besserung von Symptomen wie Übelkeit und Erbrechen (Antiemetikum) angewendet wird. Für eine Anwendung in anderen Indikationen (z. B. Völlegefühl, Oberbauchschmerzen; variieren leicht in den verschiedenen EU-Mitgliedstaaten) sieht die europäische Arzneimittelagentur kein positives Nutzen-Risiko-Verhältnis. Domperidon gehört zu den Dopamin-Rezeptor-Antagonisten. Der Neurotransmitter Dopamin kann zentral Brechreiz und Übelkeit hervorrufen. Domperidon verhindert, dass Dopamin an den zugehörigen D2-Dopamin-Rezeptor binden kann, indem es diesen belegt und somit blockiert. Auch periphere Störungen der Magen-Darm-Motorik (Motilitätsstörungen) werden durch Domperidon behoben, der Wirkmechanismus ist ungeklärt. Da Domperidon im Gegensatz zu Metoclopramid die Blut-Hirn-Schranke kaum überwinden kann, hat es nahezu keinen Einfluss auf das zentrale Nervensystem. Dadurch fehlen dem Präparat parkinsonoide Nebenwirkungen wie Störungen der extrapyramidalen Motorik. Es wirkt lediglich peripher und auf die zirkumventrikulären Organe (Organe des Zentralen Nervensystems, die nicht durch die Blut-Hirn-Schranke geschützt sind; dadurch kann es z. B. auch beim RLS angewendet werden), zu denen auch die für „zentrales Erbrechen“ verantwortliche Region Area postrema gehört. An dieser wird durch Blockade der D2-Rezeptoren der Brechreiz vermindert.

					Domperidon wird außerdem in Kombination mit zentralen Dopamin-Agonisten oder L-Dopa eingesetzt, um die peripheren Wirkungen dieser Medikamente zu minimieren und vor dopamininduziertem Erbrechen zu schützen. Eine relevante Nebenwirkung von Domperidon ist eine Erhöhung des Prolaktinspiegels, die zu nachlassender Libido, Menstruationsstörungen und Impotenz führen kann. Eine weitere Nebenwirkung besteht in einer verlängerten QT-Zeit am Herzen. Es besteht das Risiko einer ventrikulären Arrhythmie. Die Überprüfung auf europäischer Ebene basierend auf neu gemeldeten Fällen von schwerwiegenden kardialen Nebenwirkungen ergab im Jahr 2014, dass die Einnahme von Domperidon mit einem gering erhöhten Risiko für schwerwiegende ventrikuläre Herzrhythmusstörungen, QTc-Verlängerung, Torsade-de-Pointes-Tachykardien, und plötzlichem Herztod assoziiert ist. Ein höheres Risiko wurde unter anderem bei Patienten, die älter als 60 Jahre sind, beobachtet.
110.	Donepezil	$C_{24}H_{29}NO_3$	O–CH3 O CH3 N O H O CH3 O–CH3		Donepezil ist ein Arzneistoff, der in der Behandlung bestimmter Formen von leichter bis mittelschwerer Vergesslichkeit (Demenz) verwendet wird. Er greift in die nervale Erregungsleitung im Gehirn ein und soll das Erinnerungs- und Denkvermögen verbessern. Donepezil ist zur symptomatischen Behandlung der leichten bis mittelschweren Demenz vom Alzheimer-Typ zugelassen. Es kann die Symptome der Demenz lindern und das Fortschreiten der Symptome für einige Zeit aufhalten. Die Wirkung wurde zwar in wissenschaftlichen klinischen Studien mit verschiedenen Messverfahren statistisch signifikant nachgewiesen, ist aber sehr gering. Bei einer schweren Alzheimer-Demenz gilt es außerhalb der arzneimittelrechtlichen Zulassung in Form eines sogenannten Off-Label-Use als Mittel der zweiten Wahl. Ebenfalls ohne arzneimittelrechtliche Zulassung wird Donepezil gelegentlich auch bei vaskulärer Demenz eingesetzt und gilt hierfür als Mittel der ersten Wahl. Donepezil ist bei einer bekannten Überempfindlichkeit gegen diesen Wirkstoff oder andere Piperidin-Derivate, wie beispielsweise Domperidon, kontraindiziert. Bei Patienten mit Magengeschwüren, Herzrhythmusstörungen (Sick-Sinus-Syndrom, supraventrikuläre Reizleitungsstörungen), Synkopen, Krampfanfällen, obstruktive Lungenerkrankungen (z. B. Asthma bronchiale, Chronisch obstruktive Lungenerkrankung), Blasenobstruktion oder regelmäßigem Konsum nichtsteroidaler Antirheumatika, wie Acetylsalicylsäure oder Naproxen, gelten besondere Vorsichtsmaßnahmen und die Anwendung von Donepezil unterliegt einer Nutzen-Risiko-Abwägung. Zu den häufigeren unerwünschten Wirkungen, die unter der Anwendung von Donepezil beobachtet wurden, zählen Durchfall, Übelkeit und Kopfschmerzen (Häufigkeit >10 %). Häufig (1 bis 10 %) traten auch Infektionen, Appetitlosigkeit, Halluzinationen, Erregung, Angstzustände, Synkopen, Schwindel, Schlaflosigkeit, Müdigkeit, Schmerzen, Verletzungen, Magen-Darm-Beschwerden, einschließlich Erbrechen, Ausschlag, Juckreiz, Muskelkrämpfe und Harninkontinenz auf. Vereinzelt kam es auch zu einem malignen neuroleptischen Syndrom (MNS), eine potentiell lebensgefährliche psychiatrische Komplikation, weswegen das BfArM auch bei bisher insuffizienter Datenlage plant, einen entsprechenden Warnhinweis in die Produktinformation aufzunehmen.
111.	DOPAMIN (DA)	$C_8H_{11}NO_2$	HO HO NH_2	NT	DOPAMIN spielt als Neurotransmitter für die Kreativität eine große Rolle. Es erhöht die Flexibilität im Denken und die künstlerische Motivation. Dopamin (DA) ist ein biogenes Amin aus der Gruppe der Katecholamine und ein wichtiger Neurotransmitter. Im Volksmund gilt es als *Glückshormon*. Dopamin ist ein Zwischenprodukt in der Biosynthese von Adrenalin, ausgehend von der Aminosäure Tyrosin. Tyrosin wird durch Tyrosinhydroxylase in Levodopa umgewandelt und dieses wiederum durch Aromatische-L-Aminosäure-Decarboxylase in Dopamin.

Kleines Protein, große Wirkung
Die Verteilung bestimmter Dopaminrezeptoren im Gehirn kann sich auf die Kreativität auswirken. Hier ist ein Strukturmodell eines Rezeptors aus der D_2-Familie abgebildet.

Ein Dopaminmangel führt zu unzulänglicher Reaktion, er beeinträchtigt die Fähigkeit, Gefühle zu empfinden, so dass sich Gleichgültigkeit einstellt. Darüber hinaus verlangsamt ein niedriger Dopaminspiegel den Stoffwechsel, die Folge sind Gewichtszunahme, Energieverlust, Lustlosigkeit und Depression.

Im Zentralnervensystem (ZNS) gibt es im Wesentlichen vier dopaminerge Regelkreise

- Das **mesostriatale System** (auch als Nigro-Striatales System)bezeichnet, nimmt seinen Ursprung in der Substantia Nigra im Mittelhirn und projiziert Botenstoffe u.a. zu den Basalganglien, die eine wichtige Rolle bei der Bewegungssteuerung spielen. Diesem Pfad wird eine wesentliche Rolle bei den hypokinetischen Symptomen von Morbus Parkinson sowie den häufig auftretenden extrapyramidalen Störungen als Nebenwirkung von Neuroepilektika zugeschrieben.
- Das **mesolimbische System** entspringt ebenfalls in der Area tegmentalis ventralis und projiziert u. a. zum limbischen System (Hippocampus, Amygdala, Corpus mamillare, Fornix etc.). Dieser Pfad trägt wesentlich zu den sogenannten „positiven" Symptomen bei schizophrenen Störungen bei. Es gilt als das *„Belohnungssystem"*, bei dessen Funktionsreduktion Patienten lust- und antriebslos werden (Anhedonie, oft bei Parkinsonpatienten), der über den DOPAMINGEHALT des NUCLEUS ACCUMBENS (unter 50%) und des STRIATUMS (über 50%) läuft.
- Das **mesocorticale System** verläuft von der Area tegmentalis ventralis zum Frontallappen. Nach derzeitigem Verständnis hat das Funktionieren dieser Bahn eine Bedeutung für die sogenannten exekutiven Funktionen, sowie die Motivation. Im Zusammenhang mit Psychosen des schizophrenen Formenkreises wird hier eine Unteraktivität gesehen, die man mit den mit diesen Erkrankungen oft einhergehenden kognitiven Störungen in Verbindung bringt.
- Das **tuberoinfundibuläre System**, dessen Neuronen vom Nucleus arcuatus zum Hypophysenvorderlappen ziehen und dort die Freisetzung von Prolaktin hemmen.

Es gibt fünf Dopaminrezeptoren und vier dopaminerge Regelkreise, die über das mesolimbische Belohnungssystem zu Suchtverhalten führen können.

Folgende Rezeptoren sind an nachfolgende Organe gebunden:
D1: Niere, Nucleus Accumbens, Cortex
D2: Nucleus Accumbens, Striatum, Thalamus.
D3: Kleinhirn = Cerebellum
D4: Hippocampus, Frontallappen

					D5: Hippocampus und Amygdala TYROSIN regt im Gehirn die Produktion von Dopamin an. Bindet Dopamin an D_1 oder D_5 wird die nachgeschaltete Zelle depolarisiert (ein exzitatorisches postsynaptisches Potential entsteht). Eine Bindung an die Rezeptoren D_2–D_4 bewirkt eine Hyperpolarisierung der Postsynapse (inhibitorisches postsynaptisches Potential). Die letzteren Rezeptortypen werden zusammengefasst auch als D_2-Gruppe bezeichnet. Es gibt zudem Hinweise darauf, dass Dopaminrezeptoren des Typs D1 und des Typs D2 sogenannte Heterodimere bilden können, was zu einer Aktivierung des Phospholipase-Signalwegs und schließlich einem Anstieg der intrazellulären Ca-Konzentration führt. Quelle: Diethard Stelzl **(rot)** Bewegungssteuerung **(grün)** Reizweiterleitung vom Mittelhirn zum Limbischen System **(lila)** Weiterleitung zur Großhirnrinde (Cortex)
112.	Eicosapen-taensäure (EPA)	$C_{20}H_{30}O_2$			Eicosapentaensäure (EPA) ist eine mehrfach ungesättigte Fettsäure. Sie gehört zur Klasse der Omega-3-Fettsäuren. Ihre Salze und Ester heißen Eicosapentaenoate. Eicosapentaensäure wird für viele Funktionen des Stoffwechsels benötigt. So ist sie der Ausgangsstoff zur Bildung von Docosahexaensäure (DHA) und Eicosanoiden, welche für Körperfunktionen wie das Immunsystem, die Blutgerinnung, die Regulation von Blutdruck und Herzfrequenz u. v. a. benötigt werden. Sie besitzt eine positive Wirkung bei gewissen Herzerkrankungen (Koronare Herzkrankheit). Neuere wissenschaftliche Studien lassen auf die besondere Bedeutung von EPA zur Förderung positiver Emotionen sowie der Stimmungsaufhellung und günstigen Einflussnahme auf Minderung von Ängsten, Depressionen und Symptomen der Schizophrenie schließen.

113.	Entacapon	$C_{14}H_{15}N_3O_5$			Beim Morbus Parkinson kommt es durch einen bisher nicht ganz nachvollziehbaren Untergang von Dopamin-freisetzenden Nervenzellen in der Substantia nigra zu einem Dopaminmangel. Dopamin ist jedoch für das Ausführen von Bewegungsabläufen unabdingbar. Die betroffenen Neurone, die normalerweise aus der Substantia nigra ins Corpus striatum projizieren würden, führen daher zu der typischen Symptomatik eines Patienten, der sich im späteren Stadium des Morbus Parkinson befindet: Rigor (Muskelstarre), Tremor (Zittern) und Akinesie (Bewegungsstörung) zeichnen diese immer weiter fortschreitende Krankheit aus. Um die Progression dieser Erkrankung zu verlangsamen und die Symptomatik zu mildern, wird den Patienten Dopamin, meistens in Form eines Vorläufermoleküls L-Dopa (Levodopa = Prodrug), verabreicht. Da dieses aber unter anderem durch die sogenannte Catecholamin-O-Methyltransferase im Körper nicht nur zu Dopamin, sondern auch durch Methylierung zu unwirksamen Metaboliten enzymatisch umgebaut wird, muss die COMT gehemmt werden, um den Dopamin-Spiegel aufrecht zu erhalten. Entacapon ist ein solcher Inhibitor der COMT. Der Arzneistoff ist zwar nicht ZNS-gängig, verlängert aber peripher die Wirkdauer von Dopamin um bis zu 1-1,5 h/Tag (20-30%). Es kann zusammen mit Levodopa und Carbidopa, dann unter dem Handelsnamen „Stalevo", als Dreifach-Kombinations-Präparat eingenommen werden. Außerdem wird Dopamin schon im synaptischen Spalt von der Monoaminooxidase B abgebaut. Daher müssen auch Inhibitoren dieses Enzyms eingenommen werden, sonst kann es seine Wirkung am Zielort nicht entfalten. Der Arzneistoff Selegilin hemmt die MAO-B irreversibel, sodass Dopamin länger im synaptischen Spalt bestehen bleibt und im ZNS wirken kann, und wird dabei selbst zu Amphetaminen oder Methamphetaminen metabolisiert. Jedoch ist eine gleichzeitige Gabe von Entacapon und MAO-Hemmern kontraindiziert. Somit sollten COMT-Inhibitoren nicht zusammen mit MAO-Inhibitoren in der Parkinson-Therapie eingesetzt werden. Auch die durch L-Dopa vor allem bei jüngeren Erkrankten entstehenden Nebenwirkungen wie Fluktuationen und Dyskinesien können durch COMT-Hemmer minimiert werden. Dies ist durch klinische Studien nachgewiesen. Aufgrund dessen, dass solche Inhibitoren immer in Kombination mit Levodopa eingesetzt werden, kann man nicht genau sagen, ob der zustande gekommene Dopaminüberschuss oder die Hemmer zu folgenden Nebenwirkungen führen: Übelkeit, Erbrechen, Schwindel, Hypotonie, Halluzinationen
114.	Ergolin				**Ergolin** ist eine polycyclische, stickstoffhaltige, organische, chemische Verbindung. Vom Ergolin strukturell abgeleitete Substanzen werden als Ergoline bezeichnet und in der Medizin zur Behandlung der Migräne, der Parkinson-Krankheit sowie von Herz-Kreislauf Erkrankungen eingesetzt.
115.	Erythropoietin (EPO) = Epoetin			H	Kalottenmodell des EPO-Moleküls Erythropoetin [eˌʁytʁoˈpo.e.tiːn] (von altgriechisch ἐρυθρός erythros ‚rot' und ποιεῖν poiein ‚machen'; Synonyme Erythropoietin, Epoetin, EPO oder Epo, historisch auch Hämatopoetin) ist ein Glykoprotein-Hormon. EPO wird durch einen verminderten Sauerstoffgehalt des Blutes ausgelöst und zu 85 bis 90 % in den menschlichen Nieren durch die Endothelzellen der Nierenkapillaren sowie zu 10 bis 15 % durch die Hepatozyten der Leber aufgebaut. Es besteht aus 165 Aminosäuren.

116.	Estragol	$C_{10}H_{12}O$	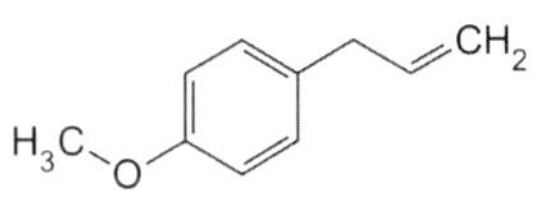		Estragol ist aromatischer Bestandteil ätherischer Öle, die aus Estragon (60–75 % Estragol), Kerbel (60 % Estragol), Basilikum (23–88 % Estragol), Anis, Sternanis, Bay, Fenchel, Piment, Muskatnuss, Pinie und Terpentin gewonnen werden.
117.	Ethylendi-amintetra-essigsäure (EDTA)	$C_{10}H_{16}N_2O_8$	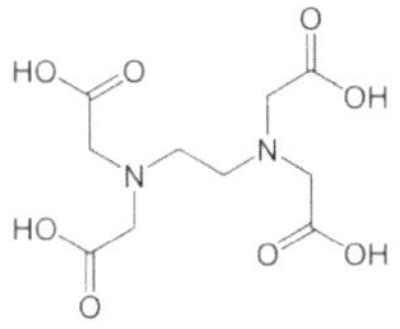		Ethylendiamintetraessigsäure bzw. Ethylendiamintetraacetat, das Tetraanion der Ethylendiamintetraessigsäure, kurz EDTA, ist ein sechszähniger Komplexbildner. Er bildet besonders stabile 1:1-Chelatkomplexe mit Kationen mit einer Ladungszahl von mindestens +2.
118.	Fesoterodin	$C_{26}H_{37}NO_3$	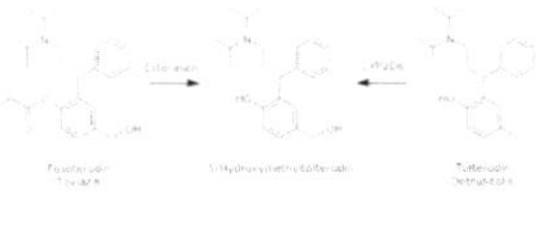		Fesoterodin ist ein Wirkstoff aus der Gruppe der Parasympatholytika zur Behandlung einer hyperaktiven Blase. Es ist ein Prodrug und wird zum selben aktiven Metaboliten hydrolysiert, der auch aus Tolterodin (Detrusitol®) gebildet wird. Die Tabletten werden einmal täglich unabhängig von den Mahlzeiten eingenommen. Zu den möglichen unerwünschten Wirkungen gehören anticholinerge Effekte wie Mundtrockenheit, trockene Schleimhäute, Verstopfung, schneller Puls, Harnverhalt und Müdigkeit. Fesoterodin ist bei Überempfindlichkeit, Harnretention, Magenretention, unbehandeltem Engwinkelglaukom, Myasthenia gravis, schwerer Einschränkung der Leberfunktion, gleichzeitiger Anwendung von starken oder mässigen CYP3A4-Hemmern bei Patienten mit mässiger bis schwerer Einschränkung der Leber- oder Nierenfunktion, schwerer Colitis ulcerosa und bei toxischem Megakolon kontraindiziert. Die vollständigen Vorsichtsmassnahmen finden sich in der Arzneimittel-Fachinformation. Zu den häufigsten möglichen unerwünschten Wirkungen gehören Mundtrockenheit, Harnwegsinfektionen, Dysurie, Schwindel, Schlaflosigkeit, Kopfschmerzen, trockene Augen, trockener Hals, Unterbauchschmerzen, Durchfall, Dyspepsie, Verstopfung und Übelkeit.
119.	Fisetin	$C_{15}H_{10}O_6$	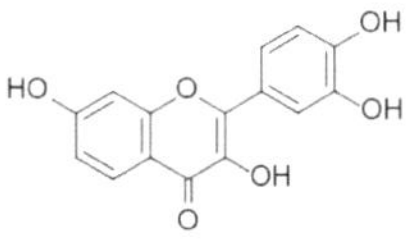		Fisetin ist ein gelber Farbstoff, der als Oxidationsprodukt des Fisetinidins zur Stoffgruppe der Flavonole gehört und somit ein Derivat des Chromens darstellt. Fisetin ist schwach giftig und soll eine mutagene Wirkung besitzen. Es vermindert außerdem die Toxizität von Aflatoxinen. Eine Studie von P. Maher et al. zeigt, dass Fisetin auch das Langzeitgedächtnis fördert.
120.	Fludro-cortison	$C_{21}H_{29}FO_5$	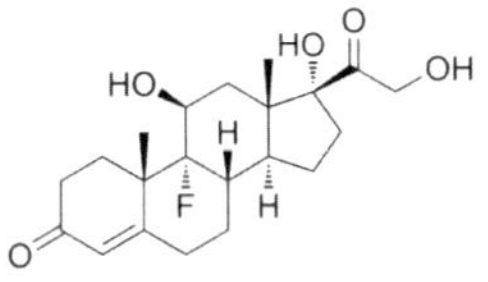		Fludrocortison ist ein synthetisches Aldosteron-Derivat, das in seiner Wirkung vor allem eine mineralokortikoide, aber auch eine geringe glukokortikoide Wirkung aufweist. Es wird zur Behandlung der primären Nebenniereninsuffizienz (Morbus Addison) eingesetzt. Die Effekte von Fludrocortison kommen vor allem durch Bindung an Mineralokortikoidrezeptoren zustande. Damit wird in den Nierentubuli die Rückresorption von Natrium- und Chlorid-Ionen, die Ausscheidung von Kalium-, Wasserstoff- und Ammonium-Ionen und die glomerulären Filtrationsrate gesteigert. Zudem wird die Wasserdurchlässigkeit der distalen Tubuli vermindert. Der Wirkstoff wird nach peroraler Aufnahme rasch resorbiert. Die maximale Plasmakonzentration wird beim Menschen nach vier bis acht Stunden erreicht. Fludrocortison wird in der Leber hydrolysiert und zu 80 % über die Nieren und zu 20 % mit dem Stuhl ausgeschieden. Die Plasmahalbwertszeit beträgt etwa 3,5 Stunden. Die Wirkung hält 12 bis 36 Stunden an.

121.	Fluoxetin	$C_{17}H_{18}F_3NO$ (freie Base) $C_{17}H_{18}F_3NO{\cdot}HCl$ (Hydrochlorid)	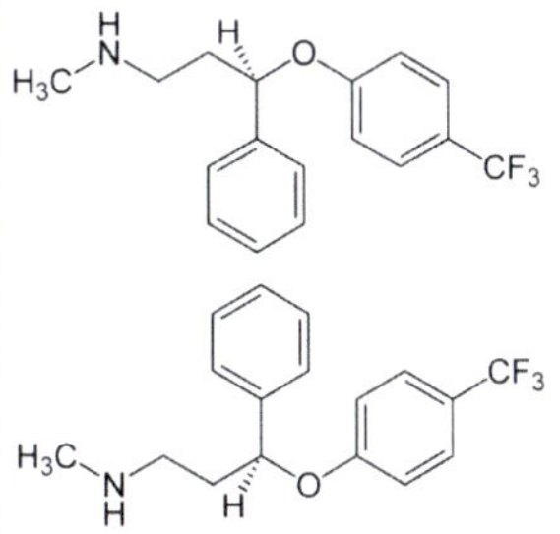		Fluoxetin ist ein gegen Depressionen eingesetzter Arzneistoff (Antidepressivum). Er zählt zur Klasse der Selektiven Serotonin-Wiederaufnahmehemmer (SSRI). 1975 wurde dem Pharmakonzern Eli Lilly ein Patent für Fluoxetin erteilt. Es war nach Zimelidin der zweite Arzneistoff der Antidepressiva-Generation der SSRI und wurde in den USA 1988 unter dem Handelsnamen Prozac (in Deutschland 1990 als „Fluctin") in den Markt eingeführt. Der Wirkstoff ist in Deutschland verschreibungspflichtig. Fluoxetin wird zur Behandlung von Depressionen, Zwangsstörungen und Bulimie – als Ergänzung zu einer Psychotherapie zur Reduktion von Essattacken und selbstinduziertem Erbrechen – eingesetzt. Die Dosis sollte innerhalb von drei bis vier Wochen nach Behandlungsbeginn und danach, wenn es klinisch angezeigt ist, überprüft und, falls erforderlich, angepasst werden. Die Hauptwirkung besteht in der Hemmung der Aufnahme von Serotonin (SERT) aus dem synaptischen Spalt, wodurch die Serotoninwirkung verlängert wird. Darüber hinaus hat Fluoxetin direkte Wirkungen auf den Serotonin-Rezeptoren 5-HT2C des Zentralnervensystems. In hohen Dosen kann Fluoxetin auch die Wiederaufnahme von Noradrenalin hemmen. Fluoxetin darf nicht gemeinsam mit gewissen Arzneimitteln gegen Depression oder die Parkinsonsche Krankheit (sogenannte MAO-Hemmer) genommen werden, weil sonst sehr schwere (oder sogar tödliche) Nebenwirkungen auftreten können. Patienten dürfen Fluoxetin frühestens 14 Tage nach Beendigung einer Behandlung mit einem irreversiblen MAO-Hemmer resp. einen Tag nach Beendigung einer Behandlung mit einem reversiblen MAO-Hemmer einnehmen. Auch müssen Patienten nach dem Absetzen von Fluoxetin mindestens fünf Wochen warten, bevor sie einen MAO-Hemmer einnehmen. Die Umstellung von Fluoxetin auf einen MAO-Hemmer und umgekehrt darf nur unter sorgfältiger ärztlicher Kontrolle erfolgen.
122.	Fluvoxamin	$C_{15}H_{21}F_3N_2O_2$	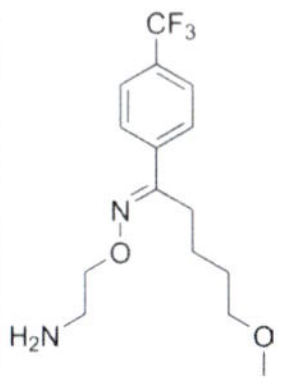		Fluvoxamin ist in Deutschland zur Behandlung von Depressionen und Zwangsstörungen zugelassen. Off-Label wird es auch bei Generalisierter Angststörung, Sozialer Phobie, Posttraumatischer Belastungsstörung, Panikstörung oder dem Reizdarmsyndrom eingesetzt. Fluvoxamin darf nicht zur Kombinationstherapie mit einem MAO-Hemmer benutzt werden. Bei einem Wechsel von einem MAO-Hemmer auf Fluvoxamin muss für irreversible MAO-Hemmer 2 Wochen gewartet werden.
123.	Follikelstimulierendes Hormon (FSH) = Follitropin		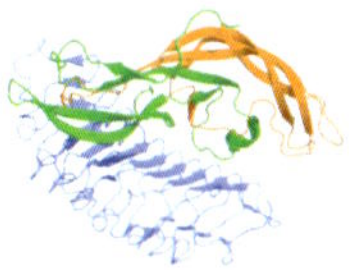	H	Das follikelstimulierende Hormon (FSH), auch Follitropin genannt, ist ein Glykoprotein und Sexualhormon (Gonadotropin), das bei beiden Geschlechtern im Vorderlappen der Hirnanhangsdrüse, der Adenohypophyse, gebildet wird. Es führt bei der Frau zum Eizellenwachstum im Eierstock (Follikelwachstum) und der Eizellenreifung (Follikelreifung) und regt beim Mann die Spermienbildung (Spermatogenese) an.
124.	Follistatin (FST)			H	Es stärkt die Aktivierung des FOLLIKELSTIMULIERENDEN HORMONS (FSH) und die Regulation des LUTEINISIERENDEN HORMONS (LH). Follistatin wird in den gonadotrophen Zellen der Hypophyse und der Ovarien sowie in den Nieren gebildet.
125.	Forskolin	$C_{22}H_{34}O_7$			Forskolin auch als Colforsin (INN), Coleonol bezeichnet, ist eine in dem Harfenstrauch Plectranthus barbatus vorkommende chemische Verbindung, die zur Gruppe der Diterpene gehört. Als Folge der Enzymaktivierung wird in der Zelle die Umwandlung von Adenosintriphosphat (ATP) zum Signalstoff cyclisches Adenosinmonophosphat (cAMP) katalysiert. Auf diese Weise greift Forskolin zentral in die Signaltransduktionswege vieler G-Protein-gekoppelter Rezeptoren ein. Daher hat eine Erhöhung des cAMP-Spiegels in der Zelle durch Forskolin zahlreiche biologische Reaktionen zur Folge.

126.	Fucoxanthin	$C_{42}H_{58}O_6$	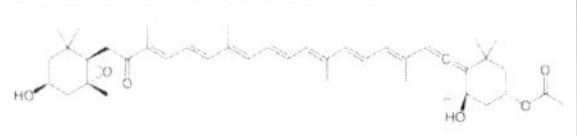		Fucoxanthin gehört zur Gruppe der Xanthophylle und ist zusätzlich zum Chlorophyll als Farbstoff in den Chloroplasten der Braunalgen vorhanden, was ihnen erlaubt, effizienter Photosynthese zu betreiben, da Fucoxanthin vor allem den grünlichen Teil des Lichtspektrums absorbiert (mit einem Maximum bei ungefähr 510–525 nm), den Chlorophyll ungenutzt reflektiert. Fucoxanthin findet sich ebenfalls in Meeresschwämmen, Schnecken und Vogelfedern.
127.	Gabapentin	$C_9H_{17}NO_2$	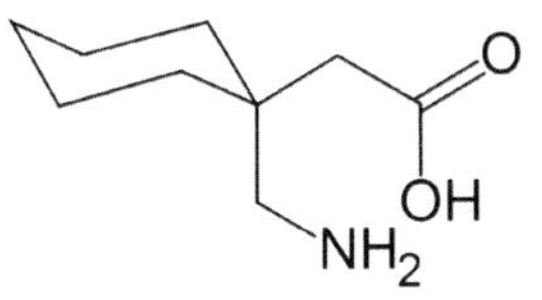		Gabapentin ist ein Arzneistoff aus der Gruppe der Antikonvulsiva, der zur Behandlung der Epilepsie und neuropathischer Schmerzen eingesetzt wird. Der Arzneistoff wurde 1976 von Gödecke und Warner-Lambert patentiert. Gabapentin ist zur Monotherapie von einfachen und komplexen partiellen Anfällen mit und ohne sekundäre Generalisierung und zur Zusatztherapie von partiellen Anfällen mit und ohne sekundäre Generalisierung zugelassen. Eine weitere Indikation ist die Behandlung neuropathischer Schmerzen. Neuropathische Schmerzen entstehen z. B. bei einem Teil der Patienten mit einer Gürtelrose nach Abklingen der Hautveränderungen, der Post-Zoster-Neuralgie. Ein anderes häufiges Anwendungsgebiet ist die diabetische Polyneuropathie sowie die Behandlung von Phantomschmerzen. Auch postoperative Schmerzen können durch Gabapentin gemildert werden. Die Substanz kann auch bei refraktärem Husten wirken, wenn die Ursache keine anderen Maßnahmen erfordert. Die häufigsten Nebenwirkungen während der Anwendung von Gabapentin sind ausgeprägte Mundtrockenheit, Müdigkeit, Schwindel, Kopfschmerzen, Übelkeit, Erbrechen, Gewichtszunahme, Nervosität, Schlaflosigkeit, Ataxie, Augenzittern, Parästhesien, gesteigerter Appetit, aber auch Appetitlosigkeit und Anorexie. Zudem können Mittelohrentzündung, Virus- und Atemwegsinfektionen, akute Pankreatitis, Leuko- und Thrombozytopenie, aber auch psychische Auffälligkeiten wie Angst, Depressionen, Halluzinationen, Denkstörungen, Feindseligkeit, Amnesie und Verwirrtheit auftreten.
128.	Galanin			P	Galanin ist ein Neuropeptid, das im Zentralnervensystem und im peripheren Nervensystem vorkommt. Das Galanin des Menschen besteht aus 30 Aminosäuren.
129.	Galantamin	$C_{17}H_{21}NO_3$	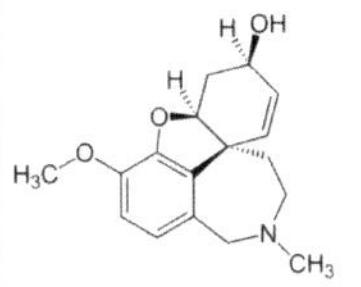		Das Alkaloid wird heute vorwiegend als Antidementivum zur Behandlung von Demenzen, insbesondere Alzheimer (hierbei entsteht ein Mangel an Acetylcholin, kurz ACh, einem Neurotransmitter) eingesetzt. Galantamin führt durch einen zweifachen Wirkmechanismus (Modulation von nikotinergen Acetylcholin-Rezeptoren und Hemmung der Acetylcholinesterase) zu einer Erhöhung der Acetylcholinkonzentration im synaptischen Spalt.
130.	GAMMA-AMINO-BUTTERSÄURE-ACETAT (GABA)			NT	Als wichtigstes „Breitband-Glückshormon“ und hemmender Neurotransmitter des Gehirns ist GABA ein bedeutender Gegenspieler von Stress-Substanzen wie GLUTAMAT, CORTISOL und ADRENALIN. GABA wirkt anxiolytisch, analgetisch, relaxierend, antikonvulsiv und blutdruckstabilisierend. Außerdem besitzt GABA eine noch über Serotonin und Melatonin hinausreichende schlaffördernde Wirkung. Sehr niedrige GABA-Konzentrationen werden bei gravierenden Störungen des Neurotransmitter-Netzwerks, Bluthochdruck, chronischen Schmerzen, irritablem Kolon, prämenstruellem Syndrom, Depressionen, Angstauflösung, Epilepsie oder Schizophrenie gefunden.
131.	Gamma-Linolensäure (GLA)	$C_{18}H_{30}O_2$	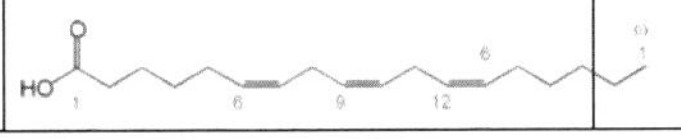		Gamma-Linolensäure, in der Literatur oft kurz GLA genannt, ist eine dreifach ungesättigte Omega-6-Fettsäure. Sie wird in jedem tierischen und menschlichen Organismus aus der essentiellen Omega-6-Fettsäure synthetisiert oder direkt über die Nahrung aufgenommen.

132.	Gastrin = Polypeptid 101 (PP101) = Gastrisches Inhibitorisches polypeptid (GIP)			PH	Gastrin oder Polypeptid 101 (PP 101) ist ein Peptidhormon des Magen-Darm-Traktes und übt – neben anderen Wirkungen wie z. B. der Erhöhung des Kardiasphinktertonus – den stärksten Reiz für die Produktion von Magensäure aus.
133.	Gastrin Releasing Peptide (GRP)			H	Als Hormon wird es in der Lunge und im Gehirn gebildet und wirkt auf die Langerhansschen Inselzellen A und B.
134.	Glukoseabhängiges Insulinotropes Peptid (GIP)			H	Ist ein Hormon des Magen-Darm-Traktes. Es wird dort in den endokrinen Zellen gebildet und wirkt auf die Langerhansschen Inselzellen A und B, die Glucagon und Insulin bilden.
135.	Gc Makrophagen-Aktivierender Faktor (GcMAF)				GcMAF ist ein menschliches Protein, das der Körper selbst herstellt. Aber einigen Menschen fehlt diese Eigenschaft, oder das Protein kann nicht in der erforderlichen Menge produziert werden. Neue mikroskopische Aufnahmen, die von *First Immune* veröffentlicht wurden, zeigen diese besondere Substanz GcMAF (diese Abkürzung steht für »Gc Makrophagen aktivierender Faktor«) sozusagen »bei der Arbeit«. In einer gesunden Person konnten bisher elf Vorgänge nachgewiesen werden, für die GcMAF verantwortlich ist. Zwei beziehen sich auf Zellen, drei wirkten sich hervorragend auf das Gehirn aus und sechs wirken gegen Krebs. Bei allen diesen Vorgängen war GcMAF sozusagen als ›Chef‹ des Immunsystems tätig. Die energetisierende Wirkung von GcMAF besteht darin, die Makrophagen zu aktivieren, damit diese Brustkrebszellen angreifen und vernichten können.
136.	Gestagene			H	Gestagene sind Steroide, die als Grundgerüst **Pregnan** besitzen. Die wichtigsten Vertreter sind Pregnandiol, Progesteron und Pregnenolon. Um die natürlichen Gestagene von den synthetischen Hormonen zu unterscheiden, werden letztere auch als *„Progestine“* oder *„Progestagene“* bezeichnet. Neben den ÖSTROGENEN (ESTROGENEN) sind die GESTAGENE die zweitwichtigste Gruppe weiblicher Sexualhormone. Die dabei bedeutsamsten sind PREGNANDIOL, PROGESTERON und PREGNENOLON
137.	GHRELIN			H	Ghrelin (Akronym, engl. *Growth Hormone Release Inducing* „Wachstumshormonfreisetzung einleitend“) ist ein appetitanregendes Hormon, welches in der Magenschleimhaut und der Bauchspeicheldrüse produziert wird. Neben der Appetitanregung hat das Hormon eine Reihe anderer Wirkungen. In den Epithelzellen der Magenschleimhaut hergestellt, ist es ein appetitanregendes Hormon und eine Ursache für Fettleibigkeit = Adipositas, die bei Schlafmangel zunimmt. Es stimuliert die Ausschüttung von Neuropeptid Y und dem Agouti-ähnlichen Peptid (AgRP) mit ähnlichen Wirkungen und fördert die Alkoholabhängigkeit. Es regt die Freisetzung von Wachstumshormonen an.

138.	Gitaloxin	$C_{41}H_{64}O_{14}$			Gitaloxin ist ein Reinglykosid, welches bei Fällen von Herzinsuffizienz mit Flimmertachyarrhythmie wirkt. Es dient der Herz-Lungen-Wiederbelebung.
139.	GLUCAGON			PH	Glucagon (auch *Glukagon*) ist ein Peptidhormon, dessen Hauptaufgabe die Erhöhung des Blutzuckerspiegels ist. Es wird aus Präglucagon und Präproglucagon in den Langerhans-Inseln der Bauchspeicheldrüse (α-Inselzellen) gebildet. Bei Blutzuckerabfall, aber auch nach einer proteinreichen Mahlzeit wird Glucagon von der Bauchspeicheldrüse in die Blutbahn abgegeben und dort frei transportiert.
140.	Glukoseabhängiges Insulinotropes Peptid (GIP)				Das Glukoseabhängige insulinotrope Peptid (GIP), früher mit dem gleichen Akronym als Gastroinhibitorisches Peptid oder Gastrointestinales inhibitorisches Peptid bezeichnet, besteht aus 42 Aminosäuren und ist ein in den K-Zellen des Zwölffingerdarms (Duodenum) gebildetes Peptidhormon. Früher wurden die Neutralisierung der Magensäure (vgl. pH-Wert) und die Verlangsamung der Magenentleerung als Hauptwirkung angesehen. Diese Effekte werden aber erst bei unphysiologisch hohen GIP-Konzentrationen beobachtet, üblicherweise werden sie jedoch durch ein anderes Hormon, nämlich Sekretin gesteuert. Heute ist als Hauptwirkung eine Stimulation der Insulinausschüttung in den B-Zellen der Bauchspeicheldrüse (Pankreas) nach Nahrungsaufnahme nachgewiesen. Eine Hemmung der GIP-Wirkung vermindert die Entwicklung von Fettsucht und Insulinresistenz bei einer fettreichen Diät. Es wird vermutet, dass GIP bei nachlassender Insulinwirkung eine entscheidende Rolle für den Wechsel von Fettoxidation zu Fettspeicherung spielt. So könnte es für die Sekundärprävention der Insulinresistenz eine wichtige Rolle spielen.

141.	GLUTAMAT			NT	Glutamat ist als Neurotransmitter im Gehirn in enger Beziehung zu DOPAMIN vorhanden. Letzteres wirkt mehr auf Nervenzellen, Glutamat • stärkt das Stützgewebe der Neuronen im Bereich der Gliazellen und der Verknüpfung der neuronalen Netze • führt zu einer Erhöhung der motorischen Funktionen (Morbus Parkinson) und des Stoffwechsels • fördert das Lernverhalten bei Stresssituationen • bewirkt eine Aktivierung der Sinneswahrnehmungen
142.	Glutamin (GLN)	$C_5H_{10}N_2O_3$	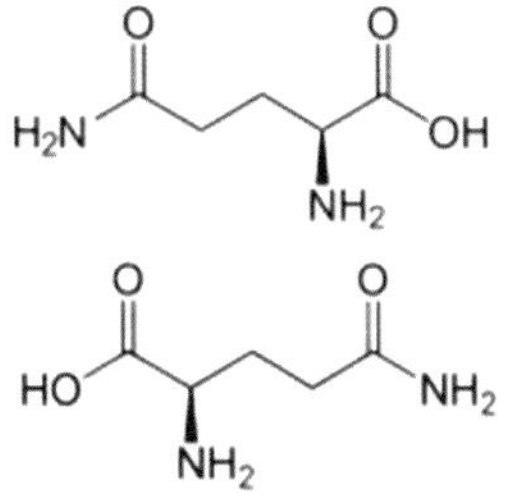	P	L-Glutamin, abgekürzt Gln oder Q, ist eine proteinogene, für den Menschen nicht essentielle, α-Aminosäure und stellt das γ-Mono-Amid der L-Glutaminsäure dar. Im Stoffwechsel ist L-Glutamin ein universeller Aminogruppen-Donor. Im Blutplasma kommt Glutamin mit einem Mengenanteil von 20 % als Hauptbestandteil der freien Aminosäuren vor. Bei hyperkatabolen und hypermetabolen Krankheitszuständen, wie z. B. nach Operationen, schweren Verletzungen, Verbrennungen und Infektionen ist stets eine ausgeprägte Glutaminverarmung zu beobachten.
143.	Glutamin-säure (Glu)	$C_5H_9NO_4$	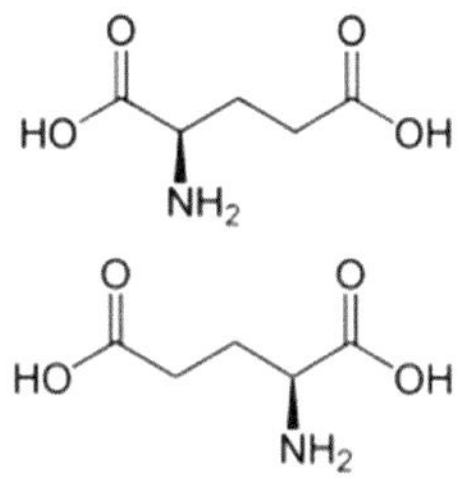	NT P	Glutaminsäure, abgekürzt Glu oder E, (auch α-Aminoglutarsäure, 2-Aminoglutarsäure) ist eine proteinogene, für den Menschen nicht essentielle, α-Aminosäure und kann in Form von zwei Spiegelbildisomeren (Enantiomere) vorliegen. Es stellt einen der wichtigsten anregenden Neurotransmitter im Zentralnervensystem (ZNS) dar. Es bindet das Zellgift Ammoniak, fördert den Muskelaufbau und wirkt positiv auf das Immunsystem.
144.	GLUTATHION (GSH)	$C_{10}H_{17}N_3O_6S$	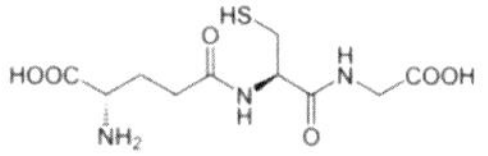	P	Glutathion (GSH), auch γ-L-Glutamyl-L-Cysteinylglycin genannt, ist ein Tripeptid, das aus den drei Aminosäuren Glutaminsäure, Cystein und Glycin gebildet wird. Es ist in fast allen Zellen in hoher Konzentration enthalten und gehört zu den wichtigsten als Antioxidans wirkenden Stoffen im Körper. Es wirkt als starkes natürliches Antibiotikum entgiftend auf Leber und Nieren sowie schleimlösend auf die Bronchien à ACC. Es fördert die Zellentgiftung. Die Produktion von GLUTATHION wird erhöht durch die in Kurkuma vorhandenen Botenstoffe CURCUMIN. GRÜNTEEEXTRAKT, RESERVATROL, SULFORPHAN (in Brokkoli enthalten) sowie die Omega-3-Fettsäure DHA. BEI GLUTATHION HANDELT ES SICH WOHL UM DAS WICHTIGSTE ANTIOXIDATIONSMITTEL DES GEHIRNS IM MENSCHLICHEN KÖRPER. Es schützt vor allem bei AMYROTROPHER LATERALSKLEROSE (ALS), MORBUS ALZHEIMER, MORBUS PARKINSON, FIBROMYALGIE etc. und spielt eine wichtige Rolle bei der Zellentgiftung, der Abwehr von Freien Radikalen und der Reduzierung von Stress. GLUTATHION regeneriert auch weitere Antioxidantien wie VITAMIN C und E bzw. ALPHA-TOCOPHEROL. Es ist quasi für die Entstehung des Lebens zuständig. • Abbau von Giftstoffen aller Art und Schwermetallen • Reduktion krebserregender Substanzen

					• Verbesserung der Immunabwehr • Schutz und Aufbau der Mitochondrien und der Oxidation • Überwindung der Blut-Hirn-Schranke • Regeneration wichtiger Vitamine wie C und E. Im Gehirn können Astrozyten oder Sternzellen Glutathion selbst herstellen, doch es besteht als Tripeptid nur aus CYSTEIN, GLUTAMINSÄURE und GLYCIN. Besonders wichtig sind dabei das N-ACETYLCYSTEIN sowie das Antioxidans ALPHA-LIPONSÄURE. Größtenteils wird GLUTATHION in der Leber produziert und dort auch wieder abgebaut, was zur Leberentgiftung maßgeblich beiträgt. Diesem Ziel dient auch eine regelmäßige, manuelle Lymphdrainage.
145.	Glutathion-S-Transferase (GST)				Glutathion-S-Transferasen (GSTs, auch Glutathiontransferasen) sind Enzyme, die die Bindung von Glutathion an Xenobiotika (organismusfremde organische Verbindungen) katalysieren. Glutathiontransferasen kommt damit eine zentrale Rolle bei der Entgiftung organischer Stoffe zu.
146.	Glycin (Gly)	$C_2H_5NO_2$	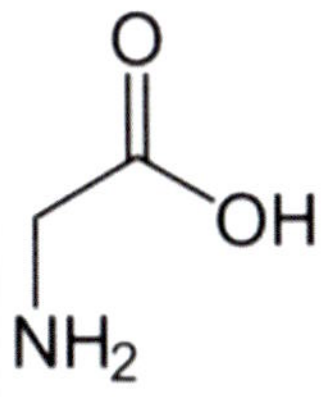	P	Glycin ist nicht essentiell, kann also vom menschlichen Organismus selbst hergestellt werden, ist aber ein wichtiger Bestandteil nahezu aller Proteine und Knotenpunkte im Stoffwechsel. Glycin wirkt im Zentralnervensystem über den Glycinrezeptor als inhibitorischer Neurotransmitter, also als hemmender Signalstoff.
147.	Glykoproteine				Glykoproteine sind Makromoleküle, die aus einem Protein und einer oder mehreren kovalent gebundenen Kohlenhydratgruppen (Zuckergruppen) bestehen. Die Kohlenhydratgruppen werden gewöhnlich als posttranslationale Modifikation an Asparagin-, Serin-, Threonin- oder Hydroxylysin-Resten kovalent gebunden. Dieser Vorgang heißt Glykosylierung. Im Organismus können Glykoproteine zahlreiche Funktionen erfüllen. Sie dienen als strukturelle Bestandteile (Strukturproteine) von Zellmembranen, als Gleitmittel (z. B. als Bestandteil von Schleim) und zur Zellinteraktion (Membranproteine). Außerdem gehören manche Hormone (z. B. Thyreotropin, hCG) und Bestandteile des Immunsystems (Immunglobuline, Interferone) zu den Glykoproteinen. Kleine Glykoproteine werden auch als Glykopeptide bezeichnet.
148.	Gonadoliberin (GnRH)		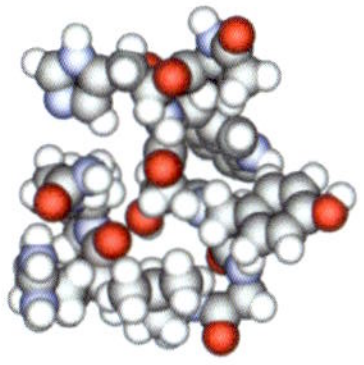	H	Gonadoliberin ist ein im Hypothalamus gebildetes Hormon aus 10 Aminosäuren, welches bei Säugetieren und anderen Wirbeltieren die Synthese und Sekretion der Substanzen des Hypophysenvorderlappens stimuliert. Das Hormon regt die Hirnanhangsdrüse an, die Hormone FSH und LH auszuschütten, die die Funktion der Eierstöcke und der Hoden regulieren. Es wirkt im Hypophysenvorderlappen über Bindung an einen G-Protein-gekoppelten Rezeptor (gonadotropin-releasing hormone receptor).
149.	Gonadotropin inhibierendes Hormon (GnIH)			H, P	Auch als NEUROPEPTID UF bezeichnet, wird es in dorsomedialen Neuronen und in den Gonaden aufgebaut und wirkt als Neurotransmitter (NTR), vor allem auf GnRH-Nervenzellen.

150.	Gonado-tropine			H, P, NT	Die Gonadotropine Follikelstimulierendes Hormon (FSH) und Luteinisierendes Hormon (LH) werden in der Pars distalis des Hypophysenvorderlappens gebildet und von dort in die Blutbahn abgegeben. Die Sekretion wird dabei stoßweise durch Bindung des hypothalamischen Hormons Gonadoliberin (GnRH) stimuliert. Das humane Choriongonadotropin (hCG) wird während der Schwangerschaft in der Plazenta synthetisiert.
151.	G-Stro-phanthin	$C_{29}H_{44}O_{12}$	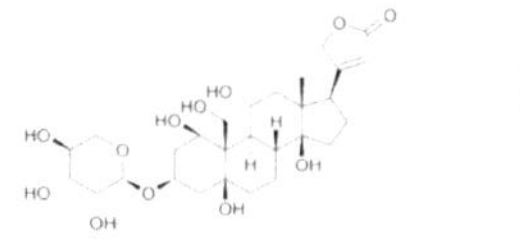		Strophanthin – auch Ouabain genannt, ist ein Cardenolid-Glykosid, welches früher zur Behandlung von Herzkrankheiten eingesetzt wurde. Strophanthin wirkt auf Rezeptoren am Enzym Na+/K+-ATPase (Natrium-Kalium-Pumpe) und kann in höheren Dosen tödlich wirken. In Teilen Afrikas wurde es deshalb als Pfeilgift eingesetzt.
152.	Guanfacin	$C_9H_9C1_2N_3O$	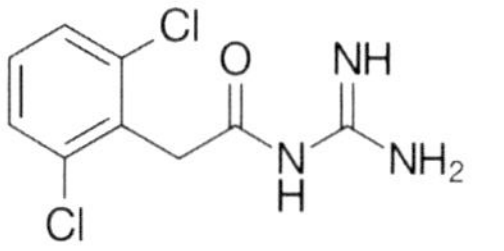		Guanfacin ist ein Arzneistoff aus der Gruppe der Antisympathotonika. Es senkt in niedrigen Dosen anhaltend den Blutdruck. Außer in der Behandlung des Bluthochdrucks wird Guanfacin auch in der Behandlung der Aufmerksamkeitsdefizit-/Hyperaktivitätsstörung (ADHS) eingesetzt. Es ist oral wirksam. Bei ADHS zeigt es eine größere Effektstärke als Atomoxetin, aber eine kleinere als Stimulanzien.
153.	Harmin	$C_{13}H_{12}N_2O$	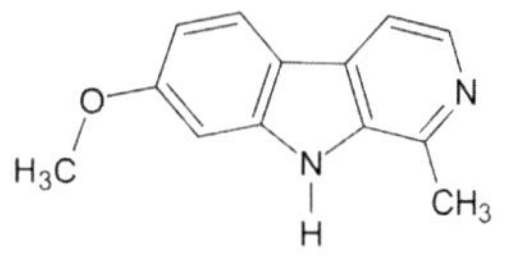		Harmin ist ein Alkaloid aus der Gruppe der Harman-Alkaloide und damit auch der β-Carboline. Im menschlichen Körper wirkt es als reversibler MAO-Hemmer (Monoaminooxidase-Hemmer) stimulierend auf das zentrale Nervensystem. Hierbei wird das Enzym MAO-A blockiert, nicht jedoch ähnlich wirkende MAO-B. Als MAO-Hemmer verhindert Harmin den Abbau von Monoaminen durch das Enzym Monoaminooxidase. Damit verzögert es u. a. die Metabolisierung der Neurotransmitter Serotonin und Dopamin, des Hormons Melatonin sowie verschiedener psychedelischer Halluzinogene auf Tryptaminbasis wie DMT, Psilocybin/Psilocin und das Phenylethylamin Meskalin. Harmin wird derzeit nicht als Antidepressivum eingesetzt, da andere MAO-Hemmer mit geringeren Nebenwirkungen bekannt sind. In Dosierungen ab 150 mg kann Harmin zu Erbrechen, Durchfällen und Zittern führen.
154.	Heparin		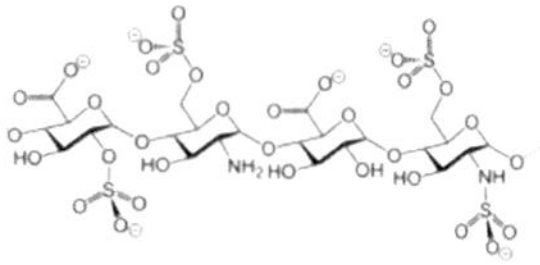	P	In Mastzellen gebildet, wirkt es entzündungshemmend. Je nach Kettenlänge werden niedermolekulare Heparine (NMH) und unfraktionierte Heparine (UFH) unterschieden. Beide mindern Thrombosen, Blutergüsse und Embolien. Heparine (altgr. ἧπαρ Hepar ‚Leber') sind körpereigene Vielfachzucker (Polysaccharide), die hemmend auf die Gerinnungskaskade wirken und daher auch therapeutisch zur Blutgerinnungshemmung verwendet werden. Die gerinnungshemmende Wirkung beruht darauf, dass im Blut Antithrombin III zirkuliert, ein Proteasinhibitor, der aktivierte Gerinnungsfaktoren wie Thrombin und Faktor Xa hemmt. Heparin bindet an Antithrombin III, wodurch die Bindung an die Gerinnungsfaktoren etwa tausendfach schneller abläuft. Heparin wird angewandt zur Prophylaxe und Therapie von Thrombosen. Seine Dosis wird nicht in Gramm angegeben, sondern in Internationalen Einheiten (IE): Eine Einheit verhindert die Gerinnung von 1 ml citrathaltigem Plasma nach Zugabe von CaCl2 bei 37 °C über eine Stunde. Heparin kann auch eingesetzt werden, um das Gerinnen von Blutproben zu vermeiden.
155.	HISTAMIN	$C_5H_9N_3$	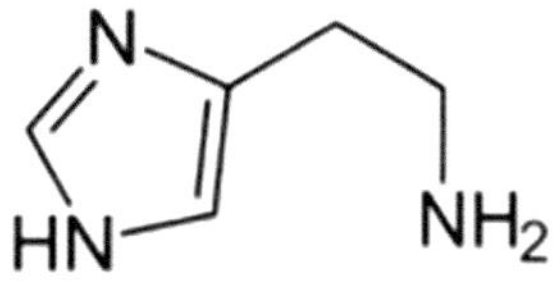	H NT	Histamin (altgr. ιστός histos ‚Gewebe') – in der Nomenklatur: 2-(4-Imidazolyl)-ethylamin – ist ein Naturstoff, der im menschlichen oder tierischen Organismus als Gewebshormon und Neurotransmitter vorkommt. Es wirkt bei Morbus Menière = Drehschwindel, Blutdruckschwankungen, Verbrennungen, Asthma, Leukämie und Erbrechen. Es spielt eine große Rolle bei Allergien, Asthma und der Immunsystemaktivierung. Es wirkt entzündungshemmend, vor allem im Magen-Darm-Trakt, bei der Magensäureproduktion sowie bei der Steuerung des Schlaf-Wach-Rhythmus im Zentralnervensystem und der Appetitkontrolle. Es führt zu Juckreiz, Schmerzen und Kontraktion der Bronchien. Es setzt ADRENALIN in den Nebennieren frei, wirkt antidepressiv und appetitzügelnd.

156.	HISTAMIN-N-Methyl-transferase (HNMT)				Es gibt zwei Abbauwege für Histamin. Der eine führt über die Diaminoxidase (DAO) im Darm, ein anderer über die Histamin-N-Methyltransferase (HNMT) direkt in der Zelle. Eine Histamin-Intoleranz wird meist als eine Aktivitätsminderung der Diaminoxidase (DAO) diagnostiziert. Dabei wird oft vergessen, dass auch eine Beeinträchtigung der Histamin-N-Methyltransferase (HNMT) zu einer Histaminintoleranz führen kann.
157.	Homocystein				Homocystein ist eine natürlich im Körper vorkommende Aminosäure und spielt im menschlichen Organismus eine wichtige Rolle bei der Neubildung von Proteinen (Eiweiß), Nukleinsäuren und Kreatinin. Für diese Funktionen sind zusätzlich Folsäure, Vitamin B6 und Vitamin B12 notwendig.
158.	Humanes Choriongonadotropin (hCG)				hCG (humanes Choriongonadotropin) ist ein Hormon, das während der Schwangerschaft produziert wird. Es wird in den Zellen der Plazenta gebildet. Das hCG-Hormon sendet über das Blut Signale an die Eierstöcke und die Hirnanhangsdrüse (Hypophyse, Hormondrüse), dass die Frau schwanger ist. Dies bewirkt, dass kein Eisprung mehr erfolgt, die Gebärmutterschleimhaut erhalten bleibt und wächst, und somit keine Menstruation eintritt. Humanes Choriongonadotropin wird aber auch von einigen Tumoren der Keimdrüsen oder der Plazenta – wie Nichtseminomen, Seminomen, Chorionkarzinomen und dem Ovarialkarzinom produziert. Seltener finden sich erhöhte hCG-Werte bei Tumoren der Mamma, der Leber, des Dünndarms, Kolons und der Nieren sowie beim Bronchialkarzinom. Wegen der geringen Spezifität ist der Wert nicht zur Diagnostik einer Tumorerkrankung geeignet. Er kann wie fast jeder Tumormarker bei bekannter Erkrankung nur zur Verlaufsbeurteilung verwendet werden. Daneben kann eine erhöhte hCG-Konzentration ein Hinweis auf eine Mehrlingsschwangerschaft, eine Blasenmole oder auch auf eine fetale Trisomie 21 (Down-Syndrom) sein.
159.	Huntingtin (HD) oder Huntington-Protein				HUNTINGTIN (HTT) oder (HD)-Protein, benannt nach dem New Yorker Arzt DR. GEORGE HUNTINGTON, ist das „interesting transcript" (IT / 15 Gen), auch als HUNTINGTON-PROTEIN bezeichnet. Es besitzt eine komplizierte Struktur polymorphischer Gene. Das übliche HUNTINGTIN besteht aus 3144 Aminosäuren was großen Einfluss auf den Zustand der Nervenzellen hat. Das 5'-Ende des HD-Gens besitzt eine Sequenz von drei DNS-Basen: Cytosin, Adenin und Guanin (CAG), wobei die Aminosäure GLUTAMIN oftmals wiederholt wird. Betroffene leiden an der fortschreitenden Zerstörung eines Bereichs des Gehirns, der für Muskelsteuerung und grundlegende mentale Funktionen wichtig ist, des Striatums. Dort werden Gehirnzellen durch ein fehlerhaftes Eiweiß zerstört, das infolge eines Defekts des sogenannten Huntington-Gens gebildet wird. Chorea Huntington ist eine autosomal-dominant vererbte, neurodegenerative Erkrankung, die meist um das 40. Lebensjahr zu ersten Krankheitssymptomen – Bewegungsstörungen und psychischen Symptomen – führt.

160.	3-Hydroxy-butansäure	$C_4H_8O_3$	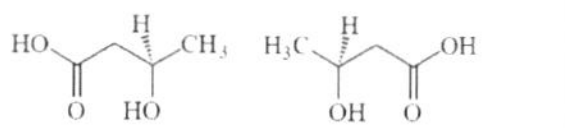		Die 3-Hydroxybutansäure, veraltet auch als 3-Hydroxybuttersäure bezeichnet, ist eine chemische Verbindung aus der Gruppe der Hydroxycarbonsäuren. Sie entsteht in der Leber aus Acetessigsäure mit Hilfe des Enzyms D-β-Hydroxybutyrat-Dehydrogenase und wird über den Harn ausgeschieden, wobei der Anteil dort bei Ketose (Acetonurie) erhöht ist.
161.	Hypericin	$C_{30}H_{16}O_8$	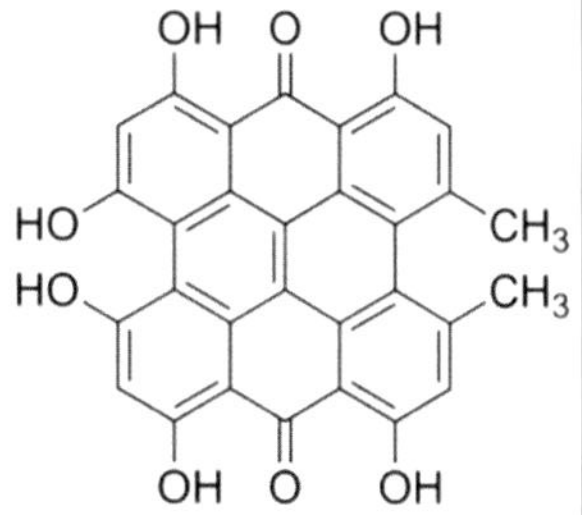	P	Das große chromophorartige System des Moleküls bedeutet, dass es im Körper eine phototoxische Reaktion hervorrufen kann, wenn der Stoff in Übermengen oder mit anderen Photosensibilisatoren (Synergetischer Effekt) eingenommen wird, da Hypericin die Fotoempfindlichkeit des Körpers erhöht. Nach äußerlicher Anwendung von Hypericin (Bäder/Fußbäder mit Johanniskraut) kann bei Sonnenexposition ein Ödem auftreten.
162.	Hyperosid		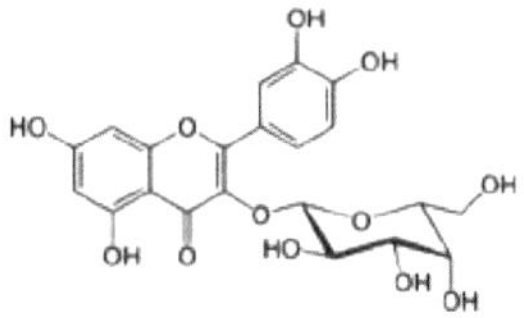		HYPEROSID ist das 3-0-Galaktosid des QUERCETINS. Es wirkt antibakteriell und antioxidativ.
163.	Ibogain	$C_{20}H_{26}NO_2$	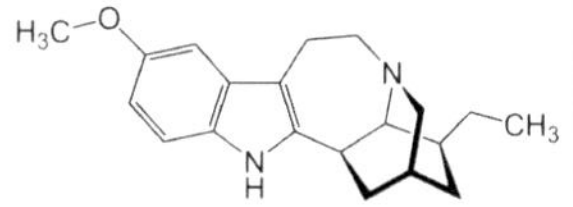		Ibogain ist ein Indolalkaloid mit im weiteren Sinne halluzinogener Wirkung. Es kommt in verschiedenen Hundsgiftgewächsen vor, vor allem in Tabernanthe iboga. Ibogain soll einen relativ schnellen und schmerzfreien Entzug von Opiaten ermöglichen. Neuere Untersuchungen deuten auf eine Erhöhung des Nervenwachstumfaktors GDNF (Glial Cell Line-Derived Neurotrophic Factor) im Gehirn hin. Im Tierversuch konnte nachgewiesen werden, dass an Alkohol gewöhnte Ratten bei erhöhtem GDNF-Pegel im Gehirn weniger Ethanol konsumierten und auch nach einer zweiwöchigen Abstinenzphase eine geringere Rückfallquote aufwiesen als eine unbehandelte Kontrollgruppe.
164.	Ibuprofen	$C_{13}H_{18}O_2$	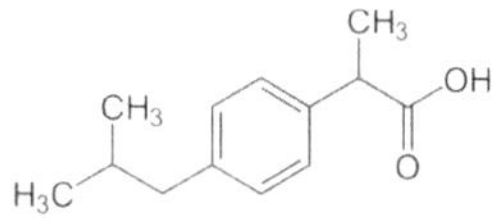		Ibuprofen ist ein Arzneistoff aus der Gruppe der nichtsteroidalen Antirheumatika (NSAR), der zur Behandlung von Schmerzen, Entzündungen und Fieber eingesetzt wird. Chemisch gehört es in die Gruppe der Arylpropionsäuren. Der Name ist – mit einer Umstellung – von der Struktur abgeleitet: 2-(4-Isobutylphenyl) propionsäure. Ibuprofen hemmt nichtselektiv die Cyclooxygenasen I und II (COX-1 und COX-2), die im Organismus für die Bildung von entzündungsvermittelnden Prostaglandinen verantwortlich sind. Daraus resultieren die Wirkungen von Ibuprofen: Es wirkt schmerzstillend (analgetisch), entzündungshemmend (antiphlogistisch) und fiebersenkend (antipyretisch) sowie hemmend auf die Schleimproduktion im Magen mit der Folge vermehrter Magenschleimhautschäden.
165.	Indigo	$C_{16}H_{10}N_2O_2$	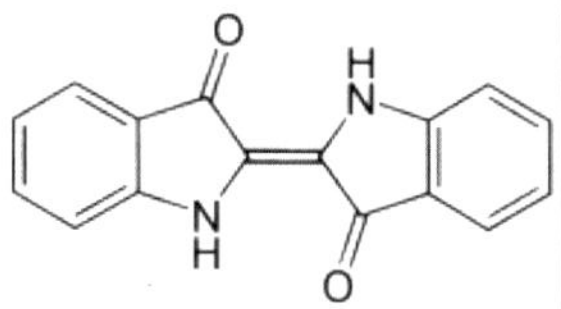	P	Indigo von griech. indikón „das Indische", nach der Heimat Ostindien benannt, ist ein tiefblauer Farbstoff und namensgebend für seinen Farbton Indigo. Am ehesten lässt er sich als der letzte erkennbare Blauton umschreiben, bevor es in ein bläuliches Violett übergeht.

166.	Inhibin			H	Inhibin ist ein – im menschlichen Organismus – als Glykoprotein gebildetes Proteohormon, welches in den Sertolizellen der Hoden und in den Granulosazellen der Eierstöcke gebildet wird. Es reguliert die FSH-Freisetzung.
167.	Inositol	$C_6H_{12}O_6$			Inositol ist eine chemische Substanz mit der Summenformel $C_6H_{12}O_6$ oder (-HOH) als sechsfacher Zuckeralkohol. Es kommt in neun verschiedenen Formen vor und spielt eine große Rolle in lukariotischen Zellen in Phosphatform. Inositol kommt in verschiedenen Früchten vor, in Nüssen und Bohnen. Es wirkt anti-depressiv und hilft bei Atemschwächen von Babies. Es ersetzt Kokain und stärkt die Zellmembranen und das Nervensystem.
168.	INSULIN			H	Insulin ist ein für alle Wirbeltiere lebenswichtiges Proteohormon aus 51 Aminosäuren, das in den β-Zellen der Bauchspeicheldrüse gebildet wird. Diese spezialisierten Zellen befinden sich nur in den Langerhans-Inseln. Typ B Insulin senkt den Blutzuckerspiegel, indem es andere Körperzellen dazu anregt, Glukose aus dem Blut aufzunehmen. Insulin ist das einzige Hormon, das den Blutzuckerspiegel senken kann. Sein Gegenspieler ist das Glucagon, dessen Hauptaufgabe es ist, den Blutzuckerspiegel zu erhöhen. Auch Adrenalin, Cortisol und Schilddrüsenhormone haben blutzuckersteigernde Wirkungen. Auch auf andere Zellen wirkt Insulin, so hat es Einfluss auf den Fett- und Aminosäurestoffwechsel sowie auf den Kaliumhaushalt. Eine weitere zentrale Funktion des Peptidhormons Insulin besteht in der Regulation von Zellwachstum und Proliferation durch die Aktivierung der Transkription von Genen, die für Kontrolle und Ablauf des Zellzyklus von großer Bedeutung sind. Diese Insulinwirkung ist bei Diskursen über Insulinpräparate ein Thema. • Insulin induziert weiterhin die Glykogensynthese und -speicherung in Leber und Muskeln, die Triglyceridsynthese in Leber und Fettgewebe sowie die Speicherung von Aminosäuren im Muskel. • Gleichzeitig hemmt Insulin die hepatische Gluconeogenese und zählt daher insgesamt zu den wichtigsten Regulatoren des Glukosestoffwechsels. Fällt der Blutzuckerspiegel im Körper unter einen Wert von 80 mg/dl ab, wird die Insulinproduktion bereits stark reduziert. Sinkt der Blutzucker weiter ab, treten verschiedene Gegenspieler des Insulins auf: • Adrenalin • Glucagon • Cortisol • Somatostatin

169.	Insulinähnlicher Wachstumsfaktor (IGF-1)			H	IGF-1 wird vor allem in Leberzellen unter Mitwirkung des Wachstumshormons GH gebildet. Es ist der Hauptregulator für das menschliche Wachstum. Dies gilt insbesondere für Zellen des endokrinen Systems, des Haut- und Knochenwachstums, der Blutbildung, des Immunsystems und der Nebennierenrinden.
170.	Insulinähnlicher Wachstumsfaktor (IGF-2)			H	IGF-2 ist ebenfalls ein Anregungshormon für das menschliche Wachstum. Es hemmt Wachstumsentartungen, auch im pränatalen Zustand. Dort ist es wichtiger als IGF-1. Insulinähnliche Wachstumsfaktoren (engl. *Insulin-like growth factors*, IGF) sind Polypeptide, die eine hohe Sequenzhomologie zu Insulin zeigen und als Wachstumsfaktoren wirken (Wachstum und Differenzierung von Zellen).
171.	Interferone (IFN)				Interferone (IFN, von lateinisch interferre ‚eingreifen', ‚sich einmischen') sind Proteine oder Glykoproteine, die eine immunstimulierende, vor allem antivirale und antitumorale Wirkung entfalten (siehe auch Zytokine). Sie werden als körpereigene Gewebshormone in menschlichen und tierischen Zellen gebildet, vor allem von Leukozyten (weiße Blutkörperchen, z. B. T-Lymphozyten, Monozyten) und Fibroblasten. Eine ähnliche Funktion bei Pflanzen erfüllen die Phytoalexine.
172.	INTERLEUKINE (IL)			H	Das Wort Interleukin kommt aus dem Lateinischen: *inter = zwischen* und griechischen *leukos = weiß*. Interleukine (IL-x) sind zu den Zytokinen zählende Peptidhormone, d. h. Interleukin ist ein körpereigener Botenstoff der Zellen des Immunsystems. Interleukine vermitteln die Kommunikation *zwischen Leukozyten*, aber auch anderen an der Immunreaktion beteiligten Zellen (z. B. Makrophagen). Sie werden von CD4-positiven T-Helferzellen, Monozyten, Makrophagen und Endothelzellen gebildet und wirken auf Zellen des blutbildenden Systems. Nach der Reihenfolge ihrer Entdeckung werden sie in mehrere Untergruppen unterteilt, die durch Zahlen gekennzeichnet sind. Die Wirkung der Interleukine ist dabei höchst unterschiedlich. Während IL-2 von der T-Zelle ausgeschüttet wird und positiv auf das Wachstum dieser Zelle wirkt, hemmt IL-10 die Aktivität der Makrophagen und dämmt die Abwehrreaktion ein. Interleukine regen also spezifisch bestimmte Zellen des Immunsystems zu Wachstum, Reifung und Teilung an oder verhindern genau diese Prozesse der Aktivierung. Bei schizophrenen Patienten konnten veränderte **Interleukin-1-Werte** im Blut, in der Hirnflüssigkeit sowie in dem im vorderen Stirnlappenbereich befindlichen (präfrontalen) Cortex festgestellt werden. **Interleukin-2** ist das wichtigste Signal für eine T-Helferzelle. Nach Erkennen seines Antigens auf dem MHC-II-Rezeptor einer Antigen-präsentierenden Zelle schüttet die T-Helferzelle Interleukin-2 aus. **Interleukin-3** wirkt auf die Stammzellen im Knochenmark und wird zur Stimulation der Blutbildung nach einer Chemotherapie, nach Knochenmarks- oder Stammzelltransplantation eingesetzt. **Interleukin-4** ist ein Zytokin mit anti-inflammatorischen Eigenschaften, das unter anderem die körpereigene Produktion von Th1-Zellen und Makrophagen und von IFN-gamma und IL-12 verringert. Es ist somit wichtig für die Homöostase des Immunsystems. **Interleukin-10** agiert (sowie IL-4 und IL-11) als sog. anti-inflammatorisches Zytokin, indem es die Makrophagenfunktion hemmt und somit überschießende Entzündungsreaktionen verhindert. Gebildet wird es vor allem von T_H2-Zellen sowie regulatorischen T-Zellen.

					Interleukin-11 agiert (so wie TGF-β und IL-10) als sog. anti-inflammatorisches Zytokin, indem es überschießende Entzündungsreaktionen verhindert und somit wichtig für die Homöostase des Immunsystems ist. **Interleukin-16** wird als Pro-Peptid (80 kDa) gebildet.
173.	Isoquercetin	$C_{21}H_{20}O_{12}$	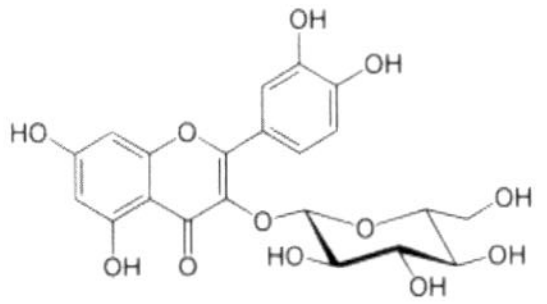	P	Es ist ein dunkelroter Pflanzenfarbstoff, der mit Rutin die Blutgefäße stärkt und anti-histaminartige Auswirkungen zeigt.
174.	Isorhamnetin	$C_{16}H_{12}O_7$	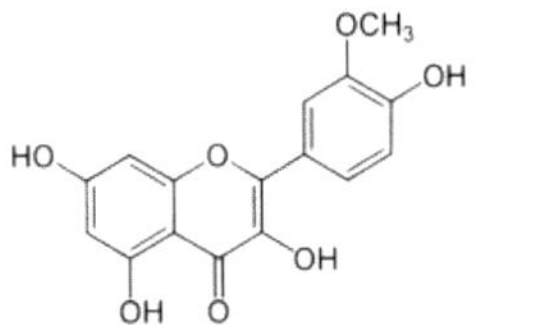	P	Ist ein auf Blutplasma und Leberzellen wirkender weißlicher Pflanzenfarbstoff.
175.	Isotretinoin	$C_{20}H_{28}O_2$	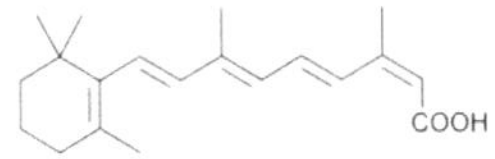		Isotretinoin, auch bekannt als 13-cis-Retinsäure, ist ein cis-Isomer des Tretinoin und gehört zu den Retinoiden der ersten Generation (nicht-aromatische Retinoide). Als pharmazeutischer Wirkstoff gegen starke Akne wurde Isotretinoin 1982 von Roche auf den Markt gebracht. Das entsprechende Arzneimittel bekam den Namen Accutane. Bei systemischer Isotretinoin-Therapie verringert sich die Größe der Talgdrüsen. Menge und Zusammensetzung der Talgdrüsenlipide normalisieren sich. Die Akne soll hierüber zur Abheilung gebracht werden. Dennoch sind Rezidive (Rückfälle) möglich. Eine Studie aus dem Jahre 1998 bezifferte die Rezidivrate drei Jahre nach der ersten Therapie auf 61 % der behandelten Fälle.[10] Eine immunmodulierende Wirkung tritt durch Hemmung der Granulozytenmigration und Stimulation der Langerhans-Zellen ein. Isotretinoin hat auch einen direkten Einfluss auf Lymphozyten. Isotretinoin bewirkt eine verbesserte Ausreifung der Keratinozyten. Dies trifft auch auf Zellen zu, die Zeichen einer malignen Entartung aufweisen („tumorprotektive Wirkung“). Diese Tumor-schützenden Effekte werden auch nach UV-Bestrahlungen beobachtet. Isotretinoin wird zu 99,9 % an Proteine gebunden. Die Plasmahalbwertszeit beträgt 17–50 Stunden. Die Metabolisation erfolgt bei topischer Anwendung in den Keratinozyten, bei systemischer Aufnahme in der Leber. Die Ausscheidung erfolgt über Leber und Niere.
176.	Kardioakzeleratorische Peptide (CAP)			P	Erhöhen die Herzfrequenz
177.	Ketamin	$C_{13}H_{16}ClNO$	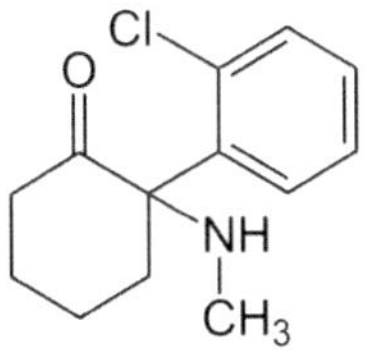		Ketamin ist ein chirales Arylcyclohexylamin und Arzneistoff, welcher in der Human- und Tiermedizin, insbesondere in der Anästhesie und zur Behandlung von Schmerzen eingesetzt wird. Es nimmt durch die Auslösung einer dissoziativen Anästhesie eine Ausnahmestellung gegenüber anderen Analgetika und Narkotika ein, worunter die Erzeugung von Schlaf und Schmerzfreiheit unter weitgehender Erhaltung der Schutzreflexe verstanden wird. Als Dissoziativum wird Ketamin auch als Rauschdroge verwendet. Ketamin ist in der Liste der unentbehrlichen Arzneimittel der Weltgesundheitsorganisation aufgeführt.

178.	Kisspeptin			PH	Kisspeptin spricht für die effektive Regulation von Gonadoliberin auf die im Blut vorhandenen Steroid-Hormone an.
179.	Klotho			H	Klotho ist ein Proteohormon, welches bei Mäusen das Leben um zirka 20 bis 30 % verlängern kann. Ein Defekt in diesem Gen führt zu einem Syndrom, das dem menschlichen Altern ähnelt. Die betroffenen Tiere haben eine verminderte Lebenserwartung, sind unfruchtbar und entwickeln typische Alterskrankheiten wie Arteriosklerose, Hautatrophie, Osteoporose und Lungenemphysem. Das Klotho-Gen kodiert für ein Transmembranprotein mit einer Transmembrandomäne. Das Klotho-Protein bindet als Co-Rezeptor an verschiedene Rezeptoren **für** Fibroblasten-Wachstumsfaktor (Fibroblast Growth Factor). Bislang sind 22 Fibroblasten-Wachstumsfaktoren bekannt, jedoch nur vier unterschiedliche Rezeptoren. Man vermutet deshalb, dass die Spezifität der Rezeptorproteine durch Co-Rezeptoren vermittelt wird. Erst die Bindung von Klotho an Fibroblasten-Wachstumsfaktor-Rezeptor 1 (FGFR1 subtype IIIc) führt dazu, dass Fibroblasten-Wachstumsfaktor 23 (FGF23) spezifisch binden kann. FGF23 ist ein Hormon aus dem Knochen, das in der Niere die Rückresorption von Phosphat und die Synthese von Vitamin D hemmt.
180.	Kreatinin	$C_4H_7N_3O$	H N O HN N CH3		Kreatinin – in der internationalisierten Schreibweise Creatinin – ist ein Stoffwechselprodukt. Es bildet sich als stark basisches Amid (Lactam) aus der Säure Kreatin in wässriger Lösung und im Muskelgewebe irreversibel. Im Körper ist es ein harnpflichtiges Stoffwechselprodukt, muss also über den Urin ausgeschieden werden. Kreatinin ist ein wichtiger Nierenretentionsparameter in der Labormedizin. Die Ausscheidung mit dem Urin erfolgt mit einer relativ konstanten Rate von 1,0 bis 1,5 g pro 24 h, größtenteils glomerulär, bei hohen Plasmawerten teilweise auch aktiv tubulär. Die Ausscheidungsrate ist jedoch eine individuelle Konstante, die insbesondere von der Muskelmasse und vom Alter abhängig und somit medizinisch eher zur Verlaufskontrolle geeignet ist. Der Blutplasmaspiegel liegt bei zirka 0,7 mg/100 ml (50 bis 120 µmol/l), hängt aber auch von Faktoren wie Muskelmasse, körperlicher Aktivität, Lebensalter, Geschlecht und Nierenfunktion ab. Wichtig zur Beurteilung der Nierenfunktion ist, dass der Kreatininwert erst bei einer Einschränkung der glomerulären Filtrationsrate (GFR) über 50 % ansteigt, bzw. erst dann signifikant wird. Damit schließt ein „normaler" Kreatininwert eine beginnende Niereninsuffizienz nicht aus.
181.	Lactalbumin				Lactalbumin ist ein Protein, das zusammen mit Lactose-Synthase A den Enzymkomplex Lactose-Synthase bildet, der den letzten Schritt in der Biosynthese von Milchzucker katalysiert. Es besteht aus 123 Aminosäuren. Lactalbumin kommt in der Milch der Säugetiere vor, nachdem es in den Milchdrüsen produziert wurde. Es ist eng verwandt mit dem Enzym Lysozym C.
182.	L-ARGININ				Körpereigene Aminosäure für ein gesundes Leben im Alter, welche die Elastizität der Adern, die Durchblutung, die Sauerstoffversorgung und die geistige Leistungsfähigkeit fördert. Arginin wird ergänzt durch die Vitamine Folsäure, B6 und B12, was zur Senkung des „Aderngiftes" HOMO- CYSTEIN führt.
183.	Leptin			PH	Leptin (griech.: λεπτός leptos = ‚dünn') ist ein Proteohormon. Es wird durch das „obese"-Gen kodiert und hauptsächlich von Adipozyten („Fettzellen") exprimiert, in geringen Mengen aber auch in der Plazenta, der Magenschleimhaut, dem Knochenmark, dem Brustepithel, der Skelettmuskulatur, der Hypophyse und dem Hypothalamus hergestellt.

184.	Leucin (Leu)	$C_6H_{13}NO_2$	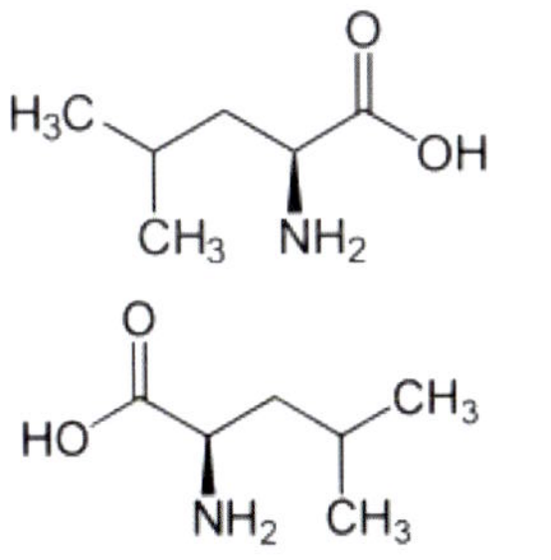		Leucin, abgekürzt Leu oder L, ist eine proteinogene α-Aminosäure. Für höhere Lebewesen ist L-Leucin [Synonym: (*S*)-Leucin] eine essentielle Aminosäure, die vermutlich für den Energiehaushalt im Muskelgewebe eine zentrale Rolle spielt.
185.	LEVODOPA = L-DOPA	$C_9H_{11}NO_4$	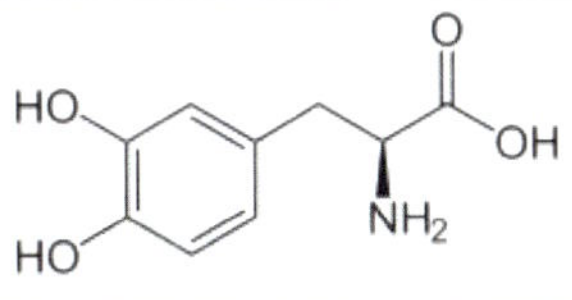		**Levodopa**, auch als L-DOPA bezeichnet, ist eine Vorstufe in der Biosynthese der Botenstoffe (Neurotransmitter) Adrenalin, Noradrenalin und Dopamin sowie der Melanine. Da Levodopa die Blut-Hirn-Schranke zu passieren vermag, eignet es sich für die Behandlung von Krankheiten, die aus einem Mangel an den genannten Neurotransmittern resultieren, wie beispielsweise die Parkinson-Krankheit, die mit einem Mangel an Dopamin einhergeht. Nach Passieren der Blut-Hirn-Schranke wird Levodopa dann zu Dopamin verstoffwechselt.
186.	Lewy-Körperchen		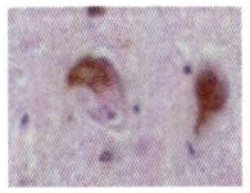		Lewy-Körperchen (englisch: Lewy bodies) sind charakteristische Strukturen, die im Gehirngewebe von Patienten, die zu Lebzeiten an Parkinson-Krankheit oder einer Demenz vom Lewy-Körperchen-Typ gelitten haben, nachweisbar sind. Es handelt sich hierbei um runde zytoplasmatische Einschlusskörperchen der Nervenzellen.
187.	Linarin	$C_{28}H_{32}O_{14}$	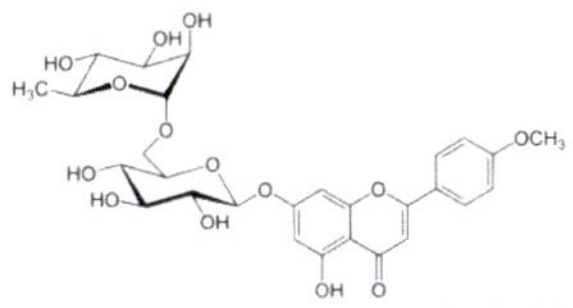	P	Linarin wird als ein möglicher neuer Wirkstoff zur Behandlung der Alzheimer-Krankheit diskutiert. Die Verbindung aktiviert Enzyme einer neuroprotektiven Signaltransduktion (PI3K/Akt-pathway), die einer bei Alzheimer-Patienten auftretenden und durch das Peptid Aβ(25-35)-induzierten Neurotoxizität entgegenwirkt.
188.	Loperamid	$C_{29}H_{33}ClN_2O_2$	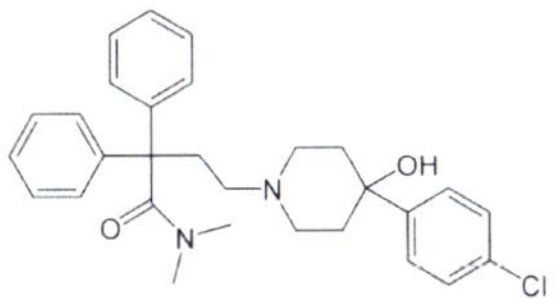		Loperamid ist ein Arzneistoff aus der Gruppe der Peristaltikhemmer, der zur symptomatischen Behandlung von Durchfallerkrankungen verschiedener Ursache bei Jugendlichen ab 12 Jahren und Erwachsenen eingesetzt wird. Seit 2013 steht Loperamid (2 mg Tabletten) auf der Liste der unentbehrlichen Arzneimittel der Weltgesundheitsorganisation. Loperamid (Loperamidhydrochlorid) ist das meistverkaufte nicht rezeptpflichtige Antidiarrhoikum auf dem deutschen Markt. Bei Durchfällen (Diarrhoen) steht die symptomatische Behandlung im Vordergrund. Typische Therapiemaßnahmen sind: Anordnung einer ausreichenden oralen Flüssigkeits-/Elektrolytaufnahme, ärztliches Beratungsgespräch zur diätetischen Ernährung, Hygiene- sowie Verhaltensmaßnahmen (Händedesinfektion, Meidung von Gemeinschaftseinrichtungen, ggf. Arbeitsverbot im Gastronomie-/Lebensmittelgewerbe), bei Bedarf die Verordnung von Antidiarrhoika sowie bei Bedarf Antiemetika und Probiotika.
189.	Lutein			P	Lutein und Xeaxanthin gehören zur Gruppe der Carotinoide und können vom Körper nicht selbst gebildet werden. Als natürliches gelbes Farbpigment ist Lutein vor allem in gelben und grünen Gemüsearten, aber auch im Eidotter enthalten. Im menschlichen Körper findet sich die höchste Konzentration an Lutein in der Netzhaut des Auges.

190.	Luteinisierendes Hormon (LH) = Lutropin			H	Das luteinisierende Hormon (LH) („gelbfärbendes Hormon“, von lat. luteus, „mit Reseda gefärbt“, „orangegelb“) oder Lutropin zählt zu den Hormonen, die die Fortpflanzung regeln.
191.	Lycopin = Lycopen	$C_{40}H_{56}$	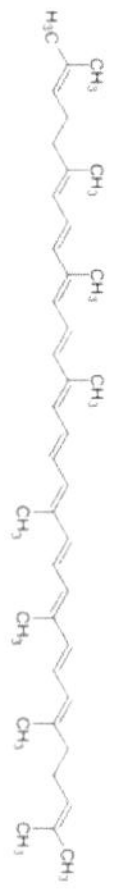	P	Lycopin, auch Lycopen oder Leukopin genannt, ist ein roter Pflanzenfarbstoff, der als Antioxidans und starker Radikalenfänger gilt. Es gehört zur Klasse der Carotinoide.
192.	Lysergsäuredicthylamid (LSD)	$C_{20}H_{25}N_3O$			Lysergsäurediethylamid (LSD, auch LSD-25; im Slang „Acid“ genannt) ist ein halluzinogenes Ergolin. Pharmazeutisch gehört LSD zur Gruppe der serotoninverwandten psychedelischen Substanzen. LSD ist eines der stärksten bekannten Halluzinogene. Dies bezieht sich auf das Isomer D-LSD (der (6aR,9R)-Enantiomer). Daneben gibt es drei weitere Stereoisomere (D-iso-LSD (der (6aR,9S)-Enantiomer), L-LSD (der (6aS,9R)-Enantiomer) und L-iso-LSD (der (6aS,9S)-Enantiomer)), die keine psychotropen Wirkungen zeigen. LSD verändert durch seine pharmakologische Wirkung die individuelle Wahrnehmung so, dass sie dem Konsumenten als intensives Erleben erscheinen, das Zeitempfinden verändert wird und Umgebungsereignisse deutlicher hervortreten. Dies wird vom Konsumenten als Mehrerleben innerhalb einer kürzeren Zeitspanne registriert. Hinzu kommen optische, sensorische und akustische Halluzinationen. Diese müssen nicht unbedingt als Halluzination erfahren werden, sondern können auch als differenziertere Wahrnehmung gegenüber vergleichbaren Erfahrungen ohne LSD-Wirkung erscheinen. Reale Gegenstände können als plastischer empfunden und wie in Bewegung befindlich erlebt werden. Bei manchen Konsumenten können auch lange nach der Einnahme von LSD psychische Veränderungen auftreten, sogenannte Flashbacks. Die beschriebene totale Ich-Auflösung ist eher auf ein Hängenbleiben in einem gerade erlebten Zeitelement zurückzuführen (siehe oben Zeitempfinden), und wird als ein möglicher Zustand im Zuge beschrieben. Die Probanden sind in den allermeisten Fällen sehr klar und sich ihrer Situation bewusst, auch wenn sie selbst willentlich keinen direkten Einfluss auf ihre Wahrnehmung haben. Die so hervorgerufenen Synästhesien sind gekennzeichnet durch psychedelisch ausgeprägte Bilder. Da Serotonin unter anderem für Körperfunktionen wie Verdauungstätigkeit, Herzfrequenz, Temperatur und Blutdruck zuständig ist, werden auch in diesen Bereichen Wirkungen wahrgenommen. Der wahrnehmbare Trip dauert im Regelfall etwa acht bis höchstens zwölf Stunden, abhängig von der Dosierung und der Qualität der Droge – bei sehr geringer Dosierung kann die letzte Phase, das „Runterkommen“ („Afterglow“, „Nachglühen“) oft nicht mehr wahrgenommen werden, bei sehr hohen Dosen wird er auch

					nach dessen Abklingen noch als vorhanden empfunden; gelegentlich kommt es auch zu Flashbacks. Eine euphorische Grundstimmung – ausgelöst beispielsweise durch eine als schön empfundene Landschaft und Musik – kann den ganzen Rausch über anhalten und den gesamten Verlauf der Erfahrung bestimmen. So können aber bestehende Ängste und Depressionen einen sogenannten „Horrortrip“ hervorrufen, der als äußerst unangenehm und als vom Probanden nicht mehr steuerbar empfunden wird. Eine erfahrene und vertraute Person als „nüchterne“ Begleitung („Tripsitter“) kann durch geeignete Maßnahmen solche Erfahrungen verhindern oder abmildern und dadurch den Verlust der willentlichen Einflussnahme des Probanden kompensieren. LSD wirkt bereits in geringen Mengen. Die normale Dosis liegt bei 50 bis 100 Mikrogramm. Allerdings ist die Wirkung vom Set und Setting und den damit individuell hervorgerufenen Eindrücken abhängig, so dass nicht allein die Dosis für einen starken oder schwachen „Trip“ ausschlaggebend ist. Körperliche Symptome bei LSD-Konsum sind geweitete Pupillen, ein höherer Blutdruck, höhere Körpertemperatur, manchmal Appetitverlust und während der Wirkung Schlaflosigkeit.
193.	Lysin (Lys)	$C_6H_{14}N_2O_2$			Lysin, abgekürzt Lys oder K, ist in seiner natürlichen L-Form eine essentielle proteinogene α-Aminosäure. Für höhere Lebewesen ist L-Leucin eine essentielle Aminosäure, die vermutlich für den Energiehaushalt im Muskelgewebe eine zentrale Rolle spielt. Gemeinsam mit L-Arginin und L-Histidin gehört L-Lysin in die Gruppe der basischen und zugleich proteinogenen α-Aminosäuren oder Hexonbasen.
194.	Macrogol 4000	$H\text{-}(OCH_2\text{-}CH_2)_n\text{-}OH$			Macrogol 4000 ist ein Abführmittel aus der Gruppe der Macrogole, das alleine oder in Kombination mit Salzen zur symptomatischen Behandlung der Verstopfung und zur Darmentleerung verwendet wird. Es bindet Wasser, erhöht das Stuhlvolumen und wirkt dadurch laxierend. Macrogol 4000 wird weder absorbiert noch metabolisiert. Zu den möglichen unerwünschten Wirkungen gehören Blähungen, Unterbauchschmerzen, Übelkeit, Erbrechen und Durchfall. Macrogol 4000 hat aufgrund der zahlreichen polaren Sauerstoffatome eine hohe Affinität zu Wasser. Ein Molekül Macrogol 4000 bindet über Wasserstoffbrücken mehr als 100 Wassermoleküle an sich. Da es nicht absorbiert wird, vergrössert sich das Stuhlvolumen und Macrogol 4000 wirkt auf diese Weise abführend. Es wird weder absorbiert noch metabolisiert und ist gemäss der wissenschaftlichen Literatur auch für Kinder gut geeignet.
195.	Makrophagen-Aktivitätsfaktor (MAF) A, B				Aktiviert die Vitamin-D-Produktion und wirkt als Antioxidans gegen Amöben, Bakterien, Pilze, Viren und Parasiten.
196.	Malvidin	$C_{17}H_{15}ClO_7$			Malvidin ist ein primärer Pflanzenfarbstoff, der zur Gruppe der Flavonoide bzw. zur Flavonoiduntergruppe der Anthocyanidine zählt. Als Aglycon vieler Glycoside wie Malvin (Malvidin-3,5-diglucosid, ein Anthocyan) ist es in der Natur häufig vertreten und unter anderem für die Farbe des Rotweins und die blaue Farbe in den Primeln verantwortlich. Malvidin ist ein mäßig wasserlösliches, brennbares, als Chlorid rötlich-braunes Pulver. Es reizt bei Kontakt Schleimhäute und Augen. Anthocyane, die Glycoside der Anthocyanidine, sind Pflanzenfarbstoffe aus der Gruppe der Flavonoide. Die wasserlöslichen Anthocyane kommen in fast allen höheren Pflanzen mit roter, violetter, blauer oder auch gelber Färbung vor. Bei pH-Werten unter 4 zeigen sie eine rote Färbung, zwischen 4 und 5 sind sie farblos, bei pH 6 bis 7 purpur, bei 7 bis 8 tiefblau, und über 8 weisen sie eine gelbe Färbung auf.

197.	Memantin	$C_{12}H_{21}N$	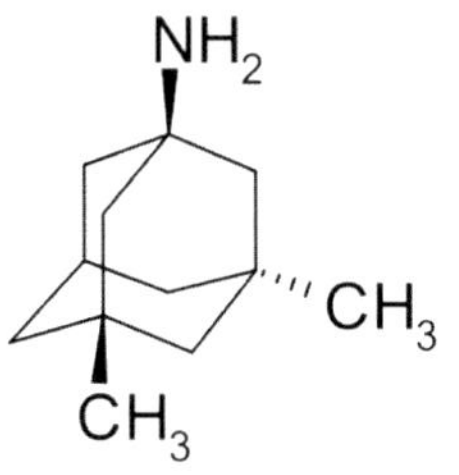		Memantin ist ein Derivat des Amantadins und wird zur Behandlung von moderaten bis schweren Demenz-Formen vom Alzheimer-Typ eingesetzt. Es ist der einzige Vertreter der Klasse der NMDA-Rezeptor-Antagonisten (NMDA = N-Methyl-D-Aspartat) bei den Antialzheimer-Medikamenten. Seine Wirksamkeit wird allerdings kontrovers diskutiert. Memantin ist in Europa und den USA zur Behandlung der moderaten bis schweren Alzheimer-Demenz zugelassen. Außerdem wird es in der Parkinsontherapie als Medikament in der frühen Therapie eingesetzt, genau wie Amantadin selbst. Es findet zunehmend bei psychiatrischen Störungen Anwendung, wo es bei Zwangsstörungen und ADHS positive Hinweise für eine Wirksamkeit gibt. Memantin verstärkt die Wirkung von Anticholinergika und Dopaminagonisten. Die Wirkung von Neuroleptika und Barbituraten kann abgeschwächt werden. Eine Therapie zusammen mit dem Cholinesterasehemmer Donepezil zeigte in Studien synergistische Effekte. Nebenwirkungen sind motorische Unruhe, Kopfschmerzen, Müdigkeit, Verwirrtheit, Halluzinationen, Verstopfung, anormaler Gang, Schwindel, Übelkeit, Erbrechen, erhöhte Krampfbereitschaft
198.	Melanin-konzent-rierendes Hormon (MCH) = Hormon (MIH)			H	Es wird im lateralen Hypothalamus gebildet und wirkt im Gehirn. Als Neuropeptid reguliert es die Nahrungsaufnahme und kontrolliert den Nahrungs- und Energieverbrauch.
199.	Melanotro-pin-Release-Inhibiting-Hormon (MIH) = Melanostatin			H	Melanotropin-Release-Inhibiting-Hormon (MIH), auch Melanostatin genannt, ist ein Neuropeptid, bestehend aus drei Aminosäuren.
200.	Melanozy-ten-stimu-lierendes Hormon (MSH)			H	Melanozyten-stimulierende Hormone (MSH), auch Melanotropine, sind eine Gruppe von Peptidhormonen, die in Hypothalamus und Hypophysenzwischenlappen gebildet werden und die gleiche Gruppe von Melanocortinrezeptoren (MC1R, MC2R, MC3R, MC4R und MC5R) aktivieren.
201.	MELATONIN	$C_{13}H_{16}N_2O_2$	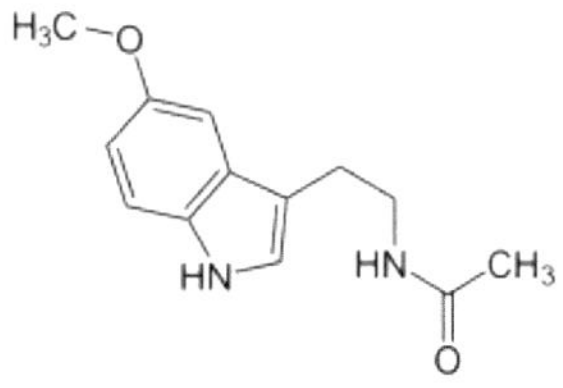	H	Melatonin (griech. Mela = schwarz) ist ein Hormon, das von den Pinealozyten in der Zirbeldrüse (Epiphyse) – einem Teil des Zwischenhirns – aus Serotonin produziert wird und den Tag-Nacht-Rhythmus des menschlichen Körpers steuert. Melatonin ist ein Metabolit des Tryptophanstoffwechsels. Seine Bildung wird im Gehirn (genauer in der Epiphyse, also der Zirbeldrüse) durch Licht gehemmt. Bei Dunkelheit wird diese Hemmung aufgehoben, die Produktion steigt an und mit ihr auch die Sekretion des Melatonins. MELATONIN wird größtenteils aus SEROTONIN gewonnen und dies über den ganzen Tag hinweg. Mangel an Melatonin führt zu Schlafstörungen (ein abgedunkeltes Schlafzimmer hilft dabei) Es wirkt stark auf den Lungenmeridian, den Pankreas und die Schilddrüse, den Parasympathikus und den Nervus vagus Es stabilisiert das Herz, den Kreislauf und die Blutgefäße Es stärkt die Regeneration der Gehirnzellen und der Neuronen, insbesondere im HIPPOCAMPUS

					Es steigert die Produktion des STH (Somatotropes Wachstumshormon) Erholsamer Schlaf ist wichtig für ein funktionierendes Gedächtnis. Einer der Gründe dafür könnte der Einfluss von Melatonin auf den Hippocampus sein. Diese Region im Gehirn ist wichtig für das Lernen und Erinnern. Durch die Wirkung von Melatonin ist die neurophysiologische Grundlage von Lernen und Gedächtnis, die synaptische Plastizität, einem deutlichen Tag-Nacht-Rhythmus unterworfen. Zur Überwindung des Jetlag benötigt der Körper so viele Tage, wie er Zeitzonen überquert hat. Ferner ist Melatonin der wirksamste bekannte „Radikalenfänger", also eine Substanz, die aggressive Abbauprodukte des Stoffwechsels, sogenannte „freie Radikale", unschädlich machen kann, ähnlich wie auch z.B. die Vitamine C und E es vermögen. Die stärkste spürbare Wirkung des Melatonins ist jedoch, dass es uns schläfrig macht. Es ist also keineswegs so, dass wir schlafen, damit unser Körper mehr Melatonin produziert, sondern genau umgekehrt.
202.	Mepivacain	$C_{15}H_{22}N_2O$	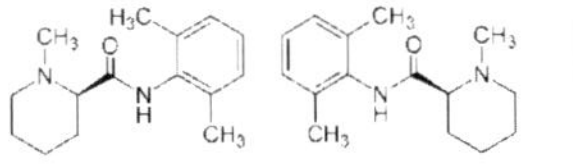		Mepivacain gehört zur Gruppe der Lokalanästhetika und wird im Rahmen einer Infiltrations- und Leitungsanästhesie eingesetzt. Das Arzneimittel wird vor allem zur Betäubung ganzer Nervenstränge sowie im Rahmen der Schmerztherapie verabreicht. Vor allem die Sympathikusblockade stellt eine Indikation dar. Mepivacain ist lipophil und liegt im Blut zu 70% an Plasmaproteine gebunden vor. Die Wirkung tritt rasch ein, wobei die Plasmahalbwertszeit durchschnittlich bis zu drei Stunden beträgt. Die Metabolisierung erfolgt hepatisch, wonach Mepivacain renal eliminiert wird. Zusammen mit Articain ist Mepivacain eines der wenigen hyperbaren Lokalanästhetika, sodass es nach Injektion im Liquor zu einem hyperbaren Verteilungsmuster kommt. Der Arzneistoff verändert die Permeabilität der Zellmembran für Natriumionen so, dass ein Einstrom und ein damit zusammenhängendes Aktionspotential nicht mehr möglich sind. Eine Erregungsbildung bleibt aus, wodurch es zu keiner Schmerzempfindung in dem betroffenen Areal kommt.
203.	Mepyramin	$C_{17}H_{23}N_{30}$	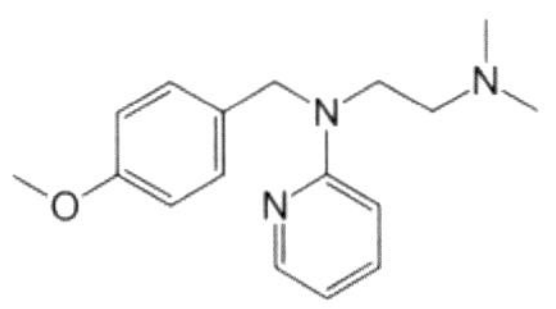	P	Mepyramin ist ein antiallergischer Wirkstoff aus der Gruppe der Antihistaminika der 1. Generation. Er wird ausschließlich äußerlich in Kombination mit anderen Wirkstoffen zur Behandlung allergischer Hauterkrankungen verwendet, zum Beispiel bei Insektenstichen.
204.	Mescalin	$C_{11}H_{17}NO_3$	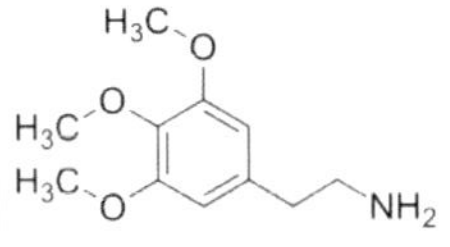		Mescalin oder Meskalin ist ein psychedelisch und halluzinogen wirksames Alkaloid aus der Stoffgruppe der Phenethylamine. Als Halluzinogen war Mescalin neben LSD in der Drogenszene der 1960er Jahre weit verbreitet. Es wurde mit Blick auf den sozialen Kontext der US-amerikanischen Indianerreservate von einigen Medizinern und Ethnologen wiederholt als Alternative zum Alkohol vorgeschlagen. Die Wirkung von Mescalin ist im 20. Jahrhundert außer von Anthropologen (besonders von Richard Evans Schultes, Weston La Barre, J. S. Slotkin und Carlos Castaneda) sowie Neurowissenschaftlern (Heinrich Klüver) auch von manchen Schriftstellern und Künstlern erforscht worden, unter anderem von Aldous Huxley, Antonin Artaud, Ernst Jünger und Henri Michaux.
205.	Methamphetamin (Amphetamin)	$C_{10}H_{15}N$	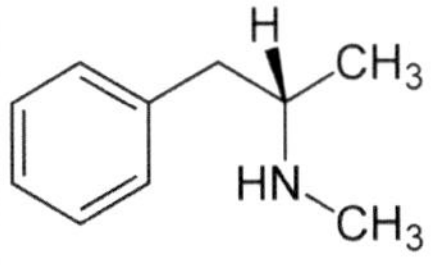		Methamphetamin (N-methyl-alpha-Methylphenethylamin), auch Metamfetamin oder N-Methylamphetamin (früher auch Pervitin) genannt, ist eine synthetisch hergestellte Substanz aus der Stoffgruppe der Phenylethylamine. Methamphetamin wird sowohl in der Pharmazie als Arzneistoff als auch missbräuchlich als euphorisierende und stimulierende Droge (umgangssprachlich Crystal Meth, Meth, Ice oder Crystal) verwendet.

Methamphetamin gehört zur Substanzklasse der Amphetamine, der etliche weitere psychotrope Substanzen angehören, unter anderem Amphetamin und das in der Natur vorkommende Ephedrin. Es ist ein Stimulans und indirektes Sympathomimetikum, d. h., es regt die sympathischen Teile des vegetativen Nervensystems an. N-Methylamphetamin unterdrückt Müdigkeit, Hungergefühl und Schmerz. Es verleiht kurzzeitig Selbstvertrauen, ein Gefühl der Stärke und dem Leben eine ungewohnte Geschwindigkeit. Zu den Nebenwirkungen gehören Persönlichkeitsveränderungen, Psychosen und Paranoia aufgrund von Schlafentzug oder bei Prädisposition. Eine häufige Einnahme führt zu Gewöhnung und schleichendem Wirkungsverlust, der oft eine Dosissteigerung zur Erzielung der ursprünglichen Wirkung nach sich zieht.

Verglichen mit Amphetamin kann N-Methyl-Amphetamin die Blut-Hirn-Schranke besser überwinden und in höheren Konzentrationen im Gehirn wirksam werden. Im Körper wird Methamphetamin durch das Cytochrom P450-Isoenzym CYP2D6 per N-Demethylierung zum Amphetamin (Hauptmetabolit) verstoffwechselt, das über die Niere ausgeschieden wird. Je nach pH-Wert des Harns wird eine erhebliche Rückresorption beobachtet.

Methamphetamin gilt heute unter Modenamen wie Crystal Meth, Meth, Crystal, Yaba, Crank oder Ice als preisgünstige Droge mit aufputschender Wirkung. Crystal gehört zu den am schnellsten zerstörenden Drogen überhaupt. Das Potential einer Abhängigkeit ist sehr hoch. Crystal wird überwiegend geschnupft, teilweise geraucht, in Wasser gelöst intravenös injiziert oder auch rektal verabreicht. Im deutschsprachigen Raum gehandeltes Methamphetamin wird zumeist in Osteuropa hergestellt.

Der Konsum verursacht Euphorie, verringert das Schlafbedürfnis, steigert die Leistungsfähigkeit und das Mitteilungsbedürfnis. Das sexuelle Verlangen wird gesteigert, die sexuelle Leistungsfähigkeit sinkt allerdings deutlich. Hunger- und Durstgefühl werden gemindert. Außerdem können (bei höheren Dosierungen) Halluzinationen auftreten. Die Wirkung ist ähnlich der von Amphetamin. Die biologische Halbwertszeit liegt bei etwa zehn Stunden. Danach tritt meist eine starke Erschöpfung ein.

Nebenwirkungen

- Schwächung des Immunsystems
- Jucken (meth mites) und Hautentzündungen
  - Repetitive Handlungen (Punding)
  - Bruxismus und Kieferklemme
  - Magenschmerzen und Magengeschwür
- Herzrhythmusstörungen
- Erregung und Schlafstörungen
  - Erhöhte Körpertemperatur (Hyperthermie)
  - Paranoide Wahnvorstellungen
- Akustische Halluzinationen
- Aggressivität
  - Neurotoxizität
- Chronische Folgen eines starken Konsums
  - Nierenschäden durch oxidativen Stress
  - Abmagerung
- Zersetzung der Schleimhäute in Mund und Nase (bei Rauchen oder Schnupfen)
  - Ausfall der Zähne durch Bruxismus und verminderten Speichelfluss
  - Möglicherweise verstärkte Karies (sog. Meth-Mund)
- Konzentrations- und Gedächtnisstörungen
  - Vermehrte Angststörungen, Depressionen und Methamphetamin-induzierte Psychosen

206.	Methionin (Met)	$C_5H_{11}NO_2S$	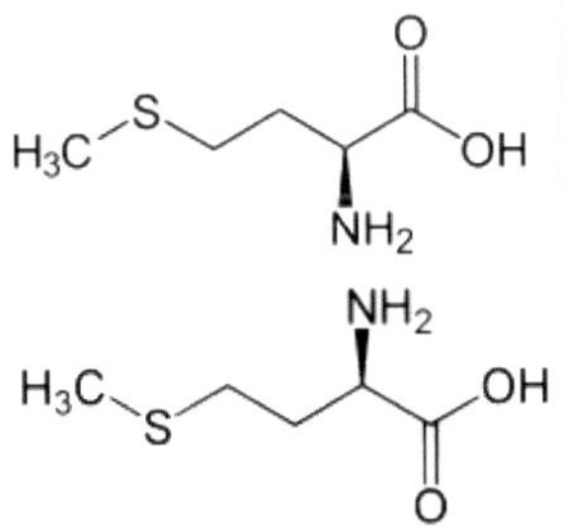		Methionin, abgekürzt Met oder M, ist in seiner natürlichen L-Form eine essentielle proteinogene schwefelhaltige α-Aminosäure. Methionin kommt in den Proteinen aller Lebewesen vor. Da der menschliche Organismus diese Aminosäure nicht selbst herstellen kann, ist er auf die Zufuhr durch die Nahrung angewiesen. Therapeutisch wird L-Methionin verwendet zur: • Optimierung der Wirkung von Antibiotika mit Wirkungsoptimum im sauren Urin (pH 4–6): z. B. Ampicillin, Carbenicillin, Nalidixinsäure, Nitrofurane • Vermeidung der Neubildung von Nierensteinen (bei Phosphatsteinen wie Struvit, Carbonatapatit, Brucit) • Hemmung des Bakterienwachstums bei einer Blasenentzündung • Bestandteil von Infusionslösungen zur parenteralen Ernährung.
207.	Methylenblau	$C_{16}H_{18}ClN_3S$	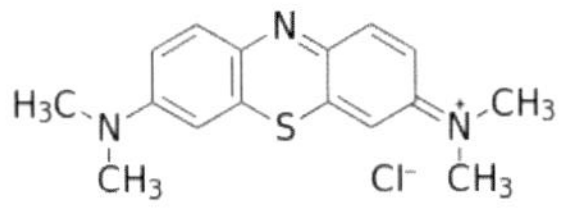		Methylenblau (Syn. Methylthioniniumchlorid) ist ein Phenothiazin-Derivat. Der Farbstoff wird in der Chemie, Medizin und Färbetechnik verwendet. Als reiner Farbstoff erscheint Methylenblau als dunkelgrünes Pulver, beziehungsweise als dunkelgrüne Kristalle. Handelsüblich ist es auch als Doppelsalz mit Zinkchlorid erhältlich, welches ein braunes Pulver ist.
208.	Methylendioxy-N-methylampetamin (MDMA) = „Ecstasy"	$C_{11}H_{15}NO_2$	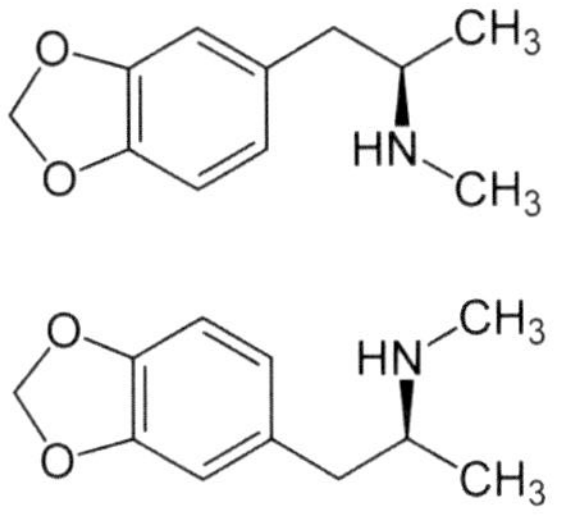		MDMA war in den 1980er Jahren mit der Droge Ecstasy synonym – und ist es in der Wahrnehmung vieler Konsumenten und in der Medienberichterstattung bis heute. Tatsächlich werden aber seit den 1990er Jahren in zunehmendem Maße Pillen unter dem Namen „Ecstasy" gehandelt, die wenig oder gar kein MDMA, sondern auch andere Inhaltsstoffe enthalten können, wenngleich über die Hälfte der „Ecstasy"-Pillen verschiedenen Untersuchungen zufolge weiterhin MDMA enthält. In jüngster Zeit wird auch Molly bei Konsumenten und in der Berichterstattung (insbesondere in den USA) synonym mit MDMA in pulverisierter Form verstanden. Mescalin findet sich in dem mittelamerikanischen Peyote-Kaktus (Lophophora williamsii), in den Kakteen Echinopsis pachanoi, Echinopsis peruviana, Echinopsis lageniformis, Echinopsis santaensis und Echinopsis schoenii aus der südamerikanischen Kakteengattung Echinopsis; sowie in vielen weiteren Kakteenarten in geringen Spuren (unter 0,1 % Gesamtgehalt). Bevor die Wirkung einsetzt, kommt es meist zu Übelkeit und oft auch zu Erbrechen. Zunächst setzen Hyperaktivität und innere Unruhe ein, dann leicht veränderte Wahrnehmung und ein intensiviertes Farbensehen. Halluzinatorische Visionen und Traumbilder mit Realitätsverlust und Glücksgefühlen treten auf. Intensiv leuchtende Farben werden wahrgenommen. Die Wahrnehmung mit allen Sinnen ist subjektiv deutlich geschärft. Es kommt häufig zu Synästhesien.
209.	Methylphenidat = Ritalin	$C_{14}H_{19}NO_2$	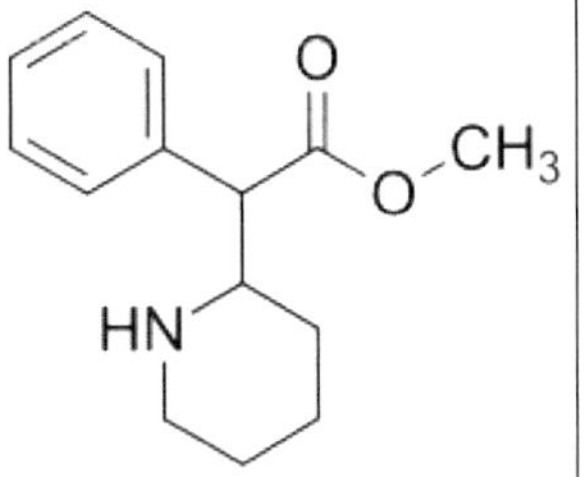		Methylphenidat (kurz: MPH; Handelsname u. a. Ritalin) ist ein Arzneistoff mit stimulierender Wirkung aus der Gruppe der Phenylethylamine. Er wird zur Behandlung der Aufmerksamkeitsdefizit-/Hyperaktivitätsstörung (ADHS) und off-label auch bei Narkolepsie eingesetzt. Die Substanz zählt zu den Weckaminen (Amine mit „aufweckender" Wirkung). MPH ähnelt zwar strukturell den Amphetaminen, wird jedoch als Piperidin-Derivat eingestuft. Es hat eine ähnliche Wirkung wie Pemolin und ist chemisch eng verwandt mit Desoxypipradrol. Methylphenidat hemmt die Funktion von Transportern für die Neurotransmitter Dopamin und Noradrenalin. In seinem Wirkungsmechanismus hinsichtlich der Blockade der Dopamintransporter (DAT) ähnelt es dem Kokain. Diese Transporter sitzen in der Zellmembran der präsynaptischen Nervenzelle und dienen einer schnellen Wiederaufnahme der Neurotransmitter aus dem synaptischen Spalt. Infolge der Wiederaufnahmehemmung (Reuptake-Inhibition) ist die Konzentration dieser Neurotransmitter erhöht und länger

					andauernd. Dies führt zu erhöhtem Signalaufkommen am Rezeptor und unter anderem zu einer Erhöhung des Sympathikotonus. In geringem Maße sorgt Methylphenidat für die Freisetzung von Katecholaminen, die große Erhöhung der Dopaminkonzentration wird aber in erster Linie durch Wiederaufnahmehemmung erreicht. Methylphenidat zeigt außerdem eine Affinität zum Serotonin-Rezeptor 5-HT1A und 5-HT2B. Eine Wirkung als Agonist konnte nicht nachgewiesen werden. Eine therapeutische Gesamtstrategie beinhaltet sowohl psychologische, pädagogische, soziale als auch medikamentöse Maßnahmen und zielt auf eine Stabilisierung von Kindern mit einem Verhaltenssyndrom ab, das durch folgende Symptome charakterisiert sein kann: chronisch kurze Aufmerksamkeitsspanne, Ablenkbarkeit, Impulsivität, mäßige bis starke Hyperaktivität, emotionale Labilität, geringfügige neurologische Anzeichen und abnormales Elektroenzephalogramm. Die Lernfähigkeit kann gegebenenfalls beeinträchtigt sein. Ein Spezialist für Verhaltensstörungen muss die Behandlung beaufsichtigen. In Deutschland ist Methylphenidat als verkehrs- und verschreibungsfähiges Betäubungsmittel eingestuft. 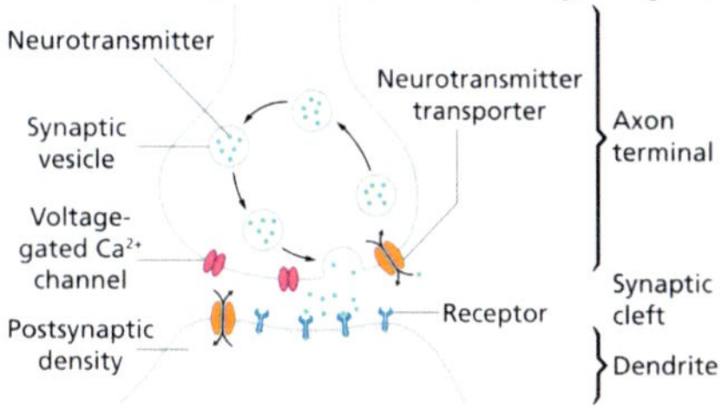
210.	1-Methyl-4-Phenyl-pyridinium (MPP+)	$C_{12}H_{12}N$	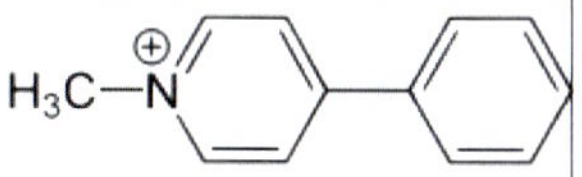 H_3C—$N^{\oplus}$		1-Methyl-4-Phenylpyridinium (MPP+) ist dafür bekannt, MORBUS PARKINSON in neurotoxischer Form auszulösen. Es reduziert den Inhalt der mitochondrialen DNS.
211.	1-Methyl-4-phenyl-1,2,3,6-tetra-hydropyridin (MPTP)	$C_{12}H_{15}N$	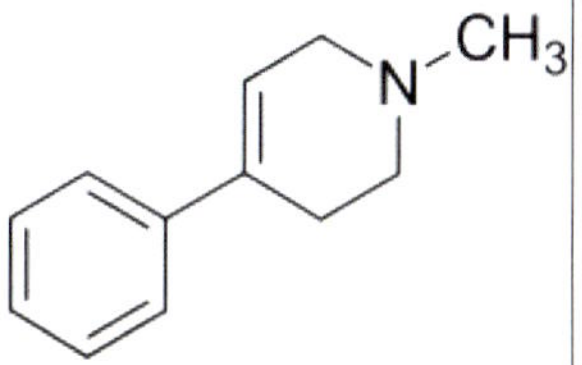 N–CH_3		MPTP (1-Methyl-4-phenyl-1,2,3,6-tetrahydropyridin) ist ein Neurotoxin, das die Symptome der Parkinsonschen Erkrankung auslöst. MPTP führt als Vorläufer des Inhibitors der mitochondrialen Atmungskette MPP+ (1-Methyl-4-Phenylpyridin) zur Zerstörung dopaminerger Zellen im menschlichen Gehirn.
212.	Metyrapon	$C_{14}H_{14}N_2O_4$	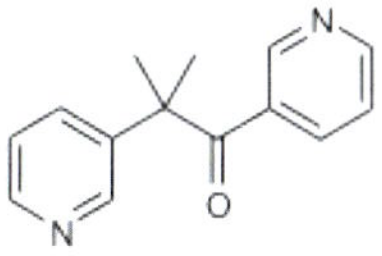 Metyrapon		Metyrapon (ATC V04CD01) blockiert in der Nebennierenrinde die Synthese von Corticosteroiden durch Hemmung der Steroid-11beta-Hydroxylase (CYP11B1). Dieses Enzym überführt 11-Desoxycortisol in Cortisol und 11-Desoxycorticosteron in Corticosteron. Dadurch wird in der Hypophyse kurzfristig mehr ACTH gebildet. Metyrapon hemmt auch die Synthese von Aldosteron und fördert die Ausscheidung von Natrium in der Niere.

213.	Midodrin	$C_{12}H_{18}N_2O_4$	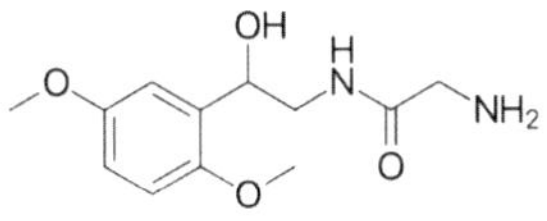		Midodrin ist ein Arzneistoff, der zur Therapie spezieller hypotoner Kreislaufstörungen eingesetzt wird. Insbesondere im Rahmen der Orthostase-Reaktion tritt bei einigen Menschen ein zu niedriger Blutdruck auf. Speziell gegen dieses Phänomen hilft Midodrin. Es handelt sich bei dem Wirkstoff um ein Prodrug, d.h. erst der im Organismus entstehende Metabolit stellt die therapeutisch wirksame Substanz dar. Im konkreten Fall wird das Abbauprodukt als Desglymidodrin bezeichnet. Von der Wirkstoffklasse her handelt es sich um ein Alpha-Sympathomimetikum. Durch Wirkung auf die Alpha-1-Adrenorezeptoren des peripheren Blutgefäßsystems entfaltet es einen vasokonstriktorische Effekt, dessen direkte Folge ein Blutdruckanstieg ist. Störungen der Orthostase, wie beispielsweise Schwindel können somit vermieden werden. Als Alpha-Sympathikomimetikum bewirkt Midodrin eine Vasokonstriktion der peripheren Blutgefäße. Dadurch steigt der periphere Widerstand und der Blutdruck steigt. Eine Wirkung auf das Gehirn erfolgt nicht, da die Wirkstoffmoleküle die Blut-Hirn-Schranke nicht passieren können. Die Wirkung erfolgt über das Metabolit Desglymidodrin, welches erst nach Einnahme im Körper gebildet wird.
214.	Minoxidil	$C_9H_{15}N_5O$	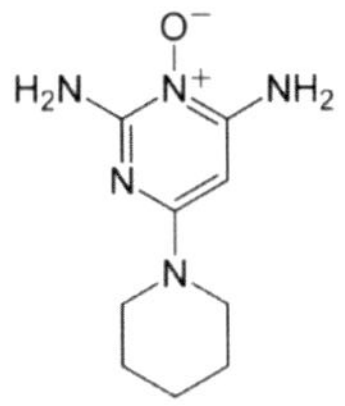		Minoxidil wurde in den 1970er Jahren in den USA ursprünglich als orales Medikament zur Behandlung von Bluthochdruck entwickelt. Bei der Anwendung wurde als Nebenwirkung ein verstärktes Haarwachstum festgestellt. Es wird zur Behandlung der anlagebedingten Glatzenbildung eingesetzt.
215.	Monoami-nooxidase (MAO-A) (MAO-B)				Monoaminooxidase, kurz MAO, ist ein Enzym der äußeren Mitochondrienmembran, das den Abbau von Monoaminen katalysiert. Die Monoaminooxidasen (MAO) sind mitochondriale Enzyme, die Monoamine durch Desaminierung mit Hilfe von H_2O und O_2 zu den entsprechenden Aldehyden, Ammoniak und Wasserstoffperoxid abbauen. Diese Reaktionen sind Teil der Biotransformation in Eukaryoten, sie dienen dem Abbau giftiger Substanzen. MAO-A und MAO-B finden sich im Gehirn in den Astrozyten und Neuronen, aber auch außerhalb des Gehirns. Beide MAO-Enzyme sind vorwiegend in der Außenmembran der Mitochondrien lokalisiert. Man unterscheidet zwischen Monoaminooxidase-A (MAO-A), deren entferntes Homolog auch bei Pilzen nachgewiesen wurde, und der paralogen Monoaminooxidase-B (MAO-B), die es nur bei Säugetieren gibt. MAOs sind Membranproteine der äußeren Mitochondrienmembran. Beide MAO-Gene sind auf dem kurzen Arm des X-Chromosoms lokalisiert Es verstoffwechselt neben den endogenen Katecholaminen auch exogen zugeführte Amine wie das Tyramin im Käse. Monoaminooxidase kommt in zwei Isoformen vor, welche eine unterschiedliche Substratspezifität aufweisen: MAO-A MAO-A ist vor allem außerhalb des Gehirns, in den Nervenenden des sympathischen Nervensystems lokalisiert, und baut Serotonin, Dopamin und Noradrenalin ab. MAO-A-Hemmer (z.B. Moclobemid) spielen beispielsweise in der antidepressiven Therapie eine Rolle. Beim Menschen ist die MAO-A außerhalb des Gehirns vorwiegend in den Nervenenden des sympathischen Nervensystems, in den Schleimhäuten des Darms und der Plazenta zu finden. Sie baut die Monoamin-Neurotransmitter Serotonin, Noradrenalin und Dopamin ab, absteigend geordnet nach dem Einfluss der MAO-A auf ihren Abbau. Mutationen im MAOA-Gen oder an seinem Promoter können zum MAO-A-Mangel und bei völligem Ausfall zum Brunner-Syndrom führen, das mit leichter geistiger Behinderung einhergeht.

					Die direkte Assoziation von MAO-A-Mangel mit Sucht- und Aggressionsverhalten konnte bisher in keiner Studie belegt werden. MAO-B MAO-B ist hauptsächlich in den Neuronen des Gehirns vorhanden. Dort ist es für den Dopamin-Abbau zuständig und ist das Ziel von MAO-B-Hemmern zur Behandlung des Morbus Parkinson. Durch Hemmung von MAO-B wird die dopaminerge Wirkung verstärkt, ohne dass eine Tyramin-arme Diät einzuhalten ist. Außerdem wird die GLUTAMAT-Ausschüttung eingeschränkt. Das ist wichtig für Morbus Parkinson-Patienten mit Fluktuationen der Beweglichkeit. Die MAO-B baut im ZNS insbesondere β-Phenylethylamin (PEA) und Benzylamin, und ebenso wie die MAO-A Dopamin ab. Seine Rolle beim Abbau des Neurotransmitters Dopamin macht die medikamentöse Blockade der MAO-B zu einer der möglichen Optionen in der Behandlung der Parkinson-Krankheit. Der Abbau von PEA führt indirekt (mutmaßlich durch geringere TAAR1 Aktivierung) zu einer geringeren Ausschüttung des Neurotransmitters Noradrenalin, welcher von der MAO-A abgebaut wird. Eine medikamentöse (Teil-)Blockade beider MAO-Enzyme hat daher stärkere Auswirkung auf den Noradrenalinspiegel als die selektive Blockade der MAO-A.
216.	Monoaminooxidase-Hemmer				Monoaminooxidase-Hemmer sind Arzneimittel aus der Gruppe der Antidepressiva. Sie werden unter anderem bei Depressionen und Morbus Parkinson verabreicht und sind in Deutschland verschreibungspflichtig. Die Funktionsweise der MAO-Hemmer ist die Hemmung des Enzyms Monoaminooxidase, welches für den Abbau von biogenen Aminen zuständig ist. Die Hemmung des Enzyms führt zum verlangsamten Abbau verschiedener Neurotransmitter wie Noradrenalin, Dopamin und Serotonin, sowie einiger Hormone wie z.B. Adrenalin. Im Gehirnstoffwechsel stehen so vermehrt Neurotransmitter zur Signalübertragung bereit, was sich bei bestimmten Depressionsformen positiv auswirkt. Das komplette Zusammenspiel von Transmittern und psychischen Symptomen ist jedoch noch nicht vollständig geklärt.
217.	Mononatriumglutamat (MNG) = Natriumglutamat	$C_5H_8NNAO_4$	Na^+ O O ^-O O^- $^+NH_3$		MONONATRIUMGLUTAMAT (MNG) oder Natriumglutamat ist das Natriumsalz der Glutaminsäure, einer der häufigsten natürlich vorkommenden nicht-essenziellen Aminosäuren. Mononatriumglutamat entsteht im normalen Stoffwechsel aller Lebewesen und ist das Salz einer der 21 Aminosäuren, aus denen Proteine aufgebaut sind. Daher enthalten fast alle proteinhaltigen Lebensmittel Glutamate. Mononatriumglutamat als Geschmacksverstärker gilt als unbedenklich für den menschlichen Verzehr.
218.	Motilin-Y			PH	Im Dünndarm hergestellt wirkt es ähnlich wie GHRELIN. Es beeinflusst den Fettstoffwechsel und die Arbeit der Purkinje-Zellen. Motilin ist ein gastrointestinales Peptidhormin, bestehend aus 22 Aminosäuren, das in den M-Zellen des Dünndarms (deren Zahl abnehmend von Duodenum zu Ileum) gebildet wird. Durch Andocken an den Motilinrezeptor (in Mucosa, Plexus myentericus, Dünndarm-Muskulatur, Purkinje-Zellen) löst Motilin im Magen und Darm interdigestive Bewegungen aus.
219.	Nervenwachstumsfaktor = Nerve-Growth-Factor (NGF)				Der Nervenwachstumsfaktor (englisch nerve-growth-factor, Beta-NGF) ist ein Protein. In der Embryonalentwicklung müssen Millionen von Axonen einen Weg zu den richtigen Dendriten und synaptischen Verschaltungen finden, damit ein funktionsfähiges Nervensystem entsteht. NGF wurde entdeckt, weil es in der Zellkultur die Potenz besitzt, Nervenzellen dazu zu bringen, solche Aussprossungen zu bilden.

220.	Neuroge-nin-2				Schleust man den Bauplan für ein Protein namens Neurogenin-2 in kultivierte Astrozyten ein, zeigen die Zellen bereits nach kurzer Zeit die typische Form von Nervenzellen, inklusive funktionsfähiger Synapsen. Es kann sogar gesteuert werden, welche Art von Nervenzellen sich bilden soll, indem man andere Proteine, wie DLX2, einschleust.
221.	Neuropeptid Y (NPY)			P	Das Neuropeptid Y (NPY) ist ein aus 36 Aminosäuren bestehendes Neuropeptid, das insbesondere im Gehirn und auf noradrenergen Neuronen des peripheren Nervensystems vorkommt. Dieses Peptid ist physiologisch an der zentralnervösen Steuerung des Hungers und der Angst, der präsynaptischen Regulation von Neurotransmittern, der Kontrolle epileptischer Krämpfe, der Blutgefäßkontraktion, der Insulinfreisetzung und der Steuerung der Motilität im Magen-Darm-Trakt beteiligt.
222.	Neurotro-phin (NGF)				Gehört zur Familie der Proteine, die den Aufbau, die Entwicklung und die Funktionen der Neurone beeinflusst. Dieser Wachstumsfaktor ist auch als Neurotrophin bekannt. Er wirkt auch auf Gehirn und Nervenzellen von Erwachsenen und hilft die Neurogenese anzuregen und zu kontrollieren. Der Nerven-Wachstumsfaktor (NGF) gehört genau so dazu wie der BDNF (brain-derived-neurotrophic-factor), das Neurotrophin-3 (NT-3), das Neurotrophin-4 (NT-4) sowie der ciliary neurotrphic factor (CNTF) und das Neurotrophin-6 und Neurotrophin-7. Es hat Wirkungen auf das periphere Nervensystem (PNS) und das zentrale Nervensystem (ZNS)
223.	NFE2-Aktivator				Nuclear factor (erythroid-derived 2)-like 2 (NFE2L2) wird von den gleichnamigen menschlichen Genen aktiviert. Es schützt als leucine zipper protein (bZIP) und starkes Antioxidans vor Zellschäden durch Oxidation und Stress. Es baut Cytoplasma auf und leitet dieses zum Zellkern weiter. Dasselbe gilt für cytoprotective proteine wie NADH, die Glutamat-Cysteine-ligase, GSH, Sulfivedoxin 1, Thiorecloxin reductase 1 und Hem-oxygenase 1. Es schützt bei Sepsis (Blutvergiftung), Hyperspannung, Artheriosklerose, Lungenschwächen, Nierenleiden und hilft bei Schmerzen.
224.	Nicergolin	$C_{24}H_{26}BrN_3O_3$			Nicergolin ist ein Arzneistoff, der in der Behandlung von chronischen hirnorganisch-bedingten Leistungsstörungen eingesetzt wird. Nicergolin ist ein partialsynthetisch hergestellter Abkömmling der Lysergsäure. Nicergolin wurde in den 1960er Jahren auf der Suche nach Adrenozeptor blockierenden Substanzen, abgeleitet von den Mutterkornalkaloiden, entwickelt. Das Ziel war – dem damaligen Verständnis der Ätiologie der Demenz folgend – ein Einsatz als durchblutungsfördernde Substanz zur Behandlung von Hirnleistungsstörungen im Alter. Seit den 1970er Jahren ist Nicergolin als Therapeutikum auf Markt. Heute wird es für verschiedene Formen von Gedächtnis-, Leistungs- und Verhaltensstörungen im Alter eingesetzt.
225.	Nicotinami-dadenin-dinukleotid (NAD bzw. NADH)	$C_{21}H_{27}N_7O_{14}P_2$ (oxidierte Form, inneres Salz) $C_{21}H_{29}N_7O_{14}P_2$ (reduzierte Form)			Nicotinamidadenindinukleotid (Nicotinamid-Adenin-Dinukleotid, abgekürzt NAD) ist ein Coenzym, das formal ein Hydridion überträgt (Zwei-Elektronen/Ein-Proton). Es ist an zahlreichen Reaktionen des Stoffwechsels der Zelle beteiligt.

226.	Nimodipin	$C_{21}H_{26}N_2O_7$	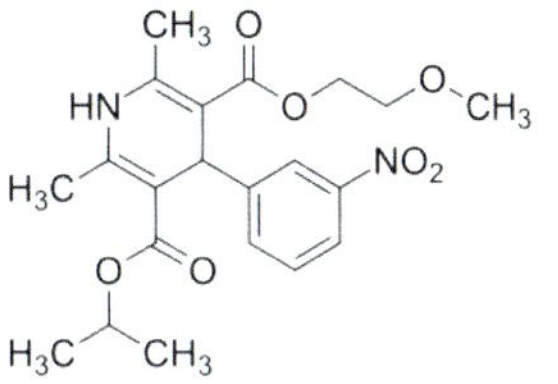		Nimodipin (Handelsname: Nimotop®, Hersteller: Bayer) ist ein Arzneistoff (Calciumkanalblocker) aus der Gruppe der 1,4-Dihydropyridine.[3][4][5] Durch die Blockade von Calciumkanälen wirkt es entspannend auf Gefäßmuskeln, angeblich besonders im Gehirn. Es wird eingesetzt nach Subarachnoidalblutungen, um Vasospasmen (Gefäßverkrampfungen) vorzubeugen und somit die Gehirndurchblutung zu sichern. (Derartige Gefäßverkrampfungen können durch Serotonin und Hämoglobin-Abbauprodukte ausgelöst werden.) Nimodipin ist außerdem bei altersbedingten Hirnleistungsstörungen zugelassen (Nootropikum).
227.	N-Methyl-D-Aspartat (NMDA-Rezeptor)			P	NMDA-Rezeptoren gehören zu den ionotropen Glutamat-Rezeptoren und kommen vor allem im Zentralnervensystem (u.a. Hippocampus und Großhirn) vor. Sie sind nach dem ebenfalls wirksamen selektiven Agonisten N-Methyl-D-Aspartat benannt. NMDA-Rezeptoren werden durch extrazelluläre Magnesium-Ionen geblockt und durch Kalziumbindung aktiviert. NMDAR-PROTEINE bilden die Ursache für die Autoimmunerkrankung der „ANTI-NMDA-REZEPTOR-ENZEPHALITIS, einer schweren Entzündung des Gehirns. Oftmals aufgrund eines gutartigen Tumors der Eierstöcke verteilen sich im Blut Antikörper, vor allem in der Cortex-Hirnrinde und im Hippocampus. 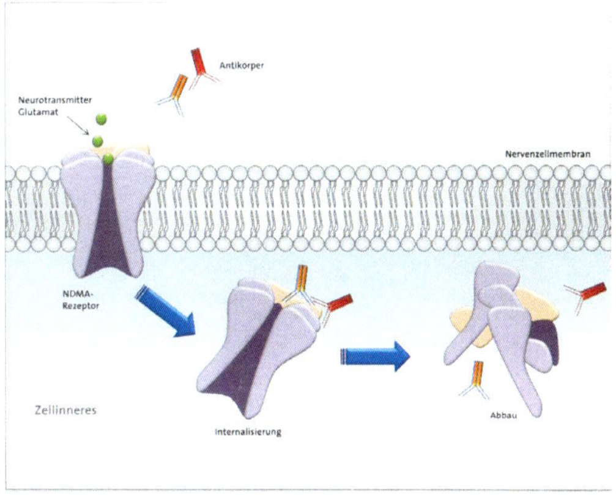 Zeitschrift "Gehirn & Geist", 03/15, S. 76
228.	NORAD-RENALIN = Norepinephrin (INN)	$C_8H_{11}NO_3$	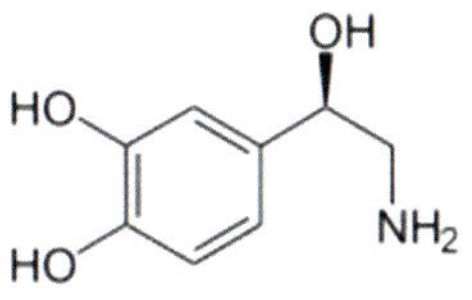	NT	Noradrenalin oder Norepinephrin (INN) ist ein Neurotransmitter und ein Hormon. Es wird vom Körper im Nebennierenmark und im Locus caeruleus produziert. Es ist dem Adrenalin verwandt und regt das Herz-Kreislauf-System an. Noradrenalin trägt gegenüber dem Adrenalin keine Methylgruppe ($-CH_3$) an seiner Aminogruppe. Daher zeigen Noradrenalin und Adrenalin zum Teil physiologisch unterschiedliche Wirkungen. Die Produktion von Noradrenalin erfolgt in den Nebennieren und im Nervensystem aus Dopamin. Im Locus caeruleus, einer relativ kleinen, dunkelfarbigen Zellgruppe in der vorderen Rautengrube, einem Teil der Brücke (Pons) wird ein Großteil des Noradrenalins des ZNS produziert.
229.	Octopamin	$C_8H_{11}NO_2$	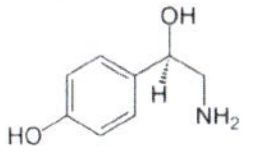 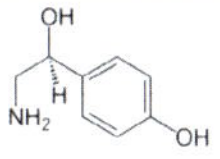		Octopamin, auch Norsynephrin, ist ein Neurotransmitter, der im Nervensystem von wirbellosen Tieren (Invertebraten), aber auch in einigen Pflanzen wie Zitronen[6] vorkommt. Es ist ein Strukturanalogon des Noradrenalins der Wirbeltiere. Aus chemischer Sicht handelt es sich beim Octopamin um ein Amin, genauer um ein biogenes Amin.Bei der Biosynthese entsteht Octopamin aus Tyrosin. Dieses wird durch

					das Enzym Tyrosindecarboxylase zu Tyramin umgesetzt. Das Enzym Tyramin-β-hydroxylase setzt Tyramin zu Octopamin um.Octopamin dient zur Steuerung komplexer Verhaltensmuster (Sozialverhalten, Flucht, Nahrungsaufnahme) bei wirbellosen Tieren und erhöht die Erregbarkeit von Muskelzellen. Es ist in Leuchtorganen vorhanden und an der Steuerung der Stoffwechselaktivität beteiligt. Bei Insekten und Krebsarten ist Octopamin dafür bekannt, dass es eine wichtige Rolle in der Regulierung von Aggressivität- und Rückzugverhalten im Kampf spielt.Bekannte Antagonisten des Octopamin sind Chlorpromazin, Phentolamin und Cyroheptadin. Aufgrund seiner physiologischen Eigenschaften ist Octopamin ein Bestandteil in manchen Nahrungsergänzungsmitteln, da es die Verbrennung von Körperfetten aktivieren soll. Octopamin ist zwar an der Verbrennung bestimmter Fettsorten beteiligt, diese kommen jedoch beim Menschen nicht vor. Health-Claims nach der europäischen Health-Claims-Verordnung bestehen nicht
230.	Oligomere Proantho-cyanidine (OPC)				Oligomere Proanthocyanidine, auch als oligomere Procyanidine OPC oder PCO (englisch oligomeric proanthocyanidins) bezeichnet, sind in Pflanzen natürlich vorkommende Stoffe, die zur Gruppe der Flavanole gehören und den übergeordneten Polyphenolen zuzuordnen sind. OPC sind zumeist Dimere oder Trimere von Catechinen.
231.	Omeprazol	$C_{17}H_{19}N_3O_3S$			Anwendungsgebiete (Indikationen) • Behandlung des Zwölffingerdarmgeschwürs (Ulcus duodeni) • Behandlung des Magengeschwürs (Ulcus ventriculi) • Behandlung der durch Rückfluss von Magensaft verursachten Entzündung der Speiseröhre (Refluxösophagitis) • Behandlung von Symptomen, die durch den Rückfluss von Magensäure in die Speiseröhre verursacht werden (Refluxkrankheit, Sodbrennen) • Behandlung des Zollinger-Ellison-Syndroms • Verhinderung des Wiederauftretens einer Speiseröhrenentzündung oder von Geschwüren des Magens und Zwölffingerdarms, die durch die Einnahme von bestimmten Schmerz- bzw. Rheumamitteln (so genannten nicht-steroidalen Antiphlogistika) bedingt sind • Kombinationstherapie von Helicobacter pylori-Infektionen Gastrointestinale Störungen, Anstieg der Leberwerte, Hautreaktionen, Müdigkeit, Schlafstörungen, Schwindel, Gelenkbeschwerden, Kopfschmerzen, Haarausfall, Seh-, Hör- und Geschmacksstörungen, Polyneuropathie. Außerdem kommt es unter der Therapie mit Omeprazol zu einer verminderten Verfügbarkeit des intrinsic-factors, was wiederum zu einer unzureichenden Aufnahme von Vitamin B12 führt. Sehr selten, aber gefährlich sind Pankreatitis, Hepatitis, Blutbildveränderungen, Stevens-Johnson-Syndrom, Sehstörungen. Protonenpumpenhemmer können abhängig machen.
232.	Orcein				Orcein ist ein organischer Pflanzenfarbstoff aus Flechten und ein Gemisch aus mindestens 14 Stoffen. Das Stoffgemisch wird durch alkoholische Extraktion aus Orseille erhalten, einem Farbstoff, der aus Flechten der Gattung Roccella gewonnen wird. Orcein (C.I. Natural Red 28) ist ein braunrotes, mikrokristallines Pulver, das in Wasser, Benzol, Chloroform oder Ether praktisch unlöslich ist, in Alkohol, Aceton oder Eisessig mit roter Farbe und in verdünnten Alkalilösungen mit blauvioletter Farbe löslich ist. Insofern eignet sich eine alkoholische (ethanolische) Lösung von Orcein wie Lackmus als Indikator für alkalische (blauviolett), neutrale (rotviolett) und saure Lösungen (rot). Orcein war in der Antike, im Mittelalter und der frühen Neuzeit ähnlich wie das Brasilholz ein wichtiger Lieferant für die Rotfärbung von Stoffen. Ähnlich wie Brasilholz verblasste die Farbe sehr schnell. Auf Grund des Mangels an geeigneten Farbstoffen wurde Orcein jedoch häufig verwendet. Nach dem Zusammenbruch des Römischen Reiches geriet die Verwendung von Orcein in Europa weitgehend in Vergessenheit. Lediglich im Nahen Osten wurde mit diesem Stoff weiter gefärbt. Um 1300 wurde die Verwendung von

					Orcein als Färbemittel durch einen Florentiner Kaufmann wiederentdeckt und spielte in den folgenden Jahrhunderten in Europa wieder eine wichtigere Rolle als Färbemittel. 1980 wurde Orcein durch Paul Gerson Unna als Farbstoff in der Histologie eingeführt. Der basische Farbstoff wird heute (wie auch der Farbstoff Karmin) unter anderem als essigsaure Lösung zum Einfärben von Chromosomen oder Chromatiden in mikroskopischen Präparaten verwendet. Mit einer Lösung von Orcein in einer Natriumcarbonatlösung, die schwach alkalisch wirkt (blauviolette Farbe), lässt sich farblose Wolle einfärben. Nach dem Waschen mit Wasser hat die Wolle eine intensiv rotviolette Farbe. Die so gefärbte Wolle ist jedoch nicht waschecht.
233.	Orexin A und B = Hypocretin-1 / -2			PH	Orexin A und B (auch Hypocretin-1/-2) genannt, sind Neuropeptid-Hormone in Säugetieren, die im Hypothalamus gebildet werden und Einfluss auf das Essverhalten und den Schlafrhythmus haben. Weitere Wirkungen werden im autonomen Nervensystem, im Flüssigkeitshaushalt und Energiestoffwechsel vermutet.
234.	Ornithin	$C_5H_{12}N_2O_2$			Ornithin (von griech. ornis, Vogel abgeleitet), ist eine basische, nichtproteinogene α-Aminosäure. Sie tritt in der L-Form hauptsächlich im Harnstoffzyklus als Trägersubstanz auf. L-Ornithin entsteht im Harnstoffzyklus unter Katalyse der Arginase aus L-Arginin durch Wassereinbau und Freisetzung von Harnstoff (NH2–CO–NH2).
235.	ÖSTRADIOL = Estradiol			H	Ein Mangel an diesem Sexualhormon führt zu Störungen der Eierstöcke, der Hypophyse, des Hypothalamus, zu Stress und Magersucht sowie zu Unfruchtbarkeit.
236.	ÖSTRIOL = Estriol	$C1_8H_{24}O_3$			Östriol auch Estriol (E) genannt, ist ein quantitativ wichtiges Stoffwechselprodukt von Estradiol und Estron. Es besitzt eine schwache estrogene Wirkung, etwa 1/10 der von Estradiol. In der Plazenta wird es direkt oder aus dem von Feten synthetisierten Vorstufen gebildet. Estriol entsteht auch im Fettgewebe durch Aromatisierung des A-Ringes von Androstendion.
237.	ÖSTROGENE = Estrogene		Strukturformel von Estran (13β-Methylgonan).	H	Estrogene (standardsprachlich Östrogene, von altgriechisch οἶστρος oístrŏs, latinisiert oestrus ‚Stachel', ‚Leidenschaft' abgeleitet), auch Follikelhormone genannt, sind die wichtigsten weiblichen Sexualhormone aus der Klasse der Steroidhormone. Sie werden hauptsächlich in den Eierstöcken (Ovarien) in Follikeln und im Gelbkörper, zu einem geringeren Teil auch in der Nebennierenrinde, produziert.
238.	Östron = Estron	$C_{18}H_{22}O_2$		H	Östron gehört zu den bedeutendsten Sexualhormonen der Gruppe der ÖSTROGENE, insbesondere in den postmenopausalen Veränderungen der Frauen. Es wird in den Keimdrüsen – Eierstöcken – Ovarien aus bestimmten Nebennierenhormonen im Fettgewebe gebildet. (z.B. DHEA und Androstendion. Für eine Erhöhung der Östron-Werte kommen die folgenden Ursachen infrage: • Übergewicht (Adipositas): hier entsteht Östron vermehrt durch Umwandlung aus bestimmten Nebennierenrindenhormonen. • Einnahme östrogenhaltiger Medikamente.

					Niedrige Östron-Werte haben vor allem folgende Ursache: • fortgeschrittene Postmenopause (kein Krankheitswert). Stammt aus den Ovarien, angeregt durch das FOLLIKEL-STIMULIERENDE HORMON (FSH) der Hypophyse ist es weniger wirksam als ÖSTRADIOL, mit Ausnahme der Zeit nach der Menopause. Überschuss führt zu Übergewicht = Adipositas.
239.	Oxybu- tyninum	$C_{22}H_{31}NO_3$	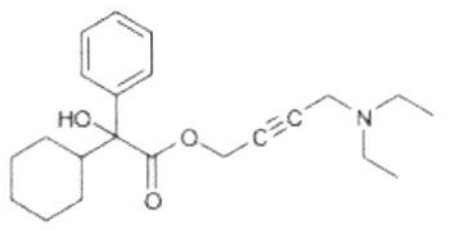 Oxybutynin		Oxybutynin ist parasympatholytisch, spasmolytisch und lokalanästhetisch. Es entspannt die glatte Blasenmuskulatur, senkt den Harndrang und die Häufigkeit der Blasenentleerung. Es reduziert ferner die Sekretion der Schweissdrüsen. Die Wirkungen beruhen auf dem kompetitiven Antagonismus an muscarinischen M-Acetylcholinrezeptoren. • Indikationen • Instabilität der Harnblase der Frau • Bettnässen (Enuresis nocturna oder tagsüber) • Spastische neurogene Blase • Instabile Blase mit Inkontinenz, häufigem Wasserlassen und Harndrang • Überempfindlichkeit der Blasenwandmuskulatur im Zusammenhang mit einer neurogenen Störung Nicht alle Arzneiformen sind in allen Indikationen zugelassen. Oxybutynin kann auch Off-Label gegen starkes Schwitzen (Hyperhidrosis) eingesetzt werden, ist dazu aber in der Schweiz von den Behörden nicht freigegeben.
240.	OXYTOCIN		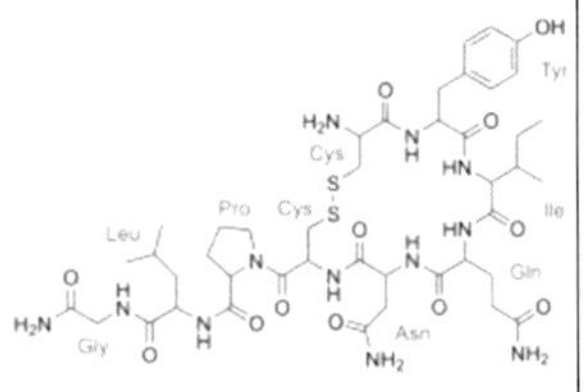	H	Oxytocin (auch Ocytoxin, von altgriech. „schnell“ und „Geburt“: okytokos „leicht gebärend“ abgeleitet, ist ein Hormon und hat eine wichtige Bedeutung beim Geburtsprozess. Gleichzeitig beeinflusst es nicht nur das Verhalten zwischen Mutter und Kind sowie zwischen Geschlechtspartnern, sondern auch ganz allgemein soziale Interaktionen. Oxytocin wirkt ähnlich wie Marihuana. Es setzt im Gehirn von Mäusen einen Stoff frei, der an dieselben Rezeptoren andockt wie THC, der psychoaktive Bestandteil der Hanfpflanze. So werden soziale Interaktionen offenbar zu einer besonders lohnenswerten Erfahrung. Das „Kuschelhormon“, wirkt vor allem - im Rahmen des Eintretens der Geburtswehen - hinsichtlich des Austretens der Nachgeburt - in Bezug auf die Blutstillung nach der Geburt - für die Rückbildung des Uterus - gemeinsam mit PROLAKTIN für Eintreten und Stetigkeit des Milchflusses Es hat jedoch auch einen großen Einfluss auf das Sozialverhalten, die Annahme körperlicher Nähe, den Austausch von Zärtlichkeiten, das Weitergeben physischer und psychischer Liebesbeweise, intensiven Hautkontakt, sexuelle Befriedigung, Meditation und Hypnose. Es fördert nachweislich auch das Treueverhalten zwischen Partnern. Oxytocin wirkt stabilisierend auf das Limbische System, beruhigend auf die Amygdala und stärkend auf den Hippocampus ein. Es aktiviert den Gewebeaufbau von Herz, Nieren, Thymusdrüse, Pankreas und bei Wundheilung.

					Oxytocin verringert den Blutdruck und den Cortisolspiegel, wirkt sedierend und kann zu Gewichtszunahme und verbesserter Wundheilung führen. Es stabilisiert das Limbische System, die Amygdala und den Hippocampus. Es bringt Ruhe, Stille und inneren Frieden. Es fördert die individuelle Kommunikation hinsichtlich der Zellerneuerung.
241.	Pankre-atisches Hormon (PNP)			PH	Das pankreatische Hormon (kurz auch PP für pankreatisches Polypeptid oder PNP genannt), ist ein Peptidhormon, bestehend aus 36 Aminosäuren aus den PP- oder auch F-Zellen der Langerhans-Inseln der Bauchspeicheldrüse (Pankreas), dessen Konzentration im Blut nach eiweißreicher Nahrung ansteigt.
242.	Pantorazol	$C_{16}H_{15}F_2N_3O_4S$	Pantoprazol		Pantoprazol ist ein Wirkstoff aus der Gruppe der Protonenpumpen-Inhibitoren, der die Magensäuresekretion hemmt. Es wird auf ärztliche Verschreibung unter anderem bei der Refluxkrankheit und bei Magen- und Darmgeschwüren eingesetzt. Im Dezember 2009 wurde Pantoprazol für die Selbstmedikation zur kurzzeitigen Behandlung von Refluxbeschwerden wie Magenbrennen und saurem Aufstossen freigegeben. Es wird dazu einmal täglich morgens während maximal 4 Wochen eingenommen. Zu den häufigsten unerwünschten Wirkungen gehören Kopfschmerzen, Schwindel und Verdauungsstörungen. Seit Juni 2010 sind Generika im Handel. Auf ärztliche Verschreibung ist es zugelassen bei: • Refluxkrankheit, Refluxösophagitis • Infektion mit Helicobacter pylori in Kombination mit zwei Antibiotika bei Magen- oder Darmgeschwür • Vorbeugung von Magen- und Darmgeschwüren, die durch die Behandlung mit NSAID verursacht werden • Zollinger-Ellison-Syndrom und andere Erkrankungen mit einer verstärkten Bildung von Magensäure
243.	Papaverin	$C_{20}H_{21}NO_4$			Papaverin (von lat. papaver „Mohn") ist eine chemische Substanz aus der Gruppe der Alkaloide des Isochinolintyps und besitzt eine direkte krampflösende Wirkung auf die glatte Muskulatur, ohne gleichzeitig anticholinerg zu wirken. Papaverin ist – ähnlich wie auch sein Abkömmling (Derivat) Moxaverin – ein cAMP-Phosphodiesterase-Hemmer. Es wirkt auf zahlreiche Subtypen der Phosphodiesterase-Familie, vornehmlich jedoch auf den Typ 10A.[7] Durch die erschlaffende Wirkung auf die Gefäßmuskulatur kommt es zu einer Gefäßerweiterung (Vasodilatation).[8] In höheren Dosen kann Papaverin zentral erregend wirken. Papaverin ist in der Herzchirurgie angezeigt zur Verhinderung von Blutgefäßspasmen bei der Gewinnung arterieller Grafts, also Arterien für eine Bypass-Operation.[9] Als Spasmolytikum bei Magen-, Darm-, Gallen- und Harnwegspasmen wurde es inzwischen von anderen Spasmolytika wie z. B. Propiverin, die gleichzeitig eine anticholinerge Wirkung besitzen, abgelöst. Ferner ist Papaverin zur Behandlung der Erektionsstörung angezeigt. Dazu wird es direkt in den Schwellkörper des Penis injiziert und führt dort zu einer verstärkten arteriellen Durchblutung (sog. SKAT, d. h. Schwellkörper-Autoinjektionstherapie)

244.	Paracetamol	$C_8H_9NO_2$			Paracetamol ist ein schmerzstillender und fiebersenkender Arzneistoff aus der Gruppe der Nichtopioid-Analgetika. Die Bezeichnung Paracetamol leitet sich vom chemischen Namen Para-(Acetylamino)phenol ab. Paracetamol wird im Rahmen der Selbstmedikation als Monopräparat oder Bestandteil verschiedener Kombinationspräparate zur symptomatischen Behandlung von Erkältungsbeschwerden und Schmerzen eingesetzt. Paracetamol ist als Fertigarzneimittel zur Behandlung von leichten bis mäßig starken Schmerzen und Fieber zugelassen. Verwendung findet es vor allem bei leichten Kopfschmerzen, leichten Zahnschmerzen, Regelschmerzen, Sonnenbrand und arthrosebedingten Gelenkschmerzen sowie bei Migräne.
245.	Paraquat	$C_{12}H_{14}N_2$			Paraquat ist eine quartäre Ammoniumverbindung aus der Familie der Bipyridin-Herbizide, die als Kontaktherbizid eingesetzt wird. Paraquat wird, insbesondere bei feucht-warmen Verhältnissen, sehr schnell durch Pflanzenoberflächen absorbiert. In den Chloroplasten werden Elektronen vom Photosystem I auf das Paraquat-Kation übertragen, das dadurch zum Paraquat-Radikal wird.
246.	Parathormon (PTH) = Parathyrin			H	Das Parathormon besitzt nur eine Halbwertzeit von wenigen Minuten und wird sowohl in den Epithelkörperchen selbst, als auch in der Leber und der Niere proteolytisch abgebaut. Da nur ein sehr kleiner Anteil des Parathormons für die biologische Aktivität verantwortlich ist, entstehen bei der Proteolyse teilweise Zwischenprodukte, die biologische Aktivität aufweisen und im Blut nachweisbar sind. Gebildet in den Epithelkörperchen der Nebenschilddrüse erhöht es die Calcium-Konzentration im Blutplasma und hemmt in der Niere die Phosphatwiederaufnahme.
247.	Pepsin			P	Pepsin (von griechisch πέψις pepsis, „Verdauung“ abgeleitet), ist ein Verdauungsenzym, eine so genannte Peptidase, die in den Hauptzellen des Magenfundus von Wirbeltieren und somit auch dem Menschen gebildet wird. Sie ist für den Abbau von mit der Nahrung aufgenommenen Proteinen zuständig. Als Inhaltsstoff in Nahrungsmitteln soll es die Verdauung fördern.
248.	Peptid Tyrosyl-Tyrosin (PYY)			PH	Wird wie das PROLAKTIN-RELEASING PEPTIDE (PRP) und das NEUROPEPTID Y (NPY) im Dünndarm hergestellt und fördert die Zusammenarbeit zwischen dem enterischen (ENS) und dem Zentralnervensystem (ZNS). Es kontrolliert die Nahrungsaufnahme und wirkt dem GHRELIN entgegen.

249.	Pethidin				Pethidin ist ein bei starken Schmerzen wirksames, vollsynthetisch hergestelltes Opioidanalgetikum. Pethidin kann in Form der Injektionslösung intravenös, intramuskulär und subkutan appliziert werden.
250.	Phenazin = Safranin T = Derivat von Phenazin	$C_{12}H_8N_2$	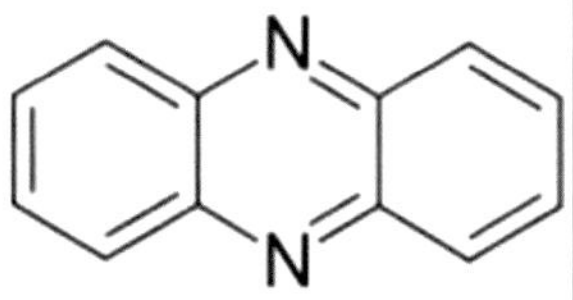 N N	P	Ist ein rot-violetter Pflanzenfarbstoff, der auf die Epithelzellen der Darmschleimhaut wirkt.
251.	Phencyclidin (PCP) = "Angel Dust"	$C_{17}H_{25}N$	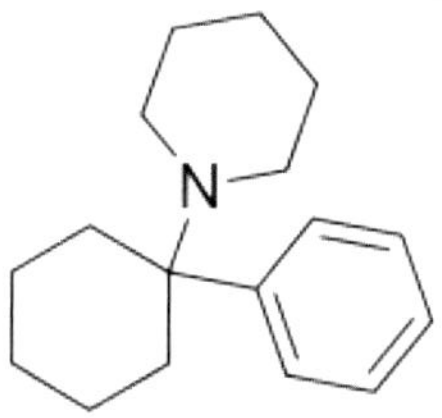 N		Phencyclidin (Abkürzung von Phenylcyclohexylpiperidin, kurz PCP), in der Drogenszene auch als Angel Dust (Engelsstaub), Londrea, Killerweed, Sherman Hemsley, TAC oder Peace Pill bekannt, ist ein als Droge genutztes Dissoziativum. Die Firma Parke-Davis entwickelte es 1926 ursprünglich als Arzneistoff der Klasse der Anästhetika, seine Vermarktung wurde jedoch bald darauf auf Grund eines ungünstigen Nutzen-Risiko-Verhältnisses eingestellt. Insbesondere nach Langzeitgebrauch besteht die Gefahr einer psychischen Abhängigkeit. Im Tierversuch schädigt es das Hirngewebe. Phencyclidin unterliegt dem Betäubungsmittelgesetz und ist in Deutschland nicht verkehrsfähig.
252.	Phenetylamin	$C_8H_{11}N$	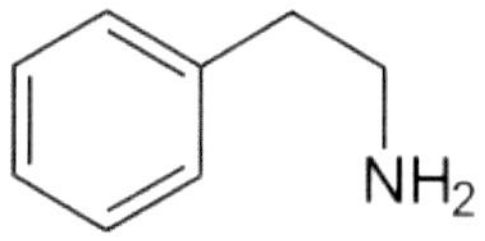 NH_2		Phenethylamin, auch β-Phenylethylamin (PEA) oder mit korrekter chemischer Bezeichnung 2-Phenylethylamin, ist als Vorläufer der Benzylisochinolin-Alkaloide in Pflanzen weit verbreitet. Phenethylamin kommt im Bittermandelöl und in Kakaobohnen vor. Es wurde auch im Gehirn und im Harn nachgewiesen. Das biogene Amin Phenethylamin als Stammsubstanz der Catecholamine und vieler psychedelisch wirksamer Halluzinogene wird mit dem Entstehen von Lust- und Glücksempfindungen in Verbindung gebracht. Phenethylamin wird durch Monoaminoxidasen (MAO) abgebaut. Patienten die (zur Behandlung einer Depression oder eines Morbus Parkinson) einen Monoaminooxidase-Hemmer nehmen, sollten die Aufnahme von PEA meiden, da dies zu einem starken Blutdruckanstieg und Kopfschmerzen führen kann.
253.	Phenylalanin (Phe)	$C_9H_{11}NO$	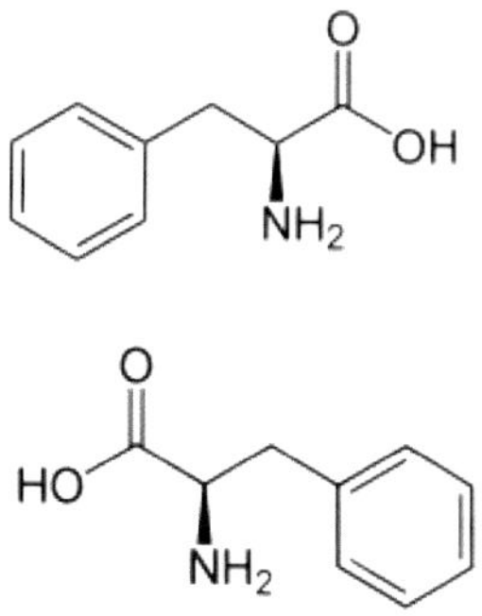 O OH NH_2 O HO NH_2		Phenylalanin, abgekürzt Phe oder F, ist eine chirale, aromatische α-Aminosäure mit hydrophober Seitenkette, die in ihrer L-Form [CIP-Nomenklatur: (S)-Phenylalanin] in der Natur als Proteinbestandteil vorkommt und für den Menschen eine essentielle proteinogene (am Eiweißaufbau beteiligte) Aminosäure ist. Phenylalanin leitet sich strukturell vom Alanin ab. Da Phenylalanin dem Organismus zur Produktion der ebenfalls proteinogenen Aminosäure Tyrosin dient, ist der Bedarf an Phenylalanin vom Tyrosingehalt der Nahrung abhängig. In normaler proteinhaltiger Nahrung sind beide Aminosäuren in gewissen Anteilen enthalten.

254.	Pindolol	$C_{14}H_{20}N_2O_2$			Pindolol ist ein Arzneistoff aus der Gruppe der Betablocker und wird unter anderem zur Behandlung der arteriellen Hypertonie (Bluthochdruck) eingesetzt. Ebenfalls kann es in der Rettungsmedizin eingesetzt werden, zur Behandlung der supraventrikulären Tachykardie, die nach der Gabe von Nitroglycerin auftreten kann. Pindolol gehört zur Gruppe der nichtselektiven Betablocker, da es nicht spezifisch an die β1-Adrenozeptoren bindet. Die relative Wirkstärke im Vergleich zum Propranolol beträgt 5. Pindolol weist eine intrinsische sympathomimetische Aktivität (ISA) auf, ebenso wie die Betablocker Acebutolol und Oxprenolol. Im Gegensatz zu Betablockern ohne ISA weisen die Betablocker mit ISA keine günstige Wirkung beim Myokardinfarkt auf. Betablocker mit ISA sollen häufiger zu Schlafstörungen führen, als Betablocker ohne ISA.
255.	Pinoline	$C_{12}H_{14}N_2O$			Pinoline ist ein methoxylates Triptolin, welches u.a. in der Epiphyse hergestellt wird. Pinoline können neurogenetische Impulse aktivieren. Es unterstützt dabei MELATONIN.
256.	Piracetam	$C_6H_{10}N_2O_2$			Piracetam ist ein cyclisches Derivat (γ-Lactam) der γ-Aminobuttersäure (GABA) und ein Arzneistoff aus der Gruppe der Antidementiva (Nootropika). Es regt den zellulären Zuckerstoffwechsel und die Sauerstoffverwertung im Gehirn an und wird zur symptomatischen Behandlung chronisch hirnorganisch bedingter Leistungsstörungen (Demenz) eingesetzt. Durch Piracetam kann es im Rahmen eines therapeutischen Gesamtkonzeptes zu einer Verbesserung der Symptome Gedächtnis-, Konzentrations- und Denkstörung, Antriebs- und Motivationsmangel sowie Ermüdbarkeit bei Demenzkranken kommen. So präsentierten auf einem Symposium der Herstellerfirma UCB Forscher fünf Jahre nach der Markteinführung zahlreiche Studien, die eine „generelle Verbesserung des zerbralen Alterungsprozesses" nahe legten bzw. „eine klinisch relevante Verbesserung der Gedächtnisfunktion" nachweisen sollten. Pflegebedürftige Senioren verbesserten sich demnach bei den Aktivitäten des täglichen Lebens und waren weniger hilfsbedürftig. Die Arzneimittelkommission der Deutschen Ärzteschaft stellte jedoch im Jahr 2004 fest, dass viele der älteren Studien mit Piracetam methodische Schwächen hätten. Dort wird auch auf eine Literaturanalyse der Cochrane Collaboration verwiesen, wonach Piracetam bei einer Demenz zwar den klinischen Gesamteindruck verbessert, nicht aber die Hirnleistung. Die Deutsche Gesellschaft für Neurologie listet Piracetam in ihrer 2016 veröffentlichten Leitlinie Demenz unter „andere Wirkstoffe". Sie nennt die Beweislage bei der Alzheimer-Demenz „unzureichend", und urteilt: „Eine Behandlung wird nicht empfohlen." Piracetam wird gelegentlich auch zur systemischen Behandlung bei Hörsturz zur Förderung der Durchblutung verschrieben. Während der Einnahme bzw. Anwendung von Piracetam können unter anderem folgende Nebenwirkungen gelegentlich auftreten: Erregtheit, Antriebssteigerung, Nervosität, Unruhe, Reizbarkeit, Aggressivität, Zittern, Depressionen, Angststörungen, Schlaflosigkeit, Müdigkeit und Schläfrigkeit, Übelkeit, Brechreiz, Bauchschmerzen, Durchfall, Gewichtszunahme. Eher seltene Nebenwirkungen sind unter anderem: Schwindel, Schwäche, Blutdrucksenkung, Blutdrucksteigerung, gesteigerte Lust (Libido).

257.	Piribedil	$C_{16}H_{18}N_4O_2$			Piribedil (Handelsname in Deutschland: Clarium; Hersteller: Desitin) ist ein Arzneistoff aus der Gruppe der Dopaminagonisten, der in der Behandlung der Parkinsonschen Erkrankung eingesetzt wird. Piribedil ist ein Piperazin-Derivat und gehört damit zu den Non-Ergot-Dopaminagonisten. Neben der stimulierenden Wirkung auf die Dopamin-Rezeptoren D2/3 hemmt es die α2-Adrenorezeptor-Subtypen α2A und α2C. Piribedil ist zur Behandlung der frühen und fortgeschrittenen Parkinson-Krankheit sowohl in Mono- als auch in Kombinationstherapie mit L-Dopa zugelassen. Piribedil darf nicht angewendet werden • bei Überempfindlichkeit gegenüber Piribedil • bei kardiovaskulärem Schock • in der akuten Phase eines Herzinfarktes • in Kombination mit Neuroleptika (ausgenommen Clozapin) Piripedil ist ein Parkinsonmittel mit dem Wirkmechnismus Dopamin-$D_{2/3}$-Rezeptoraragonis.Piribedils Nebenwirkungen sind dosisabhängig und treten meist nur bei Behandlungsbeginn auf und verschwinden nach Abbruch der Behandlung. • Magen-Darm-Trakt: leichte Magen-Darm-Beschwerden (Übelkeit, Erbrechen, Blähungen) treten häufig auf. Sie verschwinden of wieder nach individueller Dosisanpassung. • Nervensystem: Zerstreutheit, Halluzinationen, Erregung oder Schwindelgefühl wurden häufig beobachtet. Es kann zu Schläfrigkeit kommen; in sehr seltenen Fällen wurden übermäßige Tages-Schläfrigkeit sowie plötzliche Schlafanfälle beobachtet. • Herz-Kreislauf-System: sehr selten wurden niedriger oder instabiler Blutdruck mit Synkopen oder Übelkeit beobachtet. • Psychiatrische Erkrankungen: Zeichen von Spielsucht/pathologischem Spielen, Libidosteigerung und Hypersexualität wurden berichtet. • Allergie: der Inhaltsstoff Ponceau 4R kann allergische Reaktionen hervorrufen. • Überdosierung: hohe Dosierungen von Piribedil führen zu Brechreiz. Daher kommen Überdosierungen sehr selten vor. Anzeichen einer Überdosis sind instabiler Blutdruck oder Übelkeit und Erbrechen.
258.	Pituitrin			H	Hergestellt in der Neurohypophyse und den Neuronen des Hypothalamus gelangt es über die Hypophysenlappen ins Blut.
259.	Pramipexol	$C_{10}H_{17}N_3S$			Pramipexol ist ein Dopaminagonist und wird zur Therapie des Morbus Parkinson eingesetzt, entweder in Monotherapie oder in Kombination mit L-DOPA. Als weitere Indikation ist die symptomatische Behandlung des mittelgradigen bis schweren idiopathischen Restless-Legs-Syndroms zu nennen. Weiterhin ergaben Studien, dass Pramipexol eine Effizienz bei der Behandlung bipolarer Störungen zeigt. Pramipexol ist ein Dopaminagonist mit hoher Selektivität und Spezifität an D2/3-Dopamin-Rezeptoren. Im Frühstadium der Krankheit Morbus Parkinson stimuliert Pramipexol die präsynaptischen D2-Autorezeptoren und hemmt dadurch die übermäßige Dopaminsynthese und -freisetzung. Im Spätstadium verstärkt Pramipexol die versiegende Dopaminsynthese durch Stimulierung und Modulierung postsynaptischer D2- und D3-Rezeptoren. Aufgrund des Auftretens möglicher „Schlafattacken", ist das Führen eines KFZ bzw. die Ausführung von Arbeiten mit potentiellem Verletzungsrisiko unter Nonergolin-Dopaminagonisten (Pramipexol, Ropinirol) zu unterlassen.

260.	PREG- NENOLON	$C_{21}H_{32}O_2$	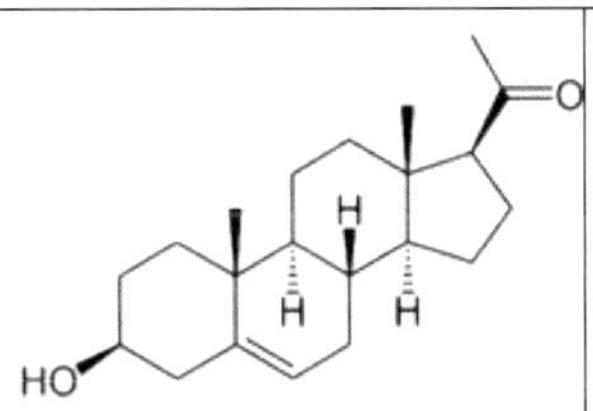	PH NT	Ist der Grundbestandteil und die Vorstufe als Prohormon zur Bildung von Steroidhormonen wie Progesteron, Androstendion, Testosteron, Aldosteron, Cortisol, DHEA und Östrogenen. Es wird aus Cholesterol (auch Cholesterin genannt) aufgebaut und hauptsächlich in den Nebennieren hergestellt. Es • fördert stark positiv die Hirngesundheit • stabilisiert die neuronalen Netze und die Synapsenbildung • stärkt den Hippocampus • steigert Lernverhalten, Gedächtnisleistung und Konzentrationsfähigkeit • baut Stress ab • wirkt antidepressiv = stimmungsaufhellend • reduziert den Alterungsprozess • erhöht die kognitive Sensibilität der Sinne • regt die Kreativität an • wirkt geschlechtsunspezifisch • stabilisiert den Energiestoffwechsel • steigert die Lebensfreude • wirkt als Gegenmittel bei Cannabisvergiftungen • stärkt den schützenden Myelin-Mantel unserer Nervenzellen • erweitert die allgemeine Aufmerksamkeit • stimuliert klares und schnelles Denken sowie die Kreativität • fördert das Seh- und Hörvermögen • stoppt degenerative Alterungsprozesse • optimiert die körpereigene Energieversorgung • regt Konzentration und Gedächtnisleistung an • hilft bei Depressionen, Schlaf- und Essstörungen, dem Chronic-Fatigue-Syndrom (CFS), • Morbus Addison, Alzheimer, Parkinson, Multipler Sklerose (MS), Nervenschäden, Hautalterung, Diabetes, Herzleiden u.a. Pregnenolon hat sich bei der Behandlung psychischer wie auch organischer Erkrankungen sehr bewährt. Bei der Depression und dem manisch-depressiven Symptomenkreis oder der depressiven Verstimmung (Dysthymia) mit den Zeichen der Hilflosigkeit, der Müdigkeit, des geringen Selbstwertgefühles, bei Schlaf- und Essstörungen, bei geringer Motivation und beim Chronic-Fatigue-Syndroms (CFS) bringt Pregnenolon eine wesentliche Hilfe.
261.	Primidon	$C_{12}H_{14}N_2O_2$	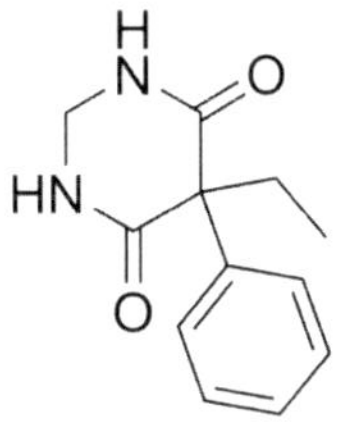		Primidon (Desoxyphenobarbital), ist ein krampflösender Arzneistoff aus der Gruppe der Antikonvulsiva, der zur Dauerbehandlung bestimmter Formen von Epilepsie eingesetzt wird. Primidon ist ein Prodrug, das im Körper zumindest teilweise zu Phenobarbital verstoffwechselt wird. Aufgrund des ungünstigen Nebenwirkungsprofils wird Primidon mittlerweile im Wesentlichen als Reservemedikament für sonst therapieresistente herdförmige und generalisierte tonisch-klonische Anfälle eingesetzt. Auch bei myoklonischen Anfällen kann es bei Versagen der Mittel der ersten Wahl angewendet werden. Primidon ist Mittel der 2. Wahl bei essentiellem Tremor. Dosisabhängig kommt es zu Müdigkeit, Verlangsamung, Schwindel, Verschwommensehen, Gleichgewichtsstörungen und Depression. Dosisunabhängige allergische Hautausschläge sind in etwa 5–10 % der Fälle beschrieben. Bei chronischer Einnahme kann es zu kognitiver Beeinträchtigung, Verhaltensstörungen, depressiver Verstimmung und Konzentrationsstörungen kommen, außerdem zu Störungen des Calcium-Stoffwechsels mit Knochenerweichung, Veränderungen der Blutbildung und des Bindegewebes.

					Des Weiteren können aufgrund der enzyminduzierenden Wirkung Wechselwirkungen mit vielen anderen Medikamenten auftreten. Insbesondere bei gleichzeitiger Anwendung von hormonellen Verhütungsmitteln kann deren Wirkung beeinträchtigt sein.
262.	Procain	$C_{13}H_{20}N_2O_2$			Procain ist ein Lokalanästhetikum vom Ester-Typ, das zuerst in der Zahnmedizin eingesetzt wurde. Es ist hauptsächlich unter dem Markennamen Novocain oder Novocaine bekannt. Wegen seiner geringen parasympatolytischen, antientzündlichen und perfusionssteigernden Wirkung wird Procain in der Neuraltherapie verwendet, einer Behandlungsform aus dem Bereich der Alternativmedizin. Procain kann das Enzym DNA-Methylase hemmen.[11] Diese Eigenschaft könnte genutzt werden, um paragenetische Schäden der Genexpression rückgängig zu machen. Dies ist vor allem bei Schäden an sogenannten Tumorsuppressorgenen wie p53 interessant.
263.	PROGES-TERON	$C_{21}H_{30}O_2$		H	Als wichtiges Sexualhormon beider Geschlechter ist es für den weiblichen Zyklus und die Regelblutung zuständig, erhält die Schwangerschaft wie ÖSTRIOL und wirkt über die Frequenz 7,83 Hz im Herzen, im Hypothalamus, dem Hippocampus und der Epiphyse. Mangel führt zur Aktivierung von Cortisol und zu Stress. Progesteron ist wichtig für • Stressbewältigung • Pyche • Gehirntätigkeit, Gedächtnisleistung, Konzentration • Regulierung der Blutgerinnung • Mineralverarbeitung • Immunsystem • Fettverarbeitung • Zuckerverarbeitung • Gebärmutterschleimhaut • Schwangerschaft • Schlaf • Brustgesundheit • Herz • Stoffwechsel • Knochen • Cholesterinregulierung • Krebszellenbekämpfung • Regelmäßige Zyklen der Frau • Prostatagesundheit beim Mann • Energie • Schilddrüsengesundheit • Jungbleiben • Gewichtskontrolle

264.	Prolaktin = laktotropes Hormon (LTH)			H	Prolaktin (PRL) auch laktotropes Hormon (LTH) oder Laktotropin genannt, ist ein Hormon, das in den laktotropen Zellen (azidophil, ca. 20 % der Adenohypophyse) im Hypophysenvorderlappen gebildet wird und vor allem für das Wachstum der Brustdrüsen im Verlauf der Schwangerschaft und für die Milchsekretion (Laktation) während der Stillzeit verantwortlich ist, und ferner psychische Funktionen besitzt. In der Hypophyse gebildet, vom Hypothalamus kontrolliert und ausgeschüttet, ist es in der Schwangerschaft für die Milchsekretion und das Wachstum der Brustdrüsen zuständig. Es unterdrückt den Follikelsprung, indem es die Produktion von FSH und LH hemmt. Beim Mann kann ein Überschuss an PROLAKTIN zur Impotenz führen. Die Ausschüttung von Prolaktin wird durch Botenstoffe aus dem Hypothalamus geregelt und erfolgt in einem (nicht sehr ausgeprägten) zirkadianen Tag-Nacht-Rhythmus, vermehrt während der zweiten Nachthälfte. Die Prolaktinausschüttung unterliegt dabei einem komplexen Zusammenspiel mehrerer Faktoren, wobei die Hemmung durch den Neurotransmitter Dopamin (= Prolaktostatin) als wesentlicher Kontrollmechanismus gilt. Im Gegensatz zu Dopamin wirken andere hypothalamische Faktoren stimulierend auf die Prolaktinfreisetzung, wie etwa TRH, VIP, Angiotensin II, endogene Opioide, Oxytocin und das Prolaktin-Releasing-Hormon (PRH). Es besteht eine strukturelle Ähnlichkeit zu Somatropin. Der Genlocus befindet sich auf dem Chromosom 6. Im Rahmen der Brustkrebsbehandlung ist ein niedriger Prolaktinspiegel wünschenswert, da Prolaktin das Tumorwachstum fördern kann.
265.	Prolaktin-Releasing Peptide (PRP)			P	Wird im Gehirn und im Hypophysenzwischenlappen gebildet und setzt dort PROLAKTIN aus der Adenohypophyse frei.
266.	Prolin (Pro)	$C_5H_9NO_2$	O, H, OH, NH, O, H, HO, HN		L-Prolin, abgekürzt Pro oder P, (S)-Pyrrolidin-2-carbonsäure] ist eine nichtessentielle, proteinogene, heterocyclische, sekundäre α-Aminosäure. Es liegt überwiegend als „inneres Salz“ bzw. Zwitterion vor, dessen Bildung dadurch zu erklären ist, dass das Proton der Carboxygruppe an das Elektronenpaar des Stickstoffatoms der Aminogruppe wandert.
267.	Proopiomelanocortin (POMC)			P	Es enthält 267 Aminosäuren und wird in der Adenohypophyse im Hypophysenlappen, dem Hypothalamus und der Haut hergestellt und bildet ACTH.

268.	Propiverin	$C_{23}H_{29}NO_3$			Propiverin gehört zur Gruppe der neurotrop-muskulotropen Spasmolytika. Es wird deshalb in der Urologie bei (Drang-) Inkontinenz und erhöhter Miktionsfrequenz verwendet. Propiverin besitzt eine zweifache Wirkung: • eine anticholinerge Wirkung, d. h. eine kompetitiv hemmende Wirkung auf die Acetylcholin-vermittelte Erregungsübertragung am Muscarin-Rezeptor, wie Atropin (neurotrope Wirkung) und • eine direkt krampflösende Wirkung auf die glatte Muskulatur, wie Papaverin, die durch Hemmung des Calcium-Einstroms durch die Calcium-Kanäle vom L-Typ in den Muskelzellen der glatten Muskulatur zustande kommt (muskulotrop Wirkung).
269.	Propranolol	$C_{16}H_{21}NO_2$			Propranolol ist ein Arzneistoff aus der Substanzgruppe der Betablocker und wird unter anderem zur Behandlung der arteriellen Hypertonie (Bluthochdruck) eingesetzt. Es wurde in den 1960er Jahren von James Whyte Black entwickelt, der 1988 für seine Beiträge zum Verständnis biochemischer Prinzipien der Arzneimitteltherapie den Nobelpreis für Medizin erhielt Propranolol ist ein nicht-kardioselektiver Betablocker, der vor allem bei der Behandlung von Bluthochdruck, Herzinsuffizienz und koronarer Herzkrankheit (KHK) eingesetzt wird. Betablocker blockieren spezifisch sympathische β-Adrenozeptoren, ohne sie zu aktivieren (keine Intrinsische Aktivität). Propranolol gehört zu den alten, nicht herzselektiven Betablockern, die neben β1-auch an β2-Adrenozeptoren binden. Die genaue chemische Bezeichnung (IUPAC-Name) von Propranolol lautet: RS)-1-(Isopropylamino)-3-(naphthalen-1-yloxy)propan-2-ol. Propranolol hat die Summenformel $C_{16}H_{21}NO_2$ und eine molare Masse von 259,34 g/mol. Propranolol hemmt nicht-selektiv die sympathischen β1- und β2-Adrenorezeptoren. Durch die Blockierung der Kanäle ohne die Auslösung eigener intrinsischer Aktivität wird die stimulierende Wirkung des Sympathikus und seiner Neurotransmitter Adrenalin und Noradrenalin in den Zielzellen gehemmt. Propranolol wird ebenso wie andere Betablocker eingesetzt, z. B. für die Behandlung von • Arterieller Hypertonie, • Herzinsuffizienz, • Koronarer Herzkrankheit, • Thyreotoxischer Krise, • Hypertropher Kardiomyopathie, • Portaler Hypertension, • Angeborener Hämangiome[8] • für die Primärprophylaxe der Ösophagusvarizenblutung und • präoperative Therapie des Phäochromozytom (zusammen mit Alphablocker). Daneben können nichtselektive Betablocker auch bei Migräne sowie essentiellem Tremor (hier als Mittel der ersten Wahl) angewandt werden. Bei der Behandlung von posttraumatischen Belastungsstörungen wird Propranolol als Off-Label-Use gegen Intrusionen und Übererregbarkeit eingesetzt. Ein weiterer häufiger Off-Label-Use von Propranolol ist der Einsatz gegen körperliche Angstsymptome sowie gegen Hämangiome. Propranolol weist eine gewisse partiell agonistische Aktivität auf (PAA, früher ISA) und wirkt so abhängig vom Sympathikotonus (partiell) antagonistisch oder agonistisch. Durch seine unselektive Blockade sowohl der β1- als auch der β2-Rezeptoren weist Propranolol einige unerwünschte Nebenwirkungen auf. Hierzu zählen vor allem: • Asthmaanfälle • Bradykardie • Hypotonie • Kältegefühl

					• Hypoglykämie (bei Diabetes mellitus) • Kopfschmerzen • Schwindel
270.	Psilocin	$C_{12}H_{16}N_2O$	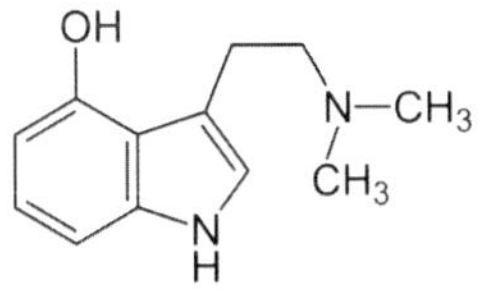		Psilocin ist ein Indolalkaloid und zählt zu den Tryptaminen. Es ist das Hydrolyse-Produkt des Psilocybins und ist als solches die eigentlich psychoaktive Form des Psilocybins. Daneben kommt es aber auch selbst als Alkaloid vor. Die freie Base zersetzt sich an der Luft. Wegen seiner halluzinogenen Wirkung wird es oft als Rauschmittel verwendet. Die Folgen eines Konsums ähneln einem LSD-Rausch, sind jedoch in der Regel kürzer.
271.	Pteros-tilbene	$C_{16}H_{16}O_3$	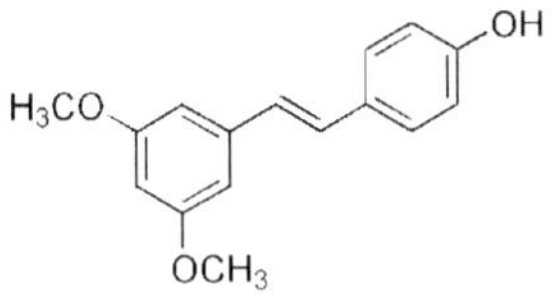		PTEROSTILBENE ist ein dimethylates Derivat des RESERVATROL, jedoch in mancher Hinsicht mit stärkerer Wirkung als dieses. Es handelt sich dabei um ein demethylates stilbene Molekül, welches sehr gut vom menschlichen Organismus absorbiert wird. Es hat entzündungshemmende Wirkungen, reduziert Blutzu-ckerwerte und wirkt stark als Antioxidantium. Es reduziert auch Bluthochdruck, die Triglycerid- und Cholesterolwerte und wurde erfolgreich bei Lun-genkrebs eingesetzt.
272.	Purpurin		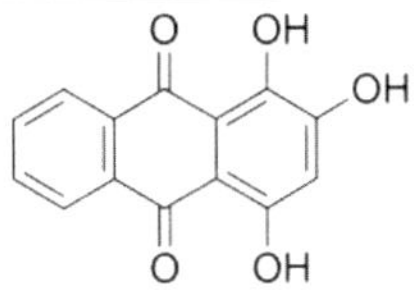		Purpurin ist eine natürlich vorkommende chemische Verbindung und gehört wie Flavopurpurin und Anth-rapurpurin zu den Alizarinfarbstoffen. Purpurin tritt neben Alizarin in der Krappwurzel auf. Es wird künstlich aus Alizarin durch Oxidation mit Braunstein und Schwefelsäure dargestellt, spielt aber als Farbstoff eine geringe Rolle (Verwendung im Kattundruck, Chromlack rotviolett).
273.	Pyridoxal-phosphat (PLP)	$C_8H_{10}NO_6P$	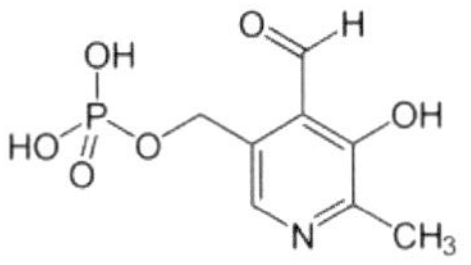		Pyridoxalphosphat (kurz PLP oder auch PALP, P5P) ist einer der wichtigsten Cofaktoren im Organismus. Unter physiologischen Bedingungen liegt die Phosphatgruppe deprotoniert und zweifach negativ geladen vor.
274.	Pyritinol	$C_{16}H_{20}N_2O_4S_2$	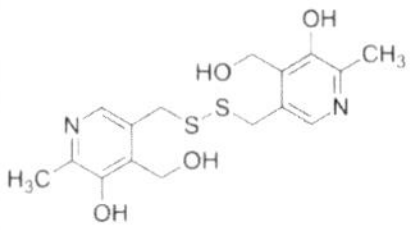		Pyritinol (Handelsname: Encephabol®, Hersteller: Merck KGaA) ist ein Arzneistoff, der als Antidementivum zur Behandlung der senilen Demenz verwendet wird.
275.	Quercetin	$C_{15}H_{10}O_7$	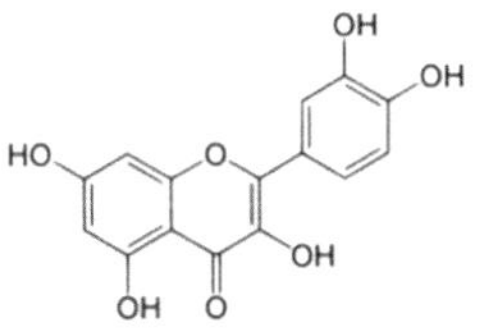	P	Ist ein gelber Pflanzenfarbstoff wie RUTIN und ISORHAMNETIN mit antikarzinogener Wirkung. Wie die Vitamine A, C und E ist es ein wichtiger Radikalenfänger. Wie Cyanidin kommt Quercetin in der Natur als Glycosid oder Methylether vor. Für das Quercetin sind 179 verschiedene Glykoside bekannt (z. B. Rutin oder Isorhamnetin).

276.	Quetiapin	$C_{21}H_{25}N_3O_2S$			Quetiapin ist ein Arzneistoff, der zur Behandlung psychischer Störungen eingesetzt wird. Der Stoff aus der Gruppe der atypischen Neuroleptika ist angezeigt zur Behandlung von Schizophrenie sowie von manischen und depressiven Episoden, die bei einer bipolaren Erkrankung auftreten. Quetiapin blockiert als Antagonist mehrere Rezeptoren, die mit seiner atypischen, antipsychotischen Wirksamkeit in Verbindung gebracht werden, insbesondere Serotonin-5-HT2-Rezeptoren und Dopamin-D2-Rezeptoren.[7] Durch die Blockade der ersteren wird Dopamin in erhöhter Menge freigesetzt, durch die Blockade der Dopamin-D2-Rezeptoren deren hemmender Effekt auf die Nervenzellen verhindert.
277.	Rasagilin				Rasagilin ist ein Arzneistoff zur Behandlung der Parkinson-Krankheit. In den Ländern der Europäischen Union ist es als Methansulfonat-Salz seit Juli 2005 unter dem Handelsnamen Azilect® zugelassen. Rasagilin gehört zur Gruppe der selektiven irreversiblen Monoaminooxidase-Hemmer (MAO-Hemmer) und ist ein MAO-B-Hemmstoff der zweiten Generation. Es hemmt die MAO-B fünf- bis zehnmal stärker als das bislang aus dieser Gruppe verfügbare Selegilin. Rasagilin ist für die frühe Monotherapie des idiopathischen Parkinson-Syndroms zugelassen, wobei eine symptomatische Wirksamkeit und eine Verzögerung des Behandlungsbeginns mit einer dopaminergen Therapie durch kontrollierte Studien teilweise belegt ist. Ebenfalls zugelassen ist Rasagilin für die Kombinationsbehandlung von Patienten mit motorischen Fluktuationen.
278.	Releasing Hormone = Liberine			H	Releasing-Hormone, auch Liberine genannt, sind Neuropeptide, die in bestimmten Kerngebieten im Hypothalamus gebildet werden. Die Nerven enden in der Eminentia mediana (einem Neurohämalorgan am unteren Rand des Hypothalamus).
279.	Renin = Endopeptidase			H	Renin (von lateinisch ren „Niere" abgeleitet), ist ein aus Aminosäuren bestehendes Enzym (Endopeptidase), das in den Nieren der Wirbeltiere in den Zellen des juxtaglomerulären Apparates (JGA) gebildet wird. Die Niere reagiert damit auf eine verminderte Nierendurchblutung, mangelnde Flüssigkeit (Hypovolämie) im Körper oder Natriummangel im Blutserum.
280.	Reserpin	$C_{33}H_{40}N_2O_9$			Reserpin ist eine natürlich vorkommende chemische Verbindung, die als Arzneistoff eingesetzt wird. Es ist ein Indolalkaloid einiger Pflanzen aus der Gruppe der Schlangenwurzel, welches vor allem über die Rauvolfia serpentina aus der indischen Heilkunst Eingang in die westliche Medizin fand. Reserpin ist einer jener Arzneistoffe, mit denen die Ära der modernen Psychopharmakologie begann. Zuerst in der Psychiatrie als Neuroleptikum bei Schizophrenie eingesetzt, erlangte es insbesondere als Mittel gegen Bluthochdruck große Bedeutung. Während ihm infolge der Erforschung seines Wirkmechanismus nach wie vor ein hoher Stellenwert in der neurochemischen Forschung zukommt, hat es seine klinische Bedeutung heutzutage zum größten Teil eingebüßt: nach der Einführung wesentlich effizienterer Medikamente ist Reserpin nicht mehr ein Mittel der Wahl. Die Wirkung von Reserpin auf den Säugetierorganismus lässt sich in eine periphere und eine zentrale Komponente unterteilen. Während erstere für die Senkung des Blutdrucks ausschlaggebend ist, gehen auf letztere die Wirkungen zurück, deretwegen Reserpin zuerst als Neuroleptikum eingesetzt wurde, aber heute obsolet ist.

					Die antihypertone Wirkung beruht auf einer Verarmung des Neurotransmitters Noradrenalin im postganglionären Sympathikus. Daher kann sich, gleichwohl sich die zentralen sympathischen Nervenzellen häufiger entladen als zuvor, der Reiz nicht in die Peripherie fortsetzen. Als Folge dieser Hemmung des Sympathikus kann neben einer Senkung der Herzfrequenz (Bradykardie) auch die gewünschte Senkung des Blutdrucks beobachtet werden. Die antipsychotische Wirkung des Reserpins wird mit einer beobachteten Verringerung der Dopamin- und Serotoninkonzentration im Zentralnervensystem in Verbindung gebracht. Mit einer neuroleptischen Potenz von 20–50 CPZi zählt es zu den hochpotenten Neuroleptika. Auf zellulärer Ebene beruht der Wirkmechanismus des Reserpins auf der „Entspeicherung" biogener Amine wie den Botenstoffen Dopamin, Serotonin und Noradrenalin. Es bindet an die nicht selektiven vesikulären Monoamintransporter in den Membranen der Speichervesikel der präsynaptischen Nervenendigungen, woraufhin die Botenstoffe nicht mehr in die Vesikel aufgenommen werden können. Insbesondere hemmt es die Neusynthese von Noradrenalin aus Dopamin, da diese im Innern der Vesikel stattfindet. Außerhalb dieser werden biogene Amine vom Enzym Monoaminooxidase („MAO") zu Aldehyden, Ammoniak und Wasserstoffperoxid abgebaut, was zur Folge hat, dass die Menge an Noradrenalin, die bei Erregung freigesetzt werden kann, verringert wird. Zu hohe Dosierungen führen zu einer irreversiblen Schädigung der Speicherversikel, welche daraufhin neugebildet werden müssen, was einige Tage bis Wochen dauert.
281.	Resveratrol	$C_{14}H_{12}O_3$	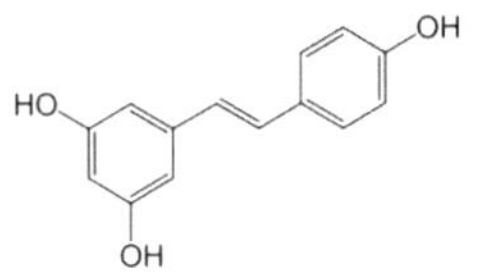		Resveratrol ist ein Phytoalexin mit antioxidativen Eigenschaften, das zu den Polyphenolen zählt. Resveratrol findet sich in einer Anzahl von Pflanzen und pflanzlichen Lebensmitteln, vor allem in Weintrauben, Himbeeren, Maulbeeren, Pflaumen, Erdnüssen und im Japanischen Staudenknöterich. Es findet u.a. auch bei der Behandlung von Morbus Parkinson Anwendung: In-vitro-Studien haben Hinweise auf eine mögliche Wirksamkeit gegen Krebszellen erbracht. Versuche am lebenden Organismus stehen jedoch noch aus. Andere Studien haben positive Effekte der Substanz bei Krankheiten wie Arteriosklerose, Herzkrankheiten, Alzheimer-Krankheit, Arthritis und manchen Autoimmunkrankheiten zeigen können. Resveratrol fördert, genauso wie eine kalorienarme Ernährung (Kalorienrestriktion), die Expression der Sirtuin-Gene wie Sir2. Dadurch wurde bei verschiedenen Versuchstieren eine lebensverlängernde Wirkung beobachtet. Nachdem mehrere Versuche die Wirkung von Resveratrol auf Sirtuin in Frage stellten, gelang der Nachweis dieser Wirkung in einer neuen Studie nun doch wieder • Die Aktivierung von NF-κB spielt auch im Krankheitsverlauf der Multiplen Sklerose eine Rolle. NF-κB-Inhibitoren könnten deshalb auch hier in Zukunft eine therapeutische Option darstellen. • Resveratrol hat eine neuroprotektive Wirkung beim Glaukom. Ein erhöhter Augeninnendruck erhöht den oxidativen Stress an der Netzhaut und Trabekelmaschenwerk. Dieser führt zu erhöhten Entzündungsmarkern wie Interleukin-1α, Interleukin-6, Interleukin-8 und zur schnelleren Zellalterung durch oxidative Spezies wie Lipofuscin in den Zellen des Trabekelmaschenwerkes und des Sehnerves. Resveratrol verringert die Expression dieser Stoffe und wirkt daher antioxidativ und antiapoptotisch im Trabekelmaschenwerk und in den Neuronen des Sehnerves.
282.	Retinal	$C_{20}H_{28}O$	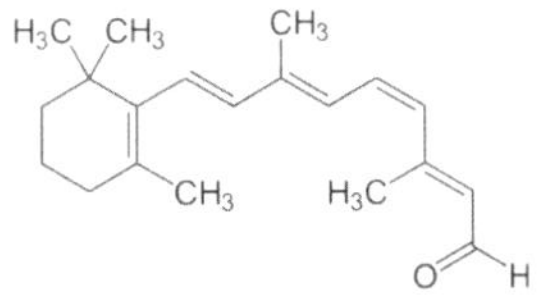		Retinal gehört zu den Carotinoiden und stellt mit anderen verwandten Verbindungen das Vitamin A dar. Es ist der Aldehyd des Retinols. In den Stäbchen der Netzhaut ist Retinal kovalent (fest) im Inneren des Transmembranproteins Opsin gebunden. Diese Verbindung wird als Rhodopsin oder Sehpurpur bezeichnet; in ihr liegt Retinal in der Konfiguration als 11-cis-Retinal vor. Von den Stäbchen absorbiertes Licht führt zu einer Streckung des Retinalmoleküls (11-cis-Retinal wird zu all-trans-Retinal), wodurch eine signalverstärkende Signalkaskade ausgelöst wird, die über eine Hyperpolarisation der Rezeptorzelle, bei ausreichendem Lichteinfall, zur Anregung des Sehnervs führt.

					Eine geringfügige Hypovitaminose äußert sich in verminderter Nachtsicht. Stärkerer Mangel führt zu einem schnelleren Ermüden der Augen, Nachtblindheit sowie einer Verhornung der Sehzellen des Auges. Zwei isomere Formen des Retinals sind beim Sehvorgang wichtig: das 11-cis-Retinal sowie das all-trans-Retinal. 11-cis-Retinal ist der lichtempfindliche Bestandteil des Rhodopsin-Moleküls, das in den Stäbchen des Auges (siehe Retina) der für das farbneutrale Sehen entscheidende lichtempfindliche Chromophor ist. Durch Absorption von Licht wird das 11-cis-Retinal in die all-trans-Konfiguration überführt,[3] in der es sich von der Proteinkomponente des Rhodopsins, dem Skotopsin, trennt. 11-cis-Retinal nimmt ein Lichtquant auf und lagert sich zum all-trans-Isomer um 11-cis-Retinal nimmt ein Lichtquant auf und lagert sich zum all-trans-Isomer um. Dies löst eine Signaltransduktionskaskade aus, durch die das Lichtsignal auf dem Umweg über die Aufnahme durch das Retinal und den Zerfall des Rhodopsins in ein elektrochemisches Signal umgewandelt wird, das Rezeptorpotential der Stäbchenzelle. Das entstandene all-trans-Retinal dagegen wird anschließend, sofern kein weiteres Licht einfällt, durch ein Enzym, die sogen. Retinal-Isomerase, wieder in die cis-Form überführt,[3] in der es sich mit der verbliebenen Proteinkomponente zu einem neuen, „empfangsbereiten" Rhodopsin-Molekül vereinigen kann. Die Bedeutung des Retinals für das Sehvermögen ist auch der Grund, warum im Volksmund die Aussage verbreitet ist, Karotten seien gut für die Augen. Das β-Carotin in vielen gelb und rötlich gefärbten Gemüsearten wird für die Bildung von Retinal benötigt. all-trans-Retinal ist der Aldehyd des Vitamin A1 (Retinol) und steht somit mit ihm in enger struktureller Beziehung.
283.	RHODOPSIN		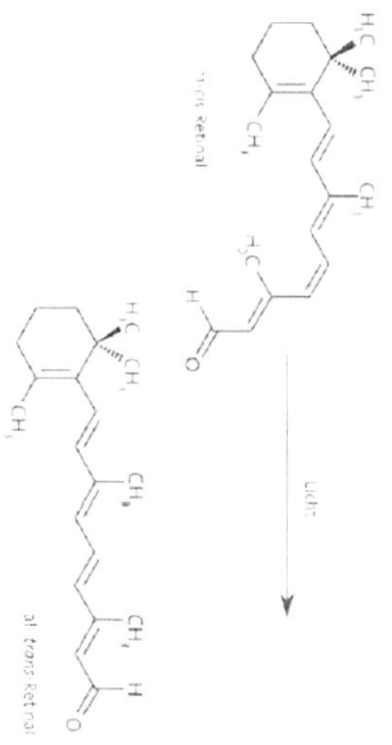		Die Sinneszellen im Auge enthalten das Sehpigment Rhodopsin. Es besteht aus dem Licht absorbierenden Molekül Retinal und dem Membranprotein Opsin. Bei Belichtung streckt sich das gewinkelte 11-cis-Retinal in die all-trans-Form und löst sich vom Opsin. Das dadurch aktivierte Opsin bewirkt über weitere Proteine, dass sich Natriumkanäle schließen, was die elektrische Spannung an der Zellmembran verändert. Dies senkt wiederum die Freisetzung des Neurotransmitters Glutamat. Sobald der Lichtreiz wegfällt, wandelt ein Enzym das durch die Lichtenergie gestreckte all-trans-Retinal wieder in die lichtempfindliche 11-cis-Form um, die sich erneut mit Opsin zu Rhodopsin verbindet. Im Auge treffen Photonen auf die Netzhaut. Hier werden sie in den Sehzellen von einem aus Vitamin A gebildeten Molekül namens Retinal absorbiert (siehe „Lichtempfindlich", oben). Die dadurch ausgelöste biochemische Reaktionskaskade verstärkt die winzige Photonenergie so sehr, dass ein ausreichend großes Signal entsteht, um Neurone zu aktivieren. Die Zellen des Sehens sind wie folgt aufgebaut: In der menschliche Netzhaut (Retina) sitzen zwei verschiedene Sehzelltypen: die bei Schwachlicht arbeitenden Stäbchen und die fürs Farbensehen zuständigen Zapfen. Sie absorbieren das auftreffende Licht und wandeln es in neuronale Signale um. Diese werden nicht direkt zum Sehnerv geleitet, sondern zuvor von zwischengeschalteten Neuronen angeregt. Dadurch ist es möglich, beispielsweise Kontraste oder Bewegungen besser wahrnehmen. Die resultierende Information gelangt schließlich zu den Ganglienzellen, deren lange Fortsätze den Sehnerv bilden und zum Gehirn führen.

284.	Rivastigmin	$C_{14}H_{22}N_2O_2$			Rivastigmin wird als Arzneistoff zur symptomatischen Behandlung der leichten bis mittelschweren Alzheimerschen Krankheit eingesetzt. Es ist das einzige Antidementivum, das zusätzlich eine Zulassung für die Behandlung der Parkinsondemenz hat. Rivastigmin hemmt die Acetylcholinesterase und die Butyrylcholinesterase. Sinn dieser Hemmung ist es, den bei Alzheimer-Demenz auftretenden Mangel an Acetylcholin zu reduzieren. Durch die Hemmung der abbauenden Enzyme (Acetyl- und Butyrylcholinesterase) wird eine Verminderung des Abbaus von Acetylcholin erreicht und der Botenstoff steht weiter zur Verfügung. Aus diesem Grund kann Rivastigmin die bei der Alzheimer-Krankheit auftretenden cholinerg vermittelten kognitiven Defizite günstig beeinflussen und eine Verbesserung der Symptomatik erreichen.
285.	Ropinirol	$C_{16}H_{24}N_2O$			Ropinirol ist ein Arzneistoff aus der Gruppe der Dopaminagonisten. Es wird vornehmlich in der Behandlung der Parkinson-Krankheit und des Restless-Legs-Syndroms eingesetzt. Es ist dem Dopamin strukturell ähnlich und gehört (anders als viele andere Dopaminagonisten) nicht zu den Mutterkornalkaloiden. In der Monotherapie ist es nicht so wirksam wie Levodopa, jedoch ist die Wirksamkeit höher als die von Bromocriptin. In Kombinationstherapie kann es einen Teil der L-Dopa-Gabe ersetzen. Die bei allen Dopaminagonisten typischen unerwünschten Arzneimittelwirkungen sind u. a. Übelkeit, Kreislaufstörungen und Wasseransammlung in den Beinen. Ropinirol soll – anders als L-Dopa – eine erheblich geringere Neigung zur Ausbildung von Bewegungsstörungen (Dyskinesien) in der Langzeittherapie zeigen. Ropinirol ist ein Dopamin-Agonist. Zwar ist es chemisch anders gebaut als das Dopamin, doch weil es an den gleichen Bindungsstellungen ansetzt, besitzt es eine vergleichbare Wirkung. Da es die Schranke zum Gehirn anders als von außen zugeführtes Dopamin ohne Schwierigkeiten überwinden kann, ist Ropinirol in Tablettenform eine gute Möglichkeit, den Dopaminmangel bei Patienten mit Parkinson und dem Restless-Legs-Syndrom auszugleichen. Ropinirol darf bei schweren Störungen der Nieren- und Leberfunktionen, sowie bei Erkrankungen des Herz-Kreislauf-Systems nicht angewendet werden. Bei Patienten, die in ihrer Krankengeschichte eine psychiatrische Behandlung verzeichnen, muss die Dosierung vorsichtig erfolgen.
286.	Rotigotin	$C_{19}H_{25}NOS$			Rotigotin (Handelsname Neupro; Pharmazeutischer Unternehmer: UCB) ist ein Arzneistoff aus der Gruppe der non-ergolinen Dopaminagonisten, der in der Behandlung der Parkinson-Erkrankung sowie des idiopathischen Restless-Legs-Syndroms eingesetzt wird. Rotigotin wird zur symptomatischen Behandlung der Parkinson-Erkrankung im Frühstadium alleine und in späteren Stadien der Erkrankung in Kombination mit Levodopa eingesetzt. Außerdem kann es zur Behandlung des schweren bis mittelschweren idiopathischen Restless-Legs-Syndroms angewendet werden. Rotigotin wird in Form eines transdermalen Pflasters, aus welchem der Wirkstoff kontinuierlich freigesetzt wird, einmal täglich angewendet. Wirksamkeit und Verträglichkeit von Rotigotin sind in einer Reihe von klinischen Studien gezeigt worden. [2][3] Motorische Leistungen und Aktivitäten des täglichen Lebens der Parkinson-Patienten verbesserten sich signifikant unter einer Behandlung mit Rotigotin.
287.	Rutin	$C_{27}H_{30}O_{16}$		P	Rutin wird zunächst im Dünndarm in der Mucosa festgehalten und durch die dortige Darmflora in Quercetin-3-glucosid umgewandelt, das teilweise ins Blut übergeht und in den Microsomen der Mucosa, aber auch in der Leber zu Quercetin-3-glucuronid umgebaut wird. Der restliche Teil des Rutins wirkt lokal im Darm und wird ins Ileum transportiert, wo es schließlich von einer bestimmten Art der dortigen Darmflora (Eubacterium ramulus) zu Derivaten der Phenylessigsäure abgebaut und im Urin ausgeschieden wird.

288.	Safinamid	$C_{17}H_{19}FN_2O_2$			Safinamid ist der internationale Freiname für einen zugelassenen Wirkstoff zur Behandlung der Parkinson-Krankheit. Chemisch gesehen handelt es sich um ein α-Aminoamid-Derivat. Safinamid ist ein Monoaminooxidase-B-Inhibitor (siehe Monoaminooxidase-Hemmer). Die Substanz soll als Dopamin- und Glutamat-Modulator wirken. Safinamid soll sowohl die selektive, als auch die reversible MAO-B-Hemmung, sowie die Blockade der Dopamin-Wiederaufnahme ermöglichen. In klinischen Studien konnte gezeigt werden, dass die beiden Schlüsselmechanismen zur Kontrolle der Dopamin-Konzentration im Gehirn – Glutamatausschüttung und die Dopamin-Wiederaufnahme durch Hemmung der MAO-B-Aktivität – beeinflusst werden können. Zusätzlich zur reversiblen Inhibierung von MAO-B blockiert Safinamid die spannungsabhängigen Natrium- und Calciumkanäle. Safinamid wird als Begleittherapie zu Levodopa bei der Parkinson-Krankheit bei Patienten im mittleren bis Spätstadium mit Fluktuationen eingesetzt.
289.	Sekretin			PH	Ist ein gastrointenstinales Peptidhormon aus 27 Aminosäuren. Beim Menschen stoppt Sekretin die Produktion der Magensäure und veranlasst das Pankreas, natriumhydrogencarbonat-reiches Sekret abzugeben. Es gehört zur Glucagon-Familie von Peptidhormonen.
290.	Selegilin	$C_{13}H_{17}N$			Selegilin ist ein Arzneistoff, der zur symptomatischen Behandlung der Parkinson-Krankheit eingesetzt wird. Seine Wirkung vermittelt diese Substanz über eine irreversible Hemmung des Enzyms Monoaminooxidase B (MAO-B-Hemmer) und damit einer Hemmung des Dopamin-Abbaus im Gehirn. Selegilin wird in Deutschland unter den Markennamen Movergan®, Antiparkin® und XiloparTM sowie unter generischer Bezeichnung vertrieben. Selegilin unterliegt der ärztlichen Verschreibungspflicht. In Kombination mit Levodopa wird Selegilin zur symptomatischen Behandlung der Parkinson-Krankheit eingesetzt. In erster Linie findet Selegilin dabei Einsatz bei Patienten mit einem fluktuierenden Krankheitsbild (Dyskinesien, End-of-Dose-Fluktuationen, On-off-Phänomene). Darüber hinaus ist Selegilin als Monotherapeutikum zur Behandlung früher Stadien der Parkinson-Krankheit zugelassen. Als MAO-B-Hemmer ist Selegilin ein Hemmstoff des Enzyms Monoaminooxidase B. Die Hemmung dieses Enzyms führt zu einer Hemmung des Abbaus von Dopamin und somit zu einer Erhöhung der pathologisch erniedrigten Dopaminkonzentration im Gehirn.
291.	Senfölglycoside				Die Senfölglycoside, auch Glucosinolate, gehören zur Stoffgruppe der Glycoside. Da das Aglycon über ein Schwefelatom an den Zuckerteil (Glycon) gebunden ist, spricht man genauer von einem Thioglycosid. Senfölglycoside sind schwefel- und stickstoffhaltige chemische Verbindungen, die aus Aminosäuren gebildet werden. Diese sekundären Pflanzenstoffe geben Gemüse wie Rettich, Meerrettich, Senf, Kresse, Kapuzinerkresse und Kohl den etwas bitteren Geschmack. Es gibt rund 120 verschiedene Glucosinolate, die sich nur im Aglycon-Rest unterscheiden. Als Zucker tritt immer Glucose auf. Das Spaltungsenzym der Glucosinolate ist die Myrosinase, dieses liegt räumlich getrennt in den Zellen vor. Bei Verletzung der Zellen (Kauen oder Schneiden) kommen Myrosinase und Senfölglycoside zusammen, die hierbei zu Senfölen hydrolysiert werden. Senföle sind entweder nicht flüchtig und schmecken scharf oder sie sind flüchtig und riechen stechend. Für Glucosinolate und ihre Hydrolyseprodukte sowie Metaboliten wurden chemoprotektive Effekte gegen verschiedene Karzinogene nachgewiesen. Sie blockieren die Tumorentstehung in einer Anzahl von Geweben und Organen wie etwa der Leber, dem Grimmdarm, den Milchdrüsen, der Bauchspeicheldrüse und anderen.

292.	Serin (Ser)	$C_3H_7NO_3$			Serin, abgekürzt Ser oder S, ist in der L-Konfiguration [(S)-Konfiguration] eine proteinogene, nicht essentielle α-Aminosäure. Serin liegt bei neutralem pH-Wert überwiegend als Zwitterion vor, dessen Bildung dadurch zu erklären ist, dass das Proton der Carboxygruppe an das Elektronenpaar des Stickstoffatoms der Aminogruppe wandert. In Gliazellen und Neuronen wird D-Serin durch das Enzym Serin-Racemase gebildet. An NMDA-Rezeptoren fungiert D-Serin als endogener Co-Agonist, es bindet an der NR1-Untereinheit und erhöht die Affinität von Glutamat an diesem Rezeptor.
293.	SEROTONIN = Enteramin	$C_{10}H_{12}N_2O$		H NT	Serotonin, auch als 5-Hydroxytryptamin (5-HAT) oder Enteramin bezeichnet, ist ein Gewebshormon und Neurotransmitter. Hergestellt zu 5 % in der Epiphyse und zu 95 % in den Schleimhäuten des Dickdarms kommt es im Zentralnervensystem (ZNS), Darm, Herz-Kreislauf-System und im Blut vor. Die etwa 20 Serotonin-Rezeptoren aktivieren den Tagesrhythmus, regen die Blutgerinnung, die Verdauung und den Zellstoffwechsel an. Sie gleichen Blutdruckschwankungen aus, heben als „Glückshormon" die Stimmung, regen ASW-Fähigkeiten und das Sexualleben an. Im Zentralnervensystem befindet sich Serotonin insbesondere in den Neuronen der Raphe-Kerne. Eine pathologisch vermehrte Produktion, Speicherung und Freisetzung von Serotonin kann häufig bei neuroendokrinen Tumoren des Magen-Darm-Trakts, den Karzinoiden, beobachtet werden und ist für deren charakteristische Begleitsymptomatik verantwortlich. SEROTONIN-Mangel führt zu Depressionen, Panikattacken, Panikzuständen, Wahnvorstellungen, Halluzinationen, Aggressionen, Verstopfungen. Kohlenhydrate, vor allem Süßigkeiten, fördern die Negativerscheinungen, eiweißreiche Kost hemmt diese. Ein weiterer Stoffwechselweg führt ausgehend vom Serotonin zum Zirbeldrüsen-Hormon Melatonin. Dieser Stoffwechselweg wird entscheidend über eine Steuerung der Enzymaktivität der Acetyltransferase durch das Tageslicht reguliert. Serotonin hat sowohl mittelbare als auch unmittelbare Auswirkungen auf die Blutgerinnung. Die Thrombozyten, auch Blutplättchen genannt, deren Zusammenballung (Aggregation) wichtig für die Blutgerinnung ist, dienen nicht nur der Speicherung und Freisetzung von Serotonin, sondern tragen selbst Serotoninrezeptoren des Typs 5-HT2A in sich. Im Magen-Darm-Trakt hat Serotonin verschiedene motorische und sensorische Funktionen. Dabei reagiert das Verdauungssystem einerseits auf Serotonin, das aus den enterochromaffinen Zellen freigesetzt wird, andererseits fungiert Serotonin als Neurotransmitter im Darmnervensystem. Serotonin, das unter anderem zum Zeitpunkt der Ejakulation in den Hypothalamus ausgeschüttet wird, zeigt primär eine hemmende Wirkung auf das Sexualverhalten und die Sexualfunktionen. Es fungiert dabei als Gegenspieler des Dopamins. Serotonin ist im Zentralnervensystem an der Regulation der Körpertemperatur beteiligt. Je nach involviertem Gehirnareal und je nach beteiligten Rezeptoren führt es zu einem Anstieg (Hyperthermie) oder einer Absenkung der Körpertemperatur (Hypothermie). Die hypotherme Wirkung des Serotonins wird insbesondere mit einer Aktivierung von Serotoninrezeptoren des Subtyps 5-HT7 in Verbindung gebracht. Zu den bekanntesten Wirkungen des Serotonins auf das Zentralnervensystem zählen seine Auswirkungen auf die Stimmungslage. Es gibt uns das Gefühl der Gelassenheit, inneren Ruhe und Zufriedenheit. Dabei

					dämpft es eine ganze Reihe unterschiedlicher Gefühlszustände, insbesondere Angstgefühle, Aggressivität, Kummer und das Hungergefühl. Depressive Verstimmungen lassen sich neurochemisch häufig auf einen Mangel an Serotonin oder seiner Vorstufe, der Aminosäure Tryptophan, zurückführen. Serotonin ist ein Neurotransmitter, dessen Ausschüttung im Gehirn indirekt mit der Nahrung in Verbindung steht. Ein Faktor ist die Konzentration an freiem Tryptophan im Blutplasma. Kohlenhydrat- und zugleich eiweißreiche Kost führt über eine Ausschüttung von Insulin zu einer Steigerung der Tryptophanaufnahme im Gehirn, welche mit einer gesteigerten Serotoninsynthese assoziiert wird. Es wird insbesondere mit einer appetithemmenden Wirkung in Verbindung gebracht. Bei übergewichtigen Menschen sind der Tryptophanspiegel im Blutplasma und der Serotoninspiegel im Gehirn verringert.
294.	Sertralin	$C_{17}H_{17}Cl_2N$	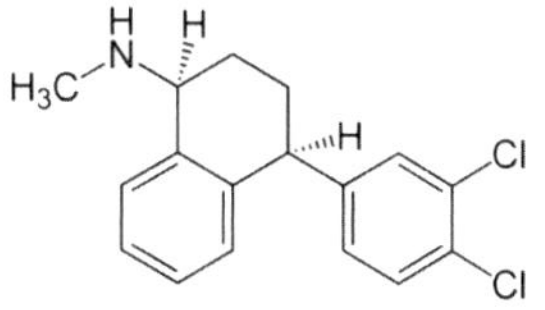		Sertralin kann bereits bei der ersten Einnahme antriebssteigernd wirken, nach frühestens sieben Tagen setzt die stimmungsaufhellende Wirkung ein, dieser Effekt baut sich dann während der danach folgenden 7–21 Tagen aus. In seltenen Fällen wurde bereits nach dem ersten Tag der Einnahme über einen antidepressiven Effekt berichtet. Patienten mit schwerer Depression konnten mit Sertralin erfolgreich behandelt werden. Bei der kurzfristigen Behandlung (bis zwölf Wochen) der Dysthymie ist Sertralin dem Placebo überlegen. Langfristig angewendet erwies sich Sertralin in einer Studie wirksamer als interpersonelle Psychotherapie.Bei der Behandlung der von Zwängen begleiteten Depression ist Sertralin wirksamer als Desipramin. Bei Patienten mit komorbider Panikstörung war Sertralin so wirkungsvoll wie Imipramin, hatte aber weniger Nebenwirkungen. Die Beurteilung der Wirksamkeit wird jedoch durch nicht veröffentlichte Negativ-Studien erschwert. Die Sertralin-Behandlung sollte mit einer Anfangsdosis von 50 mg/Tag begonnen werden
295.	Sildenafil	$C_{22}H_{30}N_6O_4S$	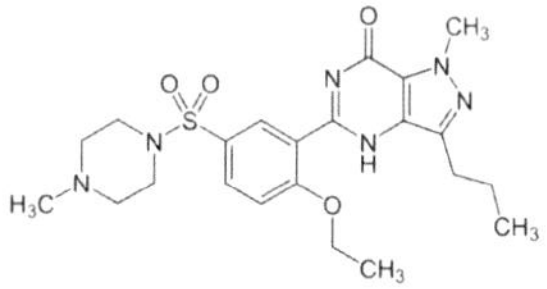		Sildenafil ist ein Arzneistoff aus der Gruppe der PDE-5-Hemmer, einer Gruppe gefäßerweiternder (vasodilatierender) Substanzen. Große Bekanntheit erlangte er als Wirkstoff des 1998 von dem US-amerikanischen Unternehmen Pfizer unter dem Namen Viagra auf den Markt gebrachten Arzneimittels zur Behandlung der erektilen Dysfunktion (Erektionsstörung) beim Mann. Diese Wirkung wurde zufällig im Rahmen der Entwicklung von Sildenafil als Mittel zur Behandlung von Bluthochdruck und Angina Pectoris entdeckt. Außer als Potenzmittel ist Sildenafil seit 2006 ferner zur Behandlung der idiopathischen pulmonal-arteriellen Hypertonie und der pulmonalen Hypertonie in Verbindung mit einer Bindegewebskrankheit zugelassen (Markenname Revatio). Sildenafil war der erste Arzneistoff der Wirkstoffklasse der PDE-5-Hemmer. Umgangssprachlich wird der Name Viagra gelegentlich auch als Sammelbegriff für andere Medikamente dieser Wirkstoffgruppe, beispielsweise Tadalafil (Cialis), Vardenafil (Levitra) oder Avanafil (Spedra) verwendet. Ein Teil des physischen Prozesses der Erektion beinhaltet die Freisetzung von Stickstoffmonoxid (NO) im Corpus cavernosum. Dadurch wird das Enzym Guanylatzyklase aktiviert, welches die Ausschüttung von cyclischem Guanosinmonophosphat (cGMP) erhöht. So wird eine leichte Muskelentspannung im Corpus cavernosum ausgelöst, welche das Einströmen von Blut und damit die Erektion ermöglicht. Sildenafil ist ein potenter selektiver Hemmer der cGMP-spezifischen Phosphodiesterase vom Typ 5 (PDE-5), der damit die Abbaurate von cGMP vermindert.[4] Als Resultat wird beim Einsatz von Sildenafil eine normale sexuelle Stimulation zu erhöhten Blutspiegeln von cGMP im Corpus cavernosum und damit zu einer verstärkten Erektion führen. Ohne eine sexuelle Stimulation und Aktivierung des NO/cGMP-Systems löst Sildenafil keine Erektion aus. Der gleiche Wirkmechanismus trifft auch für die Substanzen Tadalafil, Vardenafil und Avanafil zu. Somit können selektive PDE-5-Inhibitoren zur Therapie der erektilen Dysfunktion eingesetzt werden.

296.	Solanidin	C„H„,NO	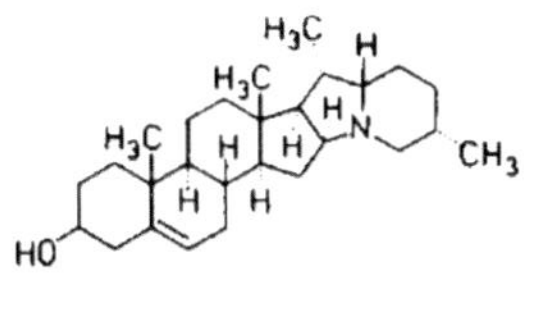		Ein toxisches Steroidalkaloid aus der Kartoffel (Solanum-Arten). Es können Krämpfe auftreten, bei denen es zum Atem- (und Herzstillstand kommen kann oder bei denen sich der Vergiftete verletzen kann. Ein Taschentuch (Guedel-Tubus) zwischen den Zahnreihen und eine laufende Beobachtung des Vergifteten bewahrt diesen vor Schäden. Neben einer schockbedingten kann eine toxische Nierenschädigung eintreten. Diagnostik durch Eiweiß im Urin, Azidose, Erhöhung von Kreatinin, Harnstoff, Harnsäure, Absinken des Phosphats. Therapie durch kontinuierlichen Abgleich des Säure-Basen-Haushalts.
297.	Solifenacin	$C_{23}H_{26}N_2O_2$	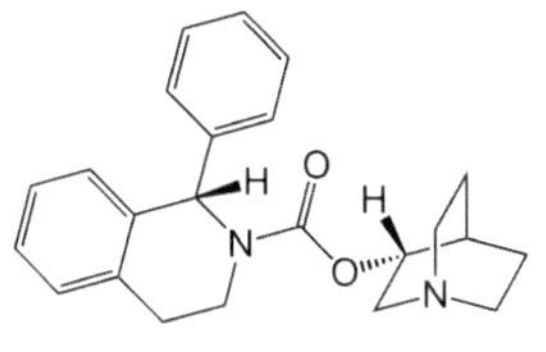		Solifenacin ist ein Arzneistoff aus der pharmakologischen Gruppe der urologischen Spasmolytika zur Behandlung von Symptomen der überaktiven Blase (engl. „overactive bladder“, „OAB“). Solifenacin ist zur symptomatischen Behandlung der Dranginkontinenz bzw. des imperativen Harndrangs und der Pollakisurie, wie sie bei Patienten mit dem Syndrom der überaktiven Blase auftreten können, zugelassen. Die Harnblase wird von parasympathischen, cholinergen Nerven innerviert. Acetylcholin bewirkt über Muskarinrezeptoren, hauptsächlich über den Subtyp M3, eine Kontraktion der glatten Muskulatur des Musculus detrusor. Als Rezeptorantagonist hemmt Solifenacin den Muskarinrezeptor M3 kompetitiv und spezifisch, da es nur eine geringe oder keine Affinität zu verschiedenen anderen Rezeptoren oder Ionenkanälen aufweist.
298.	Somatomedin = Insulinähnliche Wachstumsfaktoren (IGF)			P	Somatomedin und andere Insulinähnliche Wachstumsfaktoren (engl. Insulin-like growth factors, IGF) sind Polypeptide, die eine hohe Sequenzhomologie zu Insulin zeigen und als Wachstumsfaktoren wirken. Dabei ist Somatomedin C (SM-C) ein Wachstumsfaktor, der strukturell dem Insulin sehr ähnlich ist. Er wird hauptsächlich von der Leber nach Stimulation mit dem Wachstumshormon Somatropin aufgebaut.
299.	Somatostatin (SST)		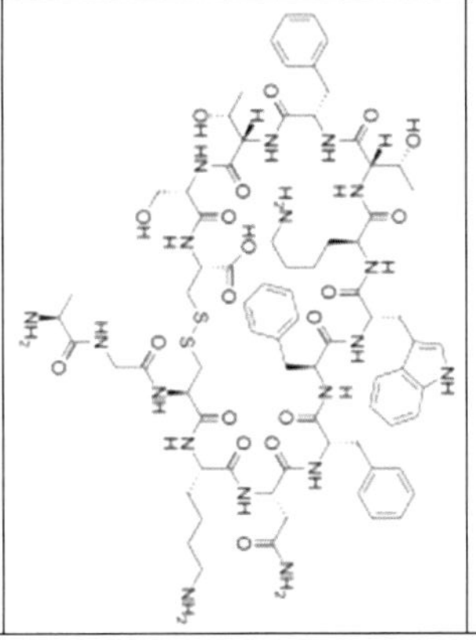	PH	Somatostatin ist ein Peptidhormon bestehend aus 92 Aminosäuren in Wirbeltieren, das von der Bauchspeicheldrüse (Pankreas) endokrin während der Verdauung ausgeschüttet wird und als Inhibiting-Hormon des Hypothalamus die Bildung des Wachstumshormons Somatropin (s. o.) in der Hypophyse hemmt. Somatostatin wird nicht nur von den δ-Zellen der Langerhans-Inseln in der Bauchspeicheldrüse gebildet, sondern auch von einzelnen Zellen des Hypothalamus und des Gastrointestinaltrakts. Es ist ein wichtiger Regulator des Hormon- und Nervensystems. Es wird in den D-Zellen der Langerhans-Inseln im Pankreas sowie im Hypothalamus und im Gastrointestinaltrakt gebildet und hemmt u.a. die Bereitstellung des Wachstumshormons SOMATROPIN (s. o.) und STH in der Hypophyse. Es reguliert das Hormon- und Nervensystem, hemmt die Sekretion von GASTRIN und PEPSIN im Pankreas und dort auftretende Blutungen sowie jene von GLUCAGON und INSULIN.

300.	Somato- tropes Wachstums Hormon (STH) = Somatropin			H	STH wirkt dem Alterungsprozess entgegen, kontrolliert die Stabilität der Nervenzellen = Neuronen und beeinflusst die Aktivierung der Stammzellen im Gehirn. Es führt zu einer Senkung des Cholesterinspiegels und der Verbesserung von Konzentration, Gedächtnis, Libido und Haarwachstum. Somatropin (auch Somatotropin genannt), ist ein Proteohormon bestehend aus 191 Aminosäuren, das als Wachstumshormon im menschlichen und tierischen Organismus vorkommt. Es wirkt ähnlich wie: • Somatotrope Hormone (STH) • Human Growth Hormone (HGH) • Growth Hormone (GH) • Wachstumshormone (WH) Das Somatropin wird in den α-Zellen des Hypophysenvorderlappens gebildet. Seine Ausschüttung wird durch den Hypothalamus mit seinem Somatropin-releasing-Faktor (SRF, GHRH Growth-Hormone-Releasing-Hormon, GRF, Somatoliberin) und dem Somatostatin reguliert. Während des Schlafes wird am meisten Somatropin produziert. Die Pubertät ist das Lebensalter mit der ausgeprägtesten Somatropin-Produktion. Jeder andere energieverbrauchende Prozess (körperliche Aktivität, psychischer Stress, Hungern) stellt einen Sekretionsstimulus für die Ausschüttung von Somatropin dar. Negativ reguliert wird Somatropin durch das Somatostatin, ein Inhibiting-Hormon (Growth-Hormone-Inhibiting-Hormon, GHIH), das im Pankreas und im Hypothalamus gebildet wird. Somatropin ist das quantitativ bedeutsamste Hormon der Hypophyse. Es macht etwa zehn Gewichtsprozent der getrockneten Drüse aus. Somatropin ist essentiell für ein normales Wachstum. Bei einer verminderten Produktion oder einem verminderten Ansprechen der Zellen auf Somatropin kommt es zu einem Minderwuchs. Im Erwachsenenalter führt ein Mangel an Somatropin zu vielfältigen Symptomen wie: Erhöhte Körperfettmasse (hauptsächlich Viszeralfett) • Reduzierte Muskelmasse • Reduzierte Knochenmineraldichte • einem erhöhten kardiovaskulären Risikoprofil • verringerter Lebensqualität und • der vermehrten Inanspruchnahme medizinischer Leistungen. Diese Symptome gehen einher mit einer verminderten Lebenserwartung.
301.	Spirono- lacton	$C_{24}H_{32}O_4S$			Spironolacton wirkt als kompetitiver Antagonist am Mineralokortikoidrezeptor und wird der Gruppe der kaliumsparenden Diuretika zugeordnet. Aufgrund der verminderten Wirkung von Aldosteron wird vermehrt Natrium ausgeschieden und Kalium zurückgehalten.
302.	Substanz P (SP)			R	Entsteht aus TACHYKININ und wirkt im Gehirn zur Regulation von Stress. Es erhöht den Speichelfluss und die Peristaltik im Magen-Darm-Trakt und wird vor allem nachts im Hypophysenvorderlappen aufgebaut. Es wird im Gehirn zur Regulation der Reaktion auf Stress benötigt.

303.	Sulforaphan	$C_6H_{11}NOS_2$			Sulforaphan, chemisch 1-Isothiocyanato-4-methylsulfinyl-butan, ist ein Isothiocyanat. Das Senföl entsteht bei der enzymatischen Hydrolyse des Senfölglykosids Glucoraphanin. Sulforaphan ist ein starkes indirektes Antioxidans. Es wurde erstmals 1992 von Paul Talalay und Kollegen an der Johns-Hopkins-Universität in Baltimore isoliert und beschrieben. Der sekundäre Pflanzenstoff kommt als Senfölglykosid-Glucoraphanin insbesondere in Kreuzblütengewächsen wie Kohl und Broccoli vor. Im Unterschied zu Vitamin C, Vitamin E oder β-Carotin neutralisiert der Wirkstoff freie Radikale nicht direkt, sondern indirekt, indem es Phase-II-Enzyme aktiviert. Hierdurch werden nachhaltige antioxidative Abwehrmechanismen des Körpers in Gang gesetzt. In verschiedenen Studien konnte sowohl in der Zellkultur als auch in Tierversuchen eine Tumorzellen hemmende Wirkung von Sulforaphan nachgewiesen werden. Hierbei sollen bestimmte Komponenten von sich teilenden Krebszellen, die sogenannten Mikrotubuli, von Sulforaphan zerstört werden, was zum Niedergang der Krebszelle führt. Derzeit (Stand September 2012) befindet sich Sulforaphan in einer Vielzahl klinischer Studien. So unter anderem in einer Phase-II-Studie zur Behandlung des Prostatakarzinoms. In neueren experimentellen Studien vom Universitätsklinikum Heidelberg und Deutschen Krebsforschungszentrum konnte gezeigt werden, dass der Inhaltsstoff Sulforaphan aus Broccoli und verwandtem Gemüse das Krebswachstum von Bauchspeicheldrüsenkrebs hemmen kann und die Wirkung von Chemotherapien verstärkt. Sulforaphan blockiert hierbei einen bestimmten Stoffwechselweg in Krebsstammzellen, was erstmals in Versuchen an Krebszellen und Mäusen gezeigt werden konnte.
304.	Superoxid-dismutase (SOD)				Superoxiddismutase (SOD) ist der Name für alle Enzyme, die Superoxid-Anionen zu Wasserstoffperoxid umwandeln. Diese Enzyme kommen in allen Lebewesen vor. Nur vereinzelten anaeroben Bakterien fehlen diese Enzyme. Superoxid (eine reaktive Sauerstoffspezies) ist sehr reaktionsfreudig und kann Proteine und das Genom schädigen (oxidativer Stress). Die katalysierte Reaktion ist daher besonders wichtig für aerobe Lebewesen. Neuere Forschungsergebnisse deuten darauf hin, dass Defekte in einem SOD-Gen (SOD1) beim Menschen zu der erblichen Krankheit der familiären Form der Amyotrophen Lateralsklerose (fALS) führen können. Diese Wirkung hat jedoch nichts mit der Enzym-Eigenschaft der SOD zu tun, sondern mit zytotoxischen Wirkungen von unstabilisierter SOD. Jene Mutation führt zu einer erhöhten Akkumulationsneigung des Proteins, was ähnlich wie bei der Akkumulation von β-Amyloid in der Alzheimer-Krankheit die Zellen tötet.
305.	Synuclein (= α-Synuclein) (SNCA)				α-Synuclein (auch α-Synuklein) ist ein kleines, lösliches Protein im Gehirn von Wirbeltieren, das unter anderem die Dopamin-Ausschüttung reguliert. Es ist in der Lage, Membrankanäle zu bilden und ist daher ein Transportprotein. Es wurde im menschlichen Gehirn als Vorstufe des nicht-Amyloid-β-Proteins identifiziert, welches an mehreren pathogenen Prozessen bei neurodegenerativen Erkrankungen wie zum Beispiel dem Morbus Parkinson beteiligt ist. So wurde in den für letztere typischen Lewy-Körperchen eine positive Immunreaktion für Antikörper gegen α-Synuclein gefunden. Diesem Protein wird eine toxische Wirkung auf bestimmte Nervenzellen, vor allem aber auf dopaminerge Neurone der Substantia nigra zugeschrieben.
306.	Tachykinine			P	Tachykinine sind Peptide, die als Neurotransmitter und Gewebshormone in vielen tierischen Organismen vorkommen. Sie gehören zur Gruppe der Neuropeptide. Zu den Tachykininen zählen unter anderem Substanz P, Neurokinin A, Neurokinin B, Hemokinin 1, Endokinin A und Endokinin B. Ihren Namen verdanken die Tachykinine ihrer Fähigkeit, eine schnelle Kontraktion der glatten Muskulatur hervorzurufen. Darüber hinaus besitzen Tachykinine Wirkungen auf das Nerven-, Hormon- und Immunsystem. Ihre physiologischen Effekte vermitteln sie über eine Aktivierung von Tachykininrezeptoren.

307.	Tadalafil	$C_{22}H_{19}N_3O_4$	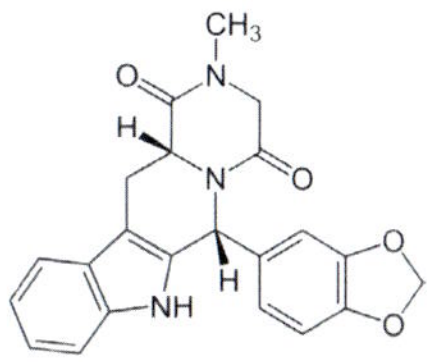		Tadalafil, (Handelsname Cialis (EU, USA, CH), Hersteller: Lilly Pharma) ist ein Ende 2002 (Deutschland) bzw. Ende 2003 (USA)[3] erstmals auf den Markt gebrachtes Potenzmittel und dient der Behandlung der erektilen Dysfunktion, seit 2010 auch zur Behandlung von pulmonal-arterieller Hypertonie und seit 2012 zur Behandlung des benignen Prostatasyndroms.
308.	Tamoxiflen	$C_{26}H_{29}NO$	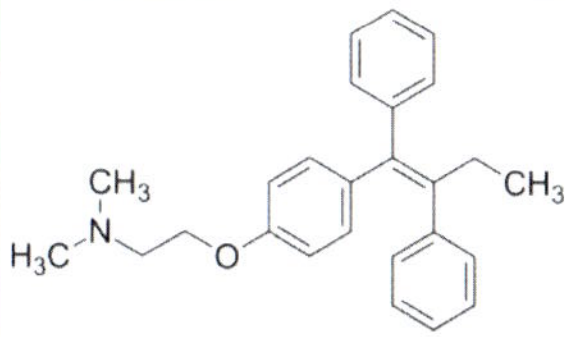		Tamoxifen ist für die adjuvante Therapie nach Primärbehandlung des Mammakarzinoms und zur Behandlung des metastasierenden Mammakarzinoms zugelassen. Als Hormonrezeptormodulator kann Tamoxifen potenziell die Wirkung anderer Hormonpräparate beeinflussen. Insbesondere bei gleichzeitiger Einnahme von Estrogenen mit Tamoxifen kann eine wechselseitige Wirkungsabschwächung beobachtet werden. Auch die Wirkung des Aromataseinhibitors Letrozol wird bei gleichzeitiger Einnahme abgeschwächt. Zudem führt Tamoxifen bei Männern zu einem Anstieg der Blutplasmakonzentration des Hormons Testosteron, welches unter anderem die Zunahme der Muskelmasse fördert.
309.	Tamsulosin	$C_{20}H_{28}N_2O_5S$	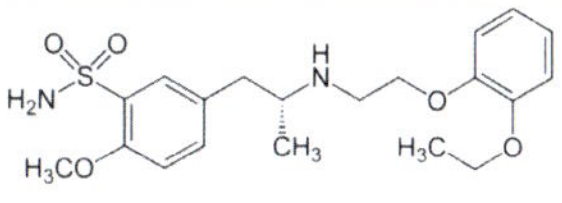		Tamsulosin ist zur Behandlung von Symptomen des unteren Harntraktes bei der benignen Prostatahyperplasie zugelassen und gilt für diese Indikation als Mittel der ersten Wahl. Es zeigt im Vergleich zu anderen Alphablockern, wie etwa Doxazosin und Alfuzosin, eine geringere Beeinflussung des Blutdruckes (die allerdings nicht immer ausgeschlossen werden kann). Tamsulosin ist ein Antagonist an α1-Adrenozeptoren. Es zeigt im Gegensatz zu anderen Alphablockern eine vergleichsweise hohe antagonistische Selektivität für prostatische α1A/1L-Adrenozeptoren. Diese Rezeptorselektivität führt einerseits zu einer Relaxation der glatten Muskulatur des Blasenhalses, der Harnröhre und der Prostata, verbunden mit einem erleichterten Harnabfluss und wird andererseits mit einer geringeren Nebenwirkungsrate in Verbindung gebracht. Trotz der Prostataselektivität dieses Alphablockers können häufig (1 bis 10 %) Schwindel und gelegentlich (< 1 %) Hypotonie und orthostatische Beschwerden auftreten; häufig werden auch Ejakulationsstörungen (retrograde Ejakulation) beobachtet. Selten kann es zu einer vaskulär bedingten Synkope kommen, einem plötzlichen Kräfteverlust mit Bewusstlosigkeit, ferner zu gelegentlichen bis seltenen unspezifischen Beschwerden des Magen-Darm-Traktes, wie Übelkeit, Durchfall oder Verstopfungen. In der Augenheilkunde wurde über einen Zusammenhang mit dem intraoperativen „floppy-iris-syndrome“ bei Katarakt-Operationen berichtet.
310.	Tard-BP (TDP-43)		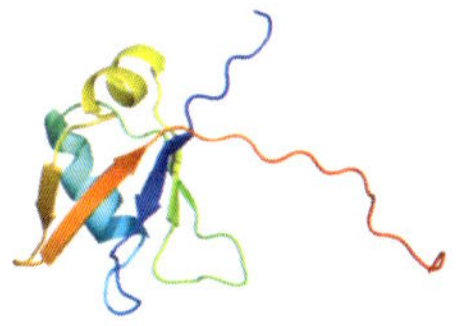		TARD-BP bindet als TAU-Bindungsprotein 43 (TDP-43) ein DNS-bindendes Protein, welches in TARD BP-Gene eingebaut ist. Es ist das maßgebliche Protein für Tau-frontotemporale Demenz und verbunden als Ursache von neurodegenerativen Krankheiten.

311.	Tau-Protein	352 - 757 Aminosäuren (je nach Isoform)			Das Tau-Protein (nach dem griechischen Buchstaben Tau benannt) ist ein Protein, welches in Tier-Zellen an stützende Zytoskelett-Proteine (Mikrotubuli) bindet und deren Zusammenbau reguliert. Mutationen im MAPT-Gen können beim Menschen eine Vielzahl von erblichen Erkrankungen wie die Pick-Krankheit, kortikobasale Degeneration, progressive supranukleäre Blickparese und HDDD-Demenz verursachen. Ein typisches Merkmal der Alzheimer-Demenz ist die verstärkte Bildung von Fibrillenbündeln in den Neuronen. Sie ist die Folge einer Destabilisierung der neuronalen Mikrotubuli, welche im physiologischen Zustand offenbar durch verschiedene Tau-Proteine verhindert wird. Die höchsten Tau-Konzentrationen werden bei der Creutzfeldt-Jakob-Erkrankung und bei Hirninfarkten beobachtet. Zur Demenzdiagnostik empfiehlt sich deshalb immer die kombinierte Bestimmung auch des ß-Amyloid Proteins im Liquor.
312.	Taurin	$C_2H_7NO_3S$		P	Taurin oder 2-Aminoethansulfonsäure ist eine organische Säure mit einer Sulfonsäuregruppe und einer Aminogruppe. Als Aminosulfonsäure kann es keine Peptide bilden. Taurin ist keine Aminosäure, aber ein Abbauprodukt der Aminosäuren Cystein und Methionin. Taurin ist ein starkes Antioxidans und kann Gewebe vor oxidativen Schäden schützen. Eine niedrige intramuskuläre Taurinkonzentration ist charakteristisch für chronisches Nierenversagen. Taurinmangel führt im menschlichen Körper zu Störungen des Immunsystems. Es wird aus CYSTEIN im menschlichen Körper hergestellt und beeinflusst die Signalübertragung im ZNS und im Herzen. Es stimuliert die Aufnahme von Calcium, unterstützt die Zellmembrandurchdringung von Natrium und Kalium, ist ein starkes Antioxidans und regt die Nierenfunktionen an. Der erwachsene menschliche Körper kann Taurin aus der Aminosäure Cystein selbst herstellen. Dabei wird Cystein unter Sauerstoff- und NAD+-Verbrauch in mehreren Zwischenschritten zu Taurin oxidiert. Ein zweiter Entstehungsweg ergibt sich beim Abbau von Coenzym A durch Decarboxylierung von Cysteamin. Eine Zufuhr durch Nahrungsmittel ist bei Erwachsenen nicht nötig.
313.	Taxifolin	$C_{15}H_{12}O_7$		P	Taxifolin ist eine organische Verbindung, welche chemisch zu den natürlich vorkommenden Flavanolen zählt (vergleiche Struktur, Vielfalt und Untergruppen der Flavonoide). Taxifolin ist im Reinzustand ein weißes bis hellgelbes Pulver.
314.	TESTOS-TERON	$C_{19}H_{28}O_2$		H	Testosteron ist ein Sexualhormon (Androgen), das bei beiden Geschlechtern vorkommt, sich dabei aber in Konzentration und Wirkungsweise bei Mann und Frau unterscheidet. Wie bei allen Androgenen besteht das Grundgerüst des Testosterons aus Androstan (19 C-Atome). Die Vorläufer des Testosterons sind die Gestagene (21 C-Atome) bzw. DHEA.
315.	Thiomersal	$C_9H_9HgNaO_2S$			Thiomersal (auch: Thimerosal im US-Raum) ist das Natriumsalz einer organischen Quecksilberverbindung und wird als Konservierungsstoff in kosmetischen und pharmazeutischen Produkten verwendet, um diese vor mikrobiellem Verderb zu schützen. Es ist bereits in sehr niedrigen Konzentrationen wirksam. Die minimale Hemmkonzentration beträgt je nach Keim 0,2 Mikrogramm pro Milliliter (z. B. gegen Staphylococcus aureus) bis 128 Mikrogramm pro Milliliter (z. B. gegen Aspergillus niger). Thiomersal hat ein breites Wirkungsspektrum, ist aber nicht gegen sporenbildende Keime wirksam.

Nr.	Name	Formel	Struktur	Typ	Beschreibung
316.	Thymopoie-tin (TMPO)		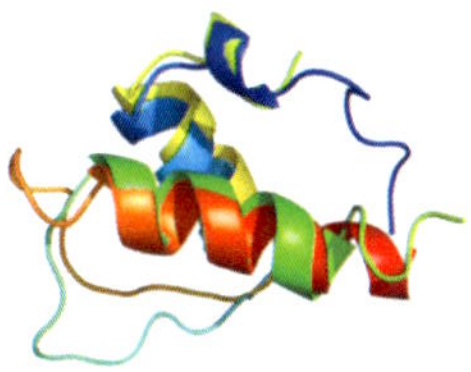		Thymopoietin (TMPO) ist ein Protein, welches für die Aktivierung von CD90 in der Thymusdrüse verantwortlich sein soll. Es wird dem Chromosomenband 12q22 zugerechnet.
317.	Thyreo-liberin = Thyretropin Releasing Hormon (TRH)		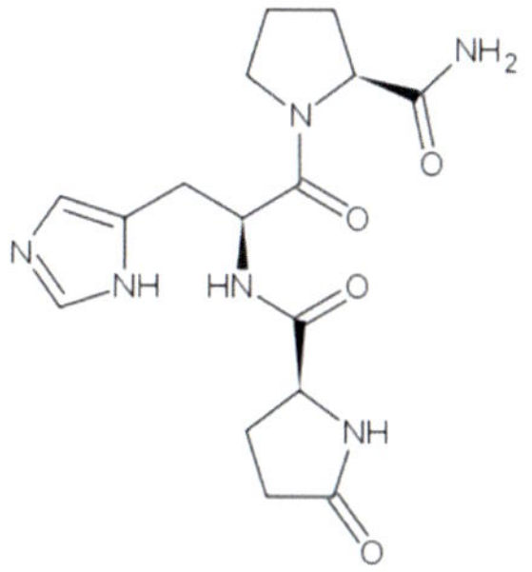	H NT	Thyreoliberin oder Protirelin ist ein Peptidhormon und Aminosäuren bestehendes Freisetzungshormon. Unter dem Einfluss von serotoninerger und adrenerger Neuronen wird die Thyreoliberin-Biosynthese im Hypothalamus stimuliert und die Freisetzung induziert. Thyreoliberin ist als Neurotransmitter im Gehirn beteiligt • an der Thermoregulation, • an der Schmerzunterdrückung, • an der Schlaf-Wach-Regulation, • an der Bremsung von Nahrungs- und Flüssigkeitsaufnahme und • an einer Vielzahl weiterer Steuerungsvorgänge Thyreoliberin hat auch indirekte vegetative Wirkungen: • es stimuliert über den Vagusnerv die Magensäureproduktion und die Magen-Darm-Peristaltik. • es stimuliert über den Sympathikus die Insulinsekretion. • es stimuliert daneben auch die Bauchspeicheldrüse in ihrer exokrinen Funktion. • es steigert Herzfrequenz und Blutdruck.
318.	Thyreonin (Thr)	$C_4H_9NO_3$	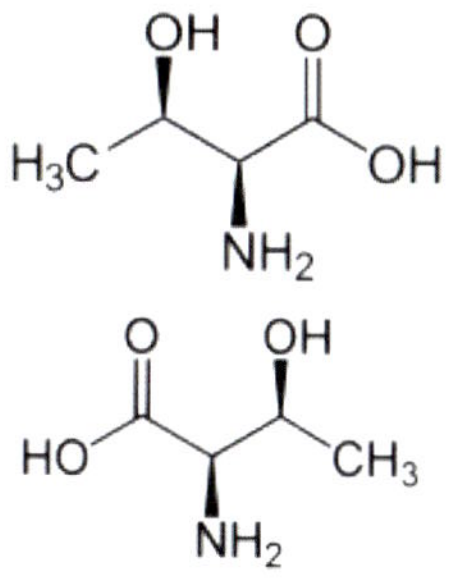		Es zählt nach neuem Standard zu den polaren Aminosäuren und kann an seiner Hydroxygruppe phosphoryliert werden, wodurch es bei der Enzymregulation eine Rolle spielen kann. Thyreonin, abgekürzt Thr oder T, ist in seiner natürlichen L-Form eine essentielle proteinogene α-Aminosäure. Im Threonin findet sich am β-Kohlenstoffatom (= 3-Position) eine Hydroxygruppe die als 3-Methyl-Serin oder 3-hydroxyliertem Desmethyl-Valin betrachtet werden kann. Aufgrund der Hydroxygruppe ist Threonin wesentlich polarer und reaktiver als Valin. L-Thyreonin zählt zu den für den Menschen essentiellen Aminosäuren. Threonin hat zwei stereogene Zentren an den Kohlenstoffatomen in 2- und 3-Position. Daher gibt es vier Stereoisomere des Threonins. L-Threonin zählt zu den polaren Aminosäuren und kann an seiner Hydroxygruppe phosphoryliert werden, wodurch es bei der Enzymregulation eine Rolle spielen kann.
319.	Thyreotropin Releasing Hormon (TRH)			H	Thyreotropin ist ein Peptid-Hormon, das von der Hypophyse ausgeschüttet wird und die Schilddrüse zur Bildung von Schilddrüsenhormonen anregt. Umgekehrt wird im Sinne eines Regelkreises die TSH-Sekretionsrate der Hypophyse durch Schilddrüsenhormone gebremst (Thyreotroper Regelkreis).
320.	Thyroidea-stimulieren-des Hormon (TSH) = Thyreotropin			H	Das Glykoprotein TSH besteht aus zwei Untereinheiten, der α-Untereinheit (TSH-α) mit 92 Aminosäuren und der β-Untereinheit (TSH-β) mit 112 Aminosäuren. Die β-Untereinheit ist spezifisch für das TSH. Die α-Untereinheit enthält drei N-terminale Aminosäuren weniger als die alpha-Untereinheit in den Hormonen humanes Choriongonadotropin (hCG), follikelstimulierendes Hormon (FSH) und luteinisierendes Hormon (LH).

321.	THYRO-XIN (T4) = 3,3’,5,5’-Tetraiod-L-thyronin	$C_{15}H_{11}I_4NO_4$	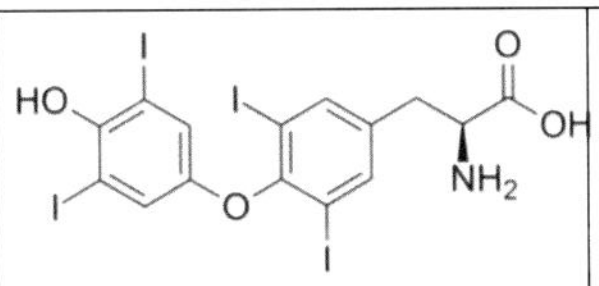	H	Thyroxin ist eine nicht-proteinogene α-Aminosäure, das Prohormon zu Triiodthyronin, kurz T3 (drei Iodatome im Molekül). Diese Schilddrüsenhormone sind essentiell für den Energiestoffwechsel sowie wichtige Partner für viele andere Hormone wie z. B. Insulin, Glucagon, Somatotropes Hormon und Adrenalin. Das übergeordnete Regelhormon ist das Thyreoidea-stimulierende Hormon (TSH). Thyroxin wird in der Schilddrüse als Prohormon von TRIIOD-THYRONIN (T3) gebildet und ist wichtig für den gesamten Energiestoffwechsel, vor allem bei einer Schilddrüsenunterfunktion (Hypothyreose). T4 liegt im Blut als an Eiweiß gebundene Form als THYROXIN-BINDUNGSPROTEIN (TBG) vor, ebenfalls in freier Form als T4. Beide wirken aber auch hemmend auf das THYREOTROPIN RELEASING HORMON (TRH)- und das THYROIDEA-STIMULIERENDE HORMON (TSH) – Es gibt eine Ausschüttung aus Hypothalamus und Hypophyse als negative Rückkoppelung.
322.	Tocopherol	$C_{29}H_{50}O_2$	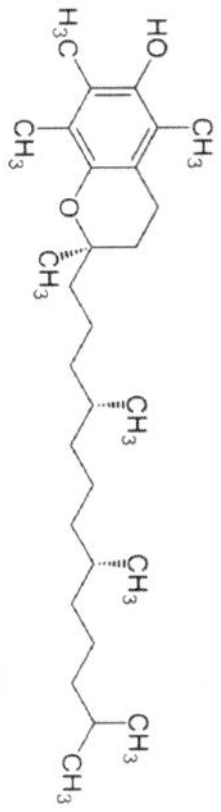		Die am häufigsten vorkommenden Vitamin-E-Formen werden Tocopherole und Tocotrienole genannt (abgeleitet von den altgriechischen Wörtern τόκος/tókos, „Geburt“ und φέρειν/phérein, „tragen“, „bringen“). Außerdem gibt es noch Tocomonoenole (T1) und MDT (marine derived tocopherols). Vitamin E ist Bestandteil aller Membranen tierischer Zellen, wird jedoch nur von photosynthetisch aktiven Organismen wie Pflanzen und Cyanobakterien gebildet. Häufig wird der Begriff Vitamin E fälschlicherweise allein für α-Tocopherol, die am besten erforschte Form von Vitamin E, verwendet. Eine seiner wichtigsten Funktionen ist die eines lipidlöslichen Antioxidans, das in der Lage ist, mehrfach ungesättigte Fettsäuren in Membranlipiden, Lipoproteinen und Depotfett vor einer Zerstörung durch Oxidation (Lipidperoxidation) zu schützen. Freie Radikale würden die Doppelbindungen der Fettsäuren der Zell- und Organellmembranen angreifen. Tocopherol wirkt als Radikalfänger, indem es selbst zu einem reaktionsträgen, da mesomeriestabilisierten Radikal wird. Das Tocopherol-Radikal wird dann unter Bildung eines Ascorbatradikals reduziert. Das Ascorbatradikal wird mit Hilfe von Glutathion (GSH) regeneriert. Dabei werden zwei Monomere (GSH) zu einem Dimer (GSSG) oxidiert. Vitamin E verstärkt durch seine Prostaglandin-Interaktion die Wirkung von Antikoagulantien (Gerinnungshemmer), deshalb muss bei Anwendung oraler Antikoagulantien und bei Vitamin K-Mangel die Therapie sorgfältig überwacht werden, um ein erhöhtes Blutungsrisiko zu vermeiden. Bei Patienten mit Neurodermitis führte eine Supplementierung mit 268 mg/d über acht Monate zu einer signifikanten Verbesserung der Symptome. Vitamin E hat Funktionen in der Steuerung der Keimdrüsen und wird daher auch als Antisterilitätsvitamin bezeichnet.
323.	Tolcapon	$C_{14}H_{11}NO_5$	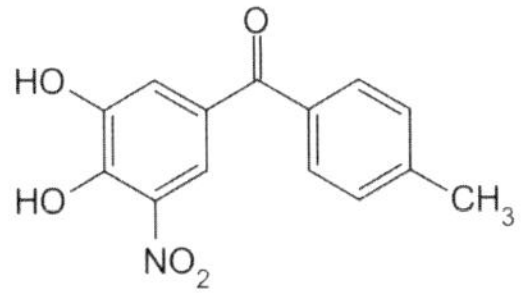		Tolcapon ist der internationale Freiname (INN) eines Wirkstoffes zur Behandlung der Parkinson-Krankheit. Chemisch gesehen handelt es sich bei dem Wirkstoff um ein substituiertes Benzophenon. Tolcapon wurde 1998 durch den PZ-Innovationspreis ausgezeichnet. Ursache für die Parkinson-Krankheit ist der Untergang von dopaminergenen Zellen der Substantia nigra, der einen Dopaminmangel und damit einen überwiegend cholinergenen und glutaminergenenErregungsmechanismus in den Basalganglien auslöst. Das fehlende Dopamin als Medikament zu verabreichen führt nicht zum Ziel, weil es die Blut-Hirn-Schranke nicht überwinden kann. Das gelingt jedoch mit der Dopamin-Vorstufe (Prodrug) L-Dopa (Dihydroxyphenylalanin), für die es in der Blut-Hirn-Schranke einen aktiven Transporter gibt. L-Dopa wird allerdings durch die enzymatische Reaktion von Catechol-O-Methyltransferase (COMT) rasch zu 3-O-Methyldopa (3-OMD) verstoffwechselt. Hier setzt die Wirkung von Tolcapon ein; es hemmt („inhibiert“) das Enzym COMT und ist der erste Wirkstoff, für den diese Wirkung beschrieben wurde. Dadurch hilft es, wie auch andere Therapieansätze, das Gleichgewicht der bei Parkinson-Patienten gestörten Erregungsübertragung wiederherzustellen. Tolcapon verhindert den Abbau von L-Dopa nicht nur peripher, sondern auch zentral, da es die Blut-Hirn-Schranke überwinden kann. Dadurch wird die Halbwertzeit von L-Dopa im Plasma vervierfacht. Dies hat zur Folge, dass

<table>
<tr><td></td><td></td><td></td><td></td><td></td><td>die Bioverfügbarkeit von Dopamin im zentralen Nervensystem (ZNS) und seine Konzentration im Gehirn ansteigen, jedoch nicht im peripheren Plasmaspiegel. Die Kombination mit L-Dopa als Comedikation verringert die motorischen Fluktuationen deutlich. In einem frühen Krankheitsstadium wird, in Kombination mit L-Dopa und einem Decarboxylasehemmer, die komplikationsfreie Zeit deutlich verlängert. Es werden zwar auch zentrale Effekte diskutiert, wobei aber deren klinische Relevanz bis heute unklar sind.
Am häufigsten treten die folgenden unerwünschten Wirkungen auf: Dyskinesien (unwillkürliche Bewegungen), Mundtrockenheit, Übelkeit, Erbrechen, Bauchschmerzen, Schlafstörungen, verstärktes Schwitzen, verminderter Appetit, Durchfall, Ohnmachtsanfälle, Kopfschmerzen, Schwindelgefühl im Stehen, Verstopfung, Brustschmerzen, Atemwegsinfektionen, Schläfrigkeit, Verwirrtheit und Halluzinationen. Leberfunktionsstörungen, in Einzelfällen wurde schwere Hepatitis beobachtet.</td></tr>
<tr><td>324.</td><td>Tomatidin</td><td>$C_{27}H_{45}N0_2$</td><td></td><td></td><td>Enthalten in unreifen grüne Tomaten. Bei Vergiftungserscheinungen (Mangelerscheinungen) sofort Frischluft, besser mit Sauerstoff angereicherte Luft, zuführen.
Zeichen des Schocks:
• aschgraue, kalte Arme und Beine
• kaum tastbarer, schneller Puls (über 100 Schläge pro Minute)
• Schlecht messbarer Blutdruck (unter 100 mm/Hg)
• oberflächliche, schnelle Atmung
• Ausbleiben einer ausreichenden Urinproduktion (unter 20 ml pro Std.)</td></tr>
<tr><td>325.</td><td>Topiramat</td><td>$C_{12}H_{21}NO_8S$</td><td></td><td></td><td>Topiramat (Handelsname: Topamax) ist ein Arzneistoff gegen Epilepsie und Migräne. Einzelberichte beschreiben einen positiven Effekt von Topiramat in der Cluster-Kopfschmerz-Prophylaxe. Es wurde in Deutschland bis zum Patentablauf 2009 nur von Janssen-Cilag vertrieben.
Topiramat wirkt über verschiedene Mechanismen, die eine übermäßige Erregung von Nervenzellen verhindern. Topiramat blockiert die (verstärkend wirkende) Glycin-Bindungsstelle am erregenden, glutamatergen AMPA-Rezeptor und verstärkt durch Bindung an GABA-Rezeptoren deren hemmenden Effekt. Außerdem inaktiviert Topiramat den spannungsabhängigen Natriumkanal, wodurch die Zelle gehindert wird, schnell aufeinanderfolgende Aktionspotentiale zu generieren. Des Weiteren wirkt es modulierend auf bestimmte spannungsabhängige Calciumkanäle und bewirkt eine schwache Hemmung gewisser Isoenzyme der Carboanhydrase.</td></tr>
<tr><td>326.</td><td>Transferrin</td><td></td><td></td><td></td><td>Transferrin (aus lateinisch ferrum ‚Eisen‘ und transferre ‚hinübertragen‘) ist ein Glykoprotein, das von der Leber hergestellt wird und welches in Wirbeltieren hauptsächlich für den Eisentransport verantwortlich ist. Es hat zwei Bindungsstellen für Fe3+-Ionen, bindet freies Eisen im Serum und transportiert es zu Zellen, wo es von Transferrinrezeptoren aufgenommen wird. Transferrin wird hauptsächlich in der Leber produziert; geringe Mengen werden außerdem in den Hoden, im Gehirn, der Milz und den Nieren gebildet.
Mit vier Prozent Anteil im Plasmaprotein ist Transferrin das vierthäufigste Protein im Blutplasma. Bei der Serumelektrophorese läuft Transferrin in der Fraktion der β-Globuline. Das in Transferrin gebundene Eisen beträgt ca. 0,1 % des gesamten Eisens im menschlichen Organismus. Bei voller Sättigung kann das Plasmatransferrin ca. 12 mg Eisen aufnehmen, eine vergleichsweise kleine Menge. Transferrin ist aber noch in ähnlicher Menge in der Lymphe und weiteren Körperflüssigkeiten vorhanden. Das Transferrin ist im Normalfall zu 30 Prozent mit Eisen besetzt. Bei Vergiftungen mit Eisen kann dieser Anteil auf 45 Prozent steigen und daher kann die Bindungskapazität des Transferrins schnell erschöpft werden, so dass freies Eisen im Plasma vorliegt, welches toxisch ist.
Eisen kommt z. B. in aktiven Zentren von Enzymen vor und ist wichtig für das Zellwachstum. Außerdem sind Eisenionen ein wichtiger Bestandteil des sauerstoffbindenden Hämoglobins. Eisenüberladung ist ebenso wie Eisenunterversorgung schädlich für den Organismus. Mutationen im TfR2 oder in der Regulation des TfR1 führen zum Krankheitsbild der Hämochromatose, einer gesundheitsschädlichen Eisenüberladung. Bei Eisenmangel kann es zu einer sogenannten Eisenmangelanämie kommen.</td></tr>
</table>

327	Trigonellin	$C_7H_7NO_2$	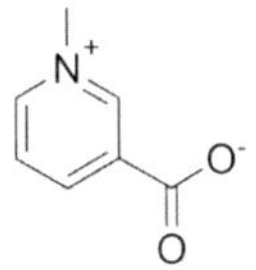		Trigonellin, Nicotinsäure-N-methylbetain, ist ein Alkaloid aus der Gruppe der Trigonelline und ein N-Methylderivat der Nicotinsäure. Es kommt in Kaffeebohnen in Mengen zwischen 0,3 und 1,3 % vor, unterliegt aber beim Rösten der Kaffeebohnen im Gegensatz zum Coffein stärkeren Veränderungen.
328.	Trijodthy-ronin (T3)			H	T3 und T4 sind Schilddrüsenhormone. T3 wird zu 80 Prozent außerhalb der Schilddrüse aus T4 gebildet. Der größte Teil des Gesamt-T3 liegt im Blut an Eiweiße gebunden vor, nur 0,3 Prozent sind in freier Form als fT3 (freies Triiodthyronin) vorhanden. Die Konzentration von T3 unterliegt tageszeitlichen Schwankungen, wobei tagsüber ein Abfall und nachts ein Anstieg zu verzeichnen ist. T4 wird von der Schilddrüse gebildet und ausgeschüttet und dient als Vorläuferhormon (Vorstufe) für das T3. Im Blut liegt es an ein Eiweiß gebunden vor, dem Thyroxin-Bindungsprotein (TBG).
329.	Trospium-chlorid	$C_{25}H_{30}ClNO_3$	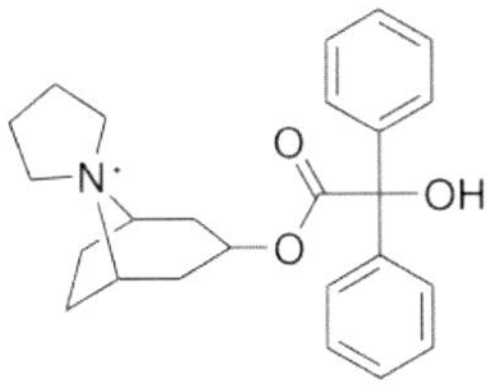		Die pharmakologische Wirkung kommt durch kompetitive Blockade der Wirkung von Acetylcholin an den muskarinischen Acetylcholinrezeptoren zustande. Dies führt zu einer Hemmung des parasympathischen Einflusses auf die glatte Muskulatur, den Herzmuskel, Drüsen und Ganglien des peripheren Nervensystems. Als quartäres Ammoniumion wird Trospium schlecht aus dem Magen-Darm-Trakt resorbiert und kann auch die Blut-Hirn-Schranke so gut wie nicht durchdringen, weshalb es kaum Wirkungen auf das Zentralnervensystem zeigt. Zudem wird Trospiumchlorid von speziellen, an der Blut-Hirn-Schranke lokalisierten Transportersystemen erkannt und ausgeschleust. Kontraindikationen für den Einsatz sind unbehandeltes Grüner Star, obstruktive Prostatahyperplasie, Darmverstopfungen, Pylorusstenose und andere Verengungen im Magen-Darm-Kanal sowie Herzarrhythmien mit erhöhter Herzfrequenz. Die Nebenwirkungen entsprechen im Prinzip ebenfalls denen anderer Anticholinergika; es können Hautrötungen, Völlegefühl, Verstopfung, Sehstörungen, verminderte Schweißbildung, Herzrasen (Tachykardie), Akkommodationsstörungen und ein trockener Mund auftreten.
330.	Tryptamine		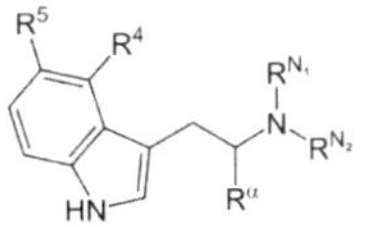		Tryptamine sind chemische Verbindungen, die vom 2-(Indol-3-yl)-ethylamin abgeleitet sind. Sie sind Stoffwechselprodukte zahlreicher Lebewesen (vor allem Pflanzen) und zählen zu den Indolalkaloiden. Prominente Derivate mit Tryptamin-Struktur sind die Neurotransmitter Serotonin und Melatonin, die Aminosäure Tryptophan und die psychedelisch wirksamen Halluzinogene Dimethyltryptamin und Psilocybin.
331.	Tryptophan (Trp)			H	Ist der Ausgangsstoff für den Aufbau von SEROTONIN und MELATONIN in der Epiphyse = Zirbeldrüse
332.	Tyramin	$C_8H_{11}NO$	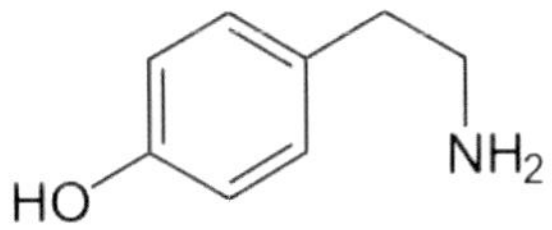		Tyramin entsteht bei der Zersetzung von Eiweißen und ist häufig natürlicher Begleitstoff von Nahrungsmitteln, zu deren Fertigung Schritte wie Gärung oder Fermentation gehören, so z. B. viele Käsesorten, Rotweine oder Schokolade. Es ist des Weiteren Inhaltsstoff von Bananen und Misteln – in den Beeren letzterer sogar in toxischer Konzentration. Tyramin kann, wie andere biogene Amine (u. a. Histamin in Erdbeeren, in Schalen- und Krustentieren; Serotonin in Bananen und Nüssen) Auslöser für eine Nahrungsmittelallergie sein. Darüber hinaus kann der Konsum tyramin- und histaminreicher Nahrungsmittel einen Auslösefaktor für Migräne darstellen. Tyramin wirkt als Mydriatikum.
333.	Tyrosin (Tyr)	$C_9H_{11}NO_3$	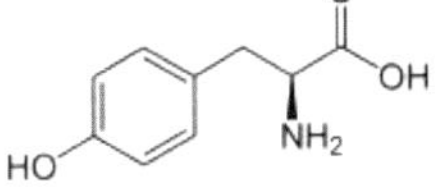		Tyrosin (abgekürzt Tyr oder Y) ist in seiner natürlichen L-Form eine nichtessentielle α-Aminosäure, die in den meisten Proteinen vorkommt („proteinogen"). Tyrosin ist Ausgangssubstanz für die Biosynthese von DOPA, Dopamin, Katecholaminen, Melanin, Thyroxin und Tyramin. Eine besondere Bedeutung hat das L-Tyrosin in Proteinen, die an Signaltransduktionsprozessen beteiligt sind.

			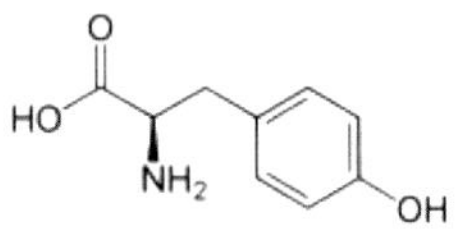		Es fungiert als Empfänger von Phosphat-Gruppen, die durch Proteinkinasen (sog. Rezeptor-Tyrosinkinasen) übertragen werden und das Zielprotein in seiner Aktivität verändern. Eine wichtige Rolle spielt es auch in der Photosynthese, indem es im Photosystem II als Elektronendonor das oxidierte Chlorophyll reduziert. Tyrosin ist ein Vorläufer von Neurotransmittern (insbesondere Dopamin und Norepinephrin) hat aber nur geringen Einfluss auf die Stimmungslage. Hohe Dosen von Tyrosin senken den Dopaminspiegel.
334.	Valin (Val)	$C_5H_{11}NO_2$	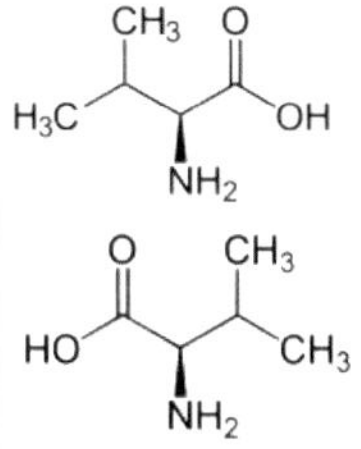		Valin, abgekürzt Val oder V, ist in seiner natürlichen L-Form eine essentielle proteinogene α-Aminosäure, die in geringen Mengen in allen wichtigen Proteinen vorkommt. Die Stoffbezeichnung leitet sich ab von lat. validus für kräftig und gesund.
335.	Vardenafil	$C_{23}H_{32}N_6O_4S$			Vardenafil ist ein Arzneistoff, der in der Behandlung der Erektilen Dysfunktion (Erektionsstörungen) beim Mann verwendet wird. Vardenafil ist oral wirksam und wurde 2003 von der deutschen Firma Bayer HealthCare als Tablette zu 5 mg, 10 mg und 20 mg auf den Markt gebracht. Vardenafil zählt zur Gruppe der PDE-5-Hemmer. In allen Ländern der EU sowie in Liechtenstein, der Schweiz und Norwegen ist Vardenafil in allen verfügbaren Darreichungsformen (Filmtabletten: 5, 10, 20 mg Vardenafil) verschreibungspflichtig.
336.	Vasoaktives intestinales Peptid (VIP)			P NT	Wird im Zwölffingerdarm und im Gehirn gebildet und wirkt auf den Verdauungstrakt, das Gehirn, die Herzmuskeltätigkeit, Atmung und das Sexualverhalten. Als Neurotransmitter hemmt es die Magensäureproduktion, aktiviert den Wassertransport der Galle und fördert den Stoffwechsel. Es reguliert das Immunsystem und hemmt Entzündungen, auch bei Rheuma und Arthritis sowie die Parasitentätigkeit.
337.	VASOPRES-SIN = Anti-diuretisches Hormon (ADH) = Adiuretin		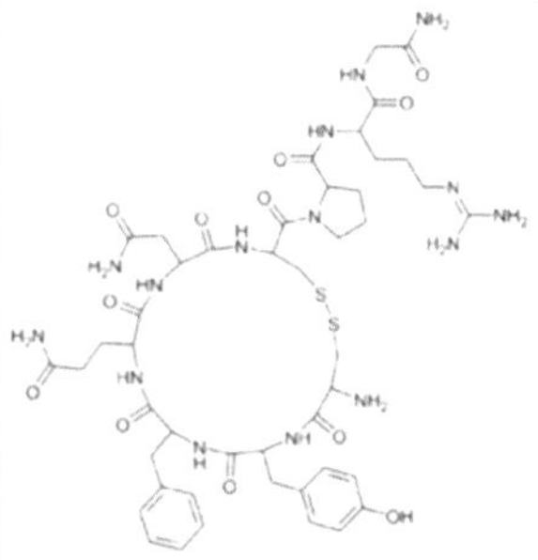	PH	Vasopressin bzw. das Antidiuretische Hormon (ADH), auch Adiuretin, INN oder AVP (Arginin-Vasopressin genannt), ist ein Peptidhormon bestehend aus 9 Aminosäuren. Es wird aus einem gemeinsamen Prohormon zusammen mit Neurophysin II und Copeptin (CT-proAVP) freigesetzt. Der Name Vasopressin bezieht sich auf seine gefäßverengende Wirkung bei höheren Dosen (von lateinisch vas = (Blut-) Gefäß und lateinisch pressus = Druck). Ferner wirkt das antidiuretische Hormon in hohen Konzentrationen gefäßverengend. Beide Wirkungen erhöhen den Blutdruck. Vasopressin = ADH wird von Nervenzellen des Hypothalamus produziert (Nucleus supraopticus und Nucleus paraventricularis), im Hypophysenhinterlappen gespeichert und von dort bedarfsgerecht in das Blut abgegeben. Hypothalamus und Hypophysenhinterlappen sind Teile des Zwischenhirns. ADH entsteht aus einem 143 Aminosäuren langen Prohormon, von dem auch Neurophysin II und Copeptin abstammen, die beide vermutlich beim Transport von ADH eine Rolle spielen.
338.	Vasotocin	$C_{43}H_{67}N_{15}O_{12}S_2$	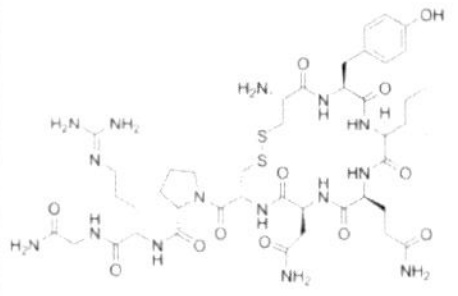		VASOTOCIN ist ein Oligopeptid ähnlich dem OXYTOCIN und VASOPRESSIN; welches im hinteren Teil der Zirbeldrüse/Epiphyse aktiviert wird. Es ist wichtig für die Steuerung des Wasserhaushaltes und der osmotischen Homoeostase.

339.	Wachstums-hormon-Releasing-Hormon (GHRH) = Somato-liberin			H	GHRH ist das Freisetzungshormon für das Wachstumshormon in der Hypophyse. Es wirkt auch im Hypothalamus, Thalamus, Hippocampus und in der Amygdala. Es ist mit dem Schlafverhalten verbunden, wird aber durch Stress aktiviert und durch SOMATOSTATIN (SST) gehemmt.
340.	Wogonin	$C_{15}H_{10}O_5$	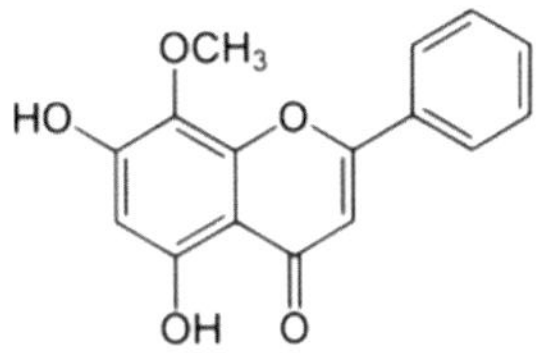	P	Ist ein gelblicher Pflanzenfarbstoff mit entzündungshemmenden und antikarzinogenen Eigenschaften, insbesondere bei Mammakarzinomen = Brustkrebs Wogonin ist ein selektiver COX-2-Blocker, wodurch es entzündungshemmende Eigenschaften hat.
341.	Xanthotoxin	$C_{12}H_8O_4$	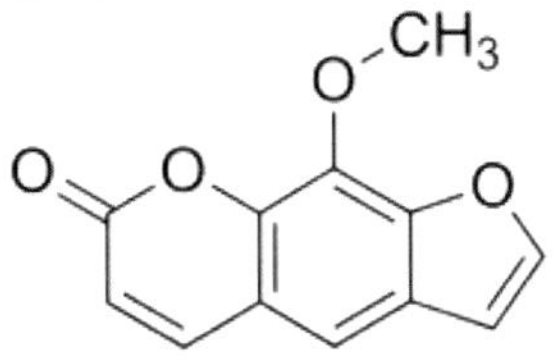		Xanthotoxin ist ein Naturstoff, der in den ätherischen Ölen verschiedener Pflanzen vorkommt. Xanthotoxin ist ein Stoff aus der Gruppe der Psoralene, die wiederum zu den Cumarinen gerechnet werden.
342.	Zeaxanthin	$C_{40}H_{56}O$	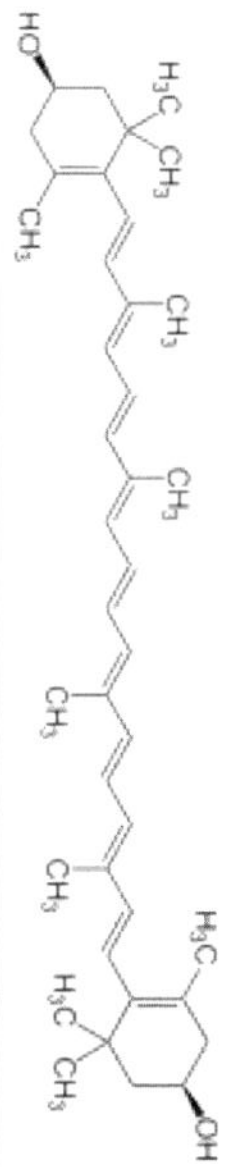	P	Ist ein orangener Pflanzenfarbstoff, der als Pigment in der Netzhaut = Retina des menschlichen Auges wichtig ist und bei Makuladegenerationen (AMD) positiv und schützend wirkt. Er wandelt Licht in Wärme um. Zeaxanthin ist ebenfalls ein Carotinoid und der zweite wichtige Bestandteil der Makula.

343.	Zolpidem	$C_{19}H_{21}N_3O$	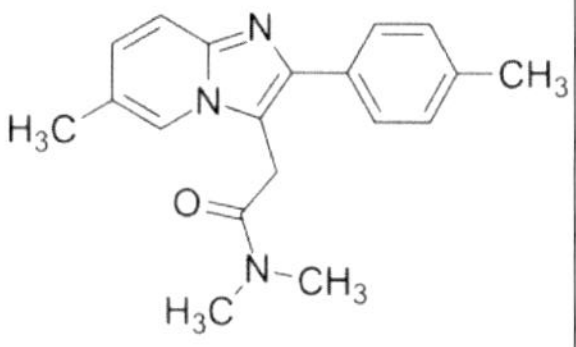		Zolpidem ist ein Arzneistoff, der in modernen Schlafmitteln bzw. Einschlafmitteln eingesetzt wird. Der Stoff ist strukturell ein Imidazopyridin-Abkömmling mit einem den Benzodiazepinen ähnlichem Wirkspektrum und zählt neben Zopiclon und Zaleplon zu den Z-Drugs. Zolpidem hat üblicherweise eine sehr kurze Halbwertszeit (2–3 Stunden) und bildet keine pharmakologisch wirksamen Metaboliten. In vereinzelten Fällen werden jedoch auch bei weitem höhere Halbwertszeiten beobachtet (bis 9,9 Stunden). Es ist momentan das in den USA und in Europa meistverordnete Schlafmittel. Zolpidem wird vom Körper schnell und leicht aufgenommen, der maximale Plasmaspiegel wird nach etwa zwei Stunden erreicht.
344.	Zonisamid	$C_8H_8N_2O_3S$	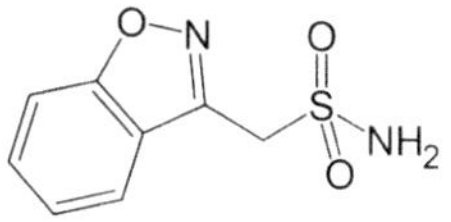		Zonisamid ist ein Arzneistoff aus der Gruppe der Antikonvulsiva, der in der Zusatzbehandlung von partiellen epileptischen Krampfanfällen eingesetzt wird. Zonisamid wirkt über die Absenkung der Erregbarkeit von Nervenzellen. Zonisamid ist als Zusatztherapie für die Behandlung erwachsener Patienten mit partiellen (fokalen) Krampfanfällen mit oder ohne sekundäre Generalisierung in der EU und der Schweiz zugelassen. Am häufigsten treten psychische Nebenwirkungen auf (Erregbarkeit, Reizbarkeit, Verworrenheit, Depression) Weiterhin kommt es zu Erkrankungen des Nervensystems (Ataxie, Schwindel, Gedächtnisbeeinträchtigung, Schläfrigkeit), Diplopie und Anorexie. Zu den schwerwiegendsten beobachteten Nebenwirkungen zählten: allergische Reaktionen, Anfälle, malignes neuroleptisches Syndrom, Rhabdomyolyse und Nierensteine. Die sehr häufigen psychiatrischen und neurologischen Nebenwirkungen dürfte den Einsatz von Zonisamid erschweren. Das häufige Vorkommen von allergischen Reaktionen und gelegentliche Auftreten von Nierensteinen steht mit den stofflichen Eigenschaften von Zonisamid in Verbindung (Sulfonamid, Carboanhydrasehemmer).
345.	Zytokine				Von altgriech. Kytos = Gefäß und kinos abgeleitet, sind dies zytokine Proteine. Als Zytokine werden Proteine bezeichnet, die das Wachstum und die Differenzierung von Zellen regulieren. Einige Zytokine werden dementsprechend als Wachstumsfaktoren bezeichnet, andere spielen eine wichtige Rolle für immunologische Reaktionen und bei Entzündungsprozessen.

C. VORGESCHLAGENE BOTENSTOFFE FÜR BESTIMMTE KRANKHEITEN

(alphabetisch)

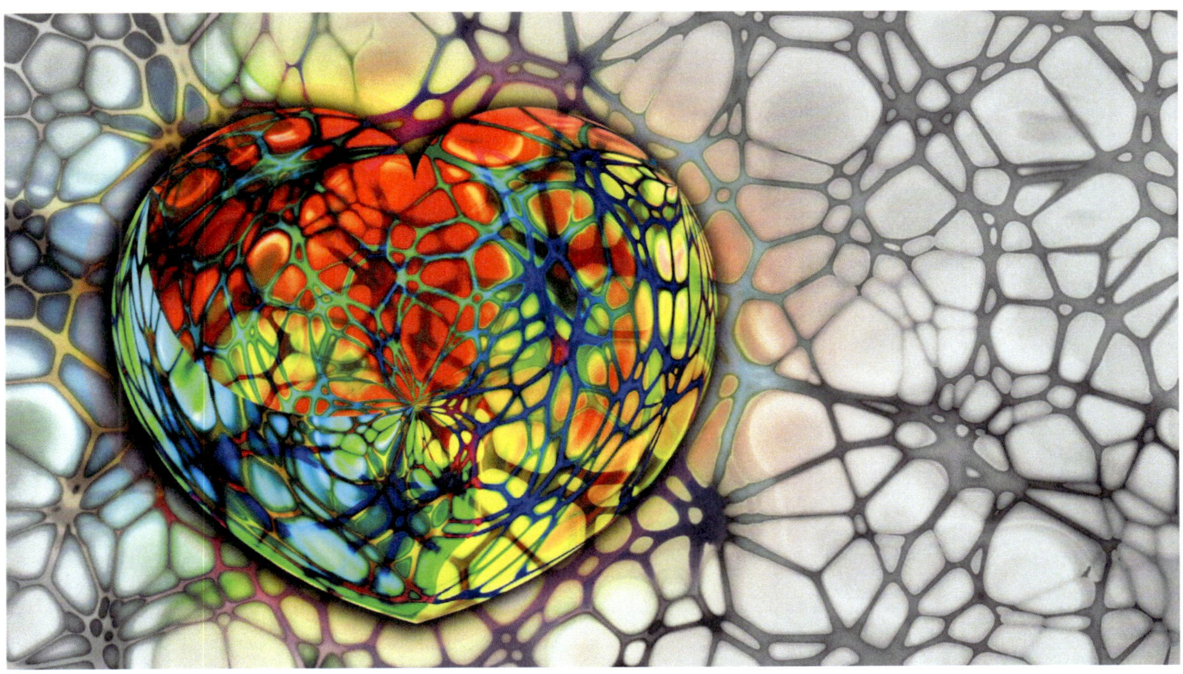

Quelle: Diethard Stelzl

C. VORGESCHLAGENE BOTENSTOFFE FÜR BESTIMMTE KRANKHEITSBILDER (alphabetisch)

	Mangel = zuführen	Überschuss = wegnehmen	Wechsel-funktion	Selbstzerstörung
A				
ACTH-Aktivierung				
• Corticotropin				
ACTH-Kreislauf				
• ACTH	X			
• CRH	X			
Adenosin-Tri-Phosphat(ATP)-Kreislaufstörung				
• BX-Antitoxin-Peptid (BX)		X		
• Forskolin	X			
• Leptin	X			
Adipositas = Fettsucht				
• Ghrelin		X		
• LEPTIN	X			
• Neuropeptid Y (NPY)	X			
• Orexin A und B	X			
• Östrogene				
• Östron		X		
Akne				
• Astaxanthin	X			
• Isotretinoin	X			
Alkoholabhängigkeit				
• Ghrelin		X		
• Dopamin				X
• Adenosin		X		
Alterungsprozessaufhaltung				
• Somatotropes Wachstumshormon (STH)	X			

	Mangel = zuführen	Überschuss = wegnehmen	Wechsel-funktion	Selbstzerstörung
• Pregnenolon	x			
Amiotrophe Lateralsklerose (ALS) =Zerebrale Amyloidangiopathie				
• Amitriptylin	X			
• Amyloid		X		
• Astaxanthin	X			
• Bupropion	X			
• Citalopram	X			
• Clabindin		X		
• Diazepam	X			
• Diphenhydramin	X			
• Fluoxetin	X			
• Fluvoxamin	X			
• Glutamat		X		
• Glutathion	X			
• Loazepam	X			
• Paroxetin	X			
• Riluzol	X			
• Sertralin	X			
• Superoxiddismutase		X		
• Zolpidem	X			
Anämie				
• Erythropoietin (EPO)				
• Pyridoxalphosphat (PLP)				
• Transferrin	X			
Angstattacken				
• Adrenalin		X		
• Cholecystokinin (CKK)		X		
• Cortisol		X		
• Dopamin				X
• Doxizyklin	X			
• Gaba	X			
• Gastrin-Releasing-Peptid (GRP)	X			
• Melatonin	X			
• Neuropeptid Y (NPY)	X			
• Pregnenolon	X			

	Mangel = zuführen	Überschuss = wegnehmen	Wechsel-funktion	Selbstzerstörung
• Serotonin	x			
Antibiotikum (natürlich)				
• Astaxanthin	X			
• Beta-Interferon	X			
• C3G	X			
• Cystein	X			
• Glutaminsäure (Glu)		X		
• Glutathion (GSH)	X			
• MAF	X			
• Methionin	x			
Antioxidantiumsaktivierung				
• Alpha-Liponsäure	X			
• Astaxanthin	X			
• Carotine (a-, b-, g-)	X			
• Glutaminsäure (Glu)		X		
• Glutathion (GSH)	X			
• Lycopin	X			
• Makrophagen Aktivitätsfaktor (MAF)	X			
• Melatonin	X			
• Methionin				
• Neuropeptid Y (NPY)	X			
• Quercetin	X			
• Sulforaphan				
• Taurin	X			
Antiallergikum				
• Antihistamin		X		
• Cyproheptadin		X		
• Diphenhydramin (DPH)	X			
Appetitlosigkeit				
• Ghrelin	X			
• Serotonin	X			
Arteriosklerose				
• ADMA	X			
• Arginin	X			

	Mangel = zuführen	Überschuss = wegnehmen	Wechsel-funktion	Selbstzerstörung
• Diosgenin	X			
• Homocystein	X			
• Neuropeptid Y (NPY)	X			
• NFE 2L2	X			
• Tocopherol	X			
Arthritis				
• Vasoaktives intestinales Peptid (VIP)	X			
ASPERGER-SYNDROM				
• Astaxanthin	X			
• Cortisol		X		
• Dimethyltryptamin (DMT)	X			
• Dopamin				X
• Gaba	X			
• Methylphenidat	X			
• Pregnenolon	X			
Asthma				
• Histamin	X			
Atmungsbeschwerden				
• Alpha-1-Antitrypsin	X			
• Inositol (bei Babies)	X			
• VIP				
ATP-Kreislaufanregung				
• BX-Antitoxin-Peptid (BX)	X			
Aufmerksamkeitsdefizi-tsyndrom (ADHS)				
• Dopamin	X			
• Guanfacin	X			
• Methylphenidat (Ritalin)	X			
• Noradrenalin	X			
Augenkrankheiten (degenerativ)				
• Astaxanthin	X			
• Carotin	X			

	Mangel = zuführen	Überschuss = wegnehmen	Wechsel-funktion	Selbstzerstörung
• Lutein	X			
• Rhodopsin	X			
• Zeaxanthin	X			
Außersinnliche Wahrneh-mungs (ASW)-aktivierung				
• Dimethyltryptamin (DMT)	X			
• Serotonin	X			
Autismus				
• Astaxanthin	X			
• Cortisol		X		
• Dimethyltryptamin (DMT)	X			
• Dopamin				X
• Gaba	X			
• Methylphenidat	X			
• Pregnenolon	X			
Autoimmunerkranungen				
• Gc MAF	X			
AUTOIMMUNE ENZEPHA-LOMYELITIS (EAE)				
• Copolymer-1	X			
B				
BAKTERIELLE INFEKTION				
• Amoxicillin	X			
• Azithromycin	X			
• Ciproflacin	X			
Bauchspeicheldrüsen (= Pankreas)-Störung				
• Gastrin	X			
• Gastrin-Releasing-Peptid (GRP)	X			
• Gastro-inhibitorisches Peptid für Insulinakti-vierung und Glukagonhemmung (GIP)	X			
• Pankreatisches Hormon (PPY)	X			

	Mangel = zuführen	Überschuss = wegnehmen	Wechsel-funktion	Selbstzerstörung
Benignes Prostatasyndrom				
• Tadalafil	X			
Bettnässen				
• Antidiuretisches Hormon (ANP)	X			
• Oxybutinin	X			
• Propiverin	X			
BINDEHAUTENTZÜNDUNG				
• Cyproheptadin	X			
BIPOLARE STÖRUNG				
• Aripiprazol	X			
• Dopamin	X			
• Glutamat	X			
• Haloperidol	X			
• Ketamin	X			
• Loxapin	X			
• Noradrenalin	X			
• Olanzapin	X			
• Pramipexol	X			
• Quetiapin	X			
• Risperidon	X			
• Serotonin	X			
• Ziprasidon	X			
Blähungen				
• Fluoxetin	x			
• Ghrelin	X			
• Pregnenolon	X			
Blasenentzündung				
• Methionin	X			
Blasenschwäche				
• Esmopassin	X			
• Fesoterodin	X			

	Mangel = zuführen	Überschuss = wegnehmen	Wechsel-funktion	Selbstzerstörung
• Methionin	X			
• Oxybutynin	X			
• Progesteron	X			
• Propiverin				
• Solifenacin	X			
Blutbildungsstörungen				
• Adenosylcobalamin(Coenzym B12)	X			
• Adrenalin		X		
• IGF 1	X			
• Transferrin	X			
Blutdruckerhöhung bei Hypotonie				
• Adenosin				
• ADMA		X		
• Adrenalin	X			
• Lyptin	X			
• Mitodrin	X			
• Noradrenalin		X		
• Renin	X			
• Thyreoliberin	X			
• Vasopressin		X		
Blutdrucksenkung bei Hypertonie				
• Adenosin		X		
• Arginin	X			
• GABA	X			
• Oxytocin	X			
• Pindolol	X			
• Propranolol	X			
• Pterostilbene	X			
• Reserpin	X			
• Serotonin	X			
Blutdruckschwankungen allgemein				
• Eicosapentaensäure	X			
• Gaba	X			
• Histamin		X		
• Oxytocin	X			

	Mangel = zuführen	Überschuss = wegnehmen	Wechsel-funktion	Selbstzerstörung
• Serotonin	X			
Blutdruckschwankungen wegen RAAS-Störungen				
• Aldosteron	X			
• DHEA	X			
• Gaba	X			
• Glukagon				
• Somatostatin	X			
• Thyreoliberin	X			
Blutgefäßschwächen				
• Heparin	X			
• Isoquercetin	X			
• Isorhamnetin	X			
Blutgerinnungsmangel				
• Heparin				
• Progesteron	X			
• Serotonin	X			
BLUTGERINNUNGSPROBLEME				
• Heparin	X			
Blutkörperchenaufbau				
• Erythropoietin (EPO)	X			
• Zytokine				
Blutosmosestörungen				
• Antidiuretisches Hormon (ADH)	X			
• Vasopressin	X			
Blutplasmamängel				
• Isorhamnetin	X			
• Parathormon	X			
Blutverdickung				
• Estrogene (Östrogene)	X			

	Mangel = zuführen	Überschuss = wegnehmen	Wechsel-funktion	Selbstzerstörung
Blutvergiftung				
• NFE 2L2	X			
Blutzuckerspiegelschwankungen				
• Estrogene (Östrogene)	X			
• Glucagon	X			
• Insulin		X		
• Pterostilbene				
Blutzuckerspiegelerhöhung				
• Glukagon	X			
• Glycin	X			
Blutzuckerspiegelsenkung				
• Alpha-Liponsäure	X			
• C3G	X			
• Curcumin	X			
• Glukagon	X			
• Insulin		X		
Borderline-Persönlichkeitsstörung (BPS)				
• Dopamin	X			
• Gaba	X			
• Oxytocin	X			
• Serotonin	X			
Bronchienbelastungen				
• Acetylcystein	X			
• Brustdrüsenwachstum	X			
• Cystein	X			
• Glutathion (GSH)	X			
• Histamin		X		
• Prolaktin		X		
Bulimie = Magersucht				

	Mangel = zuführen	Überschuss = wegnehmen	Wechsel-funktion	Selbstzerstörung
• BDNF	X			
• Estradiol (Östradiol)	X			
• Fluoxetin	X			
• Ghrelin	X			
Burn-Out-Syndrom				
• Adrenalin		X		
• Adrenocorticotropin (ACTH)		X		
• Astaxanthin	X			
• Cortisol		X		
• Corticotropin-Releasing-Hormon		X		
• DHEA	X			
• Dopamin				X
• Gaba	X			
• Glutamat	X			
• Noradrenalin		X		
• Oxytocin	X			
• Pregnenolon	X			
• Prolaktin		X		
• Serotonin	X			
C				
Calciummangel der Knochen und Nieren				
• Calcitonin	X			
• Parathormon (PTH)		X		
• Taurin	X			
Cholesterinüberschuss				
• Astaxanthin	X			
• Cholesterin		X		
Chorea Huntington				
• BDNF				
• Glutamin (Glu)		X		
• Huntingdin	X			
• Levodopa	X			
Chronisches Müdigkeitssyndrom (CFS)				

	Mangel = zuführen	Überschuss = wegnehmen	Wechsel-funktion	Selbstzerstörung
• Pregnenolon	X			
• Serotonin	X			
• Omaprazol	X			
• Pantorazol	X			
Colitis ulcerosa				
• Amylase – Trypsin – Inhibitor (ATI)	X			
• Gc MAF	X			
Creutzfeldt-Jakob-Krankheit				
• Methionin		X		
• Prion Proteine		X		
• ß-Amyloid-Protein		X		
• Tau-Protein		X		
D				
Darminfektionen				
• Ciprofloxacin	X			
• Phenazin	X			
Darmmotorikstörungen				
• Choleystokinin (CKK)	X			
• Pankreatisches Hormon (PPY)	X			
• Serotonin	X			
DEMENZ				
• Tau-Protein		X		
Depressionen				
• Acetylcystein				
• Adenosin		X		
• Adrenlin		X		
• Adrenocorticotropes Hormon (ACTH)				
• Bacloflen				
• BDNF	X			
• Berberin	X			
• Corticotropin Releasing Hormon (CRH)	X			
• Cortisol		X		

	Mangel = zuführen	Überschuss = wegnehmen	Wechsel-funktion	Selbstzerstörung
• Crocin				
• Curcumin	X			
• Diosgenin	X			
• Dopamin	X			X
• Fluoxetin	X			
• GABA	X			
• MAO-A und MAO-B		X		
• Noradrenalin		X		
• Pregnenolon	X			
• Pyridoxalphosphat (PLP)				
• Serotonin	X			
• Sertralin	X			
Diabetes Mellitus II				
• ADMA		X		
• Alpha-Liponsäure		X		
• Arginin	X			
• Berberin	X			
• Curcumin	X			
• Insulin	X	X	X	X
• Leptin	X			
• Lycopin	X			
• Pregnenolon	X			
DOPAMINANTAGONIST				
• Chlorpromazin	X			
• Clozapin	X			
• Domperidon	X			
• Pramipexol				
• Rezeptor D1+D2	X			
• Rezeptor D2	X			
DOWN-Syndrom				
• Beta-Amyloid		X		
DROGENENTZUG				
• Ibogain	X			

	Mangel = zuführen	Überschuss = wegnehmen	Wechsel-funktion	Selbstzerstörung
Durchblutungsstörungen				
• Adrenalin	X			
DURCHFALL				
• Loperamid	X			
Durstattacken und Flüssigkeitsstörungen				
• Aldosteron	X			
• Angiotensin				
• Orexin A und B	X			
E				
Eigenliebemangel				
• Progesteron	X			
• Oxytocin	X			
Embolienbildung				
• Heparin	X			
Endometriose (=Gebärmutterschleimhauterkrankung)				
• GcMAF	X			
• Gestagene	X			
• Östrogene	X			
• Progesteron	X			
Energiehomöostasestörung				
• Agouti-ähnliches Protein	X			
• Orexin A und B	X			
Energiemangel				
• Dehydroepiandrosteron (DHEA)	X			
• Dopamin	X			
• Melanozyten-stimulierendes Hormon (MSH)	X			
• Orexin A und B	X			
• Pregnenolon	X			

	Mangel = zuführen	Überschuss = wegnehmen	Wechsel-funktion	Selbstzerstörung
Energiestoffwechselstörung				
• *Orexin A und B*	X			
• *Pregnenolon*	X			
• *Progesteron*	X			
• *Thyroxin*	X			
• *TRH*	X			
Energieumwandlungsstörun-gen (ATP-CAMP-AMP)				
• Forskolin	X			
• Pregnenolon	X			
Entzündungshemmung				
• Astaxanthin	X			
Epilepsie				
• BDNF				
• Gabapentin	X			
• Galanin	X			
• Neuropeptid Y (NPY)	X			
• Glutamat		X		
• Aspartat		X		
• GABA	X			
• ACTH	X			
• Cortisol				X
• Zonisamid	X			
Epiphysenaktivierung				
• Dimethyltryptamin (DMT)	X			
EPPSTEIN-BARR-VIRUS				
• GcMAF	X			
Erektionsstörungen				
• Apomorphin	X			
• Arginin	X			
• Avanafil	X			
• CyklischesGuanosin-Monophosphat (cGMP)	X			
• Dihydrotestosteron (DHT)	X			

	Mangel = zuführen	Überschuss = wegnehmen	Wechsel-funktion	Selbstzerstörung
• Papaverin	X			
• Sildenafil (Viagra)	X			
• Tadalafil	X			
• Vardenafil	X			
Essstörungen				
• MIH				
• Orexin A und B	X			
• Pregnenolon	X			
F				
Fettstoffwechselstörung				
• Apolipoprotein E	X			
• Cortison		X		
• Ghrelin	X			
• Leptin	X			
• Motilin	X			
Fibromyalgie				
• Amitriptylin	X			
• Dopamin				X
• GABA	X			
• GcMAF	X			
• Glutathion	X			
• L-Carnitin	X			
• Serotonin	X			
• Somatotropin	X			
• Substanz P	X			
Fließstörung des Blutes				
• Progesteron	X			
Flüssigkeitsstörung				
• Renin	X			
G				
Gallenblasenkontraktion				
• Sekretin	X			

	Mangel = zuführen	Überschuss = wegnehmen	Wechsel-funktion	Selbstzerstörung
Gallenflusshemmung				
• Pankreatisches Hormon	X			
Gastrinsekretionsmangel				
• **(= ZOLLINGER – ELLISON – Syndrom)**				
• Sekretin	X			
Geburtsprobleme				
• Oxytocin	X			
Gedächtnisausfälle				
• Dopamin	X			
• Melatonin	X			
• Piracetan				
• Pregnenolon	X			
• Serotonin	X			
Gefäßmuskulaturschwächen				
• Aginin = Vasopressin (AVP)	X			
GENETIKSCHÄDEN				
• Procain	X			
Gewichtsverlust				
• Orexin A und B	X			
Glatzenbildung				
• Minoxidil	X			
• Östradiol	X	X	X	X
• Testosteron	X	X	X	X
Glaukom (="Grüner Star")				
• Astaxanthin	X			
• Linarin	X			
• Resveratrol	X			

	Mangel = zuführen	Überschuss = wegnehmen	Wechsel-funktion	Selbstzerstörung
„Grauer Star“				
• Astaxanthin	X			
Grippaler Infekt				
• Acetylcystein	X			
Gürtelrose (Herpes Zoster)				
• Gabapentin	X			
H				
Haarausfall				
• Dihydrotestosteron (DHT)	X			
• Minoxidil	X			
• Somatotropes Wachstumshormon (STH)	X			
• Testosteron	X	X	X	X
HALLUZINATIONEN				
• Serotonin	X			
HÄMOCHROMATOSE				
• Transferrin	X			
Harnausscheidungsstörung				
• Atrialesnatriuretisches Peptid (ANP, ANF)	X			
• Esmopressin	X			
• Fesoterodin	X			
HASHIMOTO – Syndrom				
• Thyroxin (+/-F)	X			X
Hautalterung				
• Pregnenolon	X			
• Tocopherol	X			
Hautelastizität				
• Alpha-1-Antitrypsin	X			

	Mangel = zuführen	Überschuss = wegnehmen	Wechsel-funktion	Selbstzerstörung
Hautirritationen				
• Astaxanthin	X			
• Hypericin	X			
• Mepyramin				
• Pregnenolon	X			
HELIOBACTER PILORI INFEKTIONEN				
• Omeprazol	X			
• Pantoprazol	X			
Hepatitis				
• GcMAF	X			
Herzfrequenzdefizit				
• Adenosin				
• Adrenalin		X		
• Kardioakzeleratorisches Peptid (CAP)	X			
• Leptin	X			
• Thyreoliberin (TRH)	X			
Herzinfarkt				
• ADMA		X		
• Betain	X			
• DHT	X			
• Strophantin	X			
Herzinsuffizienz				
• Cymarin		X		
• Digitoxin	X			
• Gitaloxin	X			
• Noradrenalin		X		
• Spironolacton				
Herz-Kreislauf-Probleme				
• Bromocriptin	X			
• Cymarin	X			
• Ergolin	X			
• Melatonin	X			
• Noradrenalin		X		

	Mangel = zuführen	Überschuss = wegnehmen	Wechsel-funktion	Selbstzerstörung
• Serotonin	X			
• Taxifolin	X			
Herzmuskelschwäche				
• ANP				
• Vasoaktives intestinales Peptid (VIP)	X			
Herzrhythmusstörungen				
• Acetylcholin	X			
• Cymarin	X			
• DHT	X			
• Gitaloxin	X			
Herzstabilisierungsstörungen				
• Melatonin	X			
Herzstillstand				
• Solanidin	X			
Hirnhautentzündungen				
• Antidiuretisches Hormon	X			
Histaminintoleranz				
• Daosin	X			
• HNMT	X			
HIV / AIDS				
• GcMAF	X			
Hörstörungen				
• Estrogene = Östrogene	X	X		
• Pregnenolon	X			
Hörsturz				
• Piracetam	X			
Hormonstörungen				
• Androstendion	X			

	Mangel = zuführen	Überschuss = wegnehmen	Wechsel-funktion	Selbstzerstörung
• Androsteron	X			
• Choriongonadotropin (FSH)	X			
• DHEA	X			
• Diosgenin	X			
• Estriol = Östriol	X			
• Follikelstimulierendes Hormon (FSH)	X			
• Follistatin	X			
• Gonadoliberin	X			
• Humanes Choriongonatropin	X			
• Inhibin	X			
• Luteinisierendes Hormon (LH)	X			
• Lycopin	X			
• Ollistatin	X			
• Östradiol= Estradiol	X			
• Oxytocin	X			
• Pregnenolon	X			
• Progesteron	X			
• Prolaktin		X		
• Testosteron	X	X	X	X
HPA-Regelkreisschwächen				
• ACTH				
• Corticotropin-releasing-Hormon (CRH)	X			
• Cortisol		X		
• DHT	X			
• MSH	X			
• Oxytocin	X			
• POMC	X			
HPA-Achsen-Aktivierung				
• Östradiol	X			
• Östriol	X			
Hungergefühlsattacken				
• Ghrelin	X			
• Leptin	X			
• Melanozyten-stimulierendes Hormon (MSH)	X			
• MSH	X			
• Neuropeptid Y (NPY)	X			

	Mangel = zuführen	Überschuss = wegnehmen	Wechsel-funktion	Selbstzerstörung
• Serotonin	X			
Hypertonie (= hoher Blutdruck)				
• Noradrenalin	X			
Hypothyreose (sekundär)				
• Gonadoliberin	X			
• Gonadotropin	X			
• Thyrotropin = Thyroidea-stimulierendes-Hormon (TSH)	X			
Hypothyreose (tertiär)				
• Thyreoliberin (TRH)	X			
• T3 und T4	X			
Hypotonie (= niedriger Blutdruck)				
• Betain	X			
• Noradrenalin	X			
• Tadalafil				
I				
Immunsystemaktivierung				
• Antinuclear Antibodies (ANA)	X			
Immunsystemschwächen				
• Antinuclear Antibodies (ANA)	X			
• Carotine	X			
• Clothiazidin	X			
• Estrogene = Östrogene	X			
• Glutaminsäure (Glu)		X		
• Histamin		X		
• Melanozytenstimulierendes Hormon (MSH)	X			
Impotenz				
• Apomorphin	X			
• Avanafil	X			
• Cyklisches Guanosin Monophosphat (cGMP)	X			
• Prolaktin↓		X		
• Sildenafil (→Viagra)	X			

	Mangel = zuführen	Überschuss = wegnehmen	Wechsel-funktion	Selbstzerstörung
• Tadalafil	X			
• Testosteron	X			
• Vardenafil	X			
K				
Kalziummangel				
• Parathormon (PIH)	X			
Kleinwuchs (Ulrich Turner Syndrom)				
• Somatostatin		X		
• Somatropin	X			
Knochengewebsprobleme				
• Diosgenin	X			
• Testosteron	X	X	X	X
Konzentrationsschwächen				
• Linarin	X			
• Pregnenolon	X			
• Somatotropes Wachstumshormon (SIH)	X			
Krampfanfälle				
• Pethidin	X			
• Papaverin	X			
• Propiversin	X			
• Zonisamid	X			
Kreativitätsmangel				
• Pregnenolon	X			
Krebs				
• Amygdalin	X			
• Astaxanthin	X			
• Berberin	X			
• Beta-Interferon				
• Curcumin (BK)	X			
• Cyanidin-3-Glukosid (C3G)	X			
• Cyproteron	X			
• Diosgenin (Yams-Wurzel)	X			

	Mangel = zuführen	Überschuss = wegnehmen	Wechsel-funktion	Selbstzerstörung
• GcMAF (BK) = Makrophagenaktivierender Faktor	X			
• IGF 1 und 2	X			
• Inositol	X			
• Isorhamnetin	X			
• Kisspeptin (BK)	X			
• Lycopin	X			
• Progesteron	X			
• Prolaktin	X			
• Prolaktin (BK) ê		X		
• Pterostilbene (Lungenkrebs)		X		
• Quercetin	X			
• Resveratrol	X			
• Rutin	X			
• Senfölglycoside	X			
• Serotonin (Magen-Darm-Trakt)	X			
• Sulforaphan	X			
• Tamoxiflen	X	X		
• Taxifolin	X			
• Wogonin (BK)	X			
L				
Langerhans-Inseln A und B				
• GRP				
• GIP				
• Glukagon	X			
• Insulin		X		
Lebenserwartungsminderung				
• Pregnenolon	X			
• Somatropin	X			
Leberinsuffizienz				
• Acetylcystein	X			
Leberverfettung				
• Alpha-Liponsäure	X			

	Mangel = zuführen	Überschuss = wegnehmen	Wechsel-funktion	Selbstzerstörung
Lernverhaltensstörung				
• Acetylcholin	X			
• Glutamat		X		
• Pregnenolon	X			
Leukämie				
• Histamin		X		
LEWY-Körperchen-Demenz				
• Acetylcholin	X			
• Beta-Amyloid		X		
• Donepezil	X			
• Dopamin	X			
• Galantamin	X			
• Rivastigmin	X			
• Superoxiddismutase (SOD)	X			
Lungenemphysem				
• Alpha-1-Antitrypsin	X			
• Astaxanthin	X			
• Melatonin	X			
• Pregnenolon	X			
• SNCA				
Lungenentzündung				
• GcMAF	X			
• Melatonin	X			
• NFE2L2	X			
LYME-Borreliose				
• GcMAF	X			
M				
Magen-Darm-Peristaltik-Störung				
• Adrenalin		X		
• Bromocriptin	X			
• CCK	X			
• Domperidon	X			

	Mangel = zuführen	Überschuss = wegnehmen	Wechsel-funktion	Selbstzerstörung
• Serotonin	X			
• Substanz P (SP)	X			
• Thyreoliberin	X			
Magengeschwür				
• Omepazol	X			
• Pantoprazol	X			
Magensäuremangel				
• Gastrin	X			
• Sektretin	X			
• Thyreoliberin	X			
• TRH	X			
Magensäureüberschuss				
• Gastrin	X			
• PP101	X			
• PXX	X			
• Sekretin	X			
• Vasoaktives intestinales Peptid (VIP)	X			
Magersucht (=Bulimie)				
• Estradiol (=Östradiol)	X			
Makuladegeneration				
• Astaxanthin	X			
• Curcumin	X			
• Hypericin	X			
• Lutein	X			
• Quercetin	X			
• Retinal	X			
• Rhodopsin	X			
• Wogonin	X			
• Zeaxanthin	X			
Migräne				
• Acetylsalicylsäure	X			
• Amitriptylin	X			
• Calcitonin	X			

	Mangel = zuführen	Überschuss = wegnehmen	Wechsel-funktion	Selbstzerstörung
• Dexamethasol	X			
• Domperidon	X			
• Ergolin	X			
• Glutamat		X		
• Ibuprofen	X			
• Naproxen	X			
• Paracetamol	X			
• Propranolol	X			
• Serotonin	X			
• Topiramat	X			
Mikrowellensyndrom				
• Melatonin	X			
• Serotonin	X			
Mitochondrienvergiftung				
• Alpha-Liponsäure	X			
• BX-Antitoxin-Peptid (PX)	X			
• FSH-Rezeptor-Antika	X			
MORBUS ALZHEIMER				
• Acetylcholin	X			
• Apolipoprotein E (APO E)	X			
• Berberin	X			
• Beta-Amyloid ȇ		X		
• Cortisol		X		
• Curcumin	X			
• Donepezil	X			
• Galanin	X			
• Galantamin	X			
• Glutathion	X			
• Glutamat	X			
• Harmin	X			
• Homocystein		X		
• Linarin	X			
• MAO-Hemmer				
• Memantin	X			
• Methylenblau	X			
• Nicergolin	X			

	Mangel = zuführen	Überschuss = wegnehmen	Wechsel-funktion	Selbstzerstörung
• Piracetam	X			
• Pregnenolon	X			
• Quercetin	X			
• Resveratrol	X			
• Rivastignin	X			
• TAU-Proteine		X		
MORBUS CROHN				
• Adrenalin		X		
• Amylase-Trypsin-Inhibitor	X			
• Astaxanthin	X			
• Corticosteron		X		
• Cortisol				
• Dopamin				
• Gaba	X			
• GcMAF	X			
• Histamin		X		
• Pregnenolon	X			
MORBUS PARKINSON				
• 11-Methyl-4-phenyltetrahydropyridin (MPTP)		X		
• Adenosin		X		
• Alpha-Synuclein (SNCA)	X			
• Amantadin	X			
• Apomorphin				
• Astaxanthin	X			
• Benserazid	X			
• Bromocriptin	X			
• Budipin	X			
• Curcumin	X			
• Entacapon	X			
• Ergolin	X			
• GcMAF	X			
• Glutamat	X	X		
• Glutathion	X			
• Levodopa	X			
• LEWY-Körper		X		
• Melatonin	X			
• Memantin	X			

	Mangel = zuführen	Überschuss = wegnehmen	Wechsel-funktion	Selbstzerstörung
• Monoaminooxidase-Hemmer	X			
• Monoaminooxydasen (MAO)	X			
• Monoaminoxydase (MAO A und MAO B)	X			
• N-Methyl-D-Aspartat (NMDA)	X			
• Phenethylamin	X			
• Piribedil	X			
• Pramipexol	X			
• Pregnenolon	X			
• Quetiapsin	X			
• Rasagilin	X			
• Resveratrol	X			
• Ropinirol	X			
• Rotigotin	X			
• Safinamid	X			
• Selegilin	X	X		
• Serotonin	X			
• Tolcapon	X			
• Topiramat	X			
MORBUS MENIERE				
• Histamin	X			
MORBUS PICK				
• Betayloid		X		
• Tard BP		X		
• TAU-Protein	X	X		
MORBUS WILSON				
• Albumin	X			
• GABA	X			
• Pregnenolon	X			
• Procain	X			
Multiple Sklerose (MS)				
• Adrenocorticotropes Hormon (ACTH)	X			
• Alpha-Liponsäure	X			
• Amylase-Trypsin-Inhibitor	X			
• Copolymer-1	X			
• Gabapentin	X			

	Mangel = zuführen	Überschuss = wegnehmen	Wechsel-funktion	Selbstzerstörung
• GcMAF	X			
• Pregnenolon	X			
• Resveratrol	X			
• Zytokine	X			
MÜDIGKEIT				
• Tocopherol	X			
Mukoviszidose				
• Acetylcystein (ACC)	X			
• Lysin (Lys)	X			
Muskelzellenabbau = Muskeldystrophie				
• Astaxanthin	X			
• Dantrollen				
• Glutamat		X		
• Glutaminsäure (Glu)		X		
• Glutathion				
• Glycin (Gly)	X			
• Leucin	X			
• Lysin (Lys)	X			
• Parathormon				
• Tamoxiflen				
Myalgische Enzephalomyelitis (ME)				
• GcMAF	X			
Myasthenie				
• Linarin	X			
Myelinschichtauflösung				
• Pregnenolon	X			
Myopathie				
• Dopamin				X
• L-Carnitin	X			
• Serotonin	X			

	Mangel = zuführen	Überschuss = wegnehmen	Wechsel-funktion	Selbstzerstörung
• Somatotropin	X			
• Substanz P	X			
N				
Nahrungsaufnahmesteuerungsstörung				
• Agouti-ähnliches Protein	X			
• Corticotropin-releasing-Hormon (CRH)	X			
• Melanin-konzentrierendes-Hormon (MCH)	X			
• Melanotropin-ReleasingInhibiting Hormon (MIH)	X			
• Methyl-4-Phenyl-Pyridinium (MPP+)	X			
• Pepsin	X			
• Peptid-Tyrosyl-Tyrosin (PYY)	X			
• Phenylalanin	X			
• Serotonin	X			
• Thyreoliberin	X			
Narbenentstörung				
• Dimethylsulfoxid	X			
Nervenimpulsstörung				
• Acetylcholin (Ach)	X			
• NMDA	X			
• Peptid-Tyrosyl-Tyrosin				
• Serotonin	X			
Nervenzellenwachstumsprobleme				
• Glutamat	X			
• Neurotrophin	X			
Niereninsuffizienz				
• Acetylcystein				
Nierenschwächen				
• ADMA		X		
• Aquaporin 4 (AQP4)	X			
• NFE2L2	X			
• Renin	X			

	Mangel = zuführen	Überschuss = wegnehmen	Wechsel-funktion	Selbstzerstörung
• Solanidin	X			
• Taurin	X			
Nierensteine				
• Methionin	X			
O				
Osmosedruckstörung				
• Albumin	X			
Osteoporose				
• Calcitonin	X			
• Curcumin	X			
• Diosgenin	X			
• Estrogene = Östrogene				
• Lycopin	X			
P				
Panikattacken				
• Dopamin	X			
• Serotonin	X			
Paranoia				
• N-Methylamphetamin	X			
Peristaltikstörungen				
• Serotonin	X			
• Substanz P (SP)	X			
• Thyreoliberin	X			
Perniziose Anämie				
• Adenosylcobalamin = Coenzym B/2	X			
• Transferrin	X			
PHANTOMSCHMERZEN				
• Gabapentin	X			

	Mangel = zuführen	Überschuss = wegnehmen	Wechsel-funktion	Selbstzerstörung
Potenzschwächen				
• Apomorphin	X			
• Avanafil	X			
• Cyklisches Guanosin Monophosphat (cGMP)	X			
• Prolaktin		X		
• Sildenafil (→Viagra)	X			
• Tadalafil	X			
• Testosteron	X	X	X	X
• Vardenafil	X			
POLYNEUROPATHIE				
• Gabapentin				
PRÄMENSTRUELLES SYNDROM				
• Progesteron	X			
Prostataleiden				
• Curcumin	X			
• Cyproteron	X			
• Progesteron	X			
• Tamsulosin	X			
Psoriasis = Schuppenflechte				
• GcMAF	X			
• Xanthotoxin	X			
Psychosen				
• Clozapin	X			
• Cortison		X		
• Mescalin	X			
• N-Methylamphetamin	X			
• Serotonin	X			
Q				
Querschnittslähmung				
• Astrozyten	X			

	Mangel = zuführen	Überschuss = wegnehmen	Wechsel-funktion	Selbstzerstörung
R				
REFLUXKRANKHEIT				
• Omepazol	X			
• Pantoprazol	X			
Regenerationsprobleme				
• Glutamin (Glu)		X		
• Melatonin	X			
Restless-Legs-Syndrom (RLS)				
• Benserazid	X			
• Dopamin	X			
• Levodopa	X			
• Pramipexol	X			
• Pregnenolon	X			
• Ropinirol	X			
• Rotigotin	X			
RETINA-AUFBAU				
• Astaxanthin	X			
• Curcumin	X			
• Lutein	X			
• Quercetin	X			
• Resveratol	X			
• Rhodopsin	X			
• Wogonin	X			
• Zeaxanthin	X			
Rheumatoide Arthritis				
• Amylase-Trypsin-Inhibitor (AVP)	X			
• AntinuclearAntibodies (ANA)	X			
• Astaxanthin (AXT)	X			
• GcMAF	X			
• Vasoaktives-Intestinales-Peptid (VIP)	X			
Rezeptorstörungen des Gehirns				
• Testosteron	X	X	X	X

	Mangel = zuführen	Überschuss = wegnehmen	Wechsel-funktion	Selbstzerstörung
RHEUMA				
• Astaxanthin	X			
• Pregnenolon	X			
• Vasoaktives-Intestinales-Peptid (VIP)	X			
S				
SAM-ACHSE				
• ACTH	X			
• Adrenalin				
• DHT	X			
• Noradrenalin	X			
Sauerstoffmangel				
• Cyanidin	X			
Scheidepilzentzündung				
• Estriol = Östriol	X			
Schilddrüsenstörungen				
1. Unterfunktion = Hypothyreose				
• T3 und T4		X		
• Thyroides stimulierendes Hormon (TSH)	X			
• Thyroxin T4	X			
2. Überfunktion = Hyperthyreose				
• Thyroides stimulierendes Hormon (TSH)		X		
3. Wechselfunktion				
• Thyroxin	X			X
4. HASHIMOTO – Syndrom				
• Thyroxin	X			X
5. Morbus BASEDOW				
• Thyroxin				X
Schizophrenie				
• Acetylcystein	X			
• Berberin	X			
• Catechol-o-Methyltransferase (COMT)	X			
• COMT BDNF	X			
• Dopamin	X			

	Mangel = zuführen	Überschuss = wegnehmen	Wechsel-funktion	Selbstzerstörung
• Glutamat	X			
• Interleukin 1	X	X	X	X
• Reserpin	X			
• Quetiapin	X			
Schlafstörungen				
• Adenosin		X		
• COMT	X			
• Cortistatin (CST)	X			
• DHT	X			
• Dopamin	X	X	X	X
• EPA	X			
• GABA	X			
• Ketamin	X			
• Levodopa	X			
• Melatonin	X			
• Orexin A und B	X			
• Pregnenolon	X			
• Serotonin	X			
• Testosteron	X	X	X	X
• Thyreoliberin				
• TRH	X			
• Wachstums-Releasing-Hormon (GHRH)	X			
• Zolpidem	X			
Schlaganfall				
• Homocystein↓		X		
• Pregnenolon	X			
Schließmuskelstörung				
• Ketamin	X			
• Progesteron	X			
Schmerzabbau				
• COMT	X			
• Curcumin	X			
• Dimethylsulfoxid (DMSO)	X			
• GABA	X			
• Gabapentin	X			

	Mangel = zuführen	Überschuss = wegnehmen	Wechsel-funktion	Selbstzerstörung
• Ketamin	X			
• Mepivacain	X			
• Methylenblau	X			
• Paracetamol	X			
• Pethidin	X			
• Progesteron	X			
• Thyreoliberin	X			
• TRH	X			
SCHOCK				
• Gaba	X			
• Noradrenalin		X		X
• Serotonin	X			
Schutzdefizit vor UV-Strahlen				
• Rutin	X			
Schwangerschaftsvermeidung				
• DHEA	X			
• DHT	X			
• Follikelstimulierendes Hormon (FSH)	X			
• Follistatin	X			
• Humanes Choriongonadatropin (hCG)				
• Luteinisierendes Hormon (LH)	X			
• Progesteron	X			
• Renin	X			
SCHWARTZ-BARTTER-Syndrom				
• Antidiuretisches Hormon	X			
Sexualverhaltensstörungen				
• Androstendion	X			
• Estradiol = Östradiol	X	X	X	X
• Estriol = Östriol	X	X	X	X
• Serotonin	X			
• Testosteron	X			
• VIP	X			
SINGULITUS				

	Mangel = zuführen	Überschuss = wegnehmen	Wechsel-funktion	Selbstzerstörung
• Chlorpromazin	X			
• Gabapentin	X			
• Papaverin	X			
• Trospiumchlorid	X			
Sinneswahrnehmungsprobleme				
• Glutamat	X			
SPASTIK				
• Baclofen	X			
• Dentrolen	X			
• Nimopedin	X			
Spermienaufbaustörung				
• Follikelstimulierendes Hormon (FSH)	X			
• Luteinisierendes Hormon (LH)	X			
• Serotonin	X			
Stoffwechselprobleme				
• Dimethylsulfoxid (DMSO)	X			
• Dopamin-Substanz P				
• GABA	X			
• Neuropeptid Y (NPY)	X			
• Pepsin	X			
• Pregnenolon	X			
• Serotonin	X			
Stressabbau				
• Adrenalin		X		
• Astaxanthin	X			
• Corticosteron		X		
• Cortisol		X		
• DHEA	X			
• Dopamin	X	X	X	X
• GABA	X			
• Histamin		X		
• Metyrapon				
• Oxytocin	X			
• Pregnenolon	X			

	Mangel = zuführen	Überschuss = wegnehmen	Wechsel-funktion	Selbstzerstörung
• Progesteron	X			
• Prolaktin		X		
• Substanz P (SP)		X		
• Thyreoliberin	X			
• Wachstums-Releasing-Hormon (GHRH)	X			
Struma (= Kropf)				
• Thyroxin	X			
Suchtverhalten				
• ACDH (Striatum)		X		
• Bacloflen	X			
• Dopamin				X
• Pterostilbene	X			
• Triglyzerinwertreduzierung	X			
T				
THERMOREGULATION				
• TRH	x			
Thrombosebildung				
• Heparin				
• Homocystein	X			
• Progesteron	X			
• Serotonin	X			
Tremor				
• ACDH	X			
Tuberkulose				
• GcMAF	X			
U				
ÜBELKEIT/ERBRECHEN				
• Diphenhydramin (DPH)	X			
Übergewicht				
• Diosgenin				

	Mangel = zuführen	Überschuss = wegnehmen	Wechsel-funktion	Selbstzerstörung
• Estrogene = Östrogene	X	X	X	X
• Serotonin	X			
• Testosteron	X	X	X	X
Ulrich – Turner – Syndrom				
• Somatropin	X			
Unfruchtbarkeit				
• Anti-Müller-Hormon	X			
• Choriongonadotropin (CG)	X			
• Estradiol = Östradiol	X			
• Estrogene = Östrogene	X			
• Follikelstimulierendes Hormon (FSH)	X			
• Follistatin (FST)	X			
• Gonadoliberin (GnRH)	X			
• Inhibin	X			
• Luteinisierendes Hormon (LH)	X			
• Lycopin	X			
• Ollistatin	X			
• Prolaktin •		X		
• Serotonin	X			
Unruhe				
• Oxytocin	X			
Untreue				
• Oxytocin	X			
UV-Strahlung				
• Carotine (a,b,g)	X			
• Rutin	X			
V				
VAGINITIS				
• DHT	X			
Verbrennungen				
• Glutamin				

	Mangel = zuführen	Überschuss = wegnehmen	Wechsel-funktion	Selbstzerstörung
VERDAUUNGSSTÖRUNGEN				
• VIP	X			
VERGIFTUNGEN				
• BX-Antioxin-Peptid (BX)	X			
• Solanidin	X			
• Tomatidin	X			
Verstopfung				
• Macrogol 4000	X			
• Pepsin	X			
• Serotonin	X			
Vitaminmangel				
• **A:**				
• Carotin a	X			
• Oligomere	X			
• **B6:**				
• Pyridoxin	X			
• Pyridoxalphosphat (PLP)	X			
• **B12:**				
• Adenosylcobalamin (FMA)	X			
• Cobalamine	X			
• **B17:**				
• Amygdalin	X			
• **C:**				
• Oligomere	X			
• **D:**				
• Calbindin (CALB)	X			
• Makrophagen Aktivitätsfaktor (MAF)	X			
• **E:**				
• Oligomere	X			
W				
Wachstumsstörungen				
• Arginin	X			
• Dehydroepiandrosteron (DHEA)	X			
• Ghrelin	X			
• GHRH	X			

	Mangel = zuführen	Überschuss = wegnehmen	Wechsel-funktion	Selbstzerstörung
• IGF 1 und IGF 2	X			
• Somatostatin (SST) ↓		X		
• Somatotropin	X			
• VIP	X			
• Zytokine	X			
Wahnvorstellungen				
• Serotonin	X			
Wasserstoffwechselstörung				
• Angiotensin II	X			
• Estrogene = Östrogene	X			
• Glutamin (Glu)		X		
• Ornithin	X			
• Renin	X			
• Vasoaktives intestinales Peptid	X			
• Vasopressin = Antidiuretisches Hormon (ADH)	X			
Z				
Zellaufbauaktivierung				
• Erythropoietin (EPO)	X			
• GABA	X			
Zelldegeneration				
• Adenosylcobalamin	X			
• Oxytocin	X			
• Somatropin	X			
Zellentgiftungsschwächen				
• Glutaminsäure (Glu)		X		
• Glutathion (GSH)	X			
• Glutathion-S-Transferase	X			
ZELLMEMBRANSTÄRKUNG				
• Inositol	X			

	Mangel = zuführen	Überschuss = wegnehmen	Wechsel-funktion	Selbstzerstörung
ZELLSTOFFWECHSEL				
• Glutamat		X		
ZELLWACHSTUMSTÄRKUNG				
• IGF 1 und 2	X			
• Insulin	X			
• Interleukin	X			
• Oxytocin	X			
• Zytokine	X			
ZOLLINGER – ELLISON – Syndrom				
• Gastrin = Polypeptid (PP 101)	X			
Zuckerstoffwechselstörung				
• Adrenocorticotropes Hormon	X			
ZWANGSSTÖRUNGEN				
• Acetylcystein	X			
• Fluoxenin	X			
• Sertralin	X			
ZWÖLFFINGERDARMGE-SCHWÜR (ULCUS DUODENI)				
• Omeprazol	X			
• Pantoprazol	X			
ZYKLUS-Probleme				
• Östriol	X			
• Östrogene	X			
• Progesteron	X			
Zystitis (= Blasenentzündung)				
• GcMAF	X			

TEIL IV: INFORMATIONSÜBERTRAGUNG VON BOTENSTOFFEN MIT WASSER

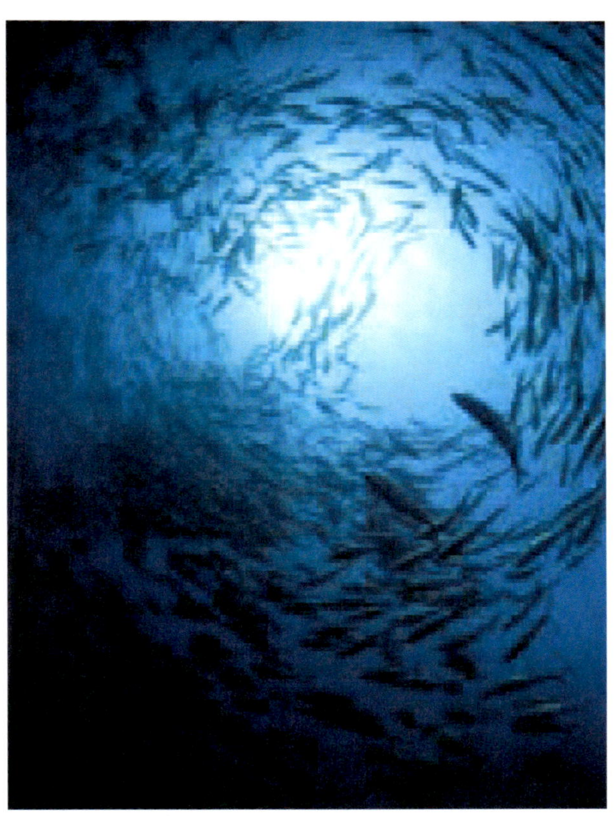

1. Das Phänomen Wasser

1.1 Allgemeines

WASSER ist eine der faszinierendsten, wertvollsten und geheimnisvollsten Substanzen, die es gibt. Als H_2O ist es eine chemische Verbindung der Elemente Sauerstoff (O) und Wasserstoff (H) und vknüpft damit die Dimension Feuer und Wasser miteinander, also die spirituelle Identität mit dem Gefühlsbereich. Es ist die einzige chemische Verbindung, die wir kennen, die in der Natur in den Aggregatszuständen FEST (als Eis), FLÜSSIG (als Wasser) und GASFÖRMIG (als Dampf) vorkommt.

Wasser ist Leben. Es ist die „Essenz der Erde" und die Grundlage aller in der Natur vorkommenden Lösungen wie Blut, Lymphflüssigkeit, Gehirn- und Nervenwasser, aber auch aller Pflanzensäfte. Ohne Wasser ist kein organisches Leben möglich, weder für Pflanzen, Tiere noch Menschen. Ohne Sauerstoff können wir drei bis fünf Minuten leben, ohne Wasser sieben bis zehn Tage, ohne feste Nahrung zwei bis drei Monate und ohne Licht vielleicht ein halbes Jahr.

WASSER IST DIE GRUNDLAGE ALLEN LEBENS AUF DER ERDE

1.2 WASSER: Der beste Informationsträger

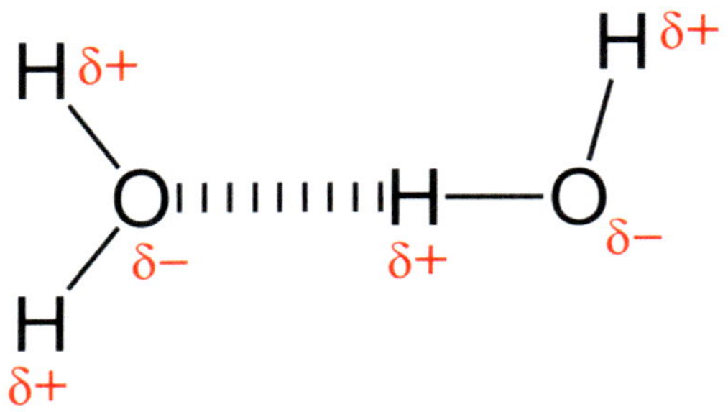

Geometrisch ist das Wassermolekül gewinkelt, wobei die beiden Wasserstoffatome und die beiden Elektronenpaare in die Ecken eines gedachten Tetraeders gerichtet sind. Der Winkel, den die beiden O-H-Bindungen einschließen, beträgt 104,45°. Er weicht aufgrund des erhöhten Platzbedarfs der freien Elektronenpaare vom idealen Tetraederwinkel (~109,47°) ab. Die Bindungslänge der O-H-Bindungen beträgt jeweils 95,84 pm.

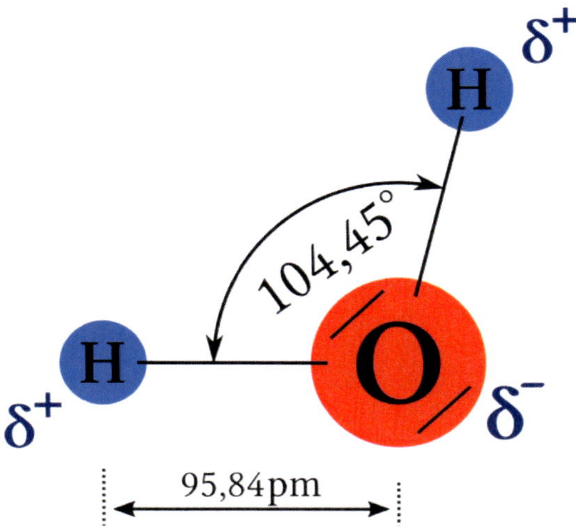

1.2.1 Molekulare Clusterstrukturen im Wasser

Weil Wassermoleküle Dipole sind, besitzen sie ausgeprägte zwischenmolekulare Anziehungskräfte und können sich durch Wasserstoffbrückenbindungen zu Clustern zusammenlagern. Dabei handelt es sich nicht um beständige, feste Verkettungen. Der Verbund über Wasserstoffbrückenbindungen besteht nur für Bruchteile von Sekunden, wonach sich die einzelnen Moleküle wieder lösen und sich in einem ebenso kurzen Zeitraum erneut – mit anderen Wassermolekülen – verbinden. Dieser Vorgang wiederholt sich ständig und führt letztendlich zur Ausbildung von variablen Cluster-Strukturen. Diese Vorgänge bewirken die besonderen Eigenschaften des Wassers.

Je nach Isotopenzusammensetzung des Wassermoleküls unterscheidet man normales „leichtes Wasser" (zwei Atome Wasserstoff: H_2O), „schweres Wasser" (zwei Atome Deuterium: D_2O) und „überschweres Wasser" (zwei Atome Tritium: T_2O).

Wasser kann unter Hochspannung zwischen zwei Gefäßen schwebend fließen.

1.2.2 Grundbausteine des Lebens

Das Leben ist nach dem heutigen Erkenntnisstand im Wasser entstanden. Autotrophe Schwefelbakterien (Prokaryoten) produzierten aus Schwefelwasserstoff und Kohlendioxid unter Zufuhr von Lichtenergie organische Kohlenstoffverbindungen und Wasser:

$18\ H_2S + 6\ CO_2 \rightarrow C_6H_{12} + 12\ H_2O + 18\ S$

Als Nachfolger nutzten Blaubakterien (Cyanobakterien) und alle späteren autotrophen Eukaryoten das hohe Redoxpotential des Wassers: Unter Zufuhr von Licht stellten sie aus Wasser und Kohlendioxid Traubenzucker und Sauerstoff her:

$6\ CO_2 + 12\ H_2O \rightarrow C_6H_{12}O_6 + 6\ O_2 + 6\ H_2O$

Durch diesen Prozess reicherte sich im Wasser und in der Atmosphäre immer mehr Sauerstoff an. Damit wurde die Gewinnung von Energie durch die Zellatmung (Dissimilation) möglich:

$C_6H_{12}O_6 + 6\ O_2 \rightarrow 6\ H_2O + 6\ CO_2$

Voraussetzung für die Fähigkeit, mit dem giftigen Sauerstoff (Oxidation der empfindlichen Biomoleküle) umzugehen, waren Enzyme wie die Katalase, die eine strukturelle Ähnlichkeit mit dem Sauerstoff transportierenden Hämoglobin aufwiesen. Aerobe Purpurbakterien nutzten vielleicht als erstes den giftigen Sauerstoff zum energieliefernden Abbau von organischen Stoffen. Wasser hat

- eine Dichte von 1000 kg/m³ (ursprünglich die Definition des Kilogramms), exakt 999,975 kg/m³ bei 3,98 °C. Als *Dichteanomalie* bezeichnet man die auf der Wasserstoffbrückenbindung beruhende Eigenschaft, dass Wasser bei dieser Temperatur die höchste Dichte hat und beim Abkühlen unter diese Temperatur kontinuierlich und beim Gefrieren sogar sprunghaft an Volumen zunimmt, also an Dichte verliert, so dass Eis auf Wasser schwimmt,
- die höchste Wärmekapazität aller Flüssigkeiten (75,366 $J \cdot mol^{-1} \cdot K^{-1}$ entsprechend 4,18 $kJ \cdot kg^{-1} \cdot K^{-1}$ bei 20 °C) (so dass Ozeane gute Wärmespeicher sind),
- die größte Oberflächenspannung aller Flüssigkeiten (mit Ausnahme des Quecksilbers); bei Wasser beträgt sie in feuchter Luft 72 mN/m bei +20 °C, so dass die Tröpfchenbildung erleichtert wird,
- die größte spezifische Verdampfungsenthalpie aller Flüssigkeiten (44,2 kJ/mol entsprechend 2453 kJ/kg bei 20 °C; daher rührt der kühlende Effekt bei der Transpiration) sowie die hohe Schmelzenthalpie (6,01 kJ/mol entsprechend 333 kJ/kg; so dass Salzwasser eine nur geringe Gefrierpunktserniedrigung im Vergleich zu reinem Wasser zeigt) und
- eine sehr geringe Wärmeleitfähigkeit (0,6 W/(m K) bei 20 °C).

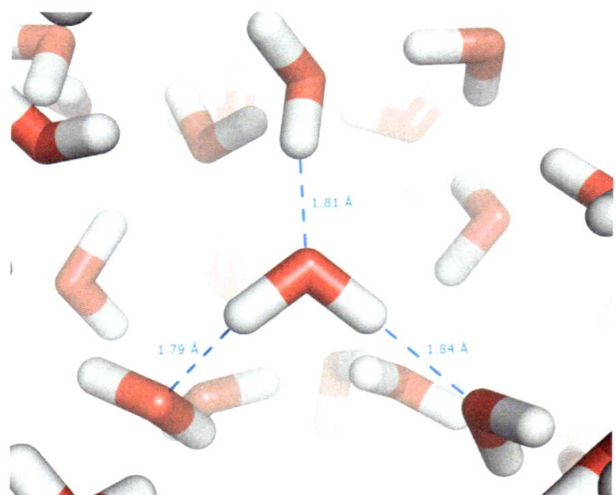

Der menschliche Körper besteht zu über 70 % aus Wasser. Ein Mangel an Wasser führt daher beim Menschen zu gravierenden gesundheitlichen Problemen (Dehydratation, Exsikkose), da die Funktionen des Körpers, die auf das Wasser angewiesen sind, eingeschränkt werden. Zitat der Deutschen Gesellschaft für Ernährung (DGE): „Geschieht dies (die Wasserzufuhr) nicht ausreichend, kann es zu Schwindelgefühl, Durchblutungsstörungen, Erbrechen und Muskelkrämpfen kommen, da bei einem Wasserverlust die Versorgung der Muskelzellen mit Sauerstoff und Nährstoffen eingeschränkt ist."

Das Wassermolekül ändert unvorstellbar schnell seine Gestalt, nämlich eine Million Mal pro Sekunde (= 1 Megahertz) bei »belebtem Wasser« und etwa hunderttausend Mal pro Sekunde (= 100 Kilohertz) bei »unbelebtem Wasser«, schwankend jeweils zwischen der Sechseckform des Wasserstoffatoms und der Kugelform des Sauerstoffatoms. Bei Temperaturen über dem Nullpunkt überwiegt die Kugelform, unter Null Grad die Sechseckform.

Eine bleibende Form wird niemals erreicht. Diese einzigartige Besonderheit erklärt sich durch den bereits beschriebenen Dipolcharakter, also die Fähigkeit, aufgrund zahlreicher Wechselwirkungen zwischen unterschiedlich geladenen Polen benachbarter Wassermoleküle, Brücken (engl. »cluster«) mit bis zu 400 einzelnen Molekülen zu bilden, die sich permanent in Sekundenbruchteilen auflösen und in anderen Zusammensetzungen wieder neu bilden. Je höher der energetische Gehalt des Wassers liegt, desto komplexer ist die Struktur, die Informationsaufnahmefähigkeit, der Ordnungsgrad, die Beweglichkeit und Vitalität der Substanz.

1.2.3 Energetische Komponenten

Normales Leitungswasser ist meist linksdrehend mit Werten zwischen 3.000 und 5.000 Bovis, 0 bis 0,45 Gauß und 110 bis 115 Hertz. Ähnliches gilt leider auch oft für das übliche Mineralwasser, insbesondere wenn es in Plastikflaschen verkauft wird. Letztere reduzieren die Werte des Inhaltes um bis zu 25 Prozent.

»Lebendes«, rechtsdrehendes Wasser verfügt über eine Lebensenergie zwischen 6.500 und 10.000 Bovis, Gauß-Einheiten zwischen 0,45 und 1 G sowie Frequenzen zwischen 460 und 777 Hertz.

»Heilendes« Wasser wirkt rechtsdrehend sehr energetisierend und regenerierend auf sein Umfeld. Es besitzt Werte über 12.000 Bovis (im Idealfall zwischen 30 und 80.000 Bovis), die höchsten Gauß-Einheiten und Schwingungen bis zu 888 Hertz. Höhere Boviseinheiten als die oben genannten wirken auf den Menschen eher belastend.

Die Erde hat ein negativ ausgerichtetes Magnetfeld, dreht sich aber nach rechts, im Uhrzeigersinn, um ihre eigene Achse und um die Sonne. Rechtsdrehendes Wasser ist positiv gepolt, entsteht jedoch aus dem negativen Magnetfeld der Erde. Es nimmt Strahlungen aller Art, auch radioaktive – Radar- und Mikrowellen – nicht an und schmeckt frisch, energetisierend, weich und angenehm. Mechanische Pumpen, Kohlensäurezusätze und lange Rohrleitungssysteme aus Metall oder Plastik wirken energieabbauend und zerstörend.

Hinzu kommt, dass unser heutiges Brunnen- und Leitungswasser generell stark schadstoffbelastet ist. Es ist oft versetzt mit Schwermetallen wie Blei und Kadmium sowie mit Nitraten und Chlor. Mit Hilfe von Klär- und Wasseraufbereitungsanlagen wird es zwar chemisch gereinigt und von Bakterien befreit, enthält aber nach wie vor Schwingungen jener Informationen, welche genau den vorherigen Schadstoffen entsprechen, teilweise extrem schädlich auf den menschlichen Organismus wirken und dort zu unkontrollierbaren Fehlreaktionen führen können. Einmal mit Schadstoffen belastetes Wasser enthält keine lebensaufbauenden Informationen mehr. Es ist energetisch tot.

Neben eisähnlichen Strukturen mit bis zu 26 Wassermolekülen hat man die fullerenähnlichen Topologien W20, W24 und W28 berechnet. Während die pentagonalen=fünfeckigen und hexagonalen=sechseckigen Facetten bekannte Strukturelemente von Eiskonfigurationen darstellen, können die intakten Polyeder des Bucky-Wassers als kristallographische Elemente von Clathrathydraten angesehen werden. Dazu gehören die in der nachfolgenden Abbildung gezeigten geometrischen Formen des Dodekaeders, und anderer komplizierter mehrdimensionaler Körper der „Heiligen Geometrie".

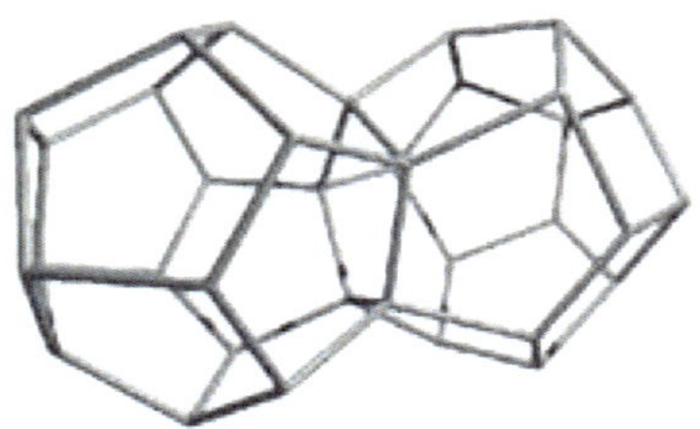

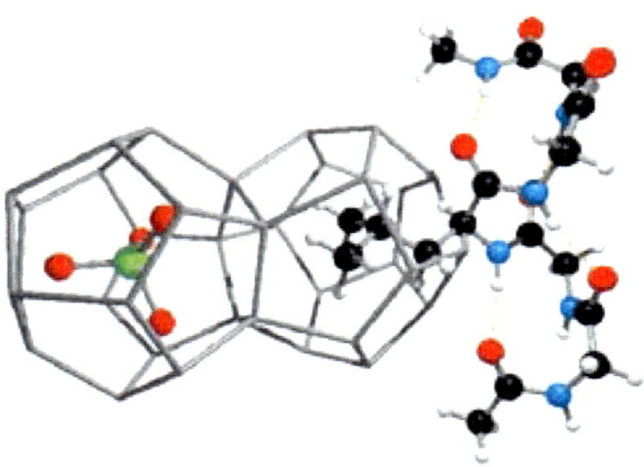

Das STERN-TETRAEDER wurde zum dominanten Cluster einer neuen Tieftemperaturphase. Diese Phase ist mit der Flüssigkeit und dem Gas durch einen Phasenübergang erster Ordnung verknüpft und führt zu einem wahren Tripelpunkt. Die strukturelle Zusammensetzung und die makroskopischen Eigenschaften werden als 'Bucky-Eis'-Phase bezeichnet.

1.2.4 Anteile im menschlichen Organismus

Die Erdoberfläche und der menschliche Organismus bestehen also je nach Alter zu 60 bis 70 Prozent aus Wasser. Drei Viertel davon nehmen hiervon die Gewebezellen auf, etwa ein Viertel befindet sich in den Zellzwischenräumen. Die wichtigsten Körperorgane verbrauchen am meisten Energie und bestehen zu größten Teilen aus Wasser, beispielsweise das Gehirn mit etwa 85 Prozent, Auge und Herz mit fast 90 Prozent und die Leber ebenfalls mit über 80 Prozent.

Es ist notwendig, täglich zwei bis drei Liter Flüssigkeit zu sich zu nehmen, die Hälfte davon durch Trinken von energiereichem Wasser. Etwa 40 Prozent des gesamten Tagesbedarfs nimmt der Mensch aus fester Nahrung auf, ca. 10 Prozent ergeben sich aus der Zellatmung. Der Körper scheidet täglich im Durchschnitt ebenfalls zwei bis drei Liter Flüssigkeit auch wieder aus, davon mehr als die Hälfte als Urin, 20 bis 30 Prozent über die Haut und etwa 15 Prozent über die Atmung.

Wasser befindet sich innerhalb und außerhalb der Zellen. Es transportiert Nährstoffe im Blut und reinigt über das lymphatische System Organe, Gewebe und Zellen von Abfallprodukten, Krankheitserregern und Fremdstoffen. Es vermittelt und transportiert außerdem Information und Energie. Ebenso wie das Wasser positive und lebensunterstützende Informationen aufnehmen kann, vermag es jedoch genauso gut mit negativen, schädlichen und lebenszerstörenden Daten umzugehen. Dies gilt auf allen Informationsebenen, also der mentalen und psychisch-emotionalen genauso wie der energetischen und der materiellen.

»Lebendes « oder »heilendes« Wasser ist ebenfalls positiv gepolt, verfügt darüber hinaus jedoch auch noch über ein positiv ausgerichtetes Magnetfeld. Es hat einen pH-Wert zwischen 7,0 und 7,1, wirkt im Körper also leicht alkalisch, hat eine keimtötende Wirkung, Schadstoffe werden ausgeschieden, Verkrustungen aufgelöst und Fäulnisprozesse umgedreht. Weiterhin entschlackt und entgiftet dieses Wasser das Bindegewebe, fördert Verdauung und Stoffwechselprozesse, schwemmt Gifte – auch Schwermetalle – aus und löst Steinkot aus Dünndarm und Dickdarm.

Energieloses Leitungswasser, verbunden mit der globalen, radioaktiven Belastung und der Zunahme geopathogener Störzonen führt zu einer Abnahme und Fehlorientierung der natürlichen Magnetkräfte im menschlichen Organismus. Die moderne Krebsforschung hat ebenfalls festgestellt, dass bei sämtlichen untersuchten Patienten das Blut seine normale magnetische Ausrichtung verloren hatte.

Wasser ist aufgrund seiner physikalisch-chemischen Eigenschaften zum wichtigsten Lebensstoff geworden. Im Temperaturbereich zwischen Null und 60 ºC stellt Wasser ein Strukturgebilde höherer Ordnung dar, wobei sich die optimale Zone biologischer Systeme zwischen 35 und 42 ºC befindet. Die beste Leitfähigkeit für Informationen im menschlichen Organismus besitzt das Wasser bei 37,5 ºC.

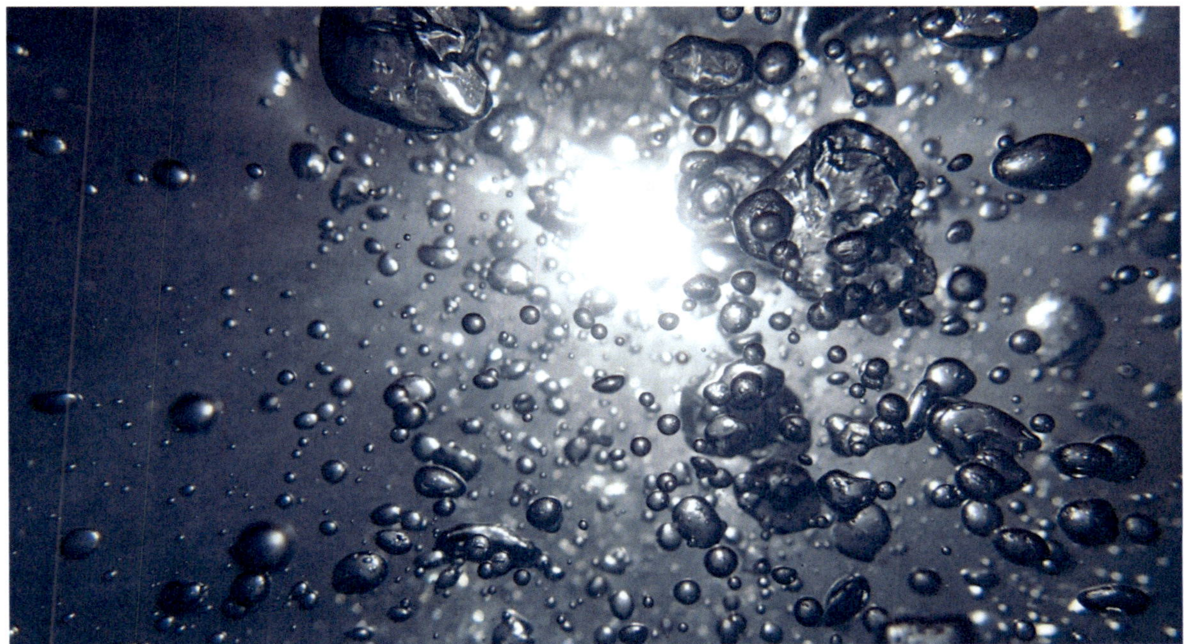

Quelle: Diethard Stelzl

Der hohe Wassergehalt des menschlichen Körpers erklärt sich durch die Tatsache, dass jede Zelle in ihrem Inneren zum größten Teil aus Wasser besteht, gleichgültig, um welche Art von Zelle es sich handelt. Jeder Zellkern mit den darin enthaltenen Erbinformationen der Chromosomen schwimmt im so genannten intrazellulären Wasser. Neben diesem gibt es auch ein so genanntes extrazelluläres Wasser, welches im Bereich des Bindegewebes ständig in Bewegung und teilweise der Träger karmischer Speicherungsdaten ist. Es wird auch als Zellmatrix bezeichnet. Jede Zelle ist mit jeder anderen Zelle nicht direkt, sondern nur über das extrazelluläre Wasser des Bindegewebes verbunden.

Das Zellwasser ist der Hüter der universalen Ordnung von Leben, Schwingungen und kosmischen Informationen. Es schwingt in Rhythmen analog zu den universalen Mustern und den wichtigsten Biorhythmen im

Kosmos und in der Natur. Im Rahmen der Regulationsfähigkeit des Organismus kommt dem extrazellulären Bindegewebswasser als dem eigentlich „Hüter“ der Körperrhythmen eine außergewöhnliche große Bedeutung zu. Es ist deshalb sehr wichtig, durch regelmäßige Reinigung von Bindegewebe und dem darin enthaltenen Zellwasser durch entsprechende Fastenkuren die Reinheit und Klarheit des Körperwassers auf einem hohen Niveau zu halten. Weitere Maßnahmen sind empfehlenswert, um anhaltende Gesundheit, Schönheit und allgemeines Wohlbefinden zu erreichen, beispielsweise

- die ausreichende, regelmäßige Aufnahme von natürlichem, kohlensäurearmem, energiereichem Quellwasser. Als Durchschnitt sollte der Mensch 3 % seines Körpergewichtes täglich an reinem Wasser trinken (also bei 80 kg Gewicht ca. 2,4 Liter)
- regelmäßige Heilfastenkuren
- basische Ernährung, also Salate, Gemüse, reifes Obst, Vollkornprodukte bei gleichzeitiger Reduktion von säurebildenden Nährstoffen wie tierischem Eiweiß, zu viel Fett, raffinierten Kohlenhydraten, Zucker, Weißmehlprodukten etc.
- Reduktion des Verzehrs von Kuhmilchprodukten und Eiern
- Einschränkungen bzw. Einstellung des Verzehrs von Genussmitteln wie Kaffee, Schwarztee, Süßigkeiten, Alkohol und Zigaretten
- ausreichende, regelmäßige Bewegung, beispielsweise mindestens dreimal 45 Minuten strammes Gehen pro Woche
- bewusste Atmung, dabei Konzentration auf das Ausatmen
- Einschränkung der Einnahme von Medikamenten
- Vermeidung der Konfrontation mit Elektrosmog

Das Wasser hat im menschlichen Organismus außergewöhnlich wichtige Aufgaben zu erfüllen, u.a.

- Mitwirkung bei Verdauung und Stoffwechsel
- Organ-, Gewebe- und Zellversorgung mit Information und Flüssigkeit
- Regulierung des osmotischen Drucks in den Zellen
- Mithilfe bei der Regulierung des Energiehaushalts
- Energieleiter und Ordnungs- bzw. Informationsträger
- Regulierung des Säure-Basen-Haushalts
- Körperreinigung, Entschlackung und Ausscheidung von Giftstoffen
- Trägermedium für körpereigene Botenstoffe
- Regulierung der Körpertemperatur
- Weitergabe von Steuerungsinformationen über spezielle Regelkreise

Wasser beeinflusst das so genannte Grundsystem des Körpers außergewöhnlich stark. Die Gesundheit jedes Menschen hängt deshalb weitgehend von energiereichem, vitalem (Quell-) Wasser ab. Wie bereits erwähnt, gelten als tägliches Richtmaß ca. 3 % des Körpergewichts, also ca. 2,5 l kohlensäurefreies Wasser (nicht Flüssigkeit allgemein) bei etwa 80 kg Körpergewicht zu trinken. Wasser sollte größtenteils zwischen den Mahlzeiten, also nicht während des Essens, getrunken werden, da sonst lebenswichtige Verdauungsenzyme verwässert werden. Am besten ist es, bis zu einer halben Stunde vor dem Essen bzw. etwa eine Stunde danach zu trinken, um so die Verdauungsarbeit des Darms sinnvoll zu unterstützen. Sonst führt dies zu Stoffwechselstörungen, Gärungsprozessen und Fäulnis im Darm.

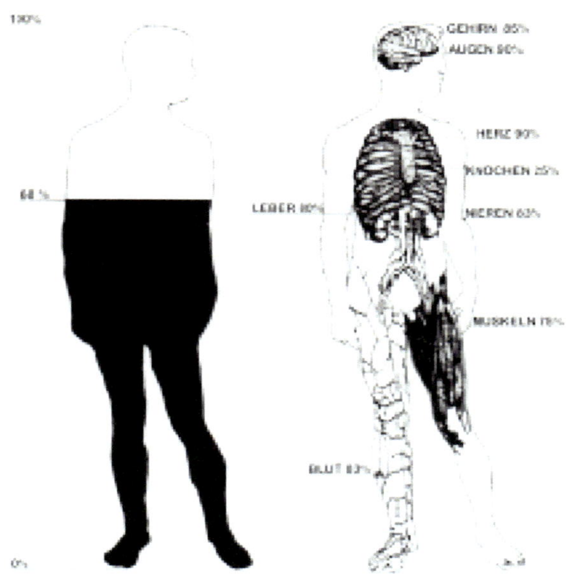

Quelle: Diethard Stelzl

Waser befindet sich innerhalb und außerhalb der Zellen. Es transportiert Nährstoffe im Blut und reinigt über das lymphatische System Organe, Gewebe und Zellen von Abfallprodukten, Krankheitserregern und Fremdstoffen. Es vermittelt und transportiert außerdem Information und Energie. Wie das Wasser positive und lebensunterstützende Informationen aufnehmen kann, vermag es aufgrund seines Dipolcharakters jedoch genauso gut mit negativen, schädlichen und lebenszerstörenden Daten umzugehen. Dies gilt auf allen Informationsebenen, also der mentalen und psychisch-emotionalen genauso wie der energetischen und der materiellen Bereiche

Es ist offensichtlich dass gerade in den genannten Eigenschaften des Wassers nicht nur ein Segen liegt, sondern auch eine sehr große Gefahr möglicher Manipulationen.

1.3 Die Überwindung der „BLUT-HIRN-SCHRANKE“

Die „Blut-Hirn-Schranke“, auch Blut-Gehirn-Schranke genannt, ist eine im Gehirn vorhandene physiologische Barriere zwischen dem Blutkreislauf und dem Zentralnervensystem (ZNS). Sie dient dazu, die Milieubedingungen (Homöostase) im Gehirn aufrechtzuerhalten und sie von denen des Blutes abzugrenzen. Endothelzellen, die über „Tight Junctions“ eng miteinander verknüpft sind und die kapillaren Blutgefäße zum Blut hin auskleiden, sind der wesentliche Bestandteil dieser Barriere.

Die „Blut-Hirn-Schranke“ schützt das Gehirn vor im Blut zirkulierenden Krankheitserregern, Toxinen und belastenden Botenstoffen. Sie stellt einen hochselektiven Filter dar, über den die vom Gehirn benötigten Nährstoffe zugeführt und die entstandenen Stoffwechselprodukte abgeführt werden. Die Ver- und Entsorgung wird durch eine Reihe spezieller Transportprozesse gewährleistet.

Andererseits erschwert diese Schutzfunktion des Gehirns die medikamentöse Behandlung einer Vielzahl neurologischer Erkrankungen, da auch sehr viele in Medikamenten enthaltenen Wirkstoffe die "Blut-Hirn-Schranke" nicht passieren können.

1.3.1 Begriff und Bedeutung

Das Gehirn hat beim Menschen – wie eingangs erwähnt - einen Anteil von etwa 2 % an der Körpermasse. Der Anteil am Nährstoffbedarf liegt aber bei ungefähr 20 %. Im Gegensatz zu anderen Organen im Körper verfügt das Gehirn über äußerst geringe Nährstoff- oder Sauerstoff-Reserven. Auch sind die Nervenzellen nicht in der Lage, den Energiebedarf anaerob, das heißt ohne elementaren Sauerstoff, zu decken. So führt eine Unterbrechung der Blutzufuhr zum Gehirn nach zehn Sekunden zur Bewusstlosigkeit und bereits wenige Minuten später sterben die Nervenzellen ab. Je nach Aktivität eines Hirnareals können dessen Energiebedarf und -reserven sehr unterschiedlich sein. Um die Versorgung dem jeweiligen Bedarf anpassen zu können, regeln diese Areale ihre Blutversorgung selbsttätig.

1.3.2 Aufbau und Funktionen

Das wesentliche Element der „Blut-Hirn-Schranke" bilden die Endothelzellen mit ihren „Tight Junctions". Für Funktion sowie Aufbau und Entwicklung der „Blut-Hirn-Schranke" sind jedoch noch zwei andere Zelltypen, die Perizyten und die Astrozyten, von großer Bedeutung. Die Zell-Zell-Interaktionen zwischen Endothelzellen, Perizyten und Astrozyten sind so eng wie bei sonst keinen anderen Zellen. Diese drei Zelltypen zusammen bilden die „Blut-Hirn-Schranke" auch des Menschen. Die nachfolgenden anatomischen Angaben beziehen sich auf die endotheliale „Blut-Hirn-Schranke".

Die „Blut-Hirn-Schranke" ist folglich schon im pränatalen Stadium vorhanden. Dies schließt jedoch Veränderungen, speziell an den „Tight Junctions", im Laufe der embryonalen Entwicklung nicht aus. Die „Tight Junctions" selbst sind schon in einem äußerst frühen Stadium zwischen den Endothelzellen vorhanden, unterliegen aber einer progressiven Entwicklung.

1.3.3 Der Transport von Nährstoffen

Die „Blut-Hirn-Schranke" muss trotz ihrer Funktion als Schutzbarriere auch den Transport von Nährstoffen zum Gehirn, beziehungsweise den Abtransport von Stoffwechselprodukten aus dem Gehirn, gewährleisten. Wasserlösliche Nährstoffe und Peptide überwinden die „Blut-Hirn-Schranke" im Wesentlichen durch spezifische Transportereinheiten oder spezielle Kanäle in der Zellmembran. Die meisten anderen löslichen Verbindungen passieren – wenn überhaupt – diese Barriere durch Diffusion.

Die einfachste Form des Transportes durch die „Blut-Hirn-Schranke" stellt die freie Diffusion dar. Dieser auch als passiver Transport bezeichnete Austausch kann prinzipiell sowohl durch die Zellmembran der Endothelien als auch durch die *Tight Junctions* stattfinden. Dabei wird – wie bei jeder Diffusion – ein Konzentrationsausgleich oder der Ausgleich eines elektrochemischen Gradienten angestrebt. Bei der freien Diffusion wird für den Membrantransport keine Energie aus der Zelle benötigt. Der Materialfluss bewegt sich proportional zur Konzentration und kann von der Zelle nicht reguliert werden.

1.4 Wasserkristalle vermitteln Informationen

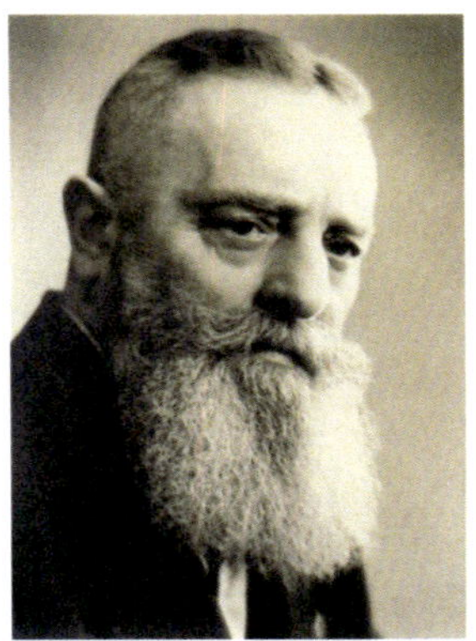

Viktor Schauberger

Durch entsprechende Beobachtungen in der Natur hat der österreichische Förster und Forscher Viktor Schauberger (1885-1958) bereits vor mehr als hundert Jahren erkannt, dass die natürliche Bewegung des Wassers die Wirbelbewegung ist. Nur diese gibt Lebensenergie weiter und enthält wichtige universale Ordnungsstrukturen und kosmische Informationen. Wasser in Wirbelbewegungen ist deshalb immer gehaltvoller und energiereicher als Wasser aus geraden Leitungen. Es ergibt sich ein höherer Lösungsgrad von Mineralien und Spurenelementen, ein höherer Ordnungsfaktor, bessere Speicherungs- und intensivere Aufnahmemöglichkeiten der wichtigen kosmischen und natürlichen Rhythmen. Aufbauende Kräfte sind immer mit Wirbelbewegungen verbunden, die in Form eines Implosions-Effektes nach innen gerichtet sind.

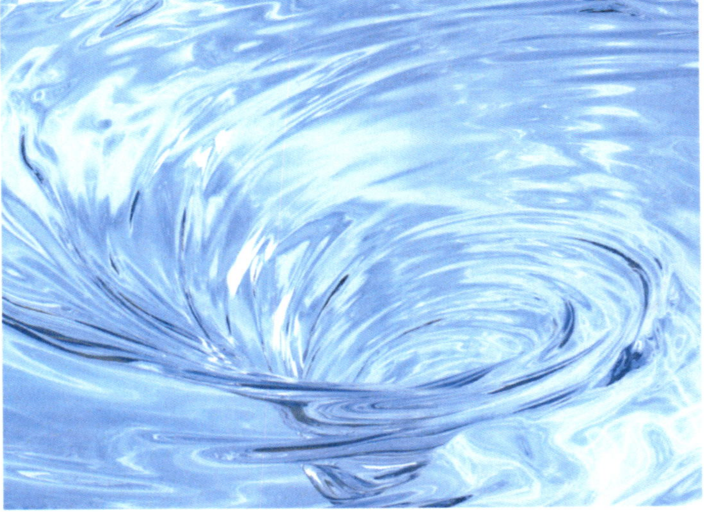

Quelle: http://transinformation.net/das-wunder-des-wassers/

Sie entsprechen der passiven, aufnehmenden, weiblichen Komponente Gottes. Als entsprechender männlicher Gegenpol ergibt sich als abbauende Kraft die aktiv nach außen gerichtete Bewegung des Explosionsprinzips, welches erwärmend, zerstreuend und zerstörend wirkt.

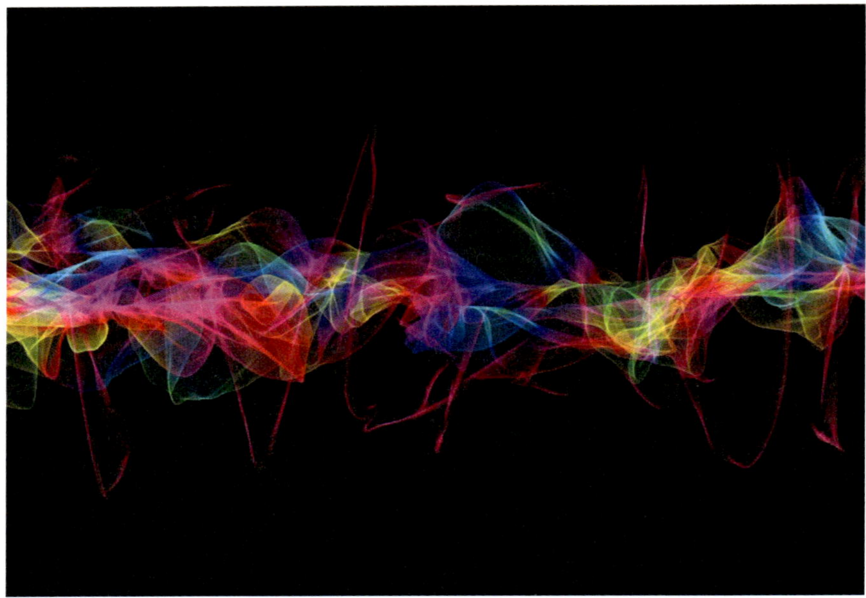

Quelle: Zeitschrift "Gehirn & Geist", Nr.07/2016, Seite 45

In der Natur ergibt sich zwischen beiden gegenpolaren Kräften ein Gleichgewicht. Beim Menschen überwiegt jedoch das zerstörerische Explosionsprinzip, da nur mit diesem aufgrund des permanenten Ersatzes und Neuaufbaus größere und anhaltende Geschäfte gemacht werden können.

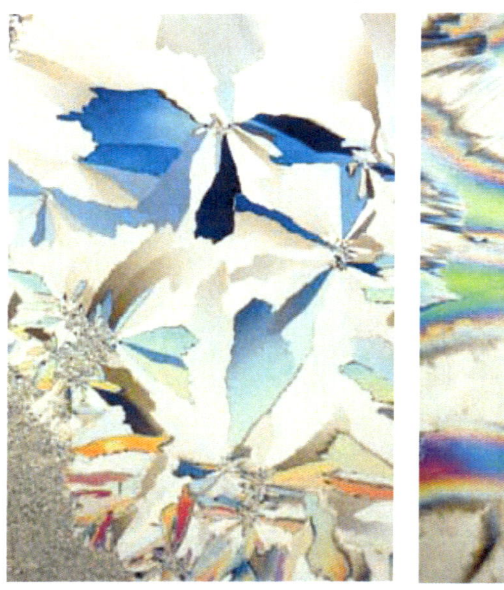

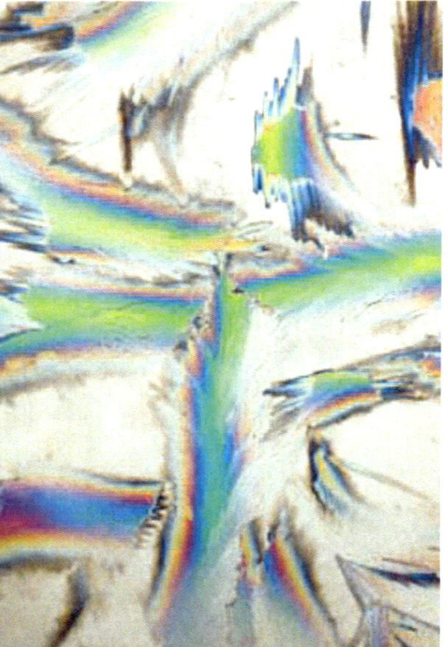

Wasserkristalle von GÜNTER SCHÖN
Copyright: Diethard Stelzl

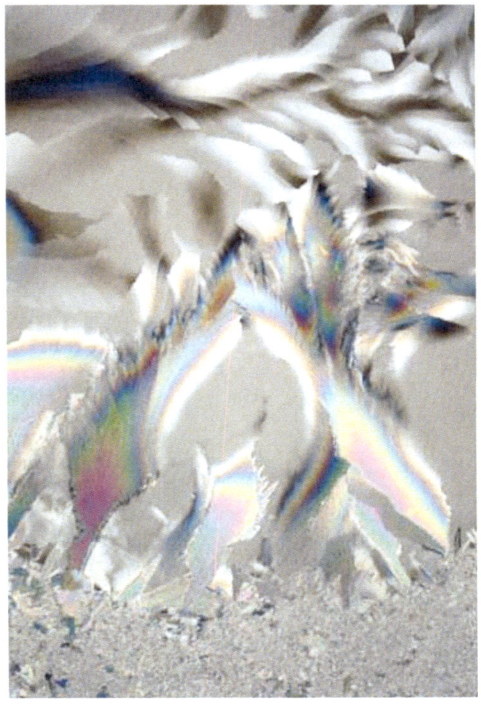

Wasserkristalle von GÜNTER SCHÖN

Der japanische Wasserforscher MASARU EMOTO (1943-2014) hat, angeregt von den Arbeiten des amerikanischen Biochemikers Dr. Lee H. Lorenzen, Mitte der achtziger Jahre begonnen, die energetische Struktur des Wassers zu erforschen. Er fror einzelne Tropfen unterschiedlicher Wasserqualität bei -20 Grad Celsius auf Petrischalen ein. Beim Auftauen fotografierte er bei -4 Grad unter dem Mikroskop mit einer Spezialkamera in 200-facher Vergrößerung die Eiskristalle. Je nach Struktur, Beschaffenheit, Informationsgehalt, positiver oder negativer Polarität der Schwingung entstanden sehr harmonische oder nichtssagende Formen.

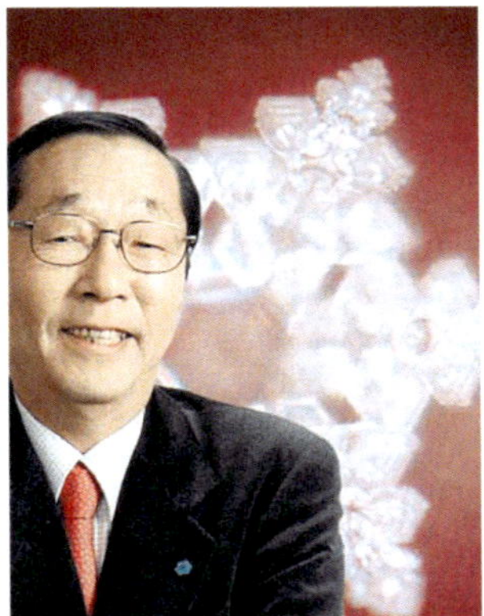

Masaru Emoto

Wasserkristalle sprachen auf Gedanken und Gefühlsimpulse an, auf Fotos, Bilder, Schriftzeichen, Worte und Töne. Wichtig war dabei nur der Sinngehalt der Worte und Begriffe als Schwingungsimpuls, insbesondere die damit verbundene Gefühlsintensität, jedoch nicht die Sprache

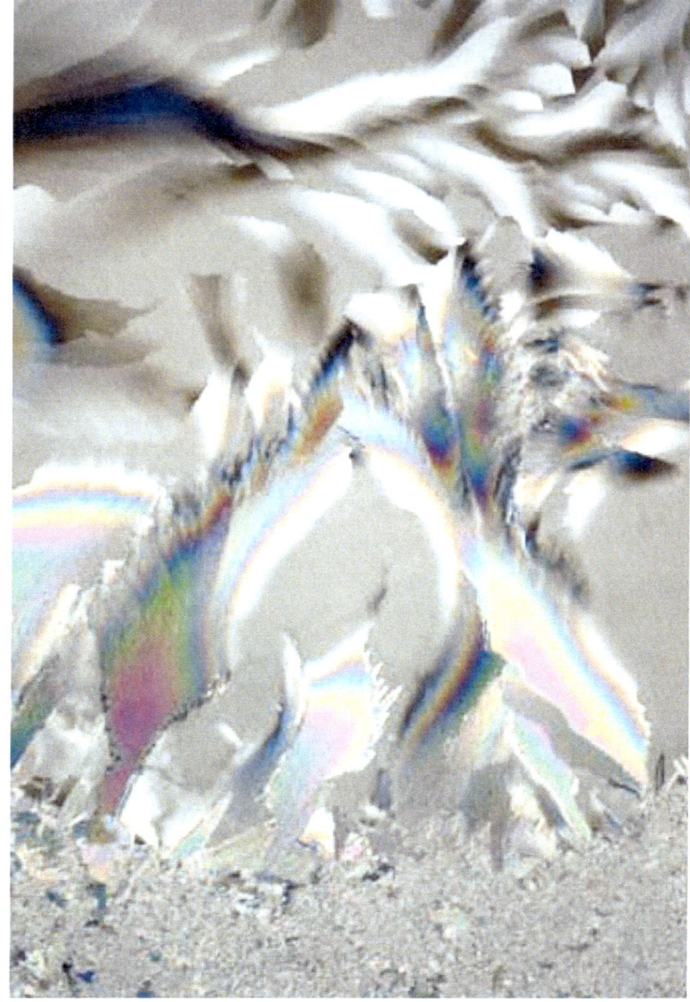

Wasserkristalle von GÜNTER SCHÖN
Copyright: Diethard Stelzl

Da der Mensch zu 60 bis 70% aus Wasser besteht, reagieren die Wasserkristalle in den Zellen, Gewebeverbänden und Organen sehr stark auf Einflüsse im Schwingungscharakter von innen und außen. Auswirkungen hat dies ganz besonders auf die Qualität der Zellflüssigkeit, auf Krankheitssymptome und den Alterungsprozess.

Emoto hat damit anschaulich bewiesen, welche Auswirkungen positive bzw. negative Gedanken- und Gefühlsimpulse, ruhige oder aggressive Musik, harmonische oder hasserfüllte Worte auf den menschlichen Organismus haben.

Worte der Liebe, der Freude und der Harmonie, gesprochen oder geschrieben, und ein Wassergefäß darauf gestellt, beeinflussen nachhaltig die Struktur einer Flüssigkeit, die ursächliche INFORMATION und Energie, damit auch die menschliche Gesundheit. Je liebevoller, aufbauender und angenehmer Worte und Töne sind, desto schöner und harmonischer sind die Formen und Strukturen der Wasserkristalle. Auch mit Chlor und Fluor versetztes Leitungswasser kann so wieder energetisch aufgewertet werden. Auch Sonnen- und Mondkräfte sowie Gestirnskonstellationen in bestimmten Winkelaspekten zwischen Planeten haben großen Einfluss auf die kristalline Struktur und den Informationsgehalt des Wassers.

Der Wiener Fotograf GÜNTER SCHÖN hat im Auftrag des Autors ebenfalls ab dem Jahr 2001 begonnen, Wasserschwingungen fototechnisch sichtbar zu machen.

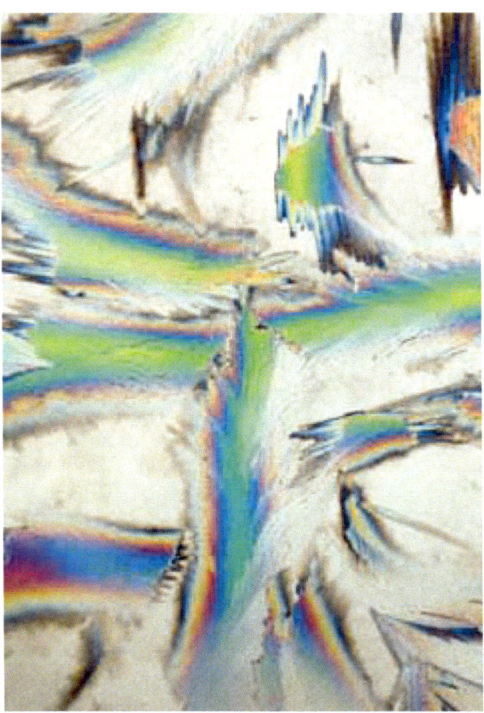

Wasserkristalle von GÜNTER SCHÖN
Copyright: Diethard Stelzl

Nach dem von ihm entwickelten Verfahren wird Wasser in einer Schale eingefroren, die sich ergebende Eisschicht mit bipolarem Licht durchleuchtet und danach im Mikro- oder Makrobereich fotografiert. Aufgrund der bipolaren Beleuchtung können dann unterschiedliche Strukturen des Wassers und damit die in ihm gerade gespeicherten Informationen in Form und Farbe sichtbar gemacht werden. Dies ist so lange möglich, wie das Wasser gefroren ist. Dabei reagiert Wasser auch auf Berührungen, Worte, Gedankenprogramme, Gefühlsmuster, Musik, Klänge, Bilder und Fotos. Eingangs wurden einige dieser Aufnahmen von Günter Schön aus dem Jahre 2003 gezeigt.

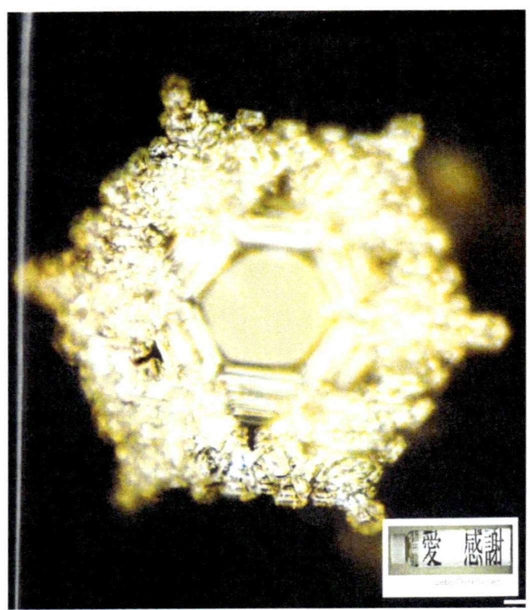

Quelle: EMOTO, Masaru: „Liebe und Dankbarkeit: Der universale Lebenscode." Kamphausen-Verlag, Bielefeld 2010, Seite 12

Liebe/Dankbarkeit: „Das Bewusstsein der Menschen ist in Liebe und Dankbarkeit enthalten. Wir haben Aufnahmen vieler Kristalle von dieser Probe gemacht, doch dies war der allererste schöne Kristall, den wir sahen. Es gibt wirklich nichts Wichtigeres auf dieser Welt als Liebe und Dankbarkeit. Indem man Liebe und Dankbarkeit ausdrückt, verändert sich das Wasser in uns und um uns so wunderbar. „

TEIL V: PRAKTISCHE ANWENDUNG BESTIMMTER BOTENSTOFFE ZUR INFORMATIONSÜBERTRAGUNG MIT WASSER

1. Das Austesten der „richtigen Botenstoffe“

1.1 Allgemeines

<< Jeder Mensch ist einmalig >>

Was ihn als Identität und Seele ausmacht, gibt es im Universum nur ein einziges Mal. Dabei ist jeder einzelne größtenteils Schwingung, existierend in den Dimensionen 1 bis 4,8 und 9, wie eingangs. erläutert, weitestgehend messbar in Frequenzen mit Hertz (ein Hertz (Hz) = eine Schwingung pro Sekunde).

Nur die 1. Dimension ist materiell und grobstofflich. Als „dunkler, dichter Spiegel“ zeigt sie uns körperliche Störungen und Krankheiten in Schmerz und Leid als stofflich-erfahrbare WIRKUNG auf. Dies kann teilweise materiell mit biochemischen Substanzen durch Wirkungsbehandlung beeinflusst werden. Die eigentliche URSACHE der Störung ist jedoch fast immer nicht in der grobstofflichen ersten Dimension zu suchen, sondern in den höherschwingenden Dimensionen 2 bis 4, aber manchmal auch 5, 6 und 7.

Im Universum gilt immer der Zusammenhang zwischen
INFORMATION – ENERGIE – STOFF

Um also eine nachhaltige Heilung einer Krankheit zu erreichen, ist eine Harmonisierung und Optimierung des ENERGIEFLUSSES, und von diesem ursächlich ausgehend betrachtet, das zugrunde liegende (negative) INFORMATIONSFELD (positiv) zu verändern. Dies geschieht über Impulse von Glaubenssätzen, Gedankenprogrammen und Gefühlsmustern nach dem Prinzip:

BITTE – BITTE – BITTE – BITTE

- Ich habe eine Schwierigkeit (ein Problem!)
- Diese(s) ist .... (kurze Definition des Themas)
- Jede Schwierigkeit (Problem, Störung etc.) geht zurück auf ein Programm
- Jedes Programm kann ich aber in jedem Moment (Zeitaspekt) und in jeder Hinsicht (Raumaspekt) ändern.
- Das tue ich jetzt!
- „Ich will, dass meine Schwierigkeit, Problem, Störung etc. (= THEMA WIE OBEN) verschwindet."
- Dies geschieht im HIER und JETZT!
- Ich nehme mein neues, positives Programm dankbar an und lebe bewusst meine einmalige Göttlichkeit.
- Alles Alte, Negative lasse ich hiermit los und übergebe es mit Liebe dem Licht des Universums.

DANKE – DANKE – DANKE – DANKE

Die für jeden einzelnen richtigen Botenstoffe unterstützen als positives Informationsfeld den individuellen Lernprozess und ermöglichen damit einen umfassenden Heilungsvorgang auf allen Ebenen.

1.2 Welche Ansprechpartner gibt es?

1.2.1 Bewusstseinsebenen und deren Steuerinstanzen

Der einzelne Mensch besteht aus jeweils drei Bewusstseinsebenen mit drei Steuerinstanzen gemäß seiner Evolution über die Dimensionen

Dimension	**Element**	**Ebene**
4	FEUER	Überbewusstsein, spirituelle Identität, Hohes Selbst
3	LUFT	Wachbewusstsein: Mittleres Selbst (EGO und ICH), Kopfhirn: Wille-Gedanken
2	WASSER	Unterbewusstsein: Unteres Selbst oder Inneres Kind: dunkle (-) und lichte (+) Seite Bauchhirn – Gefühle – Karma – Gedächtnis
1	ERDE	Physischer, grobstofflicher Körper

Das Untere Selbst = Inneres Kind hat folgende wichtige Arbeitsbereiche

- Alle Gefühle
- Alle Sinneswahrnehmungen
- Erfahrungen des Resonanzverhaltens
- Langzeitgedächtnis in den Zellen
- Karmaauflösung im Zellgedächtnis
- Lebensenergieoptimierung und
- Die gesamte Steuerung der Körperfunktionen

Damit ist es bei allen Arten von Störungen der wichtigste Ansprechpartner, ähnlich einem „biologischen Computer".

ABER ES KANN NICHT ENTSCHEIDEN!

Das kann nur das Mittlere Selbst. Dieses bestimmt also über Karmaspeicherung, Störprogramme, Schuldkomplexe, Blockaden, Selbstzerstörungsmuster, Ängste, Neurosen, Phobien, Sünde, Aufbau von negativem Karma usw. als ausgehendes Negativpotenzial die Störungsursache.

Das Mittlere Selbst als Steuerinstanz des Wachbewusstseins entscheidet in den Frontallappen des Gehirns. Dieser Impuls geht in die rechte Gehirnhälfte und vom dortigen Sitz der „emotionalen Intelligenz“ im limbischen System über das Nervensystem als „mit Emotionen aufgeladener Informationsimpuls in Bildern“ in das Bauchhirn. Dort werden danach vom Unteren Selbst = Inneren Kind die notwendigen Einzelschritte unternommen.

DABEI IST DIE AKTIVIERUNG ENTSPRECHENDER BOTENSTOFFE EINE WERTVOLLE HILFE.

DAS KOMMUNIKATIONSSYSTEM DER STEUERINSTANZEN (SELBSTE) ERGIBT SICH WIE FOLGT:

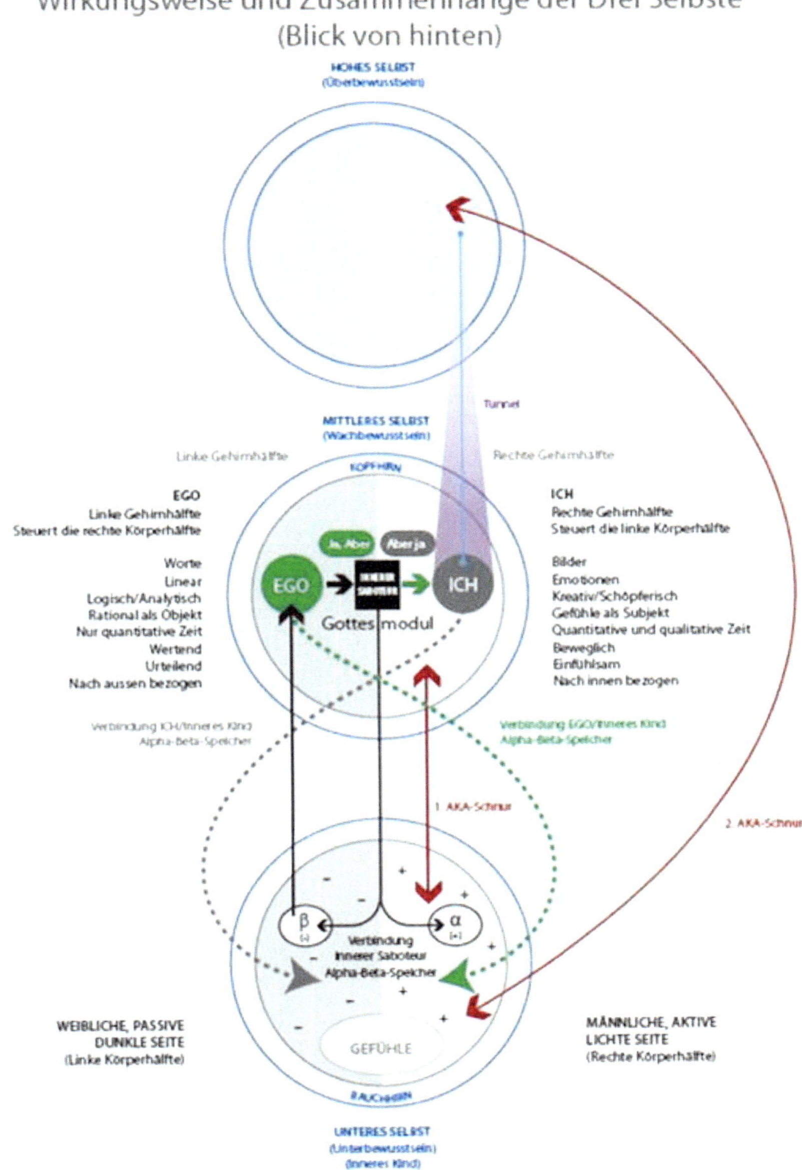

Quelle: Diethard Stelzl

1.2.2 Einfache Testmethoden

ALLGEMEIN GILT:

DER ERSTE EINDRUCK IST IMMER DER RICHTIGE.

1.2.2.1 Die allgemeine Körpersprache

Die wichtigsten Impulse sind:

+ positiv zuführen: Wärme, Harmonie, Leichtigkeit
– Negativ wegnehmen: Kälte, Starre, Schwere, Disharmonie
+/– unklar undefiniert: ohne Antwort, Orientierungslosigkeit
O Nullpotenzial transformieren – ohne Ladung: Liebe, All-Einheit

Hierbei spüren Sie die beschriebenen Empfindungen an unterschiedlichen Körperstellen wie ein Spiegel. Hilfreich ist dabei folgende Übung:

ÜBUNG:

Stellen Sie sich (einmal nur ganz kurz) intensiv mit allen Sinnen etwas sehr NEGATIVES vor und achten Sie darauf, WO Sie im Körper WAS, WIE spüren, z.B. Kälte, Enge, Druck, Unwohlsein, Beklemmung, Starre, usw. ... Diese Empfindungen stehen für NEIN, Vorsicht, „Gefahr im Anmarsch" usw. ...

Stellen Sie sich danach mit allen Wahrnehmungsorganen etwas sehr POSITIVES vor und achten Sie wieder auf Ihre Körperreaktionen: WO spüren Sie WAS WIE? Diesmal beispielsweise Wärme, Weite, Leichtigkeit, Freude, Lockerheit, Fröhlichkeit, Wohlgefühl usw... Diese Empfindungen stehen für JA, alles OK und bestens.
Mit der Zeit können Sie mit dieser Methode zwischen Kopf- und Bauchhirn eine richtige Kommunikation und Körpersprache entwickeln.

1.2.2.2 Ein Kinesiologischer Test

ÜBUNG:
Verbinden Sie als Rechtshänder mit Ihrer linken Hand Daumen und Zeigefinger so miteinander, dass sie einen Hohlraum bilden. Geben Sie dann mit Ihrer rechten Hand Daumen und Zeigefinger in den Hohlraum der linken Hand wie zwei Kettenglieder und fragen Sie

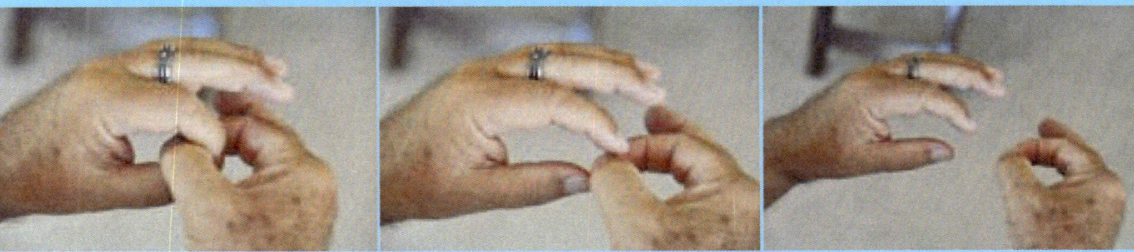

deutlich, konzentriert und bewusst:

„Bitte, was ist für uns ein JA?"
und ziehen Sie die Finger der rechten Hand weg.
„Danke!"
Dann machen Sie dasselbe noch einmal, aber diesmal mit der bewussten, konzentrierten Fragestellung:
„Bitte, was ist für uns ein NEIN?"
Und ziehen Sie wieder die Finger der rechten Hand durch.
„Danke!"
Eine von beiden Bewegungen geht leichter, eine schwerer. Merken Sie sich den Unterschied und üben Sie öfters.

1.2.2.3 Kommunikation mit dem Pendel

Nach jahrtausendealten Erfahrungen mit Pendel- und Rutenarbeit hat sich herausgestellt, dass grundsätzlich etwa 40 % aller Menschen die Begabung zur Radiästhesie – zum Pendeln und Rutengehen – haben, weitere 40 % diese Fähigkeiten über entsprechende Übungen bei sich aktivieren können und nur etwa 20 % dafür vollständig unbegabt sind.

Um diese Art der Kommunikation auszuüben, ist es unbedingt notwendig

- sich innerlich absolut leer zu machen und den kritischen Verstand auszuschalten,
- keinen mentalen Druck auszuüben bzw. keine starke gedankliche Erwartungshaltung aufzubauen,
- zu versuchen, subjektive Wertungen auszuschalten und die eintreffende Antwort objektiv und ehrlich anzunehmen,
- keine Selbstverständlichkeiten abzufragen und keine Probleme, die eindeutig in die Zukunft gerichtet sind, zu bearbeiten,
- vor der Arbeit mit diesen feinen Sensoren sämtliche metallischen Gegenstände bzw. jeglichen Schmuck abzulegen, insbesondere im Bereich der Hände und Unterarme, klare Ansprechpartner zu haben, d.h. die „lichte, positive Seite des Inneren Kindes" sollte stärker sein als die „dunkle, negative".

Grundsätzlich unterscheidet man folgende Ausschläge:

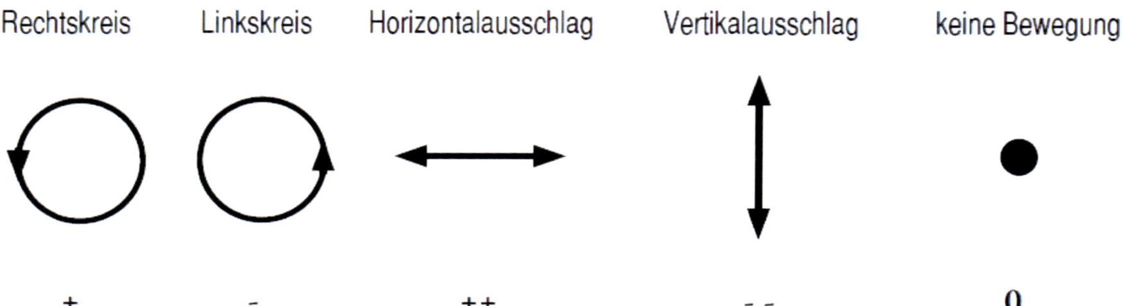

wobei »Ja« und »Nein« meist konträre Bewegungen ausführen, und »Weiß nicht/will nicht« oft Stillstand bedeutet.

ÜBUNG:
Bitten Sie Ihr „Bauchhirn", das Pendel zu bewegen. Machen Sie sich innerlich leer, erwarten Sie nichts, und schauen Sie das Pendel besser nicht an. Auch hier gilt: Versuchen Sie es ruhig öfter! Auch kleine und leichte Ausschläge zu Beginn sind klare Aussagen. Merken Sie sich diese, denn es sind nunmehr Ihre Kommunikationsmethoden. Jedes Pendel ist subjektiv programmiert, stellt eine wichtige Verbindung zwischen Wachbewusstsein und Unterbewusstsein dar und sollte deshalb nicht aus der Hand gegeben werden.
Bei der Feststellung des individuellen Programms kann entweder vom „Kopfhirn" aus gezielt gefragt werden: »Bitte, welcher Ausschlag bedeutet für uns in der gemeinsamen Kommunikation mit diesem Pendel in Zukunft ›Ja‹, welcher ›Nein‹ bzw. als dritte Möglichkeit, welcher ›Weiß nicht‹ oder ›Will nicht‹.« In jedem Fall sollten sich drei unterschiedliche Bewegungen des Pendels ergeben.

Die zweite Möglichkeit ist, dass man die Entscheidung über die Pendelbewegungen dem eigenen Inneren Kind überlässt und die Frage entsprechend formuliert.
In jedem Falle sollte vor der Frage »Bitte« und nach der Antwort »Danke« stehen.
»Weiß-nicht«- oder »Will-nicht«-Antworten äußern sich sehr oft in einem Stillstand des Pendels.

1.2.2.4 Arbeit mit Einhandruten (=Tensoren)

Im Unterschied zum Pendel, das individuell programmiert ist und lediglich auf Ja-/Nein-Situationen antworten kann, sind die bereits erwähnten Energiesensoren wie Ruten (Zweihand- oder Einhandruten) bzw. Tensoren objektiv ausgerichtet und zeigen bis zu acht Abstufungen von positiven bzw. negativen Sachverhalten. Sie folgen damit dem uralten System der universalen Energievektoren, welches der Wiener Bioresonanzforscher Erich Körbler um das Jahr 1990 noch einmal neu formulierte.

1.2.2.5 Informationsweitergabe über Wassergläser

Wie eingangs beschrieben, ist Wasser ein hervorragender Informationsleiter. Das gilt auch für Glas, aber nicht für Plastik, welches etwa 40% eines im Gefäß enthaltenden Informationspotenzials absorbiert.

ALSO STELLEN SIE EIN (oder mehrere) WASSERGLAS (er) AUF EIN (oder mehrere) INFORMATIONSUNTERLAGEN WIE FOLGT, dabei benützen Sie pro Wasserglas jeweils nur eine Information. Niemals mischen und mehrere Hinweise für ein Wasserglas verwenden.

2. Welche geometrischen Formen sind anzuwenden?

In den Dimensionen eins bis fünf wirken unterschiedlich aufgebaute Symbolformen.[4] Diese sind in der Dimension:

1	Physischer Körper	Strecke	Striche – Welle – Kreuze – Ypsilons – Spiralen usw.
2	Unterbewusstsein	Fläche	Kreise, Quadrate, Dreiecke usw.
3	Wachbewusstsein	Begrenzter Raum	„Platonische Körper"
4	Überbewusstsein	Unbegrenzter Raum	Mandalas
5	Morphische und morphogenetische Felder	Strukturraum	Sakrale Formen

Eingebunden sind Formen der 1. Dimension oftmals in solche der 2. Dimension, beispielsweise

- Als Außenkreis mit 7 oder besser 8 cm Durchmesser mit der Information „Gott im Außen" in der grünen Heilfarbe
- Als Punkt im Zentrum in grün mit der Information „Gott im Innen"

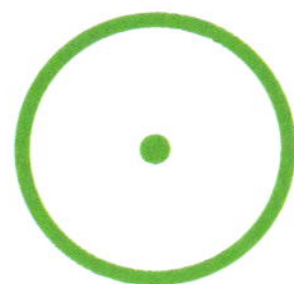

In diesem Symbol von Punkt mit Kreis in Grün aus der 2. Dimension ist der Name des Botenstoffes mit seiner Molekularstruktur zu schreiben.

2.1 Die wichtigsten Symbole in den „stofflichen" Dimensionen

Für den physischen Körper in der 1. Dimension bieten sich als Informationsimpulse an:

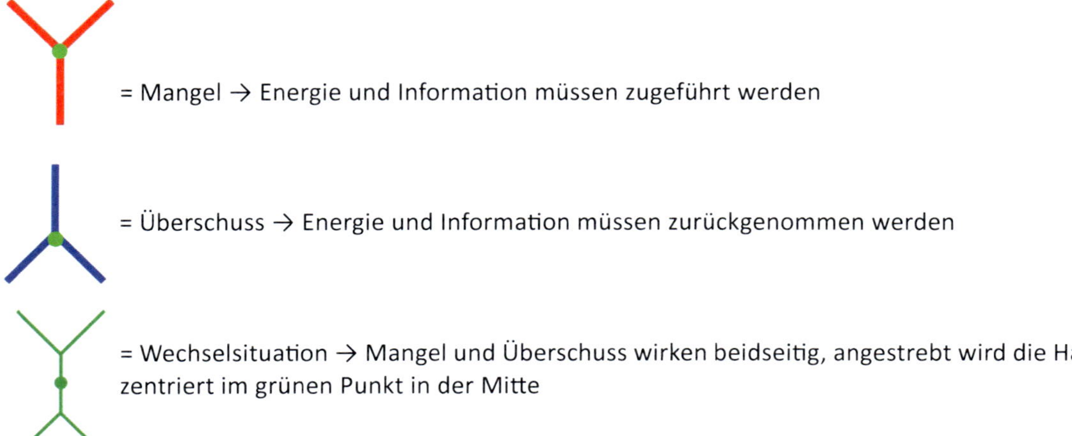

= Mangel → Energie und Information müssen zugeführt werden

= Überschuss → Energie und Information müssen zurückgenommen werden

= Wechselsituation → Mangel und Überschuss wirken beidseitig, angestrebt wird die Harmonie, zentriert im grünen Punkt in der Mitte

4 Ausführlich u.a. bei: STELZL, DIETHARD, „Heilen mit kosmischen Symbolen". Schirner-Verlag, Darmstadt

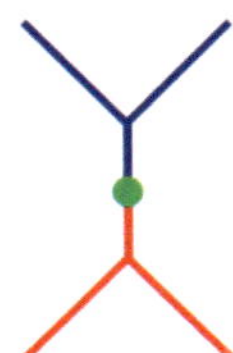

= Selbstzerstörungsmuster → Selbstheilungsmuster sind massiv gestört. Angestrebt wird auch hier die Harmonie, zentriert im grünen Punkt in der Mitte

Benützen Sie die nachfolgenden Symbole, möglichst mit einem Kreisdurchmesser von 7 cm oder besser noch 8 cm. Laminieren Sie das Papier oder geben Sie dieses in eine Plastikhülle. Stellen Sie, wie bereits kurz erwähnt, ein Wasserglas oder einen Wasserkrug darauf. Nach etwa drei bis fünf Minuten hat das Wasser die Symbolinformation aufgenommen. Trinken Sie das Wasser in kleinen Schlucken. Ist das Glas leer, füllen Sie es sofort wieder. Benützen Sie für jedes Symbol ein extra Glas. Mischen Sie nicht.

Kreise sollten rund sein, mit dem Punkt genau in der Mitte, Ypsilons rechtwinkelig und gleichschenkelig.

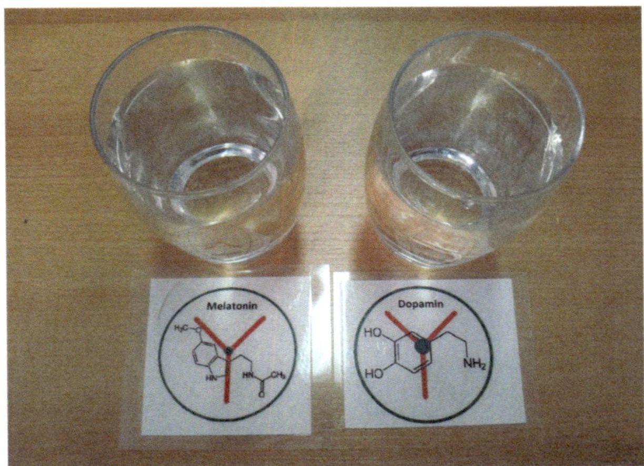

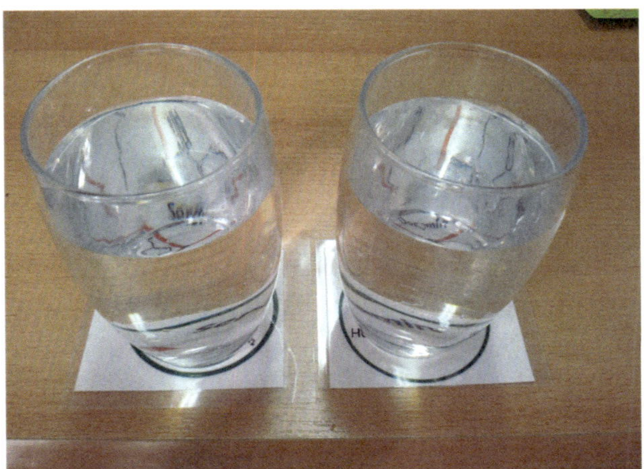

Wie erwähnt, verwenden Sie für jedes Wasserglas eine andere Informationsquelle d.h. unterschiedliche Botenstoffsymbole. Mischen Sie nicht!

Verwenden Sie nur energiereiches Wasser. Für die Aufladung des Symboles benötigen Sie durchschnittlich drei bis fünf Minuten.

Schreiben Sie den NAMEN des BOTENSTOFFES und seine STRUKTUR- bzw. MOLEKULARFORMEL oben auf das Informationsfeld, z.B.

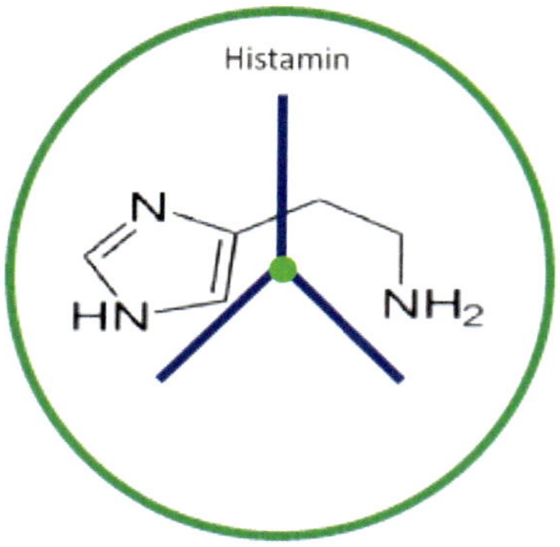

Histamin

N
HN
NH_2

2.2 Ausgewählte praktische Beispiele

2.2.1 „Stresshormone“ abbauen

Diese Stresshormone müssen meistens abgezogen und abgebaut werden. Ausnahmen sind auszutesten, z.B. bei Noradrenalin

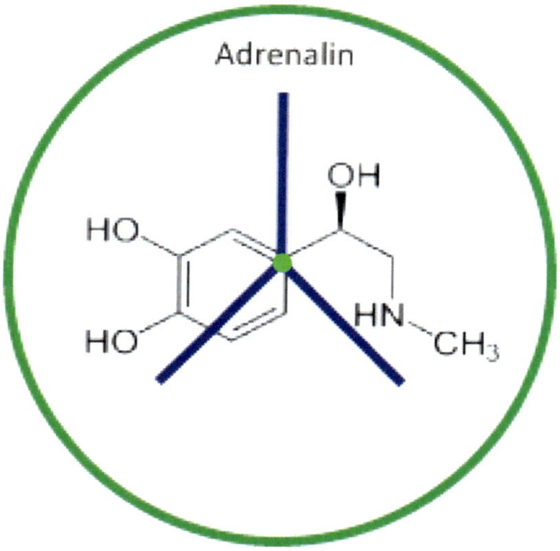

Adrenalin

OH
HO
HO
HN
CH_3

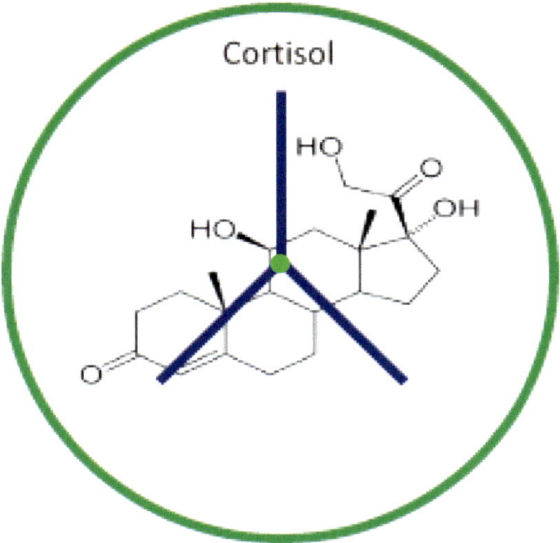

2.2.2 „Glückshormone" zuführen

Hier handelt es sich zweifelsohne um die wichtigste Gruppe. Fast jeder Mensch hat hier eine Unterversorgung und ein Defizit.

Einen Sonderfall stellt das Dopamin dar:

- Bei Werten unter 30 bis 40 % kann es zu Selbstzerstörungsprogrammen kommen, also ist das rot-grün-blaue Ypsilon anzuwenden.

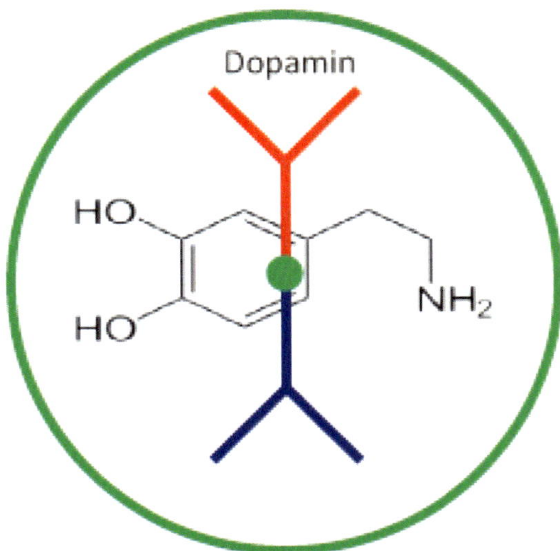

- Bei Werten zwischen 40 und 50 % muss Dopamin zugeführt werden, was meistens der Fall ist, also ist ein rotes Ypsilon zu verwenden.

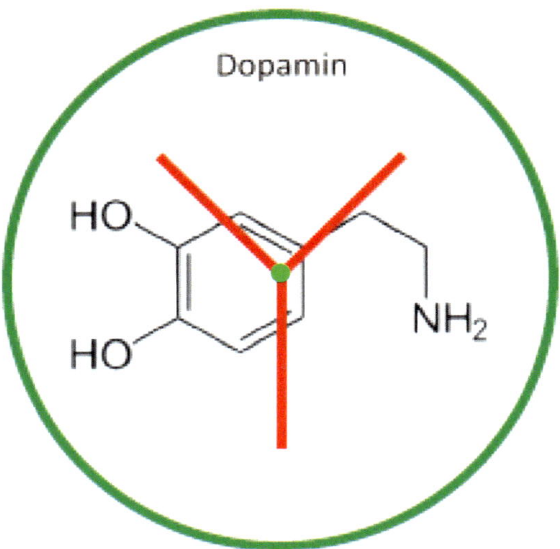

Die anderen Botenstoffe ergeben sich wie folgt:

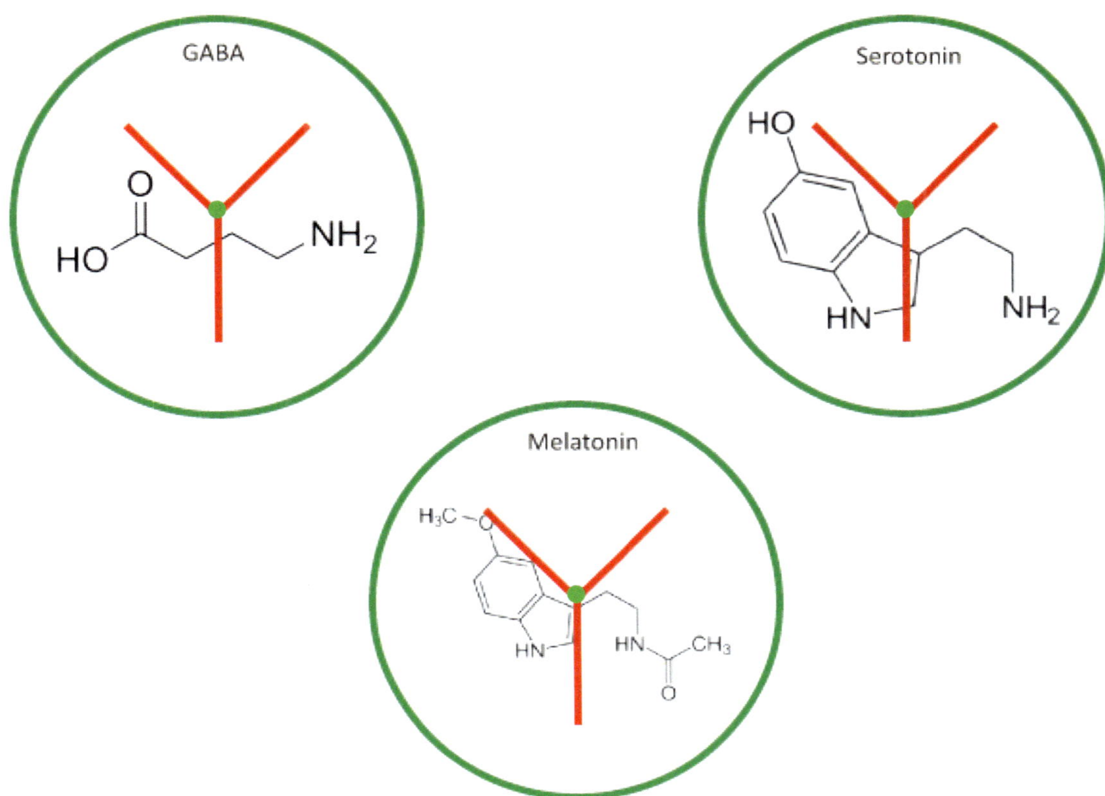

2.2.3 „Sexualhormone“ gezielt einsetzen

Hier muss nach Geschlecht und vorliegender Situation ausgetestet werden. Bei Defizit mit rotem Ypsilon zuführen, bei Überschuss mit blauem Ypsilon wegnehmen, bei Wechselfunktionen, mit grünem Doppelypsilon ausgleichen, bei Selbstzerstörungstendenzen das farbige Doppel-Ypsilon einsetzen.

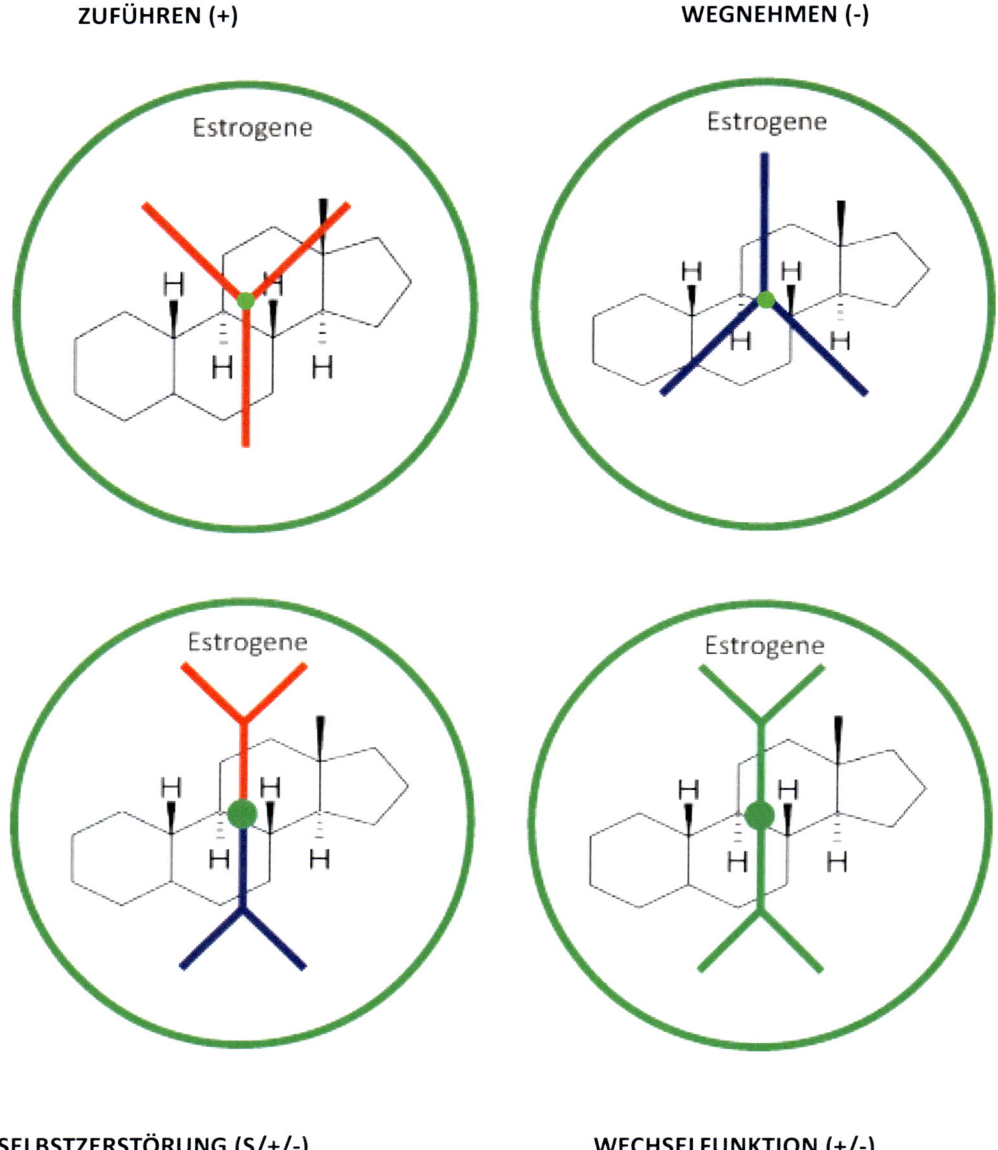

2.2.4 „Schilddrüsenstörungen" ausgleichen

- Eine Schilddrüsen-Unterfunktion verlangt Zufuhr durch ein rotes Ypsilon wie folgt:

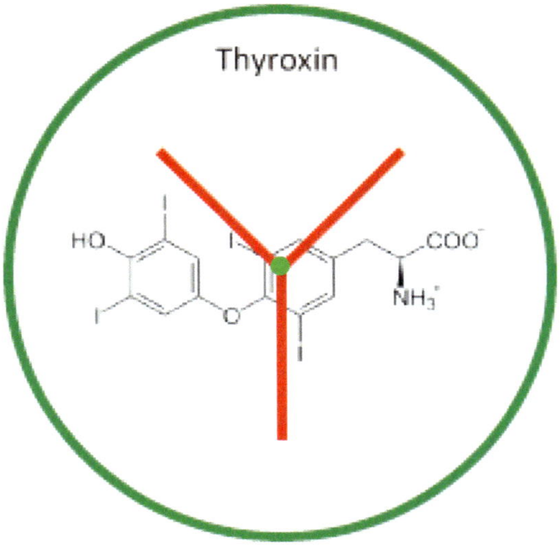

Thyroxin

- Eine Schilddrüsen-Überfunktion muss mit einem blauen Ypsilon abgebaut werden

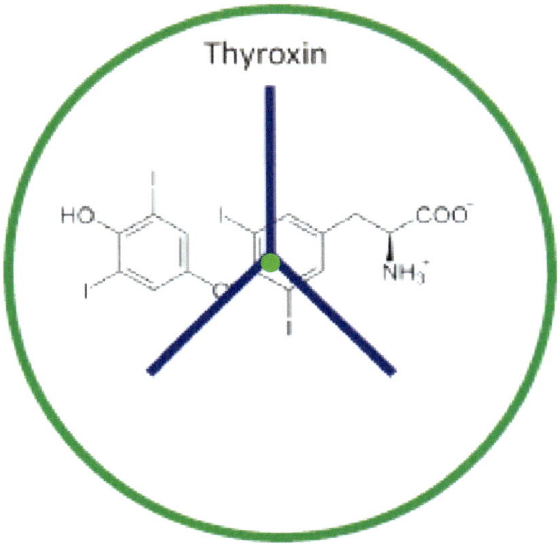

Thyroxin

- Eine Schilddrüsen-Wechselfunktion ist mit einem grünen Doppel-Ypsilon zu versorgen

- Ein „HASHIMOTO-SYNDROM“ verlangt ein rot-grün-blaues Doppel-Ypsilon

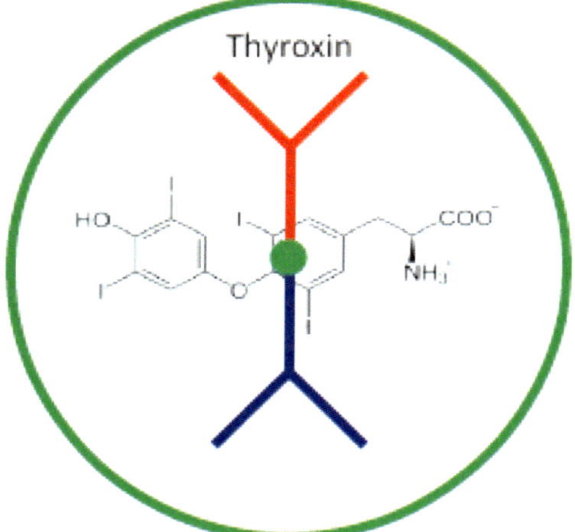

3. WASSERKRISTALLE GEBEN INFORMATIONEN WIEDER

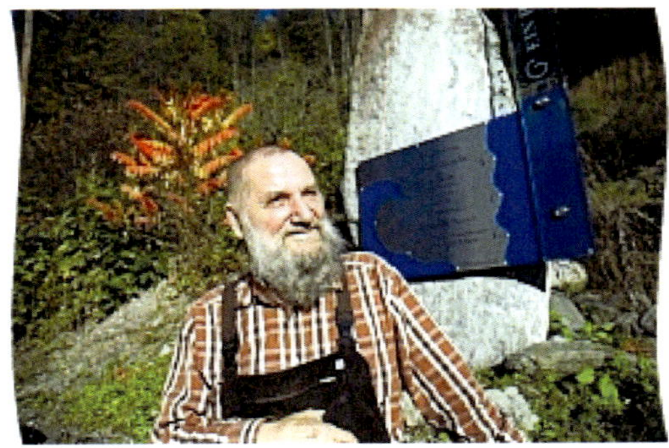

Johann Grander

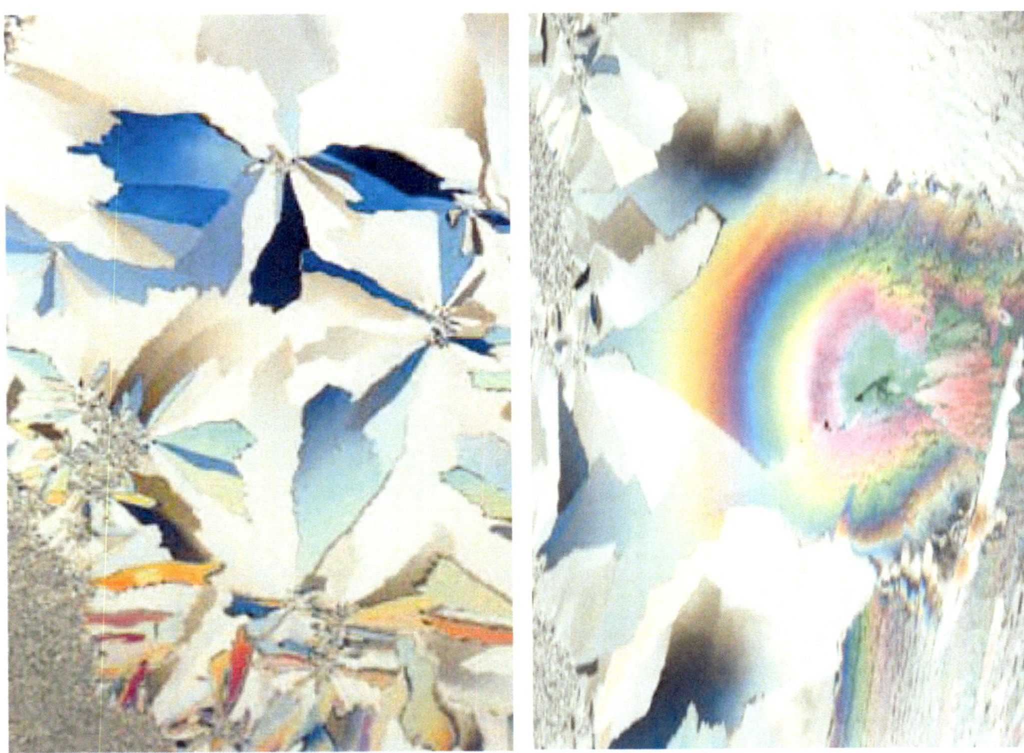

Wasserkristalle von GÜNTER SCHÖN
Copyright: Diethard Stelzl

Über die Aquaporine wird der Wasserhaushalt des Gehirns reguliert. Sie ermöglichen eine hohe Kapazität für die Diffusion von Wasser in beide Richtungen, jeweils dem osmotischen Gradienten folgend. Für Glycerin, Harnstoff und Monocarboxylate bilden die Aquaglyceroporine eigene Kanäle in der Plasmamembran. An der „Blut-Hirn-Schranke“ ist dies im Wesentlichen das auch für den Wassertransport zuständige Aquaporin-9.

Wassermoleküle sind also größtenteils in der Lage, die „Blut-Hirn-Schranke“ zu überwinden und die enthaltenen heilenden Informationen auf alle Zellen, Organe und Körperzonen zu übertragen. Dies gilt nicht für die Wirkungen rein biochemischer stofflicher Medikamente. Von diesen können 98% die „Blut-Hirn-Schranke“ nicht durchdringen.

Bei der Entwicklung von neuen Pharmaka ist das Ausmaß, in welchem eine Substanz die „Blut-Hirn-Schranke" passieren kann, eine wichtige pharmakologische Größe (engl. brain uptake). Dies gilt sowohl für Neuropharmaka, die ihre Wirkung im Wesentlichen im Zentralnervensystem entfalten sollen, als auch für Pharmaka, die nur in der Peripherie wirken sollen.

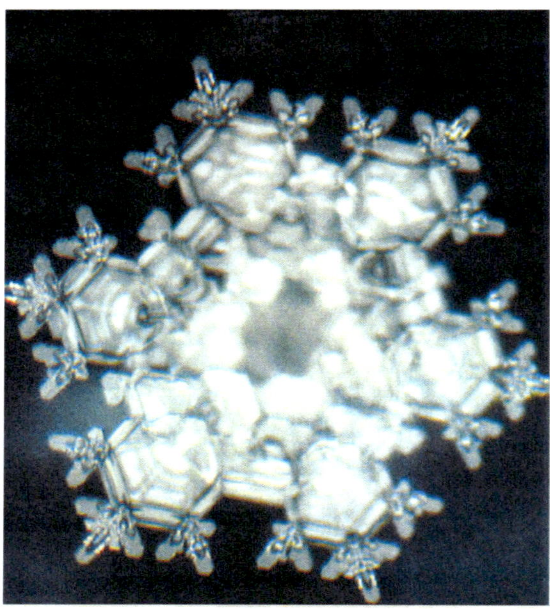

Bild „Chi der Liebe"
Quelle: EMOTO, MASARU: „Liebe und Dankbarkeit". A.a.O.

AUSBLICK

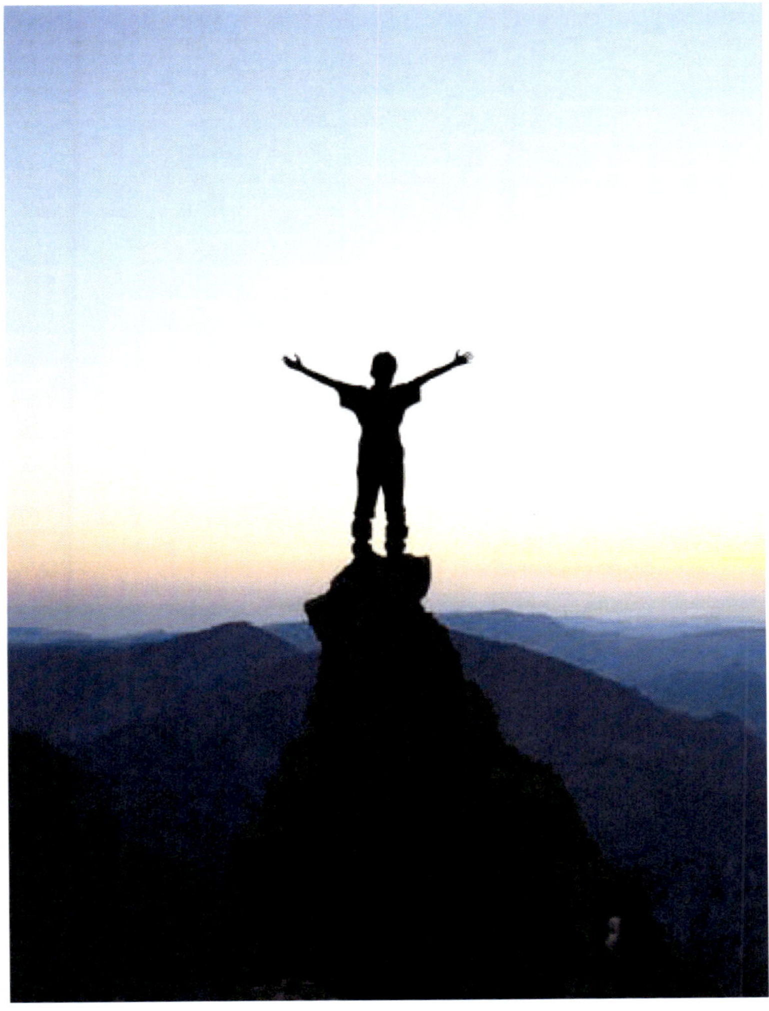

Auf unserer gemeinsamen Reise ins Reich der Botenstoffe: Neurotransmitter, Hormone und Peptide haben wir einen Einblick davon erhalten, wie eng jeder einzelne Mensch insbesondere über sein **Bewusstsein mit Weltall und Universum verbunden ist.** Er selbst mit seinem grobstofflichen Körper als „dunklem, dichten Spiegel" stellt darüber hinaus ein hochkompliziertes System von Informationsimpulsen, Energiefeldern und Körperfunktionen dar, bei dessen Koordination biochemische Substanzen als auslösende Faktoren für Negativpotenziale, Störungen, Krankheiten und Schmerzempfindungen auf spiritueller, mentaler, emotionaler, energetischer und physischer Ebene eine außerordentlich große Rolle spielen. Diese wird m.E. sowohl von der wissenschaftlichen Forschung als auch von der praktischen schulmedizinischen Anwendungsarbeit nicht genügend gewürdigt.

Im Prozess der „ENTWICKLUNG DURCH ERFAHRUNGEN“ unserer individuellen Evolution als permanente Lernaufgabe aus dem Licht kommend, als „Abstieg in die Materie“ in einem grobstofflichen, physischen Körper endend, müssen wir letztgenannten als „dunklen, dichten Spiegel“ und informativen Wirkungsträger achten, schätzen und lieben lernen.[5]

„Krankheit ist ein Gebet des Körpers“

Bemerkte hierzu sehr treffend Pastor JÜRGEN FLIEGE.

Physische Störprogramme sind Warnungen des eigenen Organismus, bestimmte Negativimpulse als auslösende INFORMATIONEN anzuschauen, anzunehmen, in die Eigenverantwortung zu gehen, darüber nachzudenken, Lernerfahrungen zu machen, zu entschulden, wechselseitig zu verzeihen und zu vergeben. Nach diesem Lernprozess sollten wir bei einer Wiederholung des zugrundeliegenden Sachverhaltes unter sonst gleichbleibenden Umständen und Umfeldbedingungen anders handeln als vorher.

Sonst haben wir nichts dazugelernt.

<< Unser Körper ist unser bester Freund in diesem Leben >>

Nehmen wir ihn ernst, sind wir dankbar für seine Mithilfe und lernen wir seine Körpersprache zu verstehen, dann geht es uns gut. Denn unser größter „Feind“ sind unsere eigenen (negativen) Erinnerungen, auch aus früheren Leben. Deshalb sagt Jesus in der Bibel

<<Liebet Eure Feinde >>

Er meinte damit, dass wir unsere negativ ausgerichteten Erinnerungspotenziale, Glaubenssätze, Gedankenproramme und Gefühlsmuster als krankheitsauslösende INFORMATION mit dem höchstschwingenden ENERGIEfeld der grenzenlosen Liebe transformieren und so den STOFF unseres materiell-physischen Körpers heilen müssen.

„HEILUNG MIT LIEBE GESCHIEHT IM HIER UND JETZT“

5 Hierbei hilft die neue Meditations-CD des Autors: „Ich liebe meinen Körper“, zu erhalten über dessen Homepage www.huna-seminare.at

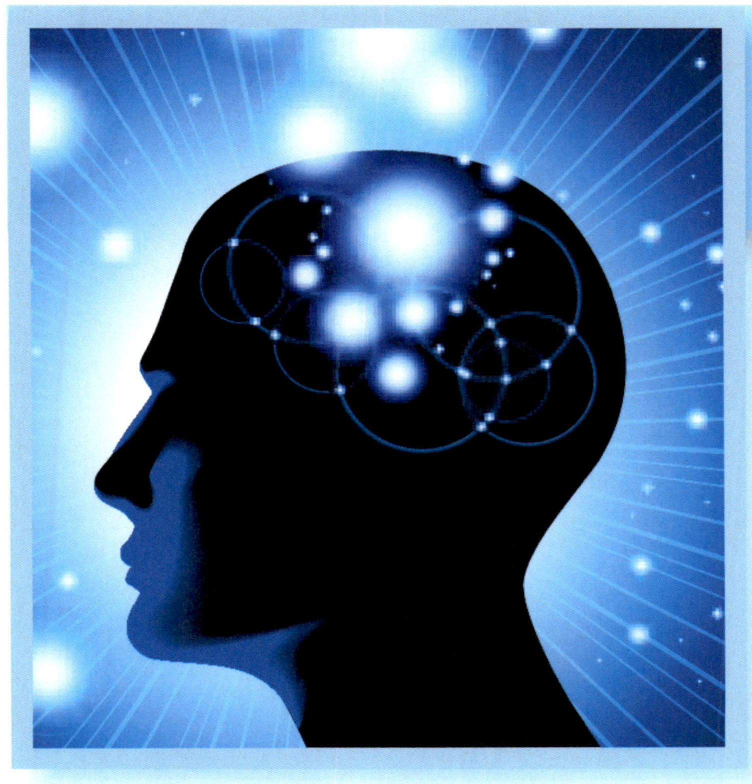

© VLADGRIN, www.shutterstock.com

Unser grobstofflicher Körper zeigt uns als WIRKUNG Fehler im Glauben, Denken und Fühlen auf, die selbstzerstörerische INFORMATIONSimpulse aussenden, die uns krank machen, Schmerz und Leid zur Folge haben. Die URSACHE hierfür ist immer ein Programm. Verantwortlich hierfür ist letztlich das Denken des Mittleren Selbst als EGO in der logisch-analytischen, linken bzw. als ICH in der kreativ-schöpferischen, rechten Gehirnhälfte.

„Unser Denken, negative Karmaerfahrungen, und damit jedes krankheitsverursachende Programm können wir jedoch in jedem Moment (→Zeit) und in jeder Hinsicht (→Raum) ändern."

ALSO, TUN WIR DAS DOCH!

Betrachten wir regelmäßig negative Gedankenimpulse als neutraler Beobachter mit unserem

<< unsterblichen, ewigen, vollkommenen, mit allem Sein verbundenen, göttlichen Bewusstsein[6] >>

Nehmen wir unsere eigene Göttlichkeit als kreative Co-Schöpfer an und leben wir sie, um so in unsere Kraft zu kommen.

---

6 STELZL, Diethard: „Durch Erleuchtung zur Erlösung." Schirner-Verlag, Darmstadt 2012 und DERSELBE. „Geist ist stärker als Materie - Quantenphysik und Paranormale Phänomene." Schirner-Verlag, Darmstadt 2014

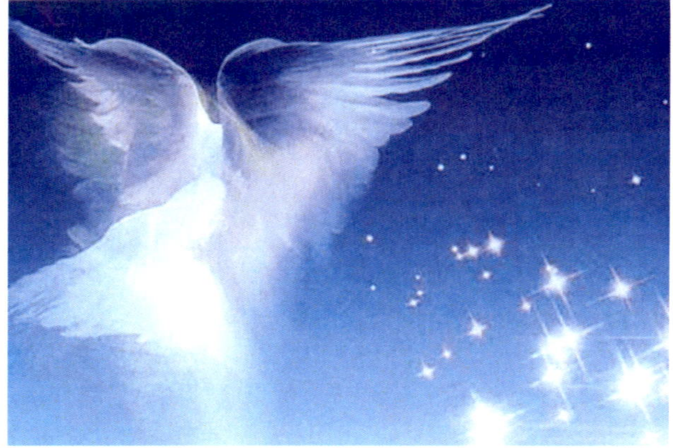

Quelle: Diethard Stelzl

Beschäftigen wir uns mit HEILENDEN BOTENSTOFFEN und nützen wir diese für eine anhaltende Gesundheit, Freude und inneren Frieden. Unsere stärksten Gegner in dieser internen Auseinandersetzung sind dabei Druck und Stress, unsere wirksamsten Verbündeten Lockerheit, Leichtigkeit, Fröhlichkeit und Freude. Beherzigen wir die Lebensphilosophie der alten Hawaiianer als HOLO HOLO = „Immer locker bleiben“[7]

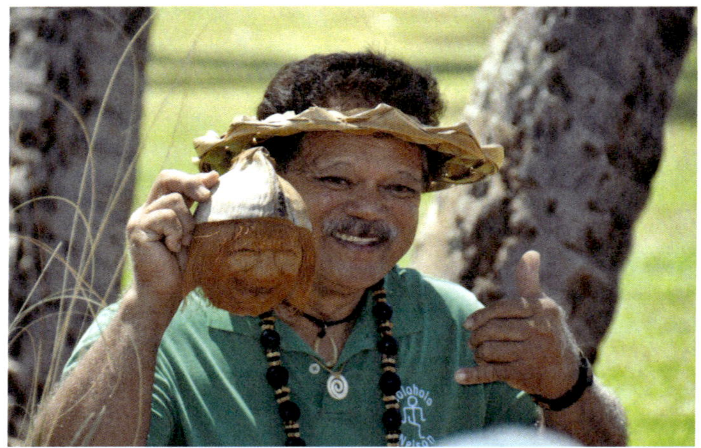

„Immer locker bleiben“.
Quelle: Diethard Stelzl

Bauen wir ein vertrauensvolles und liebevolles Verhältnis zu unserem physischen Körper sowie zu unserem Unteren Selbst = Inneren Kind auf, denn dieses

- kann bekanntlich nicht entscheiden, aber „steuert alle Körperfunktionen“

Es ist damit letztendlich die einzige Instanz in unserem hochkomplizierten Organismus, die wirklich weiß, was gut ist für unsere Gesundheit.

Horchen wir in uns hinein und achten wir mehr

auf unsere innere Stimme, noch mehr als bisher und entscheiden dann zu unserem Besten.

---

7 Ausführlich hierzu:
STELZL, Diethard: „HOLO HOLO“. KOHA-Verlag, Burgrein 2015

Damit gehen wir in die Verantwortung und nützen aus eigener Initiative heraus auch das große Potenzial der körpereigenen Botenstoffe in uns. Machen wir uns mit ihnen vertraut und nützen wir ihre positiven INFORMATIONSIMPULSE für optimale ENERGIE und anhaltende Gesundheit als positive Wirkung im STOFF unseres physisch-materiellen Körpers. Aktivieren wir unsere systeminternen Selbstheilungsmechanismen in bewusster Eigenverantwortung und Eigenliebe und freuen uns über die Einheit von Geist – Seele und Körper im Sinne des in der Einführung erwähnten römischen Leitsatzes

<< mens sana in corpore sano >>

= << gesunder Geist in einem gesunden Körper >>

Herzlichen Dank für Ihr geschätztes Interesse.

Ihr Diethard Stelzl

VITA DES AUTORS

Diethard Stelzl beschäftigt sich seit über 35 Jahren in Theorie und Praxis mit Huna, dem positiv ausgerichteten Gedankengut Hawaiis, und seit mehr als 40 Jahren widmet er sich spirituellen Fragen, dem Schamanismus, Mentaltechniken des positiven Denkens, Themen der Komplementärmedizin, Bioresonanztechniken, Licht und Farben, sakraler Geometrie, der Entwicklung des Lichtkörpers, intuitiver Steinheilkunde sowie alten Weisheitslehren.

Er ist Vortragsredner, Seminarleiter und Buchautor und lebt oberhalb des Millstättersees in Kärnten und auf der Götterinsel Bali.

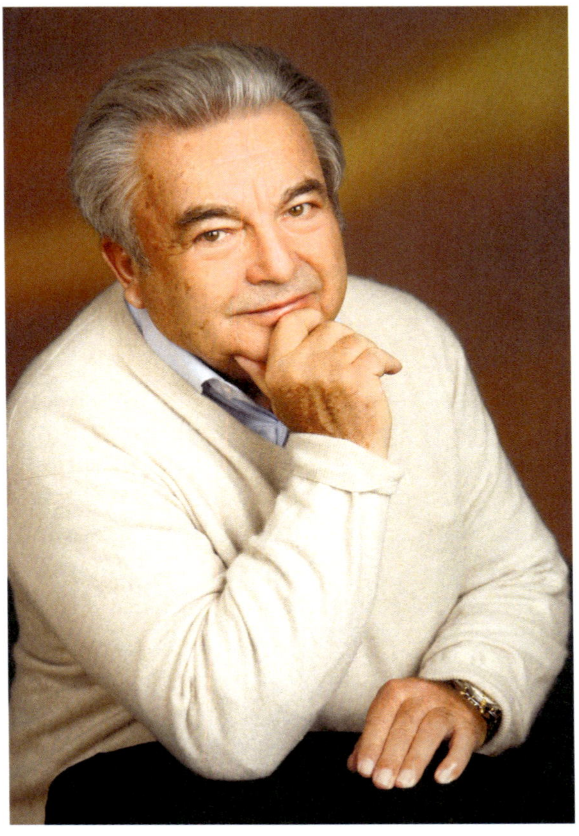

www.huna-seminare.at

BILDNACHWEIS

Extra Quellenverzeichnis

QUELLEN BILDMATERIAL
CD-Cover Burkhard Heim: „Das neue Weltbild des Physikers Burkhard Heim“
Dr. Diethard Stelzl
EMOTO, Masaru: „Liebe und Dankbarkeit: Der universale Lebenscode.“ Kamphausen-Verlag, Bielefeld 2010, Seite 12
Henry Vandyke Carter - Henry Gray (1918) Anatomy of the Human Body (See „Buch“ section below) Bartleby.com: Gray's Anatomy, Tafel 684
Henry Vandyke Carter - Henry Gray (1918) Anatomy of the Human Body (See „Buch“ section below) Bartleby.com: Gray's Anatomy, Tafel 764 Pyramidenbahn
Henry Vandyke Carter - Henry Gray (1918) Anatomy of the Human Body (See „Buch“ section below) Bartleby.com: Gray's Anatomy, Tafel 764 Pyramidenbahn
Henry Vandyke Carter - Henry Gray (1918) Anatomy of the Human Body (See „Buch“ section below) Bartleby.com: Gray's Anatomy, Tafel 687 Querschnitt durch das Rückenmark Pyramidenbahn rot
Henry Vandyke Carter - Henry Gray (1918) Anatomy of the Human Body (See „Buch“ section below) Bartleby.com: Gray's Anatomy, Tafel 710 Horizontalschnitt durch das Mittelhirn, c = mesencephale Raphe-Kerne
Zeitschrift „FOCUS“, Nr. 0972014, Seite 81
Zeitschrift „FOCUS“, Nr. 0972014, Seite 81
Zeitschrift „Gehirn & Geist“, Nr. 01/2016, Seite 81
Zeitschrift „Gehirn & Geist“, Nr. 04/2015, Seite 45.
Zeitschrift „Gehirn & Geist“, Ausgabe 09/13, Seite 54
Zeitschrift „Gehirn & Geist“, Nr. 4/2015, Seite 69
Zeitschrift „Matrix 3000“, Band 88, Seite 34/35
Zeitschrift „Matrix 3000“, Band 88, Seite 36
Zeitschrift „Matrix 3000“, Band 88, Seite 38
Zeitschrift „Raum und Zeit“, Ausgabe 205/2017, S. 51
Zeitschrift „Raum und Zeit“, Ausgabe 205/2017, Seite 52

BILDMATERIAL INTERNETQUELLEN
http://de.academic.ru/dic.nsf/dewiki/377043
http://physiologie.cc/XII.1.htm
http://rheuma-selbst-hilfe.at/Erkrankungen-der-Schilddruese.html
http://thinkfirst.org/youth-lesson8

http://transinformation.net/das-wunder-des-wassers/
http://www.menshealth.de/special/herz-kreislauf-gesundheit-infarkt-erkrankungen-symptome-erkennen.105982.html
http://www.pravda-tv.com/wp-content/uploads/2015/02/drittes-auge.jpg
http://www.spektrum.de/alias/dachzeile/vom-hirnpferd/1014261 © Camillo Golgi: Sulla fina anatomia degli organi centrali di sistema nervoso. V. Sulla fina anatomia di grande piede d'Hippocampo. Milan, Ulrico Hoepli, 1886 / public domain
http://www.wissen.de/sites/default/files/styles/lightbox/public/wissensserver/jadis/incoming/m3hirn.jpg?itok=rM6VOPvU
https://de.wikipedia.org/wiki/Eierstock
https://de.wikipedia.org/wiki/Hoden#/media/File:Male_anatomy_de.png
https://de.wikipedia.org/wiki/Plexus_choroideus#/media/File:Slide7oo.JPG
https://de.wikipedia.org/wiki/Wasser#/media/File:Hydrogen-bonding-in-water-2D.png
https://en.wikipedia.org/wiki/Hippocampus
https://upload.wikimedia.org/wikipedia/commons/4/43/Liquid_water_hydrogen_bond.png
https://upload.wikimedia.org/wikipedia/commons/4/4e/Watermolecule.svg
https://upload.wikimedia.org/wikipedia/commons/e/ef/Thyroid_hormone_feedback.png
https://upload.wikimedia.org/wikipedia/commons/thumb/0/06/Gehirn,_medial_-_Lobi_deu.svg/1280px-Gehirn,_medial_-_Lobi_deu.svg.png
https://www.martina-rüter.de/text-fachtexte-naturwissenschaften/biologie/neurotransmitter-acetylcholin-serotonin-und-dopamin/
www.fotolia.com
www.gehirn-und-geist.de
www.gehirn-und-geist.de/artikel/1165513
www.shutterstock.com